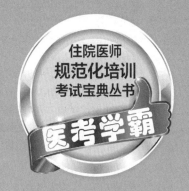

住院医师
规范化培训
考试宝典丛书

医考学霸

住院医师规范化培训

神经内科
模拟试题及精析

住院医师规范化培训考试宝典编委会 编

第2版

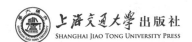

上海交通大学出版社
SHANGHAI JIAO TONG UNIVERSITY PRESS

内容提要

本书系神经内科住院医师规范化培训考试辅导教材,试题设计紧扣《住院医师规范化培训结业理论考核大纲》和《住院医师规范化培训结业实践技能考核指导标准》,总结全国住院医师规范化培训考试的经验,以模拟试题为媒介,对相关考点进行解析,并对相对较难的知识点进行扩展解读,以帮助考生了解考试形式和内容,顺利地通过出科考核。

本书可供参加神经内科住院医师规范化培训的住院医师及相关带教老师参考。

图书在版编目(CIP)数据

住院医师规范化培训神经内科模拟试题及精析/梁
轶群,李智山主编. —2 版. —上海:上海交通大学出
版社,2022.1
　(住院医师规范化培训考试宝典丛书)
　ISBN 978 - 7 - 313 - 26971 - 3

Ⅰ.①住…　Ⅱ.①梁…②李…　Ⅲ.①神经系统疾病
—诊疗—岗位培训—解题　Ⅳ.①R741 - 44

中国版本图书馆 CIP 数据核字(2022)第 108530 号

住院医师规范化培训神经内科模拟试题及精析(第 2 版)
ZHUYUAN YISHI GUIFANHUA PEIXUN SHENJINGNEIKE MONI SHITI JI JINGXI

主　　编:梁轶群　李智山			
出版发行:上海交通大学出版社	地　　址:上海市番禺路 951 号		
邮政编码:200030	电　　话:021 - 64071208		
印　　制:苏州市越洋印刷有限公司	经　　销:全国新华书店		
开　　本:787mm×1092mm　1/16	印　　张:22		
字　　数:557 千字			
版　　次:2019 年 1 月第 1 版　2022 年 1 月第 2 版	印　　次:2022 年 1 月第 3 次印刷		
书　　号:ISBN 978 - 7 - 313 - 26971 - 3			
定　　价:62.00 元			

住院医师规范化培训神经内科模拟试题及精析

编 委 会

前　言

　　医疗是关系国人身家性命的大事。完整的医学教育包括院校教育、毕业后教育和继续教育，而住院医师规范化培训是毕业后教育的重要组成部分，是医学生成长为合格医生的必由阶段，是合格医师成才的关键培养时期。培训水平的高低直接决定了医生今后的医疗水平，其重要性不言而喻。根据《关于建立住院医师规范化培训制度的指导意见》，要求到 2015 年，各省（区、市）全面启动住院医师规范化培训工作；到 2020 年，基本建立住院医师规范化培训制度，所有新进医疗岗位的本科及以上学历临床医师均接受住院医师规范化培训。参加住院医师规范化培训对全国各地的新进住院医师来说已是大势所趋。

　　对参加培训的年轻医师来说，培训考核（包括过程考核和结业考核）则是一道必经的门槛，未能通过结业考核的医师则可能面临延期出站甚至重新培训的后果。但是，目前国内关于住院医师规范化培训考核的辅导教材尚不多见，考生往往缺乏理想的复习资料。为此，上海交通大学出版社在上海市卫生和计划生育委员会的支持下，汇集多年住院医师规范化培训的经验，组织 300 多位专家，编写了一套《住院医师规范化培训示范案例》。图书一经推出，获得了巨大反响，深受住院医师欢迎，为解决住院医师实践不足的问题提供了抓手。但也有反馈，希望能够获得指导住院医师规范化培训考试的专门指导书。为此，在充分调研的基础上，上海交通大学出版社委托本丛书编委会，以国家出台的《住院医师规范化培训结业理论考核大纲》和《住院医师规范化培训结业实践技能考核指导标准》要求掌握的考点为标准，总结全国住院医师规范化培训考试的经验，以广西英腾教育股份有限公司《住院医师考试宝典》的庞大题库为平台，强调高效、精准的练习，编写了此套"住院医师规范化培训考试宝典"丛书，以适应住院医师规范化培训考核的需要，帮助住院医师了解考试形式和内容，更好地掌握相关知识点，顺利地通过出科考核。

　　本套图书有以下特点：

　　（1）学科体系完整。本套丛书暂定推出 10 册，包括内科、外科、妇产科、儿科、全科医学科、急诊科等 9 个住院医师规范化培训热门专业以及实践技能的训练。今后还将陆续出版精神科、耳鼻咽喉科、眼科、医学检验科、临床病理科等，全面涵盖住院医师规范化培训所要求的各个专业。

　　（2）题量丰富，题型全面。本套丛书所选题目经历了市场的多年检验，不乏各省乃至全国住院医师规范化培训考试中的仿真题，题量大，涵盖各个科目结业考核的各种题型。

　　（3）模拟真实考试，精准复习。本套丛书以《住院医师规范化培训结业理论考核大纲》所要求掌握的内容进行章节练习，同时附有模拟考卷，不仅包含专业理论知识考核，还有公共理论、心电图及 X 线结果判读等，题型接近真实考试，覆盖各类知识点，以达到高效、全面、精准的复习效果。

　　本套丛书的编者来自全国各地的高校及医院,具有丰富的教学及临床工作经验,为本系列丛书的编写提供了质量保证。本书在编写过程中得到了上海交通大学出版社和广西英腾教育股份有限公司的大力支持,在此表示感谢。本版次对第 1 版中存在的一些差错和疏漏之处进行了修正,请广大读者继续对本书的编写提出宝贵建议,以便我们不断修改完善。

"住院医师规范化培训考试宝典"编委会

目 录

题 型 说 明

A1 型题：单句型最佳选择题

每道试题由一个题干和 A、B、C、D、E 五个备选答案组成。备选答案中只有一个答案为正确答案，其余四个均为干扰答案。

例：与脊髓的第 7 胸节相对应的椎骨是

A. 第 5 胸椎体

B. 第 6 胸椎体

C. 第 7 胸椎体

D. 第 8 胸椎体

E. 第 9 胸椎体

正确答案：A

A2 型题：病历摘要型最佳选择题

每道试题由一个简要病历作为题干，一个引导性问题和 A、B、C、D、E 五个备选答案组成。备选答案中只有一个答案为正确答案，其余四个均为干扰答案。

例：女,65 岁,晨起言语不利,左侧肢体无力,2 天后病情加重来医院就诊,测血压 106/68 mmHg,意识清,运动性失语,左侧偏瘫。可排除的诊断是

A. 脑栓塞

B. 脑血栓形成

C. TIA

D. 脑出血

E. 腔隙性脑梗死

正确答案：C

A3 型题：病历组型最佳选择题

每道试题先叙述一个以患者为中心的临床场景，然后提出若干个相关问题，每个问题均与开始叙述的临床场景有关，但测试要点不同，且问题之间相互独立。每个问题下面都有 A、B、C、D、

E五个备选答案。备选答案中只有一个答案为正确答案,其余四个均为干扰答案。

例:患者男,40岁,因"双下肢进行性瘫痪,伴排尿障碍1天"来诊。发病前有低热不适,数小时内症状迅速出现。查体:剑突以下深、浅感觉障碍,双下肢弛缓性瘫痪,尿潴留。

1. 最可能的诊断是
A. 脊髓出血
B. 急性硬膜外脓肿
C. 急性脊髓炎
D. 脊髓肿瘤
E. 急性多发性神经根神经炎
正确答案:C

2. 病变定位于
A. 脊髓高位颈段
B. 脊髓颈膨大
C. 脊髓上胸段($T_1 \sim T_6$)
D. 脊髓下胸段($T_8 \sim T_{12}$)
E. 脊髓圆锥
正确答案:C

3. 双下肢运动障碍的原因是
A. 下运动神经元损害
B. 脊髓总体反射
C. 脊髓休克
D. 布朗-塞卡尔综合征(Brown-Sequard syndrome)
E. 脊髓前角综合征
正确答案:C

A4型题:病历串型最佳选择题

每道试题先叙述一个以患者为中心的临床场景,然后提出若干个相关问题。当病情逐渐展开时,可以逐步增加新的信息。每个问题均与开始叙述的临床场景有关,也与新增加的信息有关,但测试要点不同,且问题之间相互独立。每个问题下面都有A、B、C、D、E五个备选答案。备选答案中只有一个答案为正确答案,其余四个均为干扰答案。

例:男性患者,50岁,突发头痛、呕吐伴发热、精神行为异常5天。查体:体温38.5℃,神志清,四肢肌力、肌张力正常,双侧Babinski征(−),颈抵抗(+),Kernig征及Brudzinski征均阴性。脑电图检查:广泛中度异常。头颅CT检查:未见异常。

1. 为明确诊断,还需进行的检查为

A. 胸片

B. 头颅 MRI

C. 腰穿

D. 血培养

E. PPD 试验

正确答案：C

2. 若腰穿检查：脑脊液压力 200 mmH$_2$O,脑脊液无色清亮,糖 3 mmol/L,氯化物 125 mmol/L,蛋白 0.92 g/L,白细胞计数 200×10^6/L,淋巴细胞 82%,单核细胞 18%。则最可能的诊断为

A. 脑脓肿

B. 化脓性脑膜炎

C. 隐球菌脑膜炎

D. 结核性脑膜炎

E. 病毒性脑炎

正确答案：E

3. 最主要的治疗是

A. 三代头孢类抗生素

B. 抗结核治疗

C. 抗病毒治疗

D. 抗真菌治疗

E. 糖皮质激素治疗

正确答案：C

4. 若头颅 CT 扫描示：两侧颞叶和额叶见低密度灶,其中有点状高密度灶。则最可能的诊断为

A. 带状疱疹病毒性脑炎

B. 肠道病毒性脑炎

C. 单纯疱疹病毒性脑炎

D. 巨细胞病毒性脑炎

E. 急性播散性脑脊髓炎

正确答案：C

X 型题：多项选择题

每道试题由一个题干和 A、B、C、D、E 五个备选答案组成。备选答案中有两个或两个以上的正确答案。多选、少选、错选均不得分。

例：与眼球功能有关的脑神经有

A. 视神经

B. 动眼神经

C. 三叉神经

D. 滑车神经

E. 舌下神经

正确答案：ABCD

第一章

神经系统基础知识

一、A1/A2 型题

1. 关于脊髓外形,下列正确的是

A. 脊髓和椎管等长

B. 成人脊髓下端平对第 1 腰椎下缘

C. 颈、胸和腰神经根形成马尾

D. 脊髓下端变细为终丝

E. 脊髓腹面有前正中沟,背面有后正中裂

2. 在大脑半球内侧面看不到

A. 中央旁小叶

B. 胼胝体

C. 距状沟

D. 顶枕沟

E. 角回

3. 与脊髓的第 7 胸节相对应的椎骨是

A. 第 5 胸椎体

B. 第 6 胸椎体

C. 第 7 胸椎体

D. 第 8 胸椎体

E. 第 9 胸椎体

4. 皮质脊髓侧束传导

A. 痛、温觉冲动

B. 本体感觉冲动

C. 内脏运动冲动

D. 躯体运动冲动

E. 对侧躯体的深感觉

5. 关于大脑中动脉中央支的叙述错误的是

A. 分布于大脑皮质

B. 供应大脑髓质的深部

C. 供应大脑的基底核

D. 几乎以垂直方向进入脑实质

E. 供应内囊、间脑

6. 头面部的痛、温度、触(粗)觉传导的第一级神经元位于

A. 三叉神经脊束核

B. 三叉神经感觉核

C. 三叉神经运动核

D. 丘脑腹后外侧核

E. 三叉神经节内

7. 分离性感觉障碍,病变部位可能在

A. 周围神经

B. 脊髓后根

C. 脊髓前联合交叉

D. 脊髓前角

E. 脊髓前根

8. 与痛觉、温觉传导无关的结构是

A. 皮肤感受器

B. 脊神经节

C. 薄束、楔束

D. 丘脑腹后外侧核

E. 大脑皮质中央后回

9. 有关"体表神经节段性分布"叙述错误的是

A. 男性乳突平面为 T_4

B. 脐平面为 T_{10}

C. 腹股沟为 L_1

D. 肛周、鞍区为 $S_3 \sim S_5$

E. 上臂内侧为 T_2

10. 男性,62 岁,进行性张口困难、左侧面部麻木 1 个月,查体发现右侧上下肢痛觉明显减退。该患者感觉障碍的类型是

A. 皮质型感觉障碍

B. 内囊偏身型感觉障碍

C. 脑干交叉型感觉障碍

D. 脊髓横贯型感觉障碍

E. 神经干型感觉障碍

11. 持续植物人状态是由于大片脑损害后仅保存了部分脑功能的意识障碍,仅保存的脑功能是

A. 双大脑皮质

B. 中脑腹侧

C. 脑干上部和丘脑网状激活系统

D. 间脑和脑干

E. 基底节

12. 无动性缄默是中枢神经系统哪部分损害引起的意识障碍?

A. 双大脑皮质

B. 间脑和脑干

C. 脑干上部和丘脑网状激活系统

D. 中脑腹侧

E. 基底节

13. 谵妄是一种最常见的精神错乱状态,表现为

A. 意识内容清晰度降低,有基本的反应和简单的心理活动,但注意力涣散,对周围环境的理解和判断失常,常有错觉和幻觉

B. 保持完整的睡眠觉醒周期和心肺功能,对刺激有原始清醒,但无内在的思想活动

C. 能无意识地睁闭眼、眼球活动,浅反射存在,存在睡眠觉醒周期,四肢肌张力高

D. 似觉醒状态,但缄默不语,肢体不能活动,检查见肌肉松弛,无锥体束征

E. 持续过度延长的睡眠状态,呼唤和刺激患者肢体时可被唤醒,能回答问题和配合检查,刺激停止后又进入睡眠状态

14. 闭锁综合征(Locked-in Syndrome),又称去传出状态,病变部位在

A. 双大脑皮质

B. 脑干上部和丘脑网状激活系统

C. 间脑和脑干

D. 基底节

E. 脑桥基底部

15. 意识包括意识内容和觉醒状态两个组成部分,意识内容障碍是下面哪部分中枢神经系统病变?

A. 双大脑皮质

B. 脑干上部和丘脑网状激活系统

C. 间脑和脑干

D. 基底节

E. 脑桥基底部

16. 男性,30 岁。左侧瞳孔小、眼裂小、眼球内陷、面部少汗,病变部位在

A. 颈髓前角

B. 颈髓后角

C. 颈髓侧角

D. 灰质前联合

E. 脊髓动眼神经核

17. 核间性眼肌麻痹病损部位在

A. 皮质眼球同向凝视中枢额中回后部

B. 脑干眼球水平凝视中枢脑桥旁正中网状结构(PPRF)

C. 内侧纵束

D. 展神经核

E. 动眼神经核

18. 一侧面部与对侧躯体痛温觉缺失的病损部位在
    A. 中脑背盖部
    B. 脑桥背盖部
    C. 脑桥基底部
    D. 延髓背外侧部
    E. 延髓基底部

19. 男性,50 岁。近半年出现双手无力,肌萎缩,缓慢进展。查体:双手骨间肌、鱼际肌萎缩,并见肌束颤动、双侧病理反射(一),无感觉障碍。最可能的定位诊断为
    A. 脊髓前角细胞
    B. 脊髓后角细胞
    C. 神经根
    D. 神经干
    E. 周围神经

20. 下列不属于脑诱发电位的是
    A. 体感诱发电位
    B. 视觉诱发电位
    C. 事件相关电位
    D. 运动单位动作电位
    E. 脑干听觉诱发电位

21. 可引起强握反射、表达性失语、失写、精神症状和癫痫发作等病变部位在
    A. 小脑半球
    B. 大脑半球枕叶
    C. 大脑半球顶叶
    D. 大脑半球颞叶
    E. 大脑半球额叶

22. 男性,53 岁。近 3 个月出现走路不稳,走路似踩棉花样,尤以夜间为重。查体发现双下肢位置觉、震动觉消失,Romberg 征阳性,肌力正常,双侧跟腱反射消失,跖反射无反应。其病变定位在
    A. 皮质脊髓侧束
    B. 脊髓后索
    C. 小脑
    D. 前庭神经
    E. 锥体外系统

23. 小脑病变常出现下列症状,但除外
    A. 肌张力减低
    B. 眼球震颤
    C. 锥体束征
    D. 共济失调
    E. 以上均不是

24. 脊髓亚急性联合变性患者出现病理反射是由于
    A. 脊髓反射弧的损害
    B. 神经系统兴奋性增高
    C. 锥体束损害
    D. 脑干网状结构损害
    E. 以上均不是

25. 一眼球静止时处于外展位并有瞳孔扩大是哪对脑神经损伤?
    A. 舌咽神经
    B. 展神经
    C. 面神经
    D. 滑车神经
    E. 动眼神经

26. 一眼球静止时处于内收位,瞳孔光反应正常,是哪对脑神经损害?
    A. 动眼神经
    B. 展神经
    C. 滑车神经
    D. 面神经

E. 三叉神经

27. 双下肢肌张力增高,腱反射亢进,巴宾斯基征阳性,神经损伤位于
   A. 脊髓丘脑束
   B. 锥体束
   C. 锥体外系
   D. 脊髓前角运动细胞
   E. 外周神经

28. 锥体束受累各种深反射受到的影响为
   A. 减低
   B. 增高
   C. 不变
   D. 可以增高或降低
   E. 以上均不正确

29. 患者感面部麻木、疼痛,查体时发现:左侧面部痛、温度觉缺失,而触觉保留,且痛、温度觉缺失呈洋葱皮样分布。解剖定位最可能是
   A. 半月神经节病变
   B. 三叉神经脊束核病变
   C. 三叉神经周围性病变
   D. 膝状神经节病变
   E. 以上均不正确

30. 男性,43岁。高血压病史,突然头痛、眩晕。查体:左侧肢体性共济失调,意向性震颤,眼球震颤,吟诗样语言,辨距不良、轮替运动障碍、肌张力降低。最可能的病变部位是
   A. 小脑蚓部
   B. 脑干
   C. 小脑半球
   D. 额叶
   E. 以上均不正确

31. 54岁患者,有高血压病史,突发头痛、左侧肢体瘫痪。查体:左侧偏瘫、左侧偏身感觉障碍和左侧同向偏盲。病变部位可能位于

A. 大脑皮质
B. 脑干
C. 内囊
D. 脊髓
E. 以上均不正确

32. 患者有糖尿病史,突然出现左侧面部痛、温度觉障碍和右侧肢体深浅感觉障碍,其病变部位可能在
   A. 内囊
   B. 大脑皮质
   C. 脑干
   D. 脊髓
   E. 以上均不正确

33. 脊髓圆锥综合征一般不存在的症状是
   A. 真性尿失禁
   B. 双下肢瘫痪,锥体束征阳性
   C. 肛门周围和会阴部皮肤感觉缺失
   D. 肛门反射消失和性功能障碍
   E. 以上均不正确

34. 脊髓亚急性联合变性累及的部位包括
   A. 乳头体、丘脑内侧核群、第四脑室底灰质
   B. 脊髓后索、侧索、周围神经
   C. 脊髓后索、脊髓小脑束和锥体束
   D. 脊髓前角和侧索
   E. 以上均不正确

35. 运动神经传导速度所反映的是
   A. 运动神经髓鞘的功能
   B. 感觉神经髓鞘的功能
   C. 运动神经轴索的功能
   D. 神经肌肉接头的功能
   E. 锥体束的功能

36. 女性,32岁。近几天神态变得奇怪,精神恍惚。从昨天起头痛、呕吐过数次。今晨没起床,嗜睡状态,即使起床又会立即睡着。头外伤史不详。现有发热、颈强直、Kernig

征阳性,轻度周围性面瘫,但无明显四肢瘫。以下检查结果中首先应了解的是

A. 脑脊液蛋白

B. 脑脊液细胞数＋生化

C. 脑脊液细胞的种类

D. 脑脊液糖定量

E. 脑血管造影

37. 下列检查可以确定颅内肿瘤的是

A. 颅脑 CT 扫描

B. 脑电图

C. 肌电图

D. 视觉诱发电位

E. 脑干听觉电位

38. 脑干诱发电位中枢性损害的表现是

A. Ⅰ波潜伏期延长

B. Ⅰ波波幅降低或分化不良

C. Ⅰ波和Ⅱ波波幅明显降低

D. Ⅱ波潜伏期延长

E. Ⅲ波分化不良

39. 压颈试验旨在检查

A. 小脑疾病

B. 大脑疾病

C. 脑干疾病

D. 脊髓疾病

E. 周围神经病

40. 颈内动脉系统主要供应

A. 丘脑

B. 大脑半球后 2/5 部分

C. 脑干

D. 小脑

E. 眼部和大脑半球前 3/5 部分

41. 脑组织的血流量的分布并不均匀,灰质的血流量远高于白质,大脑皮质的血液供应最丰富,其次为基底节和小脑皮质,因此急性缺血时大脑皮质可发生

A. 缺血性梗死

B. 出血性梗死

C. 混合性梗死

D. 脑组织过度灌注

E. 脑血管痉挛

42. 不同部位的脑组织对缺血、缺氧的敏感性不同,其中对缺血、缺氧性损害耐受性最高的部位是

A. 纹状体

B. 小脑 Purkinje 细胞

C. 脑干运动神经核

D. 大脑皮质神经元

E. 海马神经元

43. Willis 环使两侧大脑半球及一侧大脑半球的前后部分有充分的侧支循环,该环的构成不含有

A. 大脑前动脉

B. 大脑后动脉

C. 颈内动脉

D. 前交通动脉

E. 眼动脉

44. 供给大脑半球前 3/5 部血液的血管是

A. 椎-基底动脉系统

B. 颈内动脉系统

C. 颈外动脉系统

D. 大脑前动脉

E. 前交通动脉

45. 大脑半球内侧面前 3/4 的主要供血动脉是

A. 大脑前动脉

B. 大脑中动脉

C. 大脑后动脉

D. 脉络膜前动脉

E. 前交通动脉

46. 大脑大静脉汇集大脑半球白质、基底节、间脑及脑室脉络丛等处静脉血后注入

A. 直窦

B. 海绵窦

C. 乙状窦

D. 横窦

E. 下矢状窦

47. 肌束震颤的病变多定位于

A. 周围神经

B. 脊髓前角

C. 脊髓后角

D. 大脑

E. 锥体束

48. 神经传导速度和肌电图对下列疾病诊断价值最大的是

A. 中枢神经疾病

B. 周围神经疾病

C. 肌肉疾病

D. 神经肌肉接头疾病

E. 自主神经疾病

49. 男性,62 岁。高血压史 4 年,3 日前感觉左耳后疼痛,翌日晨洗脸、漱口时发现左口角流水。查体:左眼闭合不全,口角偏向右侧,左侧额纹消失。诊断考虑为

A. 右耳大神经痛

B. 左侧面神经麻痹

C. 右侧面神经麻痹

D. 多颅神经炎

E. 脑卒中

50. 男性,33 岁。3 天前晨起感觉左眼闭合不全、口角向右歪,进食滞留在左颊部,今日感觉左耳部疼痛。查体:左侧周围性面瘫征,左侧舌前 2/3 味觉丧失,左侧外耳道小疱疹,触及疼痛。病变部位最可能在

A. 脑干

B. 右侧面神经管内

C. 左侧膝状神经节

D. 左侧面神经管内

E. 左侧茎乳突孔内

51. 不属于周围神经系统的结构有

A. 嗅神经和视神经

B. 动眼、滑车和展神经

C. 脊神经

D. 交感神经和副交感神经

E. 副神经和舌下神经

52. 肌电图检查不具有的功能为

A. 可发现亚临床型周围神经疾病

B. 可协助周围神经疾病病变定位

C. 可鉴别轴突变性及脱髓鞘性神经病

D. 可鉴别运动神经病和肌病

E. 可协助中枢神经疾病病变定位

53. 顺向变性发生在

A. 上运动神经元

B. 下运动神经元

C. 周围神经纤维近心端

D. 周围神经纤维远心端

E. 周围神经纤维末梢

54. 下列属于周围神经病变的是

A. 双下肢痉挛型瘫痪

B. 腱反射减弱或消失

C. 腱反射亢进

D. 病理反射阳性

E. Kernig 征阳性

55. 下列不属于周围神经病理改变的是

A. 顺向变性

B. 轴突变性

C. 神经元变性

D. 节段性脱髓鞘

E. 颗粒空泡变性

56. 下列周围神经病的辅助检查应除外

A. 脑电图

B. 脑干诱发电位

C. 肌电图

D. H 反射

E. 神经活组织检查

57. 女性,11 岁。近 2 个月发作性四肢抽搐 3 次,伴有意识障碍,口吐白沫,大、小便失禁,每次持续时间 4～6 min。神经系统体查未见异常。下列检查最有助于诊断的是

A. 头颅 MRI

B. 头颅 CT

C. 脑电图(EEG)

D. 脑脊液检查

E. 脑干诱发电位

58. 女性,45 岁。脐右侧阵发性疼痛 8 个月,右下肢无力 4 个月。查体:右下肢肌力 3～4 级,腱反射(＋＋＋＋),左侧腹股沟以下痛觉减退,触觉存在,右侧 Babinski 征(＋)。病变水平为

A. 脊髓右半侧 T_{10} 平面水平

B. 脊髓左半侧 T_{10} 平面水平

C. 脊髓右半侧 T_{12} 平面水平

D. 脊髓左半侧 T_{12} 平面水平

E. 脊髓 L_1 完全横贯性损害

59. 男性,41 岁。四肢末端乏力 5 天就诊。四肢近端肌力 5 级,双上肢远端肌力 3 级,双下肢远端肌力 1 级,四肢肌张力下降,腱反射消失,病理征(一),无尿潴留。病变位于

A. 高颈髓段

B. 颈膨大

C. 胸髓段

D. 腰膨大

E. 周围神经

60. 男性,41 岁。四肢无力伴双上肢疼痛 5 天就诊。双上肢肌力 3 级,双下肢 1 级四肢肌张力下降,腱反射消失,病理征(一),尿潴留。病变位于

A. 高颈髓段

B. 颈膨大

C. 胸髓段

D. 腰膨大

E. 周围神经

61. 脊髓圆锥病变和马尾神经根病变的临床表现的不同点为

A. 是否有下肢瘫痪

B. 是否有锥体束征

C. 是否有病理征

D. 是否有腹壁反射改变

E. 是否有括约肌障碍

62. 继发性肌张力障碍的病理变化较少累及

A. 纹状体

B. 蓝斑

C. 大脑皮质

D. 丘脑

E. 脑干网状结构

63. 运动障碍疾病,又称锥体外系疾病,病变主要累及

A. 大脑皮质

B. 基底节

C. 大脑白质

D. 锥体束

E. 大脑联络纤维

64. 下列关于基底节结构的叙述错误的是

A. 基底节是大脑皮质下的一组灰质核团

B. 临床上一般认为包括尾状核、壳核、苍白球、丘脑底核和黑质

C. 壳核和苍白球合称豆状核

D. 尾状核和豆状核合称纹状体

E. 苍白球和壳核属于新纹状体

65. 基底节具有复杂的纤维联系,不包括下列的

A. 大脑皮质-尾状核-内侧苍白球/黑质网状部-丘脑-大脑皮质

B. 黑质-纹状体环路

C. 大脑皮质-脑桥-小脑环路

D. 纹状体-苍白球环路

E. 大脑皮质-纹状体-外侧苍白球-丘脑底核-内侧苍白球/黑质网状部-丘脑-大脑皮质

66. 脑皮质运动区占位性病变导致对侧肢体抽搐发作,属于

A. 缺损症状

B. 刺激症状

C. 释放症状

D. 休克症状

E. 以上均不是

67. 患者,25岁。以"四肢无力伴双上肢疼痛2天"就诊。查体:双侧上肢肌力4级、下肢2级,双侧 Babinski 征阳性. 尿潴留。病变位于

A. 脊髓圆锥

B. 颈膨大

C. 胸髓段

D. 腰膨大

E. 周围神经

68. 女性,45岁。平素健康。因"突然头痛、呕吐1天"来诊。查体:神清语利,脑神经未见异常,四肢肌力、肌张力正常,颈强直(+)。辅助检查:头颅 CT 扫描大脑外侧裂可见高密度影。经用20%甘露醇、止痛镇静药等对症治疗半个月后症状明显好转。此时还应进行的检查是

A. 腰穿

B. CT 增强造影

C. MRI

D. 脑血管造影

E. 经颅多普勒

69. 男性,62岁。突发右侧肢体活动不利半天来院急诊。查体:神清,右侧中枢性面、舌瘫,右侧肢体上运动神经元性瘫痪。最有

助诊断的辅助检查为

A. 头颅平片

B. 经颅多普勒超声

C. 头颅 CT

D. 颈椎片

E. 测血压

70. 女性,78岁。无明显诱因突发意识障碍,持续3 h后意识逐渐清醒,感头痛。查体:嗜睡,颈抵抗,肢体活动尚可,头颅 CT 扫描除脑萎缩外未见明显异常。为明显诊断,目前最好做

A. 腰穿脑脊液检查

B. 经颅多普勒检查

C. 脑电图检查表

D. DSA 或 CTA

E. 视觉诱发电位

71. 男性,45岁。半年来进行性步态不稳,走路有踩棉花感。查体:双下肢运动觉、振动觉消失,Romberg 征阳性,Babinski 征阴性。病变定位在

A. 小脑

B. 锥体外系

C. 脊髓后索

D. 内囊

E. 前庭神经

72. 男性,72岁。动作迟缓2年,表现为行走时上肢前后摆动消失,小步态,起步慢,越走越快,不能立刻停止。病变定位在

A. 小脑半球

B. 小脑蚓部

C. 锥体外系

D. 上运动神经元

E. 下运动神经元

二、A3/A4 型题

(73～75题共用题干)

男性,50 岁。有高血压病史 5 年,因近期未按时服药,2 h 前出现明显头痛、烦躁、心悸多汗,面色苍白,视力模糊,测血压 230/130 mmHg。

73. 可能的诊断为
   A. 嗜铬细胞瘤
   B. 高血压心衰
   C. 高血压危象
   D. 高血压脑病
   E. 高血压肾脏改变

74. 以上临床表现产生的主要原因是
   A. 脑血管自身调节障碍
   B. 交感神经兴奋及儿茶酚胺类物质分泌增多
   C. 血循环中醛固醇增多
   D. 血循环中皮质醇增高
   E. 心房利钠因子减少

75. 该患者的治疗应为
   A. 立即静脉给药,控制血压,并随访数天
   B. 立即静脉药物降压
   C. 卧床休息,暂不需治疗
   D. 先随访数天,再决定是否治疗
   E. 立即给予口服药物治疗,血压下降后立即停药,无须随访

(76～80 题共用题干)

男性,70 岁。以往无高血压病史,有失眠史。本次体检发现血压为 180/85 mmHg。3 天后复查血压为 165/86 mmHg,超声心动图检查正常。肝肾功能正常。

76. 本例诊断应考虑是
   A. 临界高血压
   B. 混合型高血压
   C. 收缩期高血压
   D. 肾动脉硬化性高血压
   E. 神经性高血压

77. 本例血压增高的可能原因是
   A. 正常人年龄差异
   B. 心脏顺应性降低
   C. 大动脉弹性减退,顺应性降低
   D. 老年性肾素增高
   E. 失眠导致精神紧张

78. 经降压药物治疗,某日大便后起来突觉头晕、短暂黑矇,遂来急诊。体检:神清,血压 150/85 mmHg,心率 70 次/min。应考虑有
   A. 大便所致迷走神经张力过高
   B. 机体反射性调节血压功能减退
   C. 降压药过量
   D. 窦房结功能减退
   E. 心功能不全

79. 如果患者的实验室检查结果如下:总胆固醇 5 mmol/L,血糖 5.8 mmol/L,尿酸 400 μmol/L,肌酐 115 μmol/L。下列治疗选择错误的是
   A. 噻嗪类利尿剂
   B. β受体阻滞剂
   C. 钙离子拮抗剂
   D. 血管紧张素转换酶抑制剂
   E. 无须治疗

80. 若选用降压药物,下列最佳的是
   A. 美托洛尔
   B. 复方降压片
   C. 硝苯地平控释片
   D. 卡托普利
   E. 氢氯噻嗪

三、X 型题

81. 脑干腹侧面能观察到的结构有
   A. 大脑脚
   B. 锥体
   C. 基底沟
   D. 上丘

E. 下丘

82. 硬脑膜形成的结构有
    A. 大脑镰
    B. 小脑幕
    C. 上矢状窦
    D. 海绵窦
    E. 鼻旁窦

83. 颈内动脉
    A. 起自锁骨下动脉
    B. 经颈动脉管入颅腔
    C. 分布于大脑半球的内侧面及背外侧面
    D. 分布于小脑半球的内侧面及背外侧面
    E. 营养小脑、脑干等

84. 与眼球功能有关的脑神经有
    A. 视神经
    B. 动眼神经
    C. 三叉神经
    D. 滑车神经
    E. 舌下神经

85. 经过颈静脉孔的脑神经有
    A. 前庭蜗神经
    B. 舌咽神经
    C. 迷走神经
    D. 副神经
    E. 舌下神经

86. 躯干、四肢的痛觉、温度觉及粗触觉的传导通路
    A. 第1级神经元位于同侧脊神经节内
    B. 第2级神经元位于对侧脊髓后角固有核
    C. 第3级神经元位于对侧背侧丘脑的腹后外侧核
    D. 第3级纤维经内囊前肢投射到中央后回
    E. 管理全身的痛、温、粗触觉

87. 锥体束
    A. 主要管理平滑肌的运动
    B. 上运动神经元的胞体位于大脑皮质内
    C. 下运动神经元胞体位于脑干或脊髓内
    D. 包括皮质核束和皮质脊髓束
    E. 纤维大部分不交叉

88. 脊髓前索内的传导束有
    A. 脊髓丘脑前束
    B. 薄束
    C. 楔束
    D. 皮质脊髓前束
    E. 皮质脊髓侧束

89. 参与脑干组成的有
    A. 中脑
    B. 间脑
    C. 脑桥
    D. 小脑
    E. 延髓

90. 脑干内的脑神经核有
    A. 动眼神经副核
    B. 外侧膝状体
    C. 薄束核
    D. 上泌涎核
    E. 疑核

91. 属于小脑内部结构的是
    A. 小脑皮质
    B. 薄束核
    C. 黑质
    D. 髓体
    E. 齿状核

92. 下丘脑的结构有
    A. 内侧膝状体
    B. 漏斗
    C. 视交叉
    D. 乳状体

E. 外侧膝状体

93. 大脑半球的分叶包括
　　A. 额叶
　　B. 顶叶
　　C. 岛叶
　　D. 边缘叶
　　E. 颞叶

94. 脉络丛
　　A. 能产生脑脊液
　　B. 由毛细血管丛、软脑膜和室管膜上皮共

　　　同突入脑室形成
　　C. 侧脑室内才有脉络丛
　　D. 位于中脑导水管内
　　E. 脑脊液通过脉络丛渗入到上矢状窦

95. 经眶上裂入眶的脑神经有
　　A. 动眼神经
　　B. 滑车神经
　　C. 眼神经
　　D. 上颌神经
　　E. 展神经

第二章

脑血管疾病

一、A1/A2 型题

1. 脑梗死的病因中,最重要的是
   A. 动脉硬化
   B. 高血压
   C. 动脉壁炎症
   D. 真性红细胞增多症
   E. 血高凝状态

2. 男性,65 岁。活动中突感头痛、左侧肢体不能活动 1 天,高血压病史 10 年。查体发现左侧中枢性面舌瘫,左侧肢体完全瘫痪,左侧偏身感觉减退,左侧偏盲。该患者最可能的诊断是
   A. 脑室出血
   B. 脑叶出血
   C. 脑桥出血
   D. 小脑出血
   E. 基底节出血

3. 蛛网膜下腔出血和脑出血的主要鉴别点是
   A. 脑脊液有无血液
   B. 有无神志不清
   C. 有无脑膜刺激征
   D. 有无高血压病史
   E. 有无神经系统定位体征

4. 男性,26 岁。因蛛网膜下腔出血经检查发现颅内动脉瘤。为了预防再出血,最根本措施是
   A. 应用脱水剂
   B. 及时进行动脉瘤手术
   C. 应用止血剂
   D. 避免情绪激动及突然用力
   E. 控制血压在正常水平

5. 女性,33 岁。阵发性一侧头痛 20 年,左右不定,伴呕吐,每次疼痛持续 6～10 h,常于月经期发作。头痛发作前,眼前有暗点、亮光,持续 10 min 左右。神经系统检查未见异常。可能的诊断为
   A. 蛛网膜下腔出血
   B. 三叉神经痛
   C. 偏头痛
   D. 脑出血
   E. 脑肿瘤

6. 女性,65 岁。晨起言语不利,左侧肢体无力,2 天后病情加重来医院就诊,测血压 106/68 mmHg,意识清,运动性失语,左侧偏瘫。可排除的诊断是
   A. 脑栓塞
   B. 脑血栓形成
   C. TIA
   D. 脑出血
   E. 腔隙性脑梗死

7. 女性,62 岁,诊断为脑血栓形成。神志清醒,偏瘫、偏身感觉障碍和同向性偏盲,最常见的闭塞的血管为

A. 小脑后下动脉

B. 大脑中动脉

C. 大脑前动脉

D. 大脑后动脉

E. 椎-基底动脉

8. 烟雾病在脑血管造影时的典型表现是

A. 颅内动脉狭窄伴有脑血管畸形

B. 颈内动脉狭窄合并硬脑膜动静脉瘘

C. 颅内动脉扩张

D. 颅底主要动脉狭窄或闭塞,伴有烟雾状新生血管网

E. 颅内动脉瘤合并脑血管畸形

9. 急性炎症性脱髓鞘性多发性神经病的主要死亡原因是

A. 循环衰竭

B. 肾衰竭

C. 严重感染

D. 肝衰竭

E. 呼吸衰竭

10. 脑出血最好发的部位是

A. 脑叶

B. 小脑

C. 脑室

D. 脑桥

E. 基底节区

11. 关于 TIA 的病因和发病机制,不正确的是

A. 微栓塞

B. 脑血管痉挛

C. 血流动力学改变,如低血压、心律失常、脑外盗血综合征等

D. 血液成分改变,如真性红细胞增多症、血小板增多症、白血病等

E. 脑血管畸形

12. 脑血管疾病,依据神经功能缺失时间,不足几小时称 TIA?

A. 24 h

B. 48 h

C. 72 h

D. 36 h

E. 10 h

13. TIA 的诊断依据主要是

A. MRI

B. CT

C. 病史

D. 生化检查

E. TCD

14. 男性,60 岁。于 1 天内逐渐出现右侧上下肢无力及讲话不能。神经系统检查:右侧偏瘫,右侧偏身感觉减退,右侧偏盲、失语。临床诊断为脑血栓形成。闭塞的血管是

A. 左侧大脑中动脉主干

B. 左侧大脑中动脉的豆纹动脉

C. 左侧椎动脉

D. 左侧颈外动脉

E. 右侧大脑中动脉豆纹动脉

15. 女性,60 岁。早晨起床时发现右上下肢麻木,但可以自行上厕所,回到卧室因右下肢无力摔倒。检查:神志清楚,右侧轻偏瘫,偏身感觉减退。最可能的诊断是

A. 蛛网膜下腔出血

B. 脑血栓形成

C. 脑出血

D. 脑栓塞

E. 脑挫裂伤

16. 男性,65 岁,右利手,反复发作性左眼失明 1 月余,每次持续 5 min 左右。2 天来言语表达困难伴有左侧头痛,右侧肢体肌力减弱。最可能的诊断是

A. 左侧大脑中动脉血栓形成

B. 左侧大脑后动脉血栓形成

C. 左侧颈内动脉血栓形成

D. 左侧大脑前动脉血栓形成

E. 偏瘫型偏头痛

17. 脑梗死与脑出血的鉴别要点是

A. 起病状态,起病速度,CT 扫描

B. 高血压

C. 年龄,性别

D. 脑脊液检查

E. 意识障碍,肢体瘫痪

18. 脑梗死是按什么分布的?

A. 脑实质

B. 脑白质

C. 脑叶

D. 脑沟

E. 脑血管分布区

19. 男性,60 岁。高血压病史 15 年,突发剧烈头痛、眩晕、恶心、呕吐、失语。查体:无肢体活动障碍,血压 200/120 mmHg,神经反射正常。应首先考虑的是

A. 急进型高血压

B. 缓进型高血压

C. 高血压脑病

D. 高血压性脑出血

E. 高血压性心脏病

20. 一高血压患者,昏迷发生快而深,吐出咖啡样胃内容物。检查有一侧上、下肢瘫痪。最可能的诊断是

A. 多发性脑栓塞

B. 脑血栓形成

C. 脑出血

D. 短暂脑缺血发作

E. 癫痫持续状态

21. 分水岭脑梗死多由于

A. 动脉粥样硬化

B. 血流动力学异常

C. 脑血管痉挛

D. 微栓子

E. 脑外盗血综合征

22. 女性,67 岁。以"右眼一过性黑矇,左侧肢体无力 3 天,伴头痛、呕吐 2 次"来诊,既往有高血压史。查体:昏睡,右瞳孔 $D=1.0$ mm,左瞳孔 $D=2.5$ mm,右颈动脉搏动减弱,左侧面舌下神经核上瘫,左侧肢体偏瘫。最可能的疾病是

A. 右内囊出血

B. 脑干出血

C. 右大脑中动脉主干闭塞

D. 右颈内动脉闭塞

E. 椎-基底动脉闭塞

23. 女性,68 岁,2 年来出现记忆力减退,逐渐加重,近 4 个月来生活渐渐不能自理。既往曾有 2 次脑血栓形成和 1 次脑出血病史。查体:神清,表情淡漠、不语,思维能力下降,近记忆力和计算力减低。四肢肌力 4 级,肌张力增高,腱反射(＋＋＋),双侧 Babinski 征(＋)。根据 NINCDS-ADRDA 的国际标准,该患者的诊断为

A. 血管性痴呆

B. Alzheimer 病

C. Pick 病

D. 路易体痴呆

E. 帕金森病痴呆

24. 心房颤动合并的 TIA 易发生

A. 脑血栓形成

B. 脑栓塞

C. 脑出血

D. 腔隙性脑梗死

E. 脑分水岭梗死

25. 急性脑梗死发病后临床上脑水肿的高峰期在

A. 24 h 内
B. 24～48 h
C. 2～5 d
D. 7～14 d
E. 10～14 d

26. 脑梗死发病早期血糖宜控制在
A. 6～9 mmol/L
B. 6 mmol/L 以下
C. 3.1～6.0 mmol/L
D. 10～12 mmol/L
E. 不低于 6 mmol/L

27. 男性,28 岁。突发头部剧烈疼痛,随即出现意识丧失,伴抽搐,醒后头仍剧烈疼痛并有呕吐。体检:神志清楚,瞳孔右 3 mm,左 6 mm,颈抵抗,左侧眼底玻璃体下片状出血。体温 37℃,血压 145/85 mmHg。根据以上资料,临床诊断首先考虑
A. 脑出血
B. 脑膜炎
C. 原发性癫痫
D. 蛛网膜下腔出血
E. 血管性头痛

28. 脑出血患者无高热、多汗、呕吐或腹泻等症状的前提下,每日的入液量一般是
A. 3 000 ml
B. 尿量＋500 ml
C. 尿量＋1 000 ml
D. 800～1 000 ml
E. 2 000～2 500 ml

29. 女性,37 岁。在登山时突起爆裂样枕部头痛,难以忍受,伴喷射性呕吐。2 h 后项背部和下肢疼痛,头颈不敢活动,四肢活动无明显受限。据上最可能的诊断是
A. 蛛网膜下腔出血
B. 脑栓塞
C. 脑血栓形成

D. 脑炎
E. 脊髓出血

30. 男性,60 岁。突然出现右侧上、下肢无力,不能讲话。查体:神清,不完全运动性失语,右侧同向性偏盲,右侧偏身感觉缺失、右侧偏瘫。最可能累及的血管是
A. 左侧椎动脉
B. 基底动脉
C. 右侧大脑中动脉
D. 左侧大脑前动脉
E. 左侧大脑中动脉

31. 男性,60 岁。2 h 前与人争吵后突发头痛,吐咖啡色液体。查体:血压 190/120 mmHg,深昏迷,双侧瞳孔小,四肢瘫,颈有阻力。四肢有阵发性强直出现,诊断为高血压性脑出血。出血部位可能在
A. 内囊
B. 额叶
C. 小脑
D. 脑室
E. 枕叶

32. 女性,70 岁。1 天前突然出现剧烈头痛和呕吐。检查:颈项强直,Kernig 征阳性,全脑血管造影见前交通动脉有一梨形带蒂影。最可能的诊断是
A. 动静脉畸形
B. 动静脉瘘
C. 动脉瘤
D. 蛛网膜囊肿
E. 烟雾病

33. 脑梗死急性期宜慎用或不用
A. 抗凝治疗
B. 扩血管治疗
C. 脑保护治疗
D. 降纤治疗
E. 溶栓治疗

34. TIA 或脑梗死患者服用阿司匹林的目的是
A. 治疗神经功能缺损
B. 保护神经细胞
C. 预防复发
D. 扩张脑血管
E. 减少自由基损害

35. 关于 TIA 的预后,下列说法正确的是
A. 约 1/2 发展为脑梗死,1/2 可自行缓解
B. 约 1/2 发展为脑梗死,1/2 继续发作
C. 约 1/3 发展为脑梗死,1/3 继续发作,1/3 可自行缓解
D. 约 40% 发展为脑梗死,30% 继续发作,30% 可自行缓解
E. 约 20% 发展为脑梗死,30% 继续发作,40% 可自行缓解

36. 脑梗死不应出现的症状、体征是
A. 意识不清
B. 肢体瘫痪
C. 头痛
D. 癫痫发作
E. 脑膜刺激征

37. 脑梗死患者的头颅 CT 影像下列正确的是
A. 发病 24 h 内就可见异常低密度影
B. 发病 24～48 h 后可见异常低密度影
C. 发病 24～48 h 后可见异常高密度影
D. 发病 3 天后才可见异常低密度影
E. 发病后就可见异常低密度影

38. Moyamoya 病脑梗死病灶多位于
A. 基底节
B. 皮质及皮质下动脉
C. 脑叶
D. 内囊
E. 脑干

39. 造成多梗死性痴呆的常见原因是
A. 动脉粥样硬化性脑梗死

B. 颅内动脉瘤破裂出血
C. 心脏病所致的脑栓死
D. 颅外肿瘤转移栓子
E. 颅内肿瘤

40. 关于脑梗死前期 2b 期 CT 灌注表现,叙述正确的是
A. MTT、TTP 延长,CBF、CBV 下降
B. MTT 延长,TTP、CBF、CBV 正常
C. MTT、TTP 延长,CBF、CBV 正常
D. MTT、TTP 正常,CBF、CBV 下降
E. MTT、TTP 延长,CBF、CBV 增高

41. 有助于超早期(发病 6 h)脑梗死诊断的影像学检查有
A. DSA
B. CTA
C. CT
D. 头颅 X 线
E. CTP

42. 女性,63 岁。突发头痛 3 天,经脑血管造影发现右侧颈内动脉后交通动脉瘤。经脱水止血治疗病情好转。发病第 8 天意识障碍加重。查体:右侧瞳孔扩大,光反射迟钝,左侧肢体肌力 2 级,肌张力低下,巴氏征阳性。最可能的诊断是
A. 动脉瘤再破裂出血
B. 脑血管痉挛
C. 脑血栓形成
D. 小脑幕切迹疝
E. 高血压脑出血

43. 腔隙性脑梗死最常见的临床表现之一为
A. 纯感觉性卒中
B. 纯运动性偏瘫
C. 共济失调性轻偏瘫
D. 感觉运动性卒中
E. 构音障碍-手笨拙综合征

44. 男性,44 岁。车祸伤及右侧眉弓和头部,当时右眼上、下睑青紫瘀血,半月后右眼球结膜高度水肿视力下降,右眼球突出,最可能的诊断为
A. 眶内静脉曲张
B. 颈内动脉海绵窦段动脉瘤
C. 海绵窦动静脉瘘
D. 脑动静脉畸形
E. 硬脑膜动静脉瘘

45. 发病 3 h,确定有无脑梗死最肯定的证据是
A. 瘫痪的程度
B. 昏迷程度
C. 血压高低
D. MRI-DWI(MRI 弥散水成像)
E. CT 扫描

46. 女性,60 岁。突然不能讲话,检查有右侧偏身感觉缺失,右侧脑性偏瘫,右侧偏盲且失语,临床诊断为脑血栓形成。闭塞的血管是
A. 右侧大脑中动脉豆纹动脉
B. 左侧大脑中动脉主干
C. 左侧椎动脉
D. 左侧大脑中动脉豆纹动脉
E. 左侧颈外动脉

47. 男性,70 岁。突然昏迷,CT 检查示额顶、颞部呈新月形高密度,CT 值为 75 Hu,中线结构左移。拟诊断为
A. 急性出血性脑梗死
B. 急性硬膜外血肿
C. 蛛网膜下腔出血
D. 急性硬膜下血肿
E. 脑内血肿

48. 新鲜脑出血的 CT 值一般为
A. 20~40 Hu
B. 30~50 Hu
C. 40~60 Hu
D. 50~70 Hu
E. 60~80 Hu

49. 脑出血及周围水肿占位表现最严重多发生在
A. 3~5 天
B. 1 周
C. 2 周
D. 3 周
E. 4 周

50. 腔隙性脑梗死最常发生下列哪个部位?
A. 枕叶
B. 基底节区
C. 脑干
D. 顶叶
E. 小脑半球

51. 男性,35 岁。剧烈头痛 2 天,临床拟诊为急性蛛网膜下腔出血。为明确诊断最适宜的检查方法是
A. CT 平扫
B. CT 增强扫描
C. 动态 CT 扫描
D. 脑池造影 CT 扫描
E. 脑室造影 CT 扫描

52. 男性,28 岁。外伤后出现眼球外突,扪之有搏动感,增强 CT 扫描见图示,应诊断为

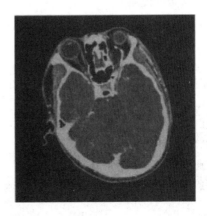

A. 颈内动脉海绵窦瘘

B. 眼眶内 AVM

C. 眼眶内 AVF

D. 眼眶内 AVM 并 AVF

E. 眶内异物

53. 关于烟雾病的正确描述是

    A. 脑实质病变皆为缺血性

    B. 主要累及颈内动脉系

    C. 脑底异常血管网来自椎-基底动脉系的
侧支循环

    D. 脑内单发病灶多见

    E. 常常合并脑静脉异常扩张

54. 在星形细胞瘤与脑梗死鉴别中,下列最有
意义的是

    A. 低密度

    B. 不增强

    C. 单脑叶分布

    D. 多脑叶分布

    E. 不按血管支配区分布

55. 前分水岭脑梗死指的是

    A. 发生于两侧大脑前动脉供血区交界处
的梗死

    B. 发生于大脑前动脉和大脑中动脉供血
区交界处的梗死

    C. 发生于大脑中动脉和大脑后动脉供血
区交界处的梗死

    D. 发生于大脑中动脉皮质支和深穿支边
缘带的梗死

    E. 发生于大脑前动脉皮质支和深穿支交
界区的梗死

56. 下列关于脑梗死的描述错误的是

    A. 梗死灶常呈楔形或扇形

    B. CT 表现为低密度或等密度改变

    C. 梗死灶与病变动脉供血区一致

    D. MRI 急性期呈长 T1、长 T2 信号

    E. 增强扫描后各期脑梗死病灶均不强化

57. 脑出血与脑梗死的 CT 表现相似的时期是

    A. 亚急性晚期

    B. 超急性期

    C. 亚急性早期

    D. 急性期

    E. 慢性期

58. 男性,58 岁,工人。近 1 周内出现头痛、头
晕,2 h 前突发右下肢乏力,摔倒在地,影像
检查如图,最可能的诊断是

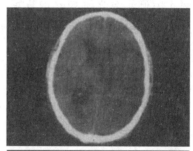
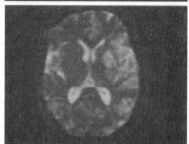
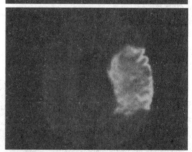
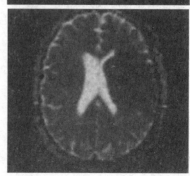

A. 左侧大脑中动脉梗死

B. 胶质瘤

C. 脑出血

D. 脑膜瘤

E. 动静脉畸形

59. 女性,40 岁。CT 发现额叶异常密度灶,无任何症状及体征。CT 诊断最可能是

A. 正常钙化灶

B. 脑膜瘤

C. 少突胶质细胞瘤

D. 海绵状血管瘤

E. 脑出血

60. 成人,头痛、发热、血象高。CT 检查见脑实质内不规则的稍低密度灶;增强扫描显示低密度灶未见强化,周边轻度强化。最可能的诊断是

A. 脑梗死

B. 脑脓肿

C. 皮样囊肿

D. 胶质瘤

E. 脑膜瘤

61. 高血压脑出血的主要发病机制是

A. 颅内动脉外膜不发达,管壁较薄,易致破碎

B. 硬化动脉内膜粗糙,形成内膜溃疡,在高血压的作用下血管破裂

C. 在高血压的基础上,合并颅内动静脉畸形,易出血

D. 高血压可使小动脉硬化,玻璃样变,形成微动脉瘤导致破裂

E. 实质上是颅内静脉循环障碍和静脉破裂

62. 动脉瘤性蛛网膜下腔出血患者,进行升高血压、提高血容量和稀释血液的"3H"治疗时,最常见的并发症是

A. 动脉瘤再出血

B. 脑积水

C. 迟发性脑梗死

D. 心力衰竭

E. 深静脉血栓

63. 与脑出血的预后关系最密切的因素是

A. 出血量

B. 并发症严重程度

C. 出血部位

D. 出血量和部位

E. 出血量、部位及并发症严重程度

64. 脑出血首选的治疗原则为

A. 预防休克

B. 应用脱水剂

C. 控制血肿感染

D. 立即输血

E. 给予苏醒剂

65. 关于脑淀粉样血管病的表述错误的是

A. 由淀粉样物质在软脑膜和大脑皮质小动脉中层沉积导致的脑血管疾病

B. 以反复发生的多发性脑叶出血最为多见

C. MRI 梯度回波发现陈旧的点状出血灶可能提示 CAA

D. 好发部位是基底节区

E. 脑活检可见动脉壁内淀粉样物质广泛沉积

66. 女性,72 岁。以"意识不清 1 h"为主诉来急诊入院,头颅 CT 扫描显示右侧大脑半球 3 cm×3 cm×6 cm 高密度影。诊断考虑为

A. 晕厥

B. 脑出血

C. 脑栓塞

D. 脑血栓形成

E. 高血压脑病

67. 桥脑出血可出现

A. 深昏迷

B. 双侧针尖样瞳孔

C. 高热

D. 四肢中枢性瘫痪

E. 以上全部体征

68. 脑梗死患者神经缺损症状较轻,但持续24 h以上,并能在3周内恢复,此类型临床上称为

A. 可逆性缺血性神经功能缺失

B. 完全性卒中

C. 进展性卒中

D. TIA

E. 以上都不是

69. 预防 TIA 的药物不包括

A. 抗血小板聚集剂

B. 扩容药物

C. 血管扩张药

D. 脑保护剂

E. 抗凝药物

70. 一侧颈内动脉闭塞可以不出现临床症状,是由于

A. 同侧颈外动脉未闭塞

B. 对侧颈内动脉未闭塞

C. 正常的脑底动脉环可迅速建立侧支循环

D. 双侧椎动脉末端闭塞

E. 颅内血管变异

71. 颈内动脉系统和椎-基底动脉系统 TIA 不可能都出现的症状是

A. 交叉瘫

B. 脑神经瘫痪

C. 瞳孔改变

D. 意识障碍

E. 病理反射

72. 关于急性脑血管疾病的病因表述不正确

的是

A. 脑出血最常见的病因是高血压和动脉粥样硬化

B. 脑栓塞最常见的病因是风心病合并房颤的心源性栓子脱落

C. 脑血栓形成最常见病因是动脉炎

D. 蛛网膜下腔出血最常见病因是先天性颅内动脉瘤

E. 短暂性脑缺血发作最常见病因是动脉粥样硬化

73. 关于急性脑血管疾病的病变部位的表述不正确的是

A. 脑血栓形成最易发生在大脑中动脉

B. 脑栓塞以大脑中动脉阻塞最常见

C. 脑出血的血管最多在豆纹动脉

D. 脑桥出血多由基底动脉的旁正中动脉破裂所致

E. 蛛网膜下腔出血以大脑凸面畸形血管破裂最多见

74. 蛛网膜下腔出血最常见的病因是

A. 高血压

B. 血液病

C. 脑动脉粥样硬化

D. 颅内动脉瘤

E. 脑血管畸形

75. 蛛网膜下腔出血后脑血管痉挛出现在

A. 病后1~2天开始发生,10~14天为迟发性血管痉挛高峰期

B. 病后3~5天开始发生,5~14天为迟发性血管痉挛高峰期

C. 病后12~24 h开始发生,15~21天为迟发性血管痉挛高峰期

D. 病后12~24 h开始发生,5~10天为迟发性血管痉挛高峰期

E. 病后5~7天开始发生,21~28天为迟发性血管痉挛高峰期

76. 女性,55岁。脑梗死后第3日出现意识不清。查体:血压190/100 mmHg,右侧偏瘫,腰椎穿刺检查脑脊液压力为280 mmH$_2$O。首选的治疗药物是
    A. 降压药
    B. 扩张血管药
    C. 尿激酶静脉点滴
    D. 20%甘露醇静脉滴注
    E. 低分子肝素腹部皮下注射

77. 男性,47岁。以"洗衣时出现右侧肢体活动不灵、言语不清1 h"为主诉来诊。查体:神清,不完全混合性失语,二尖瓣区可闻及双期杂音,心房颤动,右侧偏瘫,上肢重于下肢,右侧偏身痛觉减退。诊断考虑为
    A. 脑血栓形成
    B. 脑栓塞
    C. 脑出血
    D. 蛛网膜下腔出血
    E. 短暂性脑缺血发作

78. 男性,68岁。3天前睡眠醒后发现视野范围缩小。查体:血压正常,心脏正常,神清,语利,右侧同向性偏盲,肢体肌力5级,感觉正常。诊断考虑为
    A. 脑血栓形成
    B. 脑出血
    C. 蛛网膜下腔出血
    D. 脑栓塞
    E. 脑膜炎

79. 男性,56岁,以"讲课时突然出现头痛、呕吐、右侧肢体活动不利2 h"为主诉来急诊。既往高血压病史12年。查体:中度昏迷,左侧瞳孔大,光反射(—),右侧肢体无自主活动,右侧Babinski征(+)。诊断考虑为
    A. 脑出血,左侧小脑幕切迹疝
    B. 脑出血,右侧小脑幕切迹疝
    C. 脑出血,小脑扁桃体疝
    D. 蛛网膜下腔出血

E. 颈内动脉血栓形成

80. 男性,42岁。突然意识丧失、呕吐2 h。体检:患者不能唤醒,瞳孔对光反射灵敏,颈抵抗(+)。该患者昏迷最可能的原因是
    A. 脑血栓形成
    B. 脑栓塞
    C. 脑出血
    D. 短暂性脑缺血发作
    E. 蛛网膜下腔出血

81. 属于颅内压增高的病因是
    A. 老年性痴呆
    B. 神经系统变性病
    C. 闭塞性脑血管病
    D. 颅内占位性病变
    E. 脑先天性疾病

82. 心源性脑栓塞时,栓塞多发生在
    A. 大脑前动脉
    B. 大脑中动脉
    C. 大脑后动脉
    D. 椎动脉
    E. 基底动脉

83. 男性,60岁。突发头痛、呕吐、视物旋转伴行走不稳2 h。查体:一侧肢体共济失调,眼球震颤,构音障碍。最可能的诊断是
    A. 脑栓塞
    B. 小脑出血
    C. 脑叶出血
    D. 蛛网膜下腔出血
    E. 壳核出血

84. 下述疾病中起病最急的是
    A. 脑血栓形成
    B. 脑栓塞
    C. TIA
    D. 脑出血
    E. 蛛网膜下腔出血

85. 颈内动脉系统供应脑区为
A. 眼部和大脑半球前 2/3 部分
B. 眼部和大脑半球前 3/5 部分
C. 大脑半球前 2/3 部分
D. 大脑半球前 3/5 部分
E. 大脑半球后 2/3 部分

86. Willis 环的组成为
A. 双侧大脑前动脉、大脑中动脉、大脑后动脉、前交通动脉、后交通动脉
B. 双侧大脑前动脉、颈内动脉、大脑后动脉、前交通动脉、后交通动脉
C. 双侧大脑前动脉、大脑中动脉、大脑后动脉、前交通动脉、基底动脉
D. 双侧大脑前动脉、大脑后动脉、前交通动脉、后交通动脉
E. 双侧大脑前动脉、颈内动脉、椎动脉、前交通动脉、后交通动脉

87. 男性,60 岁。晨起时发现右侧肢体麻木乏力,次日下午又出现言语不清,头颅 CT 扫描显示左侧内囊区低密度影,该患者最有可能的诊断是
A. 脑栓塞
B. TIA
C. 脑血栓形成
D. 脑出血
E. 蛛网膜下腔出血

88. 女性,65 岁。晨起出现讲话不清,右侧肢体麻木、无力,2 天后因病情渐加重就诊。血压 145/85 mmHg,心率 75 次/分,律齐,意识清楚,运动性失语,右侧肢体肌力 2 级,右侧偏身痛觉减退。最有可能的诊断是
A. 脑栓塞
B. 脑血栓形成
C. 短暂性脑缺血发作
D. 脑出血
E. 腔隙性脑梗死

89. 男性,61 岁。3 天前睡觉醒后发现视野范围缩小。神志清楚,血压正常,心脏正常,右侧同向性偏盲,言语正常,肢体肌力正常,感觉正常。首先考虑的诊断为
A. 脑血栓形成
B. 脑出血
C. 脑膜炎
D. 脑栓塞
E. 蛛网膜下腔出血

90. 男性,63 岁。既往有高血压病史数年,平时血压控制欠佳,活动后突然出现左侧偏瘫,右眼闭合不全,双眼向左凝视,迅速昏迷、高热、四肢瘫痪、双侧瞳孔缩小。应考虑的诊断是
A. 脑叶出血
B. 基底节区出血
C. 脑桥出血
D. 小脑出血
E. 侧脑室出血

91. 女性,53 岁。劳动后突感枕部疼痛、眩晕、呕吐、行走不稳,1 h 后昏迷、呼吸节律不稳,临床诊断脑出血。最可能的出血部位是
A. 小脑
B. 基底节区
C. 脑桥
D. 颞叶
E. 枕叶

92. 男性,62 岁。在打麻将时突感剧烈头痛,视物成双,同时颈部明显僵硬,急诊头颅 CT 扫描提示脑池内高密度影。该患者的临床诊断最有可能为
A. 脑血栓形成
B. 脑栓塞
C. 蛛网膜下腔出血
D. 椎基底动脉系统 TIA
E. 颈内动脉系统 TIA

93. 女性,72 岁。既往有高血压病史 4 年,最高血压 185/110 mmHg,平时自行服用降压药,血压控制不详。昨日在行走时突发左侧肢体无力,跌倒。查体左侧肢体肌力 3 级,急诊头颅 CT 扫描提示右侧基底节区高密度影。该患者的诊断为
A. 脑出血
B. 脑梗死
C. 蛛网膜下腔出血
D. 多发性硬化
E. 脑血栓形成

94. 男性,65 岁。有高血压、糖尿病多年。1 天前发现左侧上、下肢活动受限,吐字不清,神志清楚。无明显头痛、呕吐,检查发现左侧上、下肢肌力 3 级,左半身痛觉减退,头颅 CT 扫描未见异常。临床上考虑可能性最大的疾病是
A. 脑出血
B. 脑栓塞
C. 短暂性脑缺血发作
D. 蛛网膜下腔出血
E. 脑血栓形成

95. 短暂性脑缺血发作时出现的相应症状及体征,完全恢复时间最长应在
A. 6 h 内
B. 12 h 内
C. 24 h 内
D. 48 h 内
E. 72 h 内

96. 高血压病脑出血时,最常见的出血部位是
A. 小脑齿状核
B. 小脑皮质
C. 脑桥
D. 基底节
E. 延髓

97. 高血压病脑出血最常见的部位是

A. 豆状核和丘脑
B. 内囊和基底节
C. 蛛网膜下腔
D. 侧脑室
E. 大脑髓质

98. 男性,64 岁。高血压病史 6 年,晨起出现复视,右侧肢体活动不灵。查体:血压 150/95 mmHg,左眼睑下垂,外斜位,向上、下和内活动受限,右侧偏瘫,住院 2 日无明显好转。最可能的诊断是
A. 脑出血(基底节区)
B. 短暂性脑缺血发作
C. 脑栓塞
D. 椎基底动脉系统血栓形成
E. 颈内动脉系统血栓形成

99. 下列不属于全脑血管造影术(DSA)适应证的是
A. 颅内外血管性病变
B. 颅内占位性病变的血供与邻近血管的关系
C. 某些肿瘤的定性
D. 自发性脑内血肿或蛛网膜下腔出血病因检查
E. 脑疝晚期、脑干功能衰竭者

100. 供应小脑的动脉中错误的是
A. 小脑后下动脉
B. 小脑中下动脉
C. 小脑前下动脉
D. 小脑上动脉
E. 基底动脉

101. 男性,60 岁。高血压病史多年,饮酒中突发头痛、呕吐,右侧偏瘫。急诊检查患者昏迷,左侧瞳孔大,对光反射消失。最可能的诊断是
A. 脑出血,左侧颞叶沟回疝
B. 脑出血,右侧颞叶沟回疝

C. 脑出血,小脑扁桃体疝

D. 蛛网膜下腔出血

E. 颈内动脉系统血栓形成

102. 下列不属于椎基底动脉供血不足的症状的是

A. 眩晕

B. 眼球运动障碍

C. 交叉性麻痹

D. 吞咽困难

E. 失语症

103. 做头颅 CT 检查诊断脑梗死阳性率较高的时间为

A. 发病 6 h 后

B. 发病 12 h 后

C. 发病 18 h 后

D. 发病 48 h 后

E. 发病 1 周后

104. 男性,58 岁。"发作性左眼黑矇 2 天,再次发作伴右侧肢体无力 12 h"来诊。有高血压、糖尿病、颈动脉粥样硬化伴斑块形成病史。查体:BP 160/95 mmHg;意识清楚,言语不流利;粗测视力、视野未见异常;右侧中枢性面、舌瘫,右侧肢体肌力Ⅳ级,右侧腱反射较左侧活跃,右侧巴宾斯基征(+)。颅脑 CT 扫描未见出血。其最可能的诊断以及病变血管是

A. 短暂性脑缺血发作(左侧颈内动脉)

B. 短暂性脑缺血发作(左侧大脑中动脉)

C. 短暂性脑缺血发作(右侧大脑中动脉)

D. 脑梗死(左侧颈内动脉)

E. 脑梗死(右侧颈内动脉)

105. 基底动脉尖端综合征可累及的部位不包括

A. 中脑

B. 脑桥

C. 小脑

D. 枕叶

E. 丘脑

106. 在下列颅内动脉出血的原因中,出血风险由高到低进行排列,正确的是

A. 脑淀粉样血管病(CAA),先天静脉发育异常(DVA),海绵状血管畸形

B. 高血压(HTN),CAA,颅内动脉瘤

C. 动静脉血管畸形(AVM),DVA,CAA

D. CAA,HTN,DVA

E. 海绵状血管畸形,DVA,HTN

107. 大脑微栓子最主要的来源是

A. 锁骨下动脉粥样硬化

B. 椎-基底动脉系统动脉粥样硬化

C. 心脏

D. 真菌性动脉炎

E. 颈动脉系统颅外段动脉粥样硬化

108. 最容易发生脑出血的动脉为

A. 额极动脉

B. 豆纹动脉

C. 丘脑深穿动脉

D. 基底动脉旁中线区

E. 颞极动脉

109. 动脉粥样硬化性脑梗死最常发生于

A. 大脑前动脉

B. 颈内动脉及大脑中动脉

C. 基底动脉

D. 大脑后动脉

E. 椎-基底动脉

110. 基底动脉尖综合征可以出现反复发作的意识障碍,该症状的出现主要是因为病变累及

A. 颞叶内侧

B. 顶盖前区

C. 上丘

D. 中脑及(或)丘脑的网状激活系统

E. 脑桥的上行网状激活系统

111. 如果儿童和青年患者反复出现不明原因的 TIA、急性脑梗死、脑出血和蛛网膜下腔出血,而无高血压及动脉硬化症,据此应考虑
A. 脑动脉盗血综合征
B. 脑动脉炎
C. 主动脉弓综合征
D. Moyamoya 病
E. 脑动脉瘤

112. 下列血管闭塞最容易导致偏瘫的是
A. 小脑后下动脉
B. 大脑中动脉
C. 脊髓前动脉
D. 小脑下前动脉
E. 大脑前动脉

113. 有关多发脑梗死性痴呆临床表现的表述正确的是
A. 大脑前动脉影响了额叶内侧部,表现为淡漠和执行功能障碍
B. 进行性、隐匿性病程,表现为伴有反复发作的局限性神经功能缺损的痴呆
C. 属于低灌注性血管性痴呆
D. 常表现为反复多次突然发病的脑卒中,阶梯式加重、波动病程的认知功能障碍
E. 是一种遗传性血管病,晚期发展为血管性痴呆

114. 男性,61 岁。以"左眼失明,右上肢无力 2 天"为主诉入院。查体:血压 140/90 mmHg,神清,不完全运动性失语。右侧中枢性面、舌瘫,肢体肌力 2 级,右侧偏身感觉障碍。病变损害的血管是
A. 左侧大脑中动脉皮质支
B. 左侧大脑中动脉深穿支
C. 左侧大脑中动脉主干
D. 左侧大脑前动脉深穿支
E. 左侧颈内动脉

115. 多发性脑出血通常不继发于
A. 血液病
B. 脑淀粉样血管病
C. 新生物
D. 血管炎
E. 高血压

116. 颈内动脉系统主要供血部位是
A. 基底核
B. 小脑和脑干
C. 眼部和大脑前 3/5 的脑组织
D. 大脑各个皮质区
E. 大脑前 3/5 脑组织

117. 丘脑的供血动脉是
A. 大脑前动脉
B. 大脑中动脉
C. 大脑后动脉
D. 脉络膜前动脉
E. 后交通动脉

118. 以下类型的血管性痴呆最常见的是
A. 多梗死性痴呆
B. 大面积梗死性痴呆
C. 关键部位梗死的痴呆
D. 出血性痴呆
E. 小血管病变引起的痴呆

119. 血管性痴呆患者 HIS 评分应为
A. 0 分
B. <4 分
C. 4~7 分
D. >7 分
E. 2 分

120. 血管性痴呆患者最常见的伴随症是
A. 抑郁状态

B. 谵妄

C. 幻觉

D. 癫痫

E. 躁狂

121. 防治血管性痴呆的关键是

A. 应用抗胆碱酯酶抑制剂

B. 应用脑保护剂

C. 改善脑循环

D. 脑血管病危险因素的防治

E. 康复治疗

122. 男性,72岁。1天前清晨因双侧季肋部疼痛而醒来,发现双下肢不能活动。查体:双下肢肌力1级,T₆以下痛觉消失和束带感,深感觉正常,尿潴留。诊断考虑为

A. 脊髓前动脉综合征

B. 急性炎症性脱髓鞘多发性神经病

C. 大脑前动脉区脑梗死

D. 急性脊髓炎

E. 腰椎间盘脱出

123. 无疼痛感觉的部位是

A. 硬脑膜动脉

B. 大脑白质

C. 骨膜

D. 基底动脉

E. 帽状腱膜

124. 原发性高血压最常见的并发症是

A. 心肌梗死

B. 脑卒中

C. 慢性肾功能不全

D. 主动脉夹层动脉瘤

E. 心力衰竭

125. 高血压患者,生气后,血压升至250/120 mmHg,发生癫痫样抽搐,呕吐,意识模糊等中枢神经系统功能障碍的表现,脑CT检查未见异常。最可能的诊断是

A. 脑出血

B. 高血压脑病

C. 蛛网膜下腔出血

D. 脑梗死

E. 高血压危象

126. 老年人发生自发性蛛网膜下腔出血的原因中,最常见的是

A. 脑血管畸形

B. 动脉瘤破裂

C. 烟雾病

D. 动脉粥样硬化

E. 高血压

127. 对蛛网膜下腔出血(SAH),早期血管造影未找到出血原因,但发现有脑血管痉挛者,进行第2次血管造影复查的时间应与首次造影的时间间隔

A. 2天

B. 1周

C. 2周

D. 3个月

E. 半年

128. 烟雾病(MMD)是一组以双侧颈内动脉末端及其大分支血管进行性狭窄或闭塞,且在颅底伴有异常新生血管网形成为特征的血管闭塞性疾病。其临床特点中,下列不正确的是

A. "烟雾"名称的来源是在脑血管造影时,显示脑底部由于毛细血管异常增生而呈现一片模糊的网状阴影,有如吸烟所喷出的一股烟雾而得名

B. 病因不明,起病年龄呈5岁和40岁左右的双峰分布

C. 临床表现主要分为出血和缺血两大类,儿童以缺血为主要临床表现,成人缺血与出血表现基本同概率

D. 脑血管造影见颈内动脉虹吸上段和大脑前、中动脉起始部狭窄,脑底烟雾状

异常血管网和广泛的侧支循环形成

E. 可行血管内支架植入术

129. 高血压脑出血,如果单从病情演变角度考虑,出现下列何种情况最应积极采取手术治疗?

A. 出血后病情进展迅猛,短时间内即陷入深昏迷,生命体征不稳定

B. 经保守治疗,病情稳定

C. 经保守治疗,病情趋于好转

D. 经保守治疗,病情仍逐渐加重,脑疝表现尚不明显

E. 以上都不是

130. 高血压脑出血的手术禁忌证中,不包括

A. 脑疝,双瞳孔散大,去脑强直,病理呼吸,脑干继发性损害

B. 丘脑、丘脑下部和脑桥出血,深昏迷

C. 小脑出血,出血量 10 ml 左右,病情进行性加重,昏迷

D. 年龄在 70 岁以上,深昏迷,瞳孔散大

E. 严重的冠状动脉供血不足或肾衰竭者

131. 女性,60 岁。突发剧烈头痛、呕吐 3 h。查体:神清,颈强直。头颅 CT 扫描提示蛛网膜下腔出血。为明确出血病因,首选的辅助检查是

A. MRA

B. MRI

C. 脑电图

D. DSA

E. 经颅多普勒

132. 男性,54 岁。突发头痛、呕吐 8 h。查体:神清,颈强直。头颅 CT 扫描提示前纵裂池积血。最可能破裂的颅内动脉瘤是

A. 前交通动脉瘤

B. 大脑中动脉动脉瘤

C. 基底动脉动脉瘤

D. 颈内动脉动脉瘤

E. 前床突旁动脉瘤

133. 男性,53 岁。8 h 前干农活时突发右侧肢体无力,言语不清,既往高血压病史 10 年,平素血压 160/90 mmHg。急送入院,查体患者神志清,精神差,构音障碍,测患者血压 220/110 mmHg,右侧中枢性面瘫、舌瘫,右上、下肢肌力 0 级,右半身痛觉减退,急查头颅 CT 扫描显示左侧基底节区脑出血。患者 1 h 后出现嗜睡,查体可见双侧瞳孔不等大,右侧瞳孔 3.5 mm,对光反射迟钝,左侧 2.5 mm,对光反射灵敏。最可能的考虑是

A. 枕骨大孔疝

B. 小脑幕切迹疝

C. 大脑镰下疝

D. 癫痫发作

E. 脑桥出血

134. 男性,58 岁。晨起出现右侧偏瘫,言语不清,持续 20 min,头颅 CT 检查正常。考虑

A. 短暂性脑缺血发作

B. 腔隙性脑梗死

C. 高血压脑病

D. 壳核出血

E. 脑栓塞

135. 发病 1 h 内的脑出血与蛛网膜下腔出血的鉴别主要依据

A. 头颅 MRI

B. 剧烈头痛

C. 有无神经系统定位体征

D. 脑水肿

E. 高血压病史

二、A3/A4 型题

(136～138 题共用题干)

男性,40 岁。因"双下肢进行性瘫痪,伴排尿障碍 1 天"来诊。发病前有低热不适,数小时

内症状迅速出现。查体:剑突以下深、浅感觉障碍,双下肢弛缓性瘫痪,尿潴留。

136. 最可能的诊断是
- A. 脊髓出血
- B. 急性硬膜外脓肿
- C. 急性脊髓炎
- D. 脊髓肿瘤
- E. 急性多发性神经根神经炎

137. 病变定位于
- A. 脊髓高位颈段
- B. 脊髓颈膨大
- C. 脊髓上胸段($T_1 \sim T_6$)
- D. 脊髓下胸段($T_8 \sim T_{12}$)
- E. 脊髓圆锥

138. 双下肢运动障碍的原因是
- A. 下运动神经元损害
- B. 脊髓总体反射
- C. 脊髓休克
- D. 布朗-塞卡尔综合征(Brown-Sequard syndrome)
- E. 脊髓前角综合征

(139~143题共用题干)

男性,60岁。慢性支气管炎、肺气肿20年,冠心病史5年,呼吸困难加重2天,意识障碍1 h来诊。查体:浅昏迷,呼吸困难,口唇发绀,球结膜轻度水肿,BP 170/110 mmHg,双肺散在干啰音,中下部湿啰音,HR 128次/分,节律不整,肝略大,下肢水肿(±)。

139. 主要诊断是
- A. 冠心病,心力衰竭,心律失常
- B. 高血压病,脑出血
- C. 肺心病并冠心病,呼吸衰竭
- D. 呼吸衰竭,肺性脑病
- E. 肺心病并冠心病,心力衰竭,呼吸衰竭

140. 下列检查对该患者的诊断最重要的是
- A. 床头胸片
- B. 床头心电监测
- C. 血液肾功能测定
- D. 动脉血气分析
- E. 头颅CT检查

141. 该患者抢救中需特别注意的是
- A. 通畅呼吸道
- B. 大量快速利尿剂
- C. 迅速纠正心律失常
- D. 强心、利尿、扩血管综合措施
- E. 足量的止血药物及脑保护措施

142. 该患者经抢救治疗后意识一度清醒,随即又出现谵语、躁动,可能的原因是
- A. 呼吸性酸中毒加重
- B. 颅内出现新的出血灶
- C. 心力衰竭加重
- D. 肺部炎症
- E. 血压波动

143. 应采取的措施为
- A. 地西泮10 mg,肌内注射
- B. 毛花苷丙0.2 mg,静脉注射
- C. 复查头颅CT或采取快速降颅压措施
- D. 急查血电解质、肾功能、血气分析
- E. 加用广谱、高效抗生素及降血压药

(144~146题共用题干)

男性,64岁。3个月前不慎滑倒,头部碰撞门槛,当时无明显不适。1周前出现头痛、头昏,伴记忆力减退,视力下降。近日症状加重,说话含糊不清,且出现右侧肢体麻木乏力而卧床。既往有高血压、动脉粥样硬化史多年,疑诊脑出血或脑梗死入院。查体:BP 180/98 mmHg,P 60次/分,R 18次/分。神志呈嗜睡状态,语言吐词不清,双瞳孔等大,对光反射灵敏。双眼底视神经乳头边界模糊,A:V为1:3,右侧下肢锥体束征阳性。

144. 根据患者目前情况,最可能的诊断为
　　A. 出血性或缺血性脑血管病
　　B. 亚急性硬膜下血肿
　　C. 颅内肿瘤
　　D. 迟发性脑内血肿
　　E. 慢性硬脑膜下血肿

145. 首先要做的检查是
　　A. 脑血管造影
　　B. 脑电图
　　C. 脑室造影
　　D. 头颅 X 线平片
　　E. 头颅 CT

146. 正确的处理措施是
　　A. 颅骨锥孔穿刺抽吸
　　B. 颅骨钻孔穿刺抽吸
　　C. 颅骨钻孔冲洗引流
　　D. 开颅探查清除积血
　　E. 大剂量高渗性利尿

(147~152 题共用题干)
　　男性,45 岁。大便时突然出现剧烈头痛、恶心呕吐,为胃内容物。1 年前曾发生一过性右侧上眼睑下垂。

147. 为做出正确的诊断与鉴别诊断,询问病史时应特别注意
　　A. 头痛的部位
　　B. 家人有无类似发作
　　C. 有无高血压、动脉粥样硬化史
　　D. 有无慢性颅内压增高,如头痛、呕吐及视力减退史
　　E. 有无全身感染病灶

148. 为准确定性,体检的重点是
　　A. 眼底
　　B. 感觉神经系统
　　C. 运动神经系统
　　D. 脑膜刺激征

　　E. 自主神经功能

149. 患者既往无高血压病史,最可能的诊断是
　　A. 颅内肿瘤
　　B. 蛛网膜下腔出血
　　C. 脑积水
　　D. 高血压脑出血
　　E. 脑梗死

150. 首先要做的检查是
　　A. 头颅 X 线平片
　　B. 头颅 B 超
　　C. 腰穿
　　D. 头颅 CT
　　E. TCD

151. 要做出病因诊断,最好采取
　　A. 头颅 CT 增强
　　B. 头颅 MRI 检查
　　C. 脑电图检查
　　D. SPECT 检查
　　E. DSA

152. 最可能的病因诊断是
　　A. 颅内肿瘤
　　B. 颅内动脉瘤
　　C. 颅内动静脉畸形
　　D. 脑梗死
　　E. 蛛网膜囊肿

(153~155 题共用题干)
　　男性,50 岁。右眼睑下垂、复视 3 个月。既往有蛛网膜下腔出血史。查体:神志清,右眼睑下垂,右眼球外斜,右侧瞳孔散大,对光反应和调节反应消失,双侧视神经乳头边缘清,色淡。CT 增强扫描发现鞍旁右侧有一小圆形高密度影,周围无明显水肿。

153. 首先考虑的诊断是
　　A. 右侧小脑幕切迹疝

B. 右侧鞍旁脑膜瘤

C. 右侧脊索瘤

D. 右颈内动脉后交通动脉动脉瘤

E. 右侧颞叶动静脉畸形

154. 为明确诊断,首先要进行的检查是

A. 脑血管造影

B. 头颅 MRI

C. 脑室造影

D. ECT

E. 头颅线平片

155. 根据患者情况,正确的治疗方法是

A. 脑室穿刺外引流术

B. 脑膜瘤切除术

C. 动脉瘤夹闭术

D. 动静脉畸形切除术

E. 血肿清除去骨瓣减压术

(156~158 题共用题干)

男性,52 岁。半个月前无明显诱因出现头晕症状,伴左下肢无力,左上肢发胀,双手麻木,症状呈进行性加重。查体:除左下肢肌力 4 级外无其他阳性体征。头颅 CT 检查:右侧额顶叶可见一范围约 4 cm×4 cm 的低密度病灶,占位效应不明显。

156. 下列疾病除哪项外均有可能?

A. 脑梗死

B. 脑脓肿

C. 高血压脑出血

D. 颅内肿瘤

E. 脑囊肿

157. 首先考虑的是

A. 脑梗死

B. 胶质瘤

C. 高血压脑出血

D. 脑膜瘤

E. 脑囊肿

158. 正确的治疗方案为

A. 应用抗生素

B. 肿瘤切除

C. 开颅探查、活检

D. 脱水、对症治疗

E. 扩张脑血管、改善脑循环治疗

(159~160 题共用题干)

女性,60 岁。因突然意识不清 1 h 送急诊。头颅 CT 扫描显示右侧大脑半球 3 cm×3 cm×6 cm 高密度影。

159. 最可能的诊断为

A. 高血压脑病

B. TIA

C. 脑栓塞

D. 脑血栓形成

E. 脑出血

160. 此患者最重要的治疗环节是

A. 立即进行康复治疗

B. 立即使血压降至正常

C. 立即使用脱水剂控制脑水肿,降低颅内压

D. 用镇静药,防止癫痫发作

E. 用抗生素,防止继发感染

(161~162 题共用题干)

男性,60 岁。多饮多尿 2 周,神志不清 1 天,有脱水表现,测血糖 40.3 mmol/L,血尿素氮 42.9 mmol/L,血钠 170 mmol/L,尿酮体阴性。

161. 该患者最可能的诊断为

A. 乳酸性酸中毒

B. 尿毒症性酸中毒

C. 脑梗死

D. 糖尿病酮症酸中毒

E. 糖尿病高渗性昏迷

162. 对此患者采取的措施是

A. 大剂量胰岛素＋等渗盐水

B. 小剂量胰岛素＋等渗盐水

C. 大剂量胰岛素＋低渗盐水

D. 小剂量胰岛素＋低渗盐水

E. 小剂量胰岛素＋低渗盐水＋碳酸氢钠

（163～166 题共用题干）

女性,19 岁。头痛、步态不稳 2 个月,加重伴呕吐 3 天。查体:意识清醒,眼底视乳头水肿,右下肢共济失调 Romberg 征（＋）,往右侧倾倒。

163. 根据患者情况,定位诊断考虑病变位于

A. 左侧额叶

B. 左侧颞叶

C. 左侧基底节区

D. 右侧小脑半球

E. 左侧小脑半球

164. 首选的检查是

A. 头颅 X 线片

B. 脑电图

C. 脑血管造影

D. 头颅 CT

E. 头颅 MRI

165. 检查显示:小脑半球囊性占位性病变,合并梗阻性脑积水。增强囊内结节均匀强化,边界清晰,囊壁无强化,周围水肿。根据检查结果,患者符合下列诊断中的

A. 星形细胞瘤

B. 脑膜瘤

C. 脑脓肿

D. 脑出血

E. 血管网织细胞瘤

166. 最有效的治疗措施是

A. 脱水治疗

B. 化疗

C. 放疗

D. 开颅瘤结节切除

E. 脑室外引流

三、X 型题

167. 多发性脑出血通常继发于

A. 高血压病

B. 血液病

C. 脑淀粉样血管病变

D. 新生物

E. 血管炎或窦静脉闭塞性疾病

168. 内囊后肢腔隙性脑梗死临床可能有的表现是

A. 纯运动性轻偏瘫

B. 纯感觉性卒中

C. 共济失调性轻偏瘫

D. 构音障碍-手笨拙综合征

E. 感觉运动性卒中

169. 脑梗死急性期尽量不使用的药物是

A. 脑活素

B. 辅酶 A

C. 细胞色素 C

D. 辅酶 Q_{10}

E. 甘露醇

170. 关于 DWI 的应用,叙述正确的为

A. 是超早期脑梗死的诊断方法

B. 有助于缺血半暗带的检出

C. 是颅内肿瘤的辅助诊断手段

D. 可用于脑白质病的研究

E. 可用于评估病变内的组织代谢情况

171. SAH 的并发症是

A. 脑血管痉挛

B. 脑梗死

C. 脑水肿

D. 脑积水

E. 脑疝

172. 某大面积脑梗死患者，血压 200/120 mmHg，病情迅速进展至昏迷，CT 扫描显示左半球大面积脑梗死，左侧脑室受压闭塞，治疗方法为
A. 维持气道通畅、给氧、适当调整血压
B. 进入重症监护病房
C. 100 万单位尿激酶静脉溶栓治疗
D. 脱水剂防治脑水肿
E. 必要时手术治疗

173. 蛛网膜下腔出血的病因为
A. 动静脉畸形
B. 长段动脉膨胀
C. 颅内肿瘤
D. Moyamoya 病
E. 真菌性动脉瘤

174. 有关小脑出血，正确的是
A. 多由小脑齿状核动脉破裂所致
B. 一般无肢体瘫痪
C. 可仅表现为一侧肢体笨拙
D. 不出现意识障碍
E. 易造成枕骨大孔疝

175. 蛛网膜下腔出血常见的并发症有
A. 再出血
B. 脑血管痉挛
C. 出血可扩展至脑实质内
D. 细菌性脑膜炎
E. 痫性发作

176. 关于 TIA 下列描述正确的是
A. 脑 CT 扫描正常
B. 传统 TIA 定义时限为 24 h 内恢复
C. 颈内动脉系统 TIA 通常持续时间短，发作频率低，较多进展为脑梗死
D. 椎-基底动脉系统 TIA 持续时间长，发作频率高，进展至脑梗死机会少

E. TIA 最常见表现是运动障碍

177. 椎动脉分支包括
A. 延髓动脉
B. 内听动脉
C. 小脑后下动脉
D. 小脑前下动脉
E. 脑桥支

178. 关于短暂性脑缺血发作，叙述正确的为
A. 神经系统症状于 24 h 内完全消失
B. 颈内动脉系或椎基底动脉系的神经症状及体征
C. 脑膜刺激征阴性
D. 脑 CT 扫描正常
E. 脑脊液正常

179. 经颅多普勒超声(TCD)能比较准确地判断侧支循环的开放情况，包括
A. 前交通动脉开放
B. 后交通动脉开放
C. 眼动脉侧支开放
D. 椎动脉到锁骨下动脉盗血
E. 皮质软脑膜侧支代偿

180. 脑梗死常见的 MRI 检查序列包括
A. FSE T2 加权序列
B. FLAIR 序列
C. GRE 序列
D. DWI 序列
E. MRA 序列

181. 关于慢性脑出血早期的 MRI 信号，叙述正确的有
A. 血肿内部在 T1WI 上呈高信号
B. 血肿内部在 T1WI 上呈低信号
C. 血肿内部在 T2WI 上呈高信号
D. 血肿内部在 T2WI 上呈低信号
E. 血肿外围在 T2WI 上呈低信号

182. 关于年轻人颅内出血(ICH)最主要的危险因素,叙述错误的有
A. 高血压、抗凝治疗、脑淀粉样血管病
B. 高血压、脑血管畸形、药物滥用
C. 创伤、脑淀粉样血管病、脑血管畸形
D. 抗凝治疗、创伤、惊厥
E. 脑血管炎、物质滥用、再灌注损伤

183. 关于自发性颅内出血(ICH)的风险,叙述正确的有
A. 治疗慢性高血压会使 ICH 的风险下降
B. 慢性高血压比脑淀粉样血管病再发出血的风险更高
C. 脑淀粉样血管病再出血的风险增高可能与 ApoE 基因的 ε2 及 ε4 等位基因的表达增加有关
D. 过度饮酒不会增加颅内出血的风险
E. 血清总胆固醇>4.16 mmol/L 增加出血风险

184. 血管性痴呆的病理类型主要包括
A. 多发梗死性痴呆
B. 关键梗死性痴呆
C. 皮质痴呆
D. 皮质下血管性痴呆
E. 出血性痴呆

185. 以下对脑血栓形成的描述不正确的是
A. 活动中发病较多
B. 发病年龄多在 60 岁以上
C. 脑脊液无色透明
D. 颅内压增高明显,病死率极高
E. 因其起病速度较快,故多数患者意识障碍较重

186. 以下肯定不属于短暂性脑缺血发作的症状是
A. 单侧肢体无力
B. 闪光暗点
C. 躯体多处持续性进展症状

D. 视觉缺失
E. 强直性或痉挛性发作

187. 小脑梗死病变时可出现的症状是
A. 肌张力降低
B. 腱反射降低或消失
C. 意向性震颤
D. 共济失调
E. 静止性震颤

188. 血栓形成性脑梗死和脑出血最具有鉴别意义的是
A. 发病年龄
B. 起病状态
C. 起病速度
D. 有无高血压病史
E. 神经体征

189. 脑出血后致死的主要原因是
A. 脑水肿
B. 颅高压
C. 脑疝形成
D. 肺部感染
E. 消化道出血

190. 颈内动脉系统 TIA 特征性症状包括
A. 眼交叉性瘫
B. Horner 征交叉瘫
C. 失语症
D. 双眼视力障碍
E. 跌倒发作

191. 脑血栓形成的治疗包括
A. 超早期溶栓治疗
B. 抗凝治疗
C. 抗血小板聚集治疗
D. 降纤治疗
E. 脑保护治疗

192. 引起延髓背外侧综合征闭塞的动脉为

A. 小脑上动脉

B. 小脑前下动脉

C. 小脑后下动脉

D. 椎动脉

E. 大脑后动脉

193. 与蛛网膜下腔出血表现相似的脑出血为

A. 壳核出血

B. 尾状核出血

C. 小脑出血

D. 脑室出血

E. 脑叶出血

194. 脑出血时可以用来减轻脑水肿的药物是

A. 甘露醇

B. 呋塞米

C. 白蛋白

D. 甘油

E. 低分子右旋糖酐

第三章

脊 髓 疾 病

一、A1/A2 型题

1. 对鉴别上、下运动神经元瘫痪没有意义
的是
A. 有无肌肉萎缩
B. 腱反射
C. 病理反射
D. 肌张力
E. 肌力

2. 与脊髓空洞症浅感觉分离的产生有关的是
A. 脊髓后根
B. 脊髓后角
C. 前联合交叉
D. 丘脑腹后外侧核
E. 大脑皮质中央后回

3. 男性,56 岁。近 5 个月来动作缓慢,小碎
步,面部表情呆板,右手震颤。查体:右手
拇指与示指呈"搓丸样"动作,安静时明显,
右侧上肢、下肢的屈肌张力、伸肌张力均匀
一致地增高。其病变定位在
A. 前庭核
B. 锥体外系
C. 小脑
D. 脊髓后索
E. 皮质脊髓侧束

4. 下列情况中不符合急性脊髓炎的临床表现
的是
A. 病前常有呼吸道感染症状
B. 损害平面以下传导束型感觉障碍
C. 大小便障碍
D. 损害平面以下运动障碍
E. 急性起病,早期出现肌张力增高,腱反
射亢进

5. 下列不属于锥体外系损害的临床症状的是
A. 舞蹈症
B. 肌张力不全
C. 踝阵挛
D. 手足徐动症
E. 以上均不是

6. 患者,60 岁。双手、面部震颤,以静止时明
显,做随意运动时,震颤反而减弱。查体:
四肢肌张力增高,呈"齿轮样"。病变是
累及
A. 脊髓
B. 旧纹状体
C. 新纹状体
D. 小脑
E. 以上均不是

7. 头颅 MRI 检查发现小脑蚓部肿瘤,临床表
现应该为

A. 躯干性共济失调

B. 肢体的共济失调

C. 运动过多,肌张力降低

D. 运动减少,肌张力增高

E. 以上均不是

8. 下列疾病一般不出现脑脊液蛋白含量增高的是

A. 多发性神经病

B. 颅内肿瘤

C. 脊髓肿瘤

D. 吉兰-巴雷综合征

E. 脑膜炎

9. 男性,61岁,因右侧肢体活动不便0.5 h来诊。查体:神志清晰,运动性失语,右侧鼻唇沟浅,伸舌右偏,右侧上下肢肌力Ⅱ级,右侧Babinski征阳性。左侧肢体肌力及肌张力无异常,左侧Babinski征阴性。为迅速做出最可能诊断,首选的检查为

A. 头颅CT

B. 磁共振弥散加权成像(DWI)

C. SPECT

D. 头颅MRI

E. 腰椎穿刺

10. 女性,30岁。右大腿外侧麻木2年。检查:下肢肌力5级,无肌肉萎缩,肌张力正常,膝腱反射和跟腱反射正常,无病理反射,右大腿外侧有大片状痛觉减退区,约15 cm×20 cm。最可能的诊断为

A. 股神经炎

B. 股外侧皮神经炎

C. 坐骨神经炎

D. 闭孔神经炎

E. 增生性腰椎病

11. 男性,24岁。以"四肢无力6天"为主诉入院,小便正常。查体:四肢肌力0级,肌张力减低,各腱反射(一),感觉无障碍,双侧

Babinski征(一)。脑脊液细胞数$5×10^6/L$,蛋白0.53 g/L。下列疾病可能性最大的是

A. 多发性神经炎

B. 脊髓灰质炎

C. 重症肌无力全身型

D. 急性炎症性脱髓鞘性多发性神经病

E. 急性脊髓炎

12. 男性,17岁。今晨起床后感四肢无力,下肢为甚,下午症状加重,四肢不能活动并且出现呼吸困难及吞咽困难,病前2周有上呼吸道感染史。查体:饮水呛咳,咽反射消失,四肢肌力0级,肌张力减低,各腱反射(一),感觉无障碍,双侧Babinski征(一),二便尚能自控。请问何时进行什么项目检查对该病最有诊断意义?

A. 立即行肌电图检查

B. 立即行脑脊液检查

C. 立即查血沉、血常规

D. 立即查脑电图

E. 10天后查脑脊液

13. 脊髓前角受压可出现

A. 肌张力增高

B. 肌萎缩

C. 腱反射亢进

D. 病理反射阳性

E. 痉挛性瘫痪

14. 脊髓胸腰段一侧锥体束受压可出现

A. 肌张力减低

B. 腱反射消失

C. 腹壁反射消失

D. 肌萎缩

E. 肌束震颤

15. 腰穿脑脊液中蛋白为0.95 g/L,下列疾病不符合的是

A. 脑肿瘤

B. 结核性脑膜炎

C. 脊髓压迫症

D. 急性炎症性脱髓鞘性多发性神经病

E. 脊髓短暂性缺血发作

16. 男性,38 岁。以"四肢无力伴双上肢疼痛 3 天"就诊。查体:双上肢肌力 4 级,双下肢 2 级,肌张力降低,各腱反射消失,双侧 Babinski 征(－),尿潴留。病变位于

A. 脊髓圆锥

B. 颈膨大

C. 胸髓段

D. 腰膨大

E. 周围神经

17. 男性,64 岁。自右背部放射至右腋下疼痛 8 个月,右下肢乏力 5 个月,加重伴小便费力 1 个月。查体:右下肢肌力 3 级,左下肢 4 级,双下肢肌张力增高,腱反射右侧(＋＋＋)、左侧(＋＋＋),T_2 以下痛觉减退,左侧明显,右下肢振动觉差,双侧 Babinski 征(＋)。下列疾病最有可能的是

A. 急性脊髓炎

B. 脊髓空洞症

C. 急性脊髓硬膜外脓肿

D. 脊髓髓外肿瘤

E. 脊髓髓内肿瘤

18. 女性,32 岁。2 周前患感冒,10 天前诉背部疼痛,继之出现肢体麻木,双下肢瘫痪,尿潴留。查体:双下肢肌力 1 级,肌张力正常,腱反射对称,T_2 节段平面以下深浅感觉消失,双侧 Babinski 征(＋)。诊断首先应考虑为

A. 急性炎症性脱髓鞘性多发性神经病

B. 急性脊髓炎

C. 脊髓粘连性蛛网膜炎

D. 视神经脊髓炎

E. 脊髓空洞症

19. 男性,60 岁。以"行走一段距离后出现双侧

下肢沉重、无力,休息后即缓解,反复发作 5 天"为主诉来诊,每次发作症状持续 30 min 完全恢复,神经系统检查无阳性体征。该患者诊断首先考虑为

A. 颈内动脉系统短暂性脑缺血发作

B. 脊髓短暂性缺血发作

C. 椎基底动脉系统短暂性脑缺血发作

D. 马尾性间歇性跛行

E. 下肢血管性间歇性跛行

20. 急性上升性脊髓炎与 Guillain-Barre 综合征的鉴别要点是

A. 病前感染病史

B. 下运动神经元瘫痪

C. 感觉障碍的形式不同

D. 可发生呼吸肌麻痹

E. 发病年龄

21. 急性脊髓炎与脊髓肿瘤的鉴别在于前者表现为

A. 进行性瘫痪

B. 感觉障碍两侧不对称

C. 尿便障碍不明显

D. 腰穿显示椎管无梗阻

E. 无前驱感染史

22. 女性,68 岁。2 周前诉背部疼痛,继之出现肢体麻木、无力,尿潴留来诊。查体:双下肢肌力 1 级,腱反射对称,T_4 节段平面以下痛温觉消失、关节位置觉和音叉振动觉正常,双侧 Babinski 征(＋)。诊断考虑为

A. 脊髓后动脉综合征

B. 脊髓短暂性缺血发作

C. 中央动脉综合征

D. 马尾性间歇性跛行

E. 脊髓前动脉综合征

23. 一横贯性脊髓病变患者,在乳头平面以下出现浅感觉障碍,查体不能发现的体征为

A. 双下肢上运动神经元瘫痪

B. 双下肢深感觉障碍

C. 双下肢下运动神经元瘫痪

D. 交叉性瘫痪

E. 大小便障碍

24. 脊髓空洞症大多数病变首先侵犯

A. 脊髓前角

B. 脊髓白质

C. 脊髓灰质前连合

D. 脊髓灰质后连合

E. 脊髓后角

25. 呈短上衣分布的节段性分离性感觉障碍最常见于

A. 急性脊髓炎

B. 脊髓压迫症

C. 脊髓灰质炎

D. 脊髓空洞症

E. 脊髓亚急性联合变性

26. 脊髓亚急性联合变性表述正确的是

A. 常由叶酸缺乏所致

B. 以皮质脊髓束和脊髓丘脑束受损为主

C. 常累及脑神经

D. 括约肌障碍出现较晚

E. 极少出现精神症状

27. 女性,30 岁。2 天来进行性双下肢瘫痪,大小便障碍,体温正常。胸水平以下深浅感觉丧失和截瘫(横贯性损伤)。脑脊液检查压力正常,白细胞 80×10^6/L,淋巴细胞占 80%,蛋白轻度增高。(脑脊液检查表现)最可能的诊断为

A. 脊髓出血

B. 急性脊髓炎

C. 脊髓肿瘤

D. 多发性硬化

E. 急性硬膜外脓肿

28. 压迫性与非压迫性脊髓病变最主要的鉴别

依据是

A. 上下肢瘫痪的顺序

B. 有无神经根痛

C. 有无脊椎压痛、畸形和破坏

D. 脑脊液蛋白是否增高

E. 腰穿压颈试验是否通畅

29. 运动神经元病病理所见最常受累的部位是

A. 脊髓前根

B. 脑干运动神经根

C. 脊髓下部皮质脊髓束

D. 脑干下部皮质脑干束

E. 颈髓前角细胞变性

30. 脊髓短暂性缺血性发作的典型临床表现为

A. 间歇性跛行和下肢远端发作性无力

B. 根性疼痛

C. 间歇性出现病理反射

D. 病变平面以下深感觉缺失

E. 括约肌障碍

31. 不属于中央动脉综合征临床表现的是

A. 病变水平相应节段的下运动神经元瘫痪

B. 肌张力减低

C. 肌萎缩

D. 肌张力减低

E. 锥体束损害

32. 女性,33 岁。3 天来进行性双下肢无力,半天来双下肢完全瘫痪,双乳头水平以下感觉丧失,尿潴留,不能排便。腰椎穿刺脑脊液压力正常,压颈试验通畅,白细胞 80×10^6/L,淋巴细胞占 80%,蛋白 0.65 g/L。最可能的诊断为

A. 视神经脊髓炎

B. 急性脊髓炎

C. 脊髓肿瘤

D. 多发性硬化

E. 脊柱结核

33. 男性,28岁。1周前头痛、鼻塞、流鼻涕和全身酸痛,2天前出现颈背疼痛,伴四肢无力,肌张力低,腱反射消失,病理征(一),C_4平面以下痛觉减退,有尿潴留。应考虑的诊断是

   A. Guillain-Barré 综合征

   B. 急性脊髓灰质炎

   C. 重症肌无力

   D. 脊髓压迫症

   E. 急性脊髓炎

34. 男性,29岁。突发四肢乏力不适1天,下肢明显。发病前有饮酒史,既往曾发作2次,每次发作腰穿脑脊液检查常规及生化无异常发现。体检:四肢肌力减低,肌张力下降,腱反射消失,感觉正常。最可能的诊断是

   A. 吉兰-巴雷综合征

   B. 脊髓肿瘤

   C. 急性脊髓炎

   D. 周期性瘫痪

   E. 颈椎病

35. 关于新生儿型重症肌无力,下列错误的是

   A. 患儿的母亲肯定是一位重症肌无力患者

   B. 患儿的血清中可以检出 AchR-Ab

   C. 患儿出生后48 h内出现症状,持续数日或数周后随抗体滴度降低而症状消失

   D. 患儿的父亲肯定是重症肌无力患者

   E. 临床表现出生后哭声低微,呼吸困难,全身肌张力低

36. 多系统萎缩病理上不可能累及的部位是

   A. 纹状体-黑质系统

   B. 橄榄脑桥小脑系统

   C. 自主神经系统

   D. 周围神经

   E. 皮质脊髓束

37. 脊髓休克时可出现

   A. 骨骼肌紧张性降低或消失

   B. 外周血管扩张、血压下降

   C. 发汗反射消失

   D. 尿潴留及直肠内粪积聚

   E. 以上都是

38. 脊髓压迫症的最常见病因是

   A. 脊椎疾病

   B. 脊髓髓内肿瘤

   C. 椎管内脊髓外肿瘤

   D. 急性脊髓炎

   E. 脊髓空洞症

39. 男性,60岁。双手肌肉萎缩4年。查体:神志清,双侧 $C_3 \sim T_3$ 节段性分离性感觉障碍。颈椎 MRI 检查提示 $C_2 \sim T_2$ 脊髓空洞,增强后 $C_5 \sim T_1$ 脊髓空洞内均匀强化。首先考虑的诊断是

   A. 髓外硬膜下占位性病变

   B. 脊髓空洞症

   C. 颈椎管狭窄

   D. 脊髓室管膜瘤

   E. 脊髓星形细胞瘤

40. 患者36岁。自诉3个月前过度弯腰时出现背部塌下感觉,以后胸椎中下段棘突区疼痛,咳嗽时疼痛加重;4天前出现便秘,下腹部与双侧下肢麻木;入院当日不能行走,伴排尿困难。既往史无特殊。查体:双侧下肢肌力0级,膝反射亢进,腹壁反射消失,脐水平可触及膀胱上缘,肛门括约肌松弛,中胸棘突明显叩痛,肋缘下痛觉减退,双侧 Babinski 征阳性。说明病变已侵犯

   A. 皮质脊髓束和脊髓丘脑束

   B. 脊髓丘脑束和网状脊髓束

   C. 红核脊髓束和皮质脊髓束

   D. 脊髓丘脑束和薄束

   E. 顶盖脊髓束和皮质脊髓束

41. 男性,50岁。右手持筷不灵活,渐渐出现右"虎口"萎缩,无麻木或疼痛;无力渐向前臂、上臂发展,同时下肢出现痉挛性瘫痪。其最可能的诊断是
    A. 脑梗死
    B. 颈椎病
    C. 脊髓炎
    D. 运动神经元病
    E. 纹状体-黑质变性

42. 男性,45岁。因左上肢力弱伴肌肉萎缩,逐渐发展至右上肢1年余,近半年出现行走困难入院。查体:脑神经(一)。双上肢肌肉明显萎缩,远端肌力3级,近端肌力4级,可见明显肌束颤动,双下肢肌力5-级,肌张力明显升高。四肢腱反射亢进,病理征(+),共济运动正常,深、浅感觉正常。下列检查最有助于明确诊断的是
    A. 颈椎 MRI
    B. 肌电图
    C. 肌肉活检
    D. 脑脊液检查
    E. 肺功能检查

43. 女性,23岁。1天前比赛后自觉疲乏,今晨起双下肢无力,走路需他人搀扶,至午后双上肢亦无力,抬举困难。查体:四肢肌力2级,肌张力低,腱反射减弱,血钾2.8 mmol/L。最适合采取下列措施中的
    A. 地塞米松静滴
    B. 青霉素400万单位静滴
    C. 生理盐水1 000 ml+10%氯化钾20 ml静滴
    D. 螺内酯40 mg口服
    E. 乙酰唑胺250 mg口服

44. 大脑前动脉主干闭塞出现对侧中枢性面舌瘫及偏瘫,患者出现尿急症状,可能是由于
    A. 合并脊髓梗死

B. 意识障碍
    C. 旁中央小叶受损
    D. 血管性痴呆所致
    E. 精神症状

45. 急性脊髓炎急性期的治疗最应该采用
    A. 中药
    B. 抗生素
    C. 激素
    D. 大量维生素
    E. 血管扩张药

46. 急性横贯性脊髓炎最少见的发生部位是
    A. 高位颈髓
    B. 颈膨大
    C. 胸髓
    D. 腰膨大
    E. 圆锥

47. 急性脊髓炎不再保留导尿的指征为
    A. 当膀胱功能恢复,残余尿量少于100 ml时
    B. 当膀胱功能恢复,残余尿量少于150 ml时
    C. 当膀胱功能恢复,残余尿量少于200 ml时
    D. 当膀胱功能恢复,残余尿量少于250 ml时
    E. 当膀胱功能恢复,残余尿量少于300 ml时

48. 关于脊髓半切综合征叙述不正确的是
    A. 最常见的是髓外硬膜内肿瘤
    B. 同侧相应节段感觉过敏和根性疼痛
    C. 同侧损害平面以下的上运动神经元受损
    D. 对侧痛温觉缺乏
    E. 对侧深感觉缺乏

49. 男性,24岁。7个月前无诱因缓慢出现左

胸电击样疼痛,夜间加重。4个月前左下肢进行性无力,过1个月右下肢无力,排尿困难。查体双上肢正常,左下肢肌力3级、右下肢4级,肌张力增高,腱反射亢进,双Babinski征(+),T_4以下感觉减退。最可能的诊断是

A. 脊髓压迫症

B. 急性脊髓炎

C. 运动神经元病

D. 脊髓灰质炎

E. 多发性神经病

50. 男性,30岁。双下肢麻木、无力伴腰部束带感1天,尿潴留3 h。发病前1周曾腹泻2天。体检:$T_7 \sim T_8$棘突叩痛,T_{10}平面以下针刺痛觉明显减退,下腹壁反射消失,双下肢肌力1~2级,腱反射及病理反射均未引出。诊断为

A. 脊髓肿瘤

B. 脊髓血管病

C. 吉兰-巴雷综合征

D. 周期性瘫痪

E. 急性脊髓炎

51. 儿童最常见的脊髓肿瘤是

A. 髓母细胞瘤

B. 少突胶质细胞瘤

C. 星形细胞瘤

D. 生殖细胞瘤

E. 畸胎瘤

52. 儿童最常见的脊髓肿瘤发生于

A. 腰骶段

B. 腰段

C. 胸腰段

D. 胸段

E. 颈胸段

53. 女性,65岁。3个月前右肩、颈痛,低头加重,2个月前右手无力,1个月前走路跛行。

检查:右手肌轻度萎缩,呈爪形,右C_8、T_1浅感觉消失,T_{10}以下深浅感觉减退,右侧深感觉减退明显,右下肢肌力较左侧差,锥体束征右侧下肢(+),左侧(-)。大便便秘,小便正常。脊髓肿瘤可能性大的部位是

A. 左T_{10}水平髓外

B. 右T_{10}水平髓外

C. 右C_8、T_1水平髓外

D. 左C_8、T_1水平髓外

E. T_8、T_{10}节段髓内

54. 压迫性与非压迫性脊髓病变最主要的鉴别依据是

A. 上下肢瘫痪的顺序

B. 有无神经根痛

C. 有无脊椎压痛、畸形和破坏

D. 脑脊液蛋白是否增高

E. 腰椎穿刺压颈试验是否通畅

55. 脊髓亚急性联合变性的病因是

A. 叶酸缺乏

B. 恶性贫血

C. 维生素B_{12}缺乏

D. 胃肠道疾病

E. 髓鞘形成障碍

56. 女性,63岁。1周出现双下肢无力、行走困难。查体:双下肢肌力0级,肌张力减低,腱反射(+),双侧Babinski征(-),深浅感觉无障碍。诊断考虑为

A. 中央动脉综合征

B. 脊髓短暂性缺血发作

C. 脊髓后动脉综合征

D. 马尾性间歇性跛行

E. 脊髓前动脉综合征

57. 女性,23岁。确诊SLE后2年出现亚急性发病的双下肢无力伴有尿便障碍,MRI显示$T_5 \sim T_{12}$节段长T2信号,伴有轻微水肿,

脑脊液蛋白水平增高,寡克隆区带阴性,视觉诱发电位显示双侧 P100 潜伏期明显延长。该患者最可能的诊断是

A. 视神经脊髓炎

B. 脊髓前动脉血栓

C. 脊髓压迫症

D. 狼疮性脊髓病

E. 急性脊髓炎

58. 内囊出血所致的对侧肢体运动障碍(偏瘫),主要是损伤了

A. 皮质脊髓束

B. 皮质红核束

C. 顶枕颞桥束

D. 皮质核束

E. 额桥束

59. 急性脊髓炎休克期的典型表现是

A. 弛缓性瘫痪,节段性感觉障碍,大小便正常

B. 弛缓性瘫痪,节段性感觉障碍,尿潴留

C. 痉挛性瘫痪,节段性感觉障碍,大小便失禁

D. 弛缓性瘫痪,节段性感觉障碍,大小便正常

E. 痉挛性瘫痪,手套-袜套型感觉障碍,大小便正常

60. 脊髓半切综合征常见于

A. 吉兰-巴雷综合征

B. 急性脊髓炎

C. 急性硬脊膜外脓肿

D. 脊髓髓外肿瘤

E. 脊髓空洞症

61. 脊髓亚急性联合变性可出现精神症状的原因为

A. 大脑白质受累

B. 大脑灰质受累

C. 脑干受累

D. 周围神经受累

E. 以上均不正确

62. 关于脊髓亚急性联合变性出现双下肢瘫痪,错误的是

A. 肌张力增高

B. 腱反射亢进

C. 行走不稳

D. 步态蹒跚

E. 病理反射通常阴性

二、A3/A4 型题

(63~66题共用题干)

女性,65 岁。逐渐出现左上肢放射性疼痛 7 个月,伴左胸部疼痛。查体:左上肢肌力 4⁻级,右上肢 5 级,双下肢 4 级,排尿困难,双膝、踝反射(+++),双侧 Babinski 征(+)。腰椎穿刺:脑脊液呈淡黄色,压力 180 mmH₂O,白细胞数 $5×10^6$/L,蛋白 2.25 g/L,糖 2.9 mmol/L,氯化物 125 mmol/L。压颈试验不通畅。

63. 考虑诊断为

A. 急性炎症性脱髓鞘性多发性神经病

B. 多发性神经病

C. 急性脊髓炎

D. 急性脊髓灰质炎

E. 脊髓压迫症

64. 此患者的病变部位可能在

A. 周围神经

B. 胸段脊髓

C. 颈膨大

D. 高颈段脊髓

E. 后颅窝

65. 为明确病因,应首选的检查

A. 体感诱发电位

B. 脊柱 X 线平片

C. 脑电图

D. 脊髓 MRI 检查

E. 脊髓造影

66. 通过各项辅助检查后已明确诊断,首选的治疗是

A. 皮质类固醇激素治疗

B. 康复治疗

C. 病因治疗

D. 大剂量维生素 B_{12} 治疗

E. 抗血小板聚集治疗

(67～70 题共用题干)

女性,15 岁。2006 年 10 月不明原因突然出现视力下降,复视,双侧小腿无力,在当地医院对症治疗后有所好转。2007 年 5 月份复发,MRI 扫描显示脑部和脊髓白质部分均有多处脱髓鞘病变,视觉诱发电位和体感诱发电位均有异常。

67. 为进一步明确诊断,最需完善的检查是

A. CT

B. 脑电图

C. 血常规

D. 腰穿

E. 视野检查

68. 该患者最有可能的诊断为

A. 视神经脊髓炎

B. 多发性硬化

C. 系统性红斑狼疮

D. 吉兰-巴雷综合征

E. 运动神经元病

69. 首选治疗为

A. 卡马西平

B. 维生素 B_{12}

C. 地塞米松

D. 甲泼尼龙

E. 血浆置换

70. 若该患者合并双下肢痉挛,则最有效的治疗为

A. 理疗

B. 维生素 B_1

C. 巴氯芬

D. 普萘洛尔

E. 干扰素

(71～74 题共用题干)

女性,50 岁。3 个月前胸段脊髓过屈后出现胸椎中下段部疼痛,疼痛向左右侧放射,咳嗽时加重。1 周前出现便秘,下腹部及双下肢麻木,2 天前出现双下肢肌力下降,不能行走,同时出现排尿困难。平素身体健康。查体:胸椎中段棘突明显叩击痛阳性,腹壁反射消失,双上肢肌力正常、腱反射正常,双下肢肌力Ⅱ级、腱反射亢进,双侧巴宾斯基征阳性。

71. 该患者的诊断最可能为

A. 肌病

B. 周围神经病

C. 神经肌肉接头病

D. 脊髓病变

E. 以上均不正确

72. 病变位于

A. 红核脊髓束及皮质脊髓束

B. 脊髓丘脑束及网状脊髓束

C. 皮质脊髓束及脊髓丘脑束

D. 脊髓丘脑束和薄束

E. 顶盖脊髓束和皮质脊髓束

73. 从感觉运动和反射异常的水平判断脊髓损伤的部位为

A. 颈髓

B. 胸髓

C. 腰髓

D. 骶髓

E. 尾髓

74. 不会引起伴有胸节水平感觉障碍的截瘫疾病为
   A. 急性脊髓炎
   B. 硬脊膜外血肿
   C. 胸椎间盘突出导致的脊髓压迫症
   D. 运动神经元病
   E. 以上均不正确

(75~76 题共用题干)

　　男性,45 岁。有时右背痛,右下肢逐渐无力,伴左足麻木,并向上扩展 9 个月。背痛夜间明显,呈烧灼样,于咳嗽时加剧。查体:右下肢肌力 3 级,肌张力增高,腱反射(++++),左侧 T_4 以下痛温觉消失,运动觉及振动觉消失,右侧 Babinski 征(+)。辅助检查:腰椎穿刺椎管不全梗阻,脑脊液蛋白 0.65 g/L,余化验结果正常。

75. 脊髓病变横向定位在
   A. 右侧髓内病变
   B. 左侧髓内病变
   C. 右侧髓外硬膜内病变
   D. 左侧髓外硬膜内病变
   E. 左侧硬脊膜外病变

76. 最可能的疾病是
   A. 慢性脊髓炎症
   B. 脊髓压迫症
   C. 脊髓血管畸形
   D. 多发性硬化
   E. 脊髓蛛网膜炎

(77~80 题共用题干)

　　男性,65 岁。头痛伴右侧肢体乏力 2 周,逐渐出现记忆力下降和大小便失禁,1 个月前有轻微头颅外伤史。入院查体:神情淡漠,反应较迟钝,双侧瞳孔等大等圆,右侧肢体肌力 3 级,左侧肢体肌力 5 级,肌张力正常,脑神经功能无明显障碍。

77. 下面检查有助于判断患者是否有颅内压增高的是
   A. 脑干诱发电位检查
   B. 脑电图检查
   C. 肌电图检查
   D. 头颅 X 线平片
   E. 眼底检查

78. 下面检查有助于疾病的诊断的是
   A. 肌电图检查
   B. 脑电图检查
   C. 头颅 CT 检查
   D. 头颅 X 线平片
   E. 腰椎穿刺脑脊液检查

79. 若 CT 检查示左侧额颞顶部颅骨内板下有略低密度的新月形影,中线向右侧偏移,结合病史,该患者最可能的诊断是
   A. 左侧额颞顶部硬膜外血肿
   B. 左侧额颞顶部慢性硬膜下血肿
   C. 左侧额颞顶部骨纤维结构不良
   D. 左侧额颞顶叶肿瘤
   E. 左侧额颞顶部硬膜外脓肿

80. 该患者最佳治疗方法是
   A. 开颅探查术
   B. 开颅颅内肿瘤切除术
   C. 开颅颅内血肿清除术
   D. 颅骨钻孔硬膜下血肿冲洗引流术
   E. 颅骨钻孔硬膜外血肿钻孔引流术

(81~83 题共用题干)

　　男性,32 岁。因"四肢无力 2 天"而来急诊室。病前 10 天曾有过流涕、咽痛、咳嗽。查体:神清,双侧周围性面瘫,四肢肌力 0 级,肌张力减低,各腱反射(一),四肢呈手套、袜套型痛觉减退,双侧 Babinski 征(一)。

81. 该患者最可能累及的神经结构为
   A. 皮质脊髓束

B. 脊神经感觉根

C. 脊神经运动根

D. 脊髓前联合

E. 脊髓丘脑束

82. 如患者出现眼球固定,饮水呛咳,吞咽困难,声音嘶哑,双侧咽反射(－),伸舌不能。此时,首先应进行的处置是

A. 皮质类固醇静脉注射

B. 免疫球蛋白静脉注射

C. 辅助呼吸

D. 抗生素治疗

E. β受体阻滞剂

83. 治疗 3 天后患者出现呼吸困难,口唇发绀,痰多咳不出。此时应该进行的处置为

A. 肾上腺皮质激素肌内注射

B. 口对口人工呼吸

C. 气管切开、吸痰及辅助机械通气

D. 吸痰和吸氧

E. 气管扩张剂雾化吸入

(84～87 题共用题干)

男性,26 岁。病前有发热及全身酸痛,近 5 天来双下肢进行性无力,伴大、小便潴留。检查见 T_4 以下痛、温觉及深感觉障碍,双下肢肌力、肌张力减低。

84. 该患者最可能的诊断为

A. 吉兰-巴雷综合征

B. 脊髓出血

C. 急性硬膜外脓肿

D. 急性脊髓炎

E. 脊髓肿瘤

85. 该病例病变定位于

A. 高颈髓

B. 颈膨大

C. 上胸髓(T_1～T_6)

D. 下胸髓(T_7～T_{12})

E. 腰髓

86. 该病的典型 MRI 改变为

A. 病变部位脊髓增粗,髓内斑点状或片状短 T1、短 T2 信号

B. 病变部位脊髓增粗,髓内斑点状或片状长 T1、长 T2 信号

C. 病变部位脊髓增粗,髓内斑点状或片状长 T1、短 T2 信号

D. 病变部位脊髓增粗,髓内斑点状或片状短 T1、长 T2 信号

E. 病变部位脊髓变细萎缩,髓内斑点状或片状长 T1、长 T2 信号

87. 该病的典型脑脊液(CSF)改变为

A. 白细胞数正常或增高,(10～100)×10^6/L,中性为主,蛋白正常或轻度增高(0.5～1.2 g/L),糖、氯化物正常

B. 白细胞数正常,蛋白、糖、氯化物正常

C. 白细胞数增高,(100～1 000)×10^6/L,蛋白正常或轻度增高(0.5～1.2 g/L)

D. 白细胞数正常或增高,(10～100)×10^6/L,淋巴为主,蛋白正常或轻度增高(0.5～1.2 g/L),糖、氯化物正常

E. 白细胞数正常或增高,(10～100)×10^6/L,淋巴为主,蛋白正常或轻度增高(0.5～1.2 g/L),糖、氯化物降低

(88～90 题共用题干)

男性,35 岁。腰背痛 10 个月,加重伴双下肢麻木、无力 2 个月,进行性发展,麻木由下肢向上发展,近两天大、小便困难。体检:双下肢肌张力增高,肌力 3 级,剑突以下感觉减退,膝反射亢进,双侧 Babinski 征阳性。

88. 该患者临床应首先考虑

A. 吉兰-巴雷综合征

B. 横贯性脊髓炎

C. 脊髓血管畸形并出血

D. 脊髓外占位性病变

　　E. 髓内肿瘤

89. 下列检查对明确诊断最有价值的是
　　A. 腰穿脑脊液检查
　　B. 脊柱 X 线平片
　　C. 颅脑 CT
　　D. 胸髓 MRI
　　E. 腰髓 MRI

90. 对该患者的治疗应首选
　　A. 手术尽快去除压迫治疗
　　B. 应用 B 族维生素
　　C. 应用神经保护剂
　　D. 康复及功能锻炼
　　E. 临床观察

(91～94题共用题干)

　　男性,43 岁。劳累、着凉后觉双下肢麻木、无力,相继出现尿潴留、截瘫。病前 2 周曾有过发热、轻咳,因截瘫 10 天病情未好转而入院。

91. 为初步确定诊断,应特别注意的体征为
　　A. 肌张力增高或减低
　　B. 腱反射增强
　　C. 能否引出病理反射
　　D. 有无手套袜套样感觉障碍
　　E. 有无躯干某一平面下各种感觉减退或消失

92. 患者查体双下肢肌力 0 级,肌张力低,腱反射,上腹壁反射(＋)中、下腹壁反射(－),平脐以下深浅感觉消失,双侧 Babinski 征(－)。据此推论最可能的病变部位在
　　A. 腰骶部神经根
　　B. 腰髓第 1 节段
　　C. 胸髓第 10 节段
　　D. 胸髓第 7 节段
　　E. 胸髓第 2 节段

93. 诊断考虑为

　　A. 脊髓出血
　　B. 急性脊髓炎
　　C. 急性硬膜外脓肿
　　D. 多发性硬化
　　E. 脊柱结核

94. 本病的治疗不应包括
　　A. 糖皮质激素
　　B. 口服氯化钾
　　C. 选用适当的抗生素
　　D. 留置导尿膀胱冲洗
　　E. 病情不见好转可手术治疗

三、X 型题

95. 有关下运动神经元瘫痪的定位价值,下列论述正确的是
　　A. 局限于前角细胞的病变引起弛缓性瘫痪,而无感觉障碍,瘫痪分布呈节段型
　　B. 前根病变引起的瘫痪分布呈节段型,因后根常同时受累及而伴有根性疼痛和节段性感觉障碍
　　C. 神经丛病变引起神经丛分布的多根周围神经支配区肌肉瘫痪,伴有感觉障碍和自主神经功能障碍
　　D. 腓总神经损伤后出现足下垂,足、趾不能背屈,足不能转向外侧,小腿前外侧肌肉萎缩,小腿前外侧及足背皮肤感觉障碍
　　E. 神经干损害后引起该神经支配的肢体部分肌肉的下运动神经元性瘫痪外,并有相应区域内的感觉和自主神经障碍

96. 上运动神经元瘫痪的临床特点为
　　A. 呈单瘫、偏瘫或截瘫,瘫痪肌肉不萎缩
　　B. 瘫痪肌肉张力增高
　　C. 腱反射消失,浅反射消失,不出现病理反射
　　D. 肌电图显示神经传导正常,无失神经电位

E. 上肢的伸肌比屈肌张力高,下肢的屈肌比伸肌张力高

97. 上运动神经元瘫痪的定位诊断价值,下列论述正确的是

A. 皮质病变临床多表现为一个上肢、下肢或面部的瘫痪

B. 皮质下辐射冠病变表现可为一个肢体的单瘫或者偏瘫,偏瘫时上下肢瘫痪程度不一致

C. 内囊病变引起对侧肢体较为完全的偏瘫,而且上下肢瘫痪程度基本一致

D. 一侧脑干病变出现交叉性瘫痪

E. 脊髓半切损害表现为受损平面以下病变同侧肢体上运动神经元性瘫痪和深感觉障碍

98. 脊髓髓内传导束呈层次排列,下列阐述正确的是

A. 脊髓丘脑束:自内而外为 S-L-Th-C

B. 皮质脊髓束:自内而外为 C-Th-L-S

C. 后索:自内而外为 S-L-Th-C

D. 后索:自内而外为 C-Th-L-S

E. 脊髓丘脑束:自内而外为 C-Th-L-S

99. 患者,34 岁。2 年来感痛、温度觉障碍自上向下发展,排尿困难,近 1 个月出现后背部疼痛。查体:针刺觉减退的平面在平乳头水平,Babinski 征阳性。脊髓 MRI 扫描考虑脊髓肿瘤。下列考虑正确的是

A. 属于髓内肿瘤

B. 脊髓损害的真正上界位于 $T_2 \sim T_3$ 水平

C. 脊髓丘脑束受损

D. 皮质脊髓束受损

E. 脊神经根受压

100. 躯体感觉诱发电位检查的适应证包括

A. 感觉性周围神经病

B. 臂丛损害

C. 脊髓前角损害

D. 脊髓后索病变

E. 脊髓丘脑束损害

101. 急性脊髓炎与吉兰-巴雷综合征的鉴别是前者

A. 有传导束型感觉障碍

B. 多表现有双下肢瘫痪

C. 有严重的排尿、排便障碍

D. 可伴有脑神经受累

E. 有脑脊液蛋白-细胞分离

102. 关于脊髓的叙述正确的有

A. 脊髓前角内含运动神经元,后角内为感觉神经元,侧角内为交感神经元

B. 脊髓白质内有上、下行传导束

C. 脊髓内有内脏、腺体的初级反射中枢

D. 脊髓前角损害出现分离性感觉障碍

E. 脊髓侧角损害出现自主神经功能障碍

103. 脊髓前动脉的供血区包括

A. 前柱、侧柱

B. 中央灰质

C. 侧索和皮质脊髓束

D. 前索

E. 后索

104. 以下疾病累及脊髓前角细胞的是

A. 肌萎缩侧索硬化

B. 进行性脊髓性肌萎缩

C. 脊髓空洞症

D. 脊髓灰质炎

E. 脊髓亚急性联合变性

105. 脊髓半切综合征的临床表现是

A. 病变平面以下上运动神经元瘫痪

B. 深感觉障碍

C. 病变对侧的痛、温觉障碍

D. 大便障碍

E. 小便障碍

106. 神经系统 HIV 急性原发性感染可以导致
　　　A. 可逆性脑病
　　　B. 急性化脓性脑膜炎
　　　C. 面神经麻痹
　　　D. 急性上升性脊髓炎
　　　E. 急性横贯性脊髓炎

107. 下列不是锥体外系统体征的是
　　　A. 静止性震颤
　　　B. 折刀样肌张力增高
　　　C. 慌张步态
　　　D. 面具脸
　　　E. 传导束型感觉障碍

108. 急性脊髓炎常见的并发症是
　　　A. 肺部感染
　　　B. 泌尿道感染
　　　C. 压疮
　　　D. 关节挛缩
　　　E. 抑郁症

109. 脊髓半切综合征主要特点是
　　　A. 病变节段以上同侧深感觉障碍
　　　B. 病变节段以下同侧上运动神经元瘫痪
　　　C. 病变节段以上同侧上运动神经元瘫痪
　　　D. 病变节段以下同侧深感觉障碍
　　　E. 病变节段以下对侧深感觉障碍

110. 产生上运动神经元瘫痪的受损部位为
　　　A. 皮质脊髓束
　　　B. 皮质脑干束
　　　C. 大脑皮层运动神经元
　　　D. 脊髓前角细胞
　　　E. 以上均不正确

111. 肌张力减低见于
　　　A. 帕金森病
　　　B. 周围神经病
　　　C. 脊髓灰质炎
　　　D. 小脑病变
　　　E. 脑风湿病

112. 肌张力增强可见于
　　　A. 大脑皮质病变
　　　B. 脑干病变
　　　C. 小脑病变
　　　D. 内囊病变
　　　E. 上颈部脊髓病变

113. 下列能够在损伤时出现分离性感觉障碍的是
　　　A. 延髓外侧部
　　　B. 脊髓后索
　　　C. 脊髓后角
　　　D. 脊髓后根
　　　E. 脊髓丘脑束

第四章

中枢神经系统感染性疾病

一、A1/A2 型题

1. 以下关于神经系统几类主要疾病的临床特点描述错误的是
   A. 脑血管疾病通常起病急骤,症状在短时间内达到高峰
   B. 脱髓鞘疾病常慢性起病,持续进展
   C. 代谢和营养障碍性疾病常发病缓慢,病程较长
   D. 神经系统中毒性疾患可呈急性或慢性发病
   E. 神经系统感染性疾病起病大多呈急性或亚急性

2. 乙脑病毒的病原学特点错误的是
   A. 乙型脑炎病毒是一种虫媒病毒
   B. 乙型脑炎病毒是 RNA 病毒
   C. 对消毒剂,如 5% 苯酚,抵抗力强
   D. 低温下可生存较长时间
   E. 乳鼠脑内接种是最常用的分离方法

3. 乙型脑炎的下列流行病学特点中错误的是
   A. 蚊子是主要的传染媒介
   B. 人对乙脑病毒普遍易感
   C. 发病时间为严格的夏秋季节
   D. 新生儿常不易感染
   E. 发病常呈家庭聚集现象

4. 乙型脑炎主要的死亡原因是
   A. 过高热
   B. 脑水肿、脑疝形成
   C. 中枢性呼吸衰竭
   D. 外周性呼吸衰竭
   E. 循环衰竭

5. 关于乙型脑炎的临床表现错误的是
   A. 起病急,体温升高快,而且发热越高,热程越长,病情则越重
   B. 常有颅内压升高现象
   C. 有些患者出现抽搐、意识障碍
   D. 重症病例可出现呼吸衰竭
   E. 病程早期皮肤可见瘀点

6. 在乙型脑炎治疗中最重要的疗法是
   A. 支持疗法
   B. 对症疗法
   C. 抗病原体疗法
   D. 康复疗法
   E. 中医药疗法

7. 下列不符合流行性乙型脑炎的病理改变的是
   A. 神经细胞变性、坏死
   B. 血管套形成
   C. 软化灶
   D. 蛛网膜下腔有脓性渗出物

E. 胶质细胞增生

8. 流行性乙型脑炎不具有的改变是
   A. 血管周围淋巴细胞浸润和血管套形成
   B. 筛网状软化灶和脑水肿
   C. 蛛网膜下腔以中性粒细胞为主的炎性渗出
   D. 胶质结节形成
   E. 神经细胞变性、坏死,出现噬神经细胞和卫星现象

9. 下列是确诊流脑依据的是
   A. 流行季节
   B. 突然发病、高热、头痛、呕吐
   C. 脑膜刺激征阳性
   D. 皮肤瘀点检菌阳性
   E. 脑脊液为典型化脓性脑膜炎改变

10. 男性,18 岁。3 天来发热、头痛、呕吐,入院后脑脊液检查:颅内压 220 mmH$_2$O,外观混浊,WBC 4 500×10^6/L,多核 90%,蛋白 2.0 g/L,糖及氯化物降低。诊断首先考虑
    A. 流行型乙型脑炎
    B. 结核性脑膜炎
    C. 中毒性脑病
    D. 脑型疟疾
    E. 流行性脑脊髓膜炎

11. 确诊脑囊虫病的最有效方法是
    A. 脑电图
    B. 脑室造影
    C. 脑脊液的免疫学试验
    D. X 线扫描
    E. 脑部 CT 检查

12. 下列不属于脑囊虫病临床分型的是
    A. 脑室型
    B. 脑实质型
    C. 软脑膜型
    D. 脊髓型

E. 末梢神经型

13. 男性,28 岁。发现皮下结节 6 个,近 1 个月来头痛、呕吐、颅压升高,脑脊液检查无异常,血清猪囊虫抗体(+),该患者诊断为
    A. 脑实质型脑囊虫病
    B. 脑室型囊虫病
    C. 软脑膜型囊虫病
    D. 脊髓型囊虫病
    E. 单纯皮下及肌肉囊虫病

14. 某一大学学生,因食用未煮熟的米猪肉,出现癫痫发作,伴头痛、视力模糊、颅内压增高等症状,经确诊为脑囊虫病,应首选的治疗药物为
    A. 氯硝柳胺
    B. 去氢依米丁
    C. 吡喹酮
    D. 乙胺嗪
    E. 阿苯达唑

15. 患儿,4 岁。8 月发病,高热 3 天,稀便 2 次,急诊前 0.5 h 出现抽搐,神志不清。体检:体温 39.5℃,血压 90/60 mmHg,颈项强直,病理征阳性。血白细胞 16×10^9/L,中性粒细胞 90%。脑脊液细胞数 200×10^6/L,粒细胞 60%,淋巴细胞 40%。生化正常。以下诊断可能性最大的是
    A. 中毒性细菌性痢疾
    B. 乙型脑炎
    C. 结核性脑膜炎
    D. 高热惊厥
    E. 脑型疟疾

16. 某年 7 月,某医院接诊 1 名 7 岁儿童,神志不清,急性起病,但病史不详,腰穿脑脊液压力增高,白细胞计数正常,蛋白轻度增高,糖和氯化物正常。在下列疾患中可先排除的是
    A. 中毒性菌痢

B. 乙型脑炎

C. 脑型疟疾

D. 钩端螺旋体病

E. 虚性脑膜炎

17. 儿童，5 岁。发热、头痛、嗜睡 4 天，于 7 月 20 日就诊。血象：白细胞 15×10^9/L 中性粒细胞 0.85，淋巴细胞 0.15。脑脊液：细胞总数 100×10^6/L，有核细胞占 70%，蛋白 0.6 g/L，糖 3 mmol/L，氯化物 120 mmol/L。最可能的诊断是

A. 流行性脑脊髓膜炎

B. 化脓性脑膜炎

C. 流行性乙型脑炎

D. 结核性脑膜炎

E. 脑型疟疾

18. 男性，23 岁。广州建筑工地民工。2007 年 12 月 4 日起出现咽痛，少许咳嗽，无痰。12 月 9 日上午突然寒战、高热、头痛、肌肉酸痛，频繁呕吐胃内容物，呈喷射性，间断出现谵安。被送到当地医院急诊。入院体检：体温 39.8℃，脉搏 124 次/分，呼吸 30 次/分，血压 80/40 mmHg。面色苍白、四肢末端厥冷、发绀、四肢及躯干皮肤有大片瘀点、瘀斑，呈花斑状，颈硬，颌胸距 3 个横指，克氏征阳性。本例最可能的临床诊断为

A. 肾综合征出血热

B. 脑型疟疾

C. 钩端螺旋体病脑膜脑炎型

D. 流行性脑脊髓膜炎败血症休克型

E. 恙虫病并发脑膜脑炎

19. 男孩，8 岁。于 8 月 1 日随母亲初次去海南探亲，9 月 1 日突然畏寒、高热、剧烈头痛、呕吐，继而谵安、昏迷，伴抽搐。查体：神志不清，颈项强直，克氏征阳性，巴氏征阴性，血压正常，全身无出血点或皮疹。胸片正常。血象：WBC 9.2×10^9/L，N 0.76，

L 0.24。CSF：压力稍高，细胞数 30×10^9/L，生化检查正常。粪常规正常。初步诊断为

A. 中毒性菌痢

B. 脑型疟疾

C. 流行性乙型脑炎

D. 暴发性流脑

E. 流行性腮腺炎脑膜脑炎

20. 单纯疱疹病毒性脑炎最常累及的部位是

A. 枕叶、顶叶

B. 基底节区

C. 颞叶、额叶及边缘系统

D. 脑干

E. 小脑

21. 朊蛋白病特征性病理学改变是

A. 脑实质中出血性坏死

B. 脑的海绵状变性

C. 脑沟和脑池见小的肉芽肿、结节和脓肿

D. 脑白质广泛多灶性部分融合的脱髓鞘病变

E. 脑实质中局灶性脓肿

22. 治疗单纯疱疹病毒性脑炎的首选药物是

A. 阿昔洛韦

B. 阿糖腺苷

C. 阿糖胞苷

D. 利巴韦林

E. 甲泼尼龙

23. 单纯疱疹病毒性脑炎最有诊断价值的脑电图改变是

A. 以颞叶为中心的周期性同步放电

B. 以颞叶、额叶损害为主的弥漫性高波幅慢波

C. 规律和对称的 3 周/s 棘慢波

D. 不规则的棘慢波或尖慢波

E. 弥漫性 Q 波或 S 波

24. 女性,15 岁。因"头痛、呕吐伴寒战、高热 2 天"入院。查体:体温 40℃,脑膜刺激征阳性。头颅 CT 扫描:未见异常。血常规:白细胞 $16.7×10^9$/L,中性粒细胞 90%。腰穿:脑脊液压力 240 mmH_2O,脑脊液外观灰白色混浊,糖 1.9 mmol/L,氯化物 114 mmol/L,蛋白 2.8 g/L,白细胞 7 200$×10^6$/L,中性粒细胞 92%,淋巴细胞 6%,单核细胞 2%。该患者最可能的诊断是

A. 单纯疱疹病毒性脑炎

B. 结核性脑膜炎

C. 化脓性脑膜炎

D. 新型隐球菌脑膜炎

E. 病毒性脑膜炎

25. 女性,45 岁。突发头痛、呕吐,体温 39.8℃,伴躁动,2 天后频繁癫痫发作,且出现昏迷,3 天后死亡。病理检查脑实质内出血性坏死、细胞核内见包涵体。该病为

A. 巨细胞病毒性脑炎

B. 单纯疱疹病毒性脑炎

C. 急性播散性脑脊髓炎

D. 腺病毒性脑炎

E. 带状疱疹病毒性脑炎

26. 女性,38 岁。以"咳嗽 1 周,发热、头痛 2 天,抽搐 2 次"为主诉入院。查体:体温 38.4℃,浅昏迷,颈抵抗,Kernig 征及 Brudzinski 征均阴性。腰穿:脑脊液压力 210 mmH_2O,无色透明,糖 2.5 mmol/L,氯化物 119 mmol/L,蛋白 0.8 g/L,白细胞 60$×10^6$/L,淋巴细胞 70%,单核细胞 28%,中性粒细胞 2%。该患者最可能的诊断是

A. 化脓性脑膜炎

B. 带状疱疹病毒性脑炎

C. 隐球菌脑膜炎

D. 病毒性脑膜脑炎

E. 结核性脑膜炎

27. 关于急性播散性脑脊髓炎(ADE)下列描述不正确的是

A. 广泛累及脑和脊髓白质的急性炎症性脱髓鞘疾病

B. 通常发生在感染后、出疹后或疫苗接种后

C. 其病理特征为脱髓鞘病变常侵犯大脑半球或整个脑叶,病变多不对称,多以一侧枕叶为主

D. 急性坏死性出血性脑脊髓炎又称为急性出血性白质脑炎

E. 应与单纯疱疹病毒性脑炎和多发性硬化鉴别

28. 流行性乙型脑炎极期最主要的 3 种凶险症状为

A. 高热、惊厥、循环衰竭

B. 高热、惊厥、呼吸衰竭

C. 高热、昏迷、惊厥

D. 昏迷、惊厥、呼吸衰竭

E. 昏迷、呼吸衰竭、高热

29. 关于流行性乙型脑炎的传染源下列叙述错误的是

A. 猪是乙脑的主要传染源

B. 猪的自然感染率较高

C. 猪的数量多、分布广

D. 猪与人接触较密切

E. 经过乙脑流行季节的猪是该病的扩散宿主

30. 预测乙脑疫情所需资料,下列错误的是

A. 主要媒介昆虫季节消长,带毒蚊虫出现的早晚

B. 猪群感染的早晚和数量

C. 人群免疫水平

D. 气象条件

E. 病原体变异或变迁

31. 小儿,3 岁。发热 3 天,有头痛、呕吐。查

体：皮肤有瘀点、瘀斑,脑膜刺激症状(＋)。腰穿脑压升高,外观混浊,细胞数 2 000×10^6/L,糖和氯化物明显降低,蛋白含量明显升高,脑脊液直接涂片检菌阳性。临床诊断为

A. 肺炎双球菌性脑膜炎

B. 普通型流脑

C. 结核性脑膜炎

D. 脑膜脑炎型流脑

E. 病毒性脑膜炎

32. 小儿,9 个月。低热、睡眠不安 7 天,时有呕吐、咳嗽,家中无结核病患者。查体：烦躁不安,前囟稍隆起,颈有抵抗感,心肺无异常,肝脾轻度肿大。脑脊液外观清亮,WBC 250×10^6/L,N 0.3,L 0.7,潘氏试验(＋),糖 1.63 mmol/L,氯化物 95.8 mmol/L,PPD(＋)。最可能的诊断是

A. 化脓性脑膜炎

B. 病毒性脑膜炎

C. 结核性脑膜炎

D. 真菌性脑膜炎

E. 中毒性脑病

33. 女性,30 岁,半年前患腮腺炎 3 周后出现癫痫发作,考虑最可能的癫痫病因是

A. 脑肿瘤

B. 产伤

C. 原因不明,为原发性癫痫

D. 病毒性脑炎

E. 颅内先天性异常

34. 春节后一 4 岁小孩突然发热 1 天,而且出现剧烈头痛、喷射状呕吐、颈强直等颅内压增高症状与体征,脑脊液浑浊,镜检可见细胞内有革兰氏阴性双球菌。根据上述结果,初步诊断可能为

A. 葡萄球菌性化脓性脑膜炎

B. 链球菌性化脓性脑膜炎

C. 淋病奈瑟菌性化脓性脑膜炎

D. 肺炎链球菌性化脓性脑膜炎

E. 脑膜炎奈瑟菌性化脓性脑膜炎

35. 典型流脑脑膜炎期,脑脊液改变的特点是

A. 外观呈黄白色脓样

B. 蛋白质中度升高

C. 细胞数常达数千/mm^3,分类中性粒细胞和淋巴细胞各半

D. 糖正常或略低

E. 脑脊液沉淀涂片检菌阳性率比培养高

36. 男性,20 岁。8 月 29 日发病,畏寒发热、头痛,呕吐 2 次,3 天后体温达 39.5℃,精神不振,嗜睡。查体：嗜睡状态,颜面及结膜充血,腮腺不大,颈强直,浅反射消失,深反射正常,尿蛋白(＋＋＋＋),每高倍镜视野 WBC 0～5 个,脑脊液压力正常,细胞数 0.1×10^9/L,糖 2.77 mmol/L,蛋白 450 mg/L,氯化钠 124 mmol/L。下列诊断可能性大的是

A. 乙型肝炎

B. 腮腺性脑炎

C. 结核性脑膜炎

D. 钩端螺旋体病(脑膜脑炎型)

E. 流行性感冒

37. 农民,27 岁。左侧上下肢体运动障碍,伴有语言发音困难 1 周,无头痛,无意识障碍或精神异常,左侧上下肢肌力重度,左侧鼻唇沟较右侧浅,伸舌偏右侧,未发现腹膜刺激征,巴氏征(＋)。血象 WBC 15.4×10^9/L,核左移。患者 1 个月前曾发热、肌肉痛 6 天。最可能的诊断是

A. 结核性脑膜炎

B. 脑栓塞

C. 脑动脉瘤

D. 散发性病毒性脑炎

E. 钩端螺旋体病并发闭塞性脑动脉炎

38. 女孩,10 岁。1 日前因突起高热、剧烈头痛

入院。查体:神清,全身皮肤散在瘀点、瘀斑,颈强直,心率 110 次/分,两肺无异常,腹软无压痛。检查:血白细胞计数 18× 10^9/L,中性粒细胞 89%,淋巴细胞 5%,单核细胞 6%。最可能的诊断是

A. 流行性脑脊髓膜炎

B. 结核性脑膜炎

C. 伤寒

D. 流行性乙型脑炎

E. 病毒性脑炎

39. 关于流脑不正确的是

A. 脑膜炎球菌在流行期间正常人携带率较高,但发病率较低

B. 注射脑膜炎球菌多糖疫苗可预防流脑

C. 普遍易感,儿童发病最多

D. 全年均可发生,但自冬末至来年 3～4 月份为高峰

E. 流脑可通过食物传播

40. 鉴别流脑和其他化脓性脑膜炎最有价值的指标是

A. 起病急骤

B. 意识障碍

C. 皮肤出现瘀点和瘀斑

D. 脑膜刺激征

E. 脑脊液改变

41. 流行性乙型脑炎与结核性脑膜炎脑脊液变化的主要区别是

A. 外观混浊度

B. 细胞总量

C. 细胞分类

D. 糖与氯化物的含量

E. 蛋白质含量

42. 男性,12 岁。高热伴头痛 2 天,神志不清半天,于 7 月中旬入院,体检:体温 40.5℃,脉搏 110 次/分,呼吸 28 次/分,昏迷状态,心肺未见异常,肝肋下仅及,脾未触及,病

理神经反射阳性。外周血象白细胞 20× 10^9/L,中性粒细胞比例为 92%。该病患者最可能的诊断是

A. 败血症

B. 结核性脑炎

C. 流行性脑脊髓膜炎

D. 流行性乙型脑炎

E. 疟疾

43. 患儿,8 岁。8 月 12 日清晨来院急诊。其母代诉:于昨夜突然起病,畏寒、高热、头痛、呕吐。甚至天亮前呼之不应,并持续抽搐。检查:患儿昏迷,高热 41℃,瞳孔左＞右。呼吸节律不齐,呈双吸气。血象:白细胞 28.4× 10^9/L,中性粒细胞 0.94。本例的诊断最大的可能是

A. 流行性乙型脑炎

B. 暴发型流行性脑脊髓膜炎

C. 脑型疟疾

D. 中毒性细菌性痢疾

E. 金黄色葡萄球菌败血症

44. 流行性脑脊髓膜炎与其他化脓性脑膜炎鉴别诊断最有意义的体征是

A. 颈抵抗

B. Babinski 征阳性

C. 皮肤瘀点瘀斑

D. 末梢皮肤发凉

E. 克氏征阳性

45. 女性,5 岁。因发热、头痛、呕吐 2 天于 2 月 3 日入院。体检:神志恍惚,口唇单纯疱疹,皮肤上有大小不等的瘀斑,少数融合成片。本病例的诊断应首先考虑

A. 流行性乙型脑炎

B. 钩端螺旋体病脑膜脑炎型

C. 流行性出血热

D. 脑型疟疾

E. 流行性脑脊髓膜炎

46. 脑脊液出现纤细的网膜状凝固物见于

    A. 病毒性脑膜炎

    B. 化脓性脑膜炎

    C. 结核性脑膜炎

    D. 脑肿瘤

    E. 脑出血

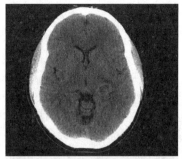

47. 脑脊液蛋白电泳 α_1、α_2 球蛋白增加常见于

    A. 脑萎缩

    B. 急性化脓性脑膜炎

    C. 椎管梗阻

    D. 脑血栓形成

    E. 脱髓鞘病

48. 通常在下列各病中脑脊液糖浓度是减低的,除外

    A. 急性细菌性脑膜炎

    B. 结核性脑膜炎

    C. 真菌性脑膜炎

    D. 病毒性脑膜炎

    E. 脑膜癌

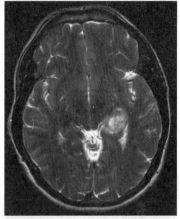

49. CSF 放置后有纤维蛋白膜形成,常见于

    A. 细菌性脑膜炎

    B. 病毒性脑膜炎

    C. 结核性脑膜炎

    D. 寄生虫性脑膜炎

    E. 蛛网膜下腔出血

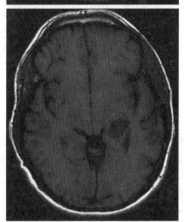

50. 腰穿脑脊液检查示大量淋巴细胞或单核细胞,多为

    A. 脑亚急性或慢性感染

    B. 急性化脓性脑膜炎

    C. 梅毒性脑膜炎或脑炎

    D. 脑寄生虫感染

    E. 椎管梗阻

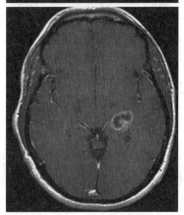

51. 男性,53 岁,头晕,偏盲,结合以下影像图像最可能的诊断是

    A. 脑脓肿

B. 室管膜瘤

C. 脑膜炎

D. 脑膜瘤

E. 多形性恶性胶质瘤

52. 男性,8 岁,头痛,CT 检查示后颅窝囊性低密度肿块,边缘较锐利,无瘤周水肿囊壁较厚,增强后瘤体及囊壁均无强化,最可能的诊断为

A. 脑萎缩

B. 皮样囊肿

C. 表皮样囊肿

D. 蛛网膜囊肿

E. 脑囊虫病

53. 男性,20 岁,癫痫发作 4 次。CT 检查示脑实质多发散在小圆形低密度灶,直径 0.5～1.0 cm,其内可见小结节状致密影,无强化。最可能的诊断为

A. 多发性硬化

B. 结节性硬化

C. 脑囊虫病

D. 脑脓肿

E. 病毒性脑炎

54. 男性,21 岁,因"发热、头痛伴恶心、呕吐 2 天"入院。神经系统查体无阳性体征。腰穿检查:脑脊液压力 180 mmH$_2$O,脑脊液无色透明,糖、氯化物正常,蛋白 0.65 g/L,白细胞 68×10^6/L,淋巴细胞 94%,单核细胞 6%。该患者最可能的诊断是

A. 带状疱疹病毒性脑炎

B. 病毒性脑膜炎

C. 单纯疱疹病毒性脑炎

D. 化脓性脑膜炎

E. 结核性脑膜炎

55. 脑脊液外观呈均匀血性,离心后上清液呈淡红色或黄色最常见于

A. 穿刺损伤

B. 正常脑脊液

C. 脑肿瘤

D. 蛛网膜下腔出血

E. 结核性脑膜炎

56. 脑脊液中氯化物显著减少的疾患是

A. 化脓性脑膜炎

B. 结核性脑膜炎

C. 病毒性脑膜炎

D. 蛛网膜下腔出血

E. 脑肿瘤

57. 男性患儿,4 岁。发热、躁动伴四肢频繁抽搐 2 天,入院后诊断为病毒性脑炎,住院 1 个月后出院。出院后仍有发作性意识障碍伴四肢抽搐,每次持续 2 min 左右,每天发作 2～3 次,发作间期完全正常。治疗首选

A. 地西泮静脉注射

B. 卡马西平口服

C. 乙琥胺口服

D. 硫喷妥钠静脉注射

E. 手术治疗

58. 以下体征可特异性提示无症状性神经梅毒的是

A. 腱反射消失

B. 腱反射亢进

C. 脑膜刺激征阳性

D. 瞳孔异常

E. 病理征阳性

59. 神经梅毒的首选治疗药物是

A. 青霉素

B. 头孢曲松

C. 多西环素

D. 头孢噻肟

E. 氯霉素

60. 男性,18 岁。家住农村,家中畜养牛、羊、猪。近 1 个月反复出现抽搐,发作间期如

常。头颅 CT 检查可见散在直径 0.5～1.0 cm大小不等的圆形或类圆形低密度和高低混杂密度影及数个钙化灶。该患者最可能的诊断是

A. 脑脓肿

B. 脑肿瘤

C. 脑膜炎

D. 脑囊虫病

E. 脑炎

61. 下列疾病的病理改变中不会出现炎性反应的是

A. 进行性多灶性白质脑病

B. 皮质-纹状体-脊髓变性

C. 神经梅毒

D. 神经系统钩端螺旋体病

E. 神经 Lyme 病

62. 25 岁的新型隐球菌脑膜炎患者,体重50 kg,每天所用两性霉素 B 的量最多不要超过

A. 25 mg

B. 50 mg

C. 100 mg

D. 75 mg

E. 125 mg

63. 目前最常见的神经梅毒病变类型是

A. 无症状型、脑膜型和血管型

B. 脊髓结核、麻痹性痴呆

C. 无症状型、脑膜型和脊髓结核

D. 脑膜型、血管型和麻痹性痴呆

E. 先天性神经梅毒

64. 对神经莱姆病诊断最为重要的是

A. 流行病学和特异的血清学诊断实验

B. 发病前有无慢性游走性红斑

C. 有无头痛、脑膜刺激征、颈强直

D. 是否存在周围神经病变

E. 有无明确的蜱咬伤史

65. 下列叙述正确的是

A. 动物病毒一般不引起人类的神经系统疾病

B. 病毒所致的神经系统损伤的临床表现仅由病毒种类决定

C. 进行性多灶性白质脑病是由乳头多瘤空泡病毒引起的急性炎症病变

D. 进行性风疹性全脑炎大多数发生在有先天性风疹综合征的患者

E. 麻疹病毒既可引起急性病毒性脑炎,也可引起亚急性硬化性全脑炎,这主要是因感染条件不同而异

66. 结核性脑膜炎早期颅内压增高是由于

A. 交通性脑积水

B. 完全性或不完全性梗阻性脑积水

C. 钩回疝

D. 枕骨大孔疝

E. 以上都不对

67. 神经梅毒中表现痴呆的类型是

A. 脑膜血管梅毒

B. 麻痹性神经梅毒

C. 脊髓痨

D. 先天性神经梅毒

E. 脑膜神经梅毒

68. Brun 综合征见于脑囊虫病的哪一型?

A. 脑实质型

B. 蛛网膜型

C. 脑室型

D. 脊髓型

E. 以上都不对

69. 下列不能作为巨细胞病毒性脑炎患者与单纯疱疹病毒性脑炎的鉴别点是

A. 患者多有 AIDS 或免疫抑制的病史

B. 临床表现意识模糊、记忆力减退、情感障碍、头痛等症状

C. 体液检查可找到典型的巨细胞

D. PCR 检查脑脊液巨细胞病毒阳性

E. 约 25% 的患者 MRI 可有弥漫性或局灶性白质异常

70. 有关巨细胞病毒性脑炎叙述错误的是

    A. 多见于免疫缺陷如 AIDS 或长期用免疫抑制剂的患者

    B. 体液检查可找到典型的巨细胞

    C. CSF-PCR 检查巨细胞病毒 DNA 阳性

    D. 临床上多表现为急性病程

    E. 约 25% 患者的 MRI 有弥漫性或局灶性白质异常

71. 有关单纯疱疹病毒性脑炎(HSE)的治疗的叙述不正确的是

    A. 早期诊断和治疗是降低本病病死率的关键

    B. 主要包括病因治疗,辅以免疫治疗和对症支持治疗

    C. 对重症及昏迷的患者,应注意水电酸碱平衡,呼吸道通畅,静脉营养,加强护理

    D. 因为阿昔洛韦主要对 HSV 特效,所以在 CSF 病原学检查前一般不应用阿昔洛韦

    E. 严重脑水肿的患者应早期大量及短程给予肾上腺皮质激素

72. 对于结核性脑膜炎患者,下列情况不能用糖皮质激素治疗的是

    A. 老年患者

    B. 病情严重、颅内压增高的患者

    C. 脑疝形成、椎管阻塞的患者

    D. 抗结核治疗后病情加重的患者

    E. 合并结核瘤的患者

73. 关于脑型血吸虫病的叙述不正确的是

    A. 我国该病多由日本血吸虫引起

    B. 血吸虫的中间宿主为钉螺

    C. 血吸虫侵入人体后在腔静脉系统发育为成虫

    D. 慢性型多见

    E. 药物治疗首选吡喹酮

74. 下列关于脑型肺吸虫病叙述错误的是

    A. 主要见于畜牧地区

    B. 病理表现为脑实质内出现相互沟通的多房性小囊肿,呈隧道式破坏

    C. 急性期脑脊液检查可见多形核细胞增多

    D. 慢性期脑脊液检查以淋巴细胞增多

    E. 头颅 CT 扫描可见脑室扩大和有钙化的肿块

75. 35 岁。因头痛、呕吐、肢体抽搐 4 个月就诊。既往有食被绦虫感染的猪肉史,血常规提示嗜酸性粒细胞增高。最优先的检查是

    A. 颈部血管超声

    B. DSA

    C. 头颅 CT

    D. 脑电图

    E. TCD

76. 女性,67 岁。头痛伴双眼视力下降 1 年。查体:神清,双眼视力 0.4,眼底视乳头水肿。头颅 MRI 扫描提示第四脑室多发囊性占位性病变,其内可见囊虫节头,合并梗阻性脑积水。临床诊断第四脑室脑囊虫病,梗阻性脑积水。最佳的治疗方案是

    A. 脱水治疗

    B. 脑室腹腔分流术

    C. 开颅囊虫摘除术

    D. 开颅囊虫摘除术+吡喹酮

    E. 吡喹酮

二、A3/A4 型题

(77~79 题共用题干)

    女性,34 岁。因"产后 4 天开始出现间断头痛 4 天"来诊。查体:嗜睡状态,言语流利,颈

强直，眼球活动充分，无眼震，无复视，双侧面纹对称，四肢肌力5级，双侧巴宾斯基征（＋）。

77. 最可能的诊断是
A. 高血压脑病
B. 急性脑膜脑炎
C. 急性脑栓塞
D. 颅内静脉窦血栓
E. 蛛网膜下腔出血

78. 为明确诊断，无须检查
A. 腰椎穿刺
B. 头颅CT
C. 头颅MRI
D. 头颅磁共振血管造影（MRA）
E. 头颅磁共振静脉成像（MRV）

79. 明确诊断为颅内静脉窦血栓，处理正确的是
A. 阿司匹林抗凝
B. 华法林抗凝
C. 肝素抗凝
D. 抗癫痫药预防抽搐发作
E. 腰椎穿刺释放脑脊液降低颅内压

（80～83题共用题干）

男性，50岁。突发头痛、呕吐伴发热、精神行为异常5天。查体：体温38.5℃，神志清，四肢肌力、肌张力正常，双侧Babinski征（－），颈抵抗（＋），Kernig征及Brudzinski征均阴性。脑电图检查：广泛中度异常。头颅CT检查：未见异常。

80. 为明确诊断，还需行哪种检查？
A. 胸片
B. 头颅MRI
C. 腰穿
D. 血培养
E. PPD试验

81. 若腰穿检查：脑脊液压力200 mmH$_2$O，脑脊液无色清亮，糖3 mmol/L，氯化物125 mmol/L，蛋白0.92 g/L，白细胞200×10^6/L，淋巴细胞82％，单核细胞18％。则最可能诊断为
A. 脑脓肿
B. 化脓性脑膜炎
C. 隐球菌脑膜炎
D. 结核性脑膜炎
E. 病毒性脑炎

82. 最主要的治疗是
A. 三代头孢类抗生素
B. 抗结核治疗
C. 抗病毒治疗
D. 抗真菌治疗
E. 糖皮质激素治疗

83. 若头颅CT扫描示：两侧颞叶和额叶见低密度灶，其中有点状高密度灶。则最可能的诊断为
A. 带状疱疹病毒性脑炎
B. 肠道病毒性脑炎
C. 单纯疱疹病毒性脑炎
D. 巨细胞病毒性脑炎
E. 急性播散性脑脊髓炎

（84～87题共用题干）

女性，56岁。因"间歇性头痛伴发热2个月，加重10天"入院。在某私人诊所先后静滴青霉素、头孢哌酮钠治疗1个月，发热、头痛未减轻，且逐渐加重，体温多在37.8～38.5℃。2年前确诊"肾病综合征、膜性肾病"，2年来一直口服泼尼松30～60 mg治疗。查体：颈抵抗（＋），Kernig征及Brudzinski征均阴性。头颅CT扫描：未见异常。

84. 需首先行下列哪项检查？
A. 头颅MRI
B. 脑电图

C. 血细菌培养

D. 血沉、PPD 试验

E. 腰穿

85. 若腰穿检查：脑脊液压力 190 mmH$_2$O,脑脊液无色透明,糖 1.5 mmol/L,氯化物 117 mmol/L,蛋白 1.2 g/L,白细胞 180×10^6/L,中性粒细胞 24%、淋巴细胞 70%,单核细胞 6%,墨汁染色(+)。该患者应诊断为

A. 结核性脑膜炎

B. 化脓性脑膜炎

C. 新型隐球菌脑膜炎

D. 病毒性脑膜炎

E. 病毒性脑膜脑炎

86. 该病与下列疾病最相似的是

A. 新型隐球菌脑膜炎

B. 病毒性脑膜炎

C. 结核性脑膜炎

D. 单纯疱疹病毒性脑炎

E. 化脓性脑膜炎

87. 应如何治疗?

A. 抗结核治疗

B. 抗病毒治疗

C. 广谱抗生素治疗

D. 抗真菌治疗

E. 皮质类固醇激素治疗

(88~90题共用题干)

男性,23 岁。1 个月前感觉发热、咳嗽、头痛,有时少许呕吐,4 天前出现强直-阵挛发作。查体:体温 38℃,脉搏 72 次/分,右上、下肢肌力 4 级,右侧腱反射活跃,双侧 Babinski 征(+),颈强直(+),Kernig 征(+)。CSF 淡黄色、微浑,淋巴细胞 300×10^6/L(300/mm^3),蛋白定性(++),糖 1.9 mmol/L,氯化物 96 mmol/L。头颅 CT 检查示轻度脑积水。

88. 该患者最可能的诊断是

A. 单纯疱疹病毒性脑膜炎

B. 急性播散性脑脊髓炎

C. 结核性脑膜炎

D. 亚急性硬化性全脑炎

E. 神经 Lyme 病

89. 该患者的次选诊断是

A. 单纯疱疹病毒性脑膜炎

B. 急性播散性脑脊髓炎

C. 结核性脑膜炎

D. 亚急性硬化性全脑

E. 新型隐球菌脑膜炎

90. 有助于鉴别诊断的辅助检查是

A. CT

B. MRI

C. DSA

D. 脑电图

E. 脑脊液细胞学检查

(91~93题共用题干)

女性,18 岁。发热、头痛、恶心 5 天入院。查体:体温 38.0℃,神清,语利,脑膜刺激征阳性,右侧 Babinski 征阳性,口周有疱疹。

91. 首先考虑的诊断是

A. 流行性乙型脑炎

B. 病毒性脑膜脑炎

C. 结核性脑膜炎

D. 化脓性脑膜炎

E. 隐球菌脑膜炎

F. 蛛网膜下腔出血

G. 流行性脑脊髓炎

92. 应尽快完成的检查包括

A. 肌电图

B. 腰穿测脑压、检查脑脊液

C. 头颅 MRA

D. DSA

E. 脑电图

93. 患者头颅 CT 检查显示：左侧颞叶大片状低密度影，侧脑室轻度受压，病灶不规则强化。脑脊液：压力 200 mmH$_2$O，白细胞 $20×10^9$/L，分类单核细胞 90%，多核细胞 10%，蛋白 45 g/L，氯化物 110 mmol/L，HSV-IgM（＋）。应采取何种治疗措施（多选）？

A. 20%甘露醇

B. 利巴韦林

C. 阿昔洛韦

D. 青霉素

E. 头孢菌素

F. 干扰素

G. 皮质类固醇激素

H. B 族维生素

I. 抗结核治疗

J. 氟康唑

（94～96 题共用题干）

男性，15 岁。因高热、头痛、频繁呕吐 3 天，于 1 月 10 日来诊。患者 3 天前突然高热达 39℃，伴发冷和寒战，同时出现剧烈头痛，频繁呕吐，呈喷射性，吐出食物和胆汁，无上腹部不适，进食少，二便正常。既往体健，无胃病和结核病史，无药物过敏史，所在学校有类似患者发生。查体：T 39.1℃，P 110 次/分，R 22 次/分，BP 120/80 mmHg，急性热病容，神志清楚，皮肤散在少量出血点，浅表淋巴结未触及，巩膜不黄，咽充血（＋），扁桃体（一），颈有抵抗，两肺叩清，无啰音，心界叩诊不大，心率 110 次/分，律齐，腹平软，肝脾肋下未触及，下肢不肿，Brudzinski 征（＋），Kernig 征（＋），Babinski 征（一）。化验：血 HB 124 g/L，WBC 14.4×10^9/L，N 84%，L 16%，PLT 210×10^9/L，尿常规（一），粪常规（一）。

94. 根据以上病例摘要，判断可能的诊断是

A. 流行性脑脊髓膜炎

B. 伤寒

C. 乙型脑炎

D. 病毒性脑膜炎

E. 新型隐球菌脑膜炎

95. 下列不是必需的检查项目是

A. 腰穿

B. 胸片

C. 血培养或皮肤瘀点涂片

D. 脑电图

E. 头颅 CT

96. 应进行的治疗是

A. 尽早应用细菌敏感及能透过血脑脊液屏障的抗菌药物

B. 首选大剂量青霉素，并可应用氯霉素及三代头孢菌素

C. 脱水降颅压

D. 物理降温或用退热药

E. 以上都是

（97～99 题共用题干）

男性，20 岁。2 月初发病，主诉寒战，高热剧烈头痛 1 天，曾呕吐 3 次。体检：神志清，体温 39.8℃，颈强直（＋），皮肤有瘀点，咽部略充血，心肺腹无异常，克氏征（一）。血白细胞20×10^9/L，中性粒细胞 85%。腰穿脑脊液：米汤样，Pandy 试验（＋＋＋），细胞数 3 000×10^6/L，中性粒细胞 80%，糖 1.12 mmol/L。

97. 最可能的诊断是

A. 流行性乙型脑炎

B. 脑型疟疾

C. 化脓性脑膜炎

D. 结核性脑膜炎

E. 流行性脑脊髓膜炎

98. 可能出现的并发症有

A. 中耳炎

B. 化脓性关节炎

C. 心内膜炎

D. 肺炎

E. 以上均是

99. 最有效的治疗措施是

A. 青霉素

B. 氯霉素

C. 头孢霉素

D. 环丙沙星

E. 庆大霉素

(100~102题共用题干)

男性,2岁,河南人。10天前随父母到广州,4天前开始出现发热、咳嗽,体温约39℃,2天前体温曾降至正常,昨晚再次发热,不喜抱,卫生所急诊肌注退热针左侧下肢不能站立,针刺有反应,膝反射减弱。周围血象:白细胞 $5.8×10^9$/L,中性粒细胞58%,红细胞 $5.2×10^{12}$/L,血小板 $183×10^9$/L。

100. 为及早诊断,最应进行的检查是

A. 血常规

B. 头颅CT

C. 用ELISA法检测血或CSF中特异性IgM抗体

D. 脊柱正侧位X线片

E. 肌电图

101. 本病例的诊断最可能是

A. 流行性乙型脑炎

B. 流行性脑脊髓膜炎

C. 脊髓灰质炎

D. 感染性多发性神经根炎

E. 急性脑梗死

102. 该病的正确治疗,不包括

A. 应用维生素C及能量合剂帮助肌肉功能的恢复

B. 瘫痪停止进展后,应用加兰他敏及地巴唑促进神经肌肉的传导

C. 加强护理,防止并发症

D. 将瘫痪肢体置于功能位

E. 病程半年后,如瘫痪肢体未恢复造成畸形时可手术矫正

(103~104题共用题干)

男性,12岁。发热2天,伴头痛、神志不清1天,8月中旬来诊。查体:T 39.5℃,神志不清,颈抵抗,克氏征、布氏征(+)。实验室检查:血WBC $16×10^9$/L。

103. 最可能的诊断是

A. 疟疾

B. 钩端螺旋体病

C. 流行性乙型脑炎

D. 流行性脑脊髓膜炎

E. 中毒型菌痢

104. 为确诊应进行的检查是

A. 钩体显凝试验

B. 血涂片找疟原虫

C. 血培养

D. 脑脊液常规及培养

E. 血清特异性IgM抗体

(105~106题共用题干)

患儿,5岁。8月15日开始发热,伴头痛、恶心、呕吐1次,次日稀便3次,精神不振,抽搐1次。体检:急性热病容,嗜睡状,颈强(+),克氏征(++)。血常规:WBC $15.0×10^9$/L。脑脊液:无色透明,WBC $100×10^6$/L,N 80%。

105. 该患儿住院2天后,高热不退,反复抽搐,意识不清,呼吸节律不规整,双侧瞳孔不等大,此时重要的抢救措施是立即应用

A. 脱水剂

B. 呼吸兴奋剂

C. 地塞米松

D. 退热剂

E. 镇静剂

106. 该患者最可能的诊断是

　　A. 中毒型菌痢

　　B. 流行性脑脊髓膜炎（脑膜脑炎型）

　　C. 结核性脑膜炎

　　D. 流行性乙型脑炎

　　E. 化脓性脑膜炎

（107～108题共用题干）

　　男性，10岁。发热、头痛、呕吐3天，嗜睡半天，于7月10日入院。既往体健。查体：T 38.6℃，P 112次/分，R 20次/分，BP 130/75 mmHg。神志不清，皮肤未见出血点，心肺未见异常，腹软，压痛及反跳痛（一），肝、脾肋下未触及，颈抵抗（＋），双侧 Babinski 征（＋）。实验室检查：血 WBC 12.4×10^9/L，N 0.70，L 0.30。腰穿脑脊液检查：压力 200 mmH$_2$O，WBC 170×10^6/L，单核 0.66，多核 0.34，蛋白 1.1 g/L，糖 4.2 mmol/L，氯化物 115 mmol/L。

107. 该患者最可能的诊断是

　　A. 流行性乙型脑炎

　　B. 肾综合征出血热

　　C. 流行性脑脊髓膜炎

　　D. 结核性脑膜炎

　　E. 隐球菌性脑膜炎

108. 最有助于确诊的检查是

　　A. 血清特异性 IgM 抗体

　　B. 脑脊液涂片找细菌

　　C. 脑脊液培养

　　D. 血培养

　　E. 结核菌素试验

三、X 型题

109. 乙型脑炎的预防措施有

　　A. 注射丙种球蛋白

　　B. 注射高效价免疫球蛋白

　　C. 防蚊灭蚊

　　D. 注射疫苗

　　E. 服用磺胺类药物

110. 需与莱姆病鉴别的疾病有

　　A. 神经炎

　　B. 鼠咬热

　　C. 恙虫病

　　D. 病毒性脑炎

　　E. 风湿热

111. 脑型疟疾的临床表现有

　　A. 精神错乱

　　B. 高热

　　C. 谵妄

　　D. 抽搐

　　E. 昏迷

112. 关于暴发型流脑下列叙述正确的是

　　A. 脑膜脑炎型可出现锥体束征阳性

　　B. 暴发型流行性脑脊髓膜炎可出现脑膜刺激征阳性

　　C. 败血症休克的特征是循环衰竭

　　D. 败血症休克型脑脊液大多澄清，细胞数正常或轻度升高

　　E. 脑膜脑炎型主要以脑实质严重损害为主要特征

113. 脑型疟疾应与下列哪些疾病鉴别？

　　A. 乙型脑炎

　　B. 脑囊虫病

　　C. 中毒性菌痢

　　D. 散发性脑炎

　　E. 新型隐球菌性脑膜炎

114. 脑型疟疾的处理正确的是

　　A. 20%甘露醇脱水

　　B. 止痉镇静

　　C. 盐酸奎宁滴注

　　D. 口服伯氨喹

　　E. 维持水电解质和酸碱平衡

115. 钩体病脑膜脑炎的临床表现有
   A. 意识障碍、昏迷
   B. 颈强直
   C. 头痛、呕吐
   D. 脑脊液可培养分离出钩体
   E. 脑脊液蛋白轻度升高

116. 脑型疟疾的处理措施正确的是
   A. 地西泮或氯丙嗪止痉镇静
   B. 氢化可的松解毒降温
   C. 非耐氯喹者用氯喹静注
   D. 20％甘露醇脱水
   E. 抗氯喹者宜用硫酸奎宁静脉滴注

117. 结核性脑膜炎的治疗原则为
   A. 早期给药
   B. 合理选药
   C. 联合用药
   D. 系统治疗
   E. 大量用药

118. 病毒性脑膜炎常见的症状是
   A. 发热
   B. 头痛
   C. 脑膜刺激征
   D. 全身中毒症状
   E. 严重的脑实质受损的症状

119. 关于病毒性脑膜炎的描述正确的是
   A. 是一种自限性疾病
   B. 抗病毒治疗无效
   C. 我国北方地区主要是夏秋季节高发
   D. 某些地区可终年保持高发病率
   E. 多见于儿童患者

120. 对于患结核性脑膜炎的儿童一般不宜选用下列哪些抗结核药?
   A. 异烟肼
   B. 利福平

   C. 乙胺丁醇
   D. 吡嗪酰胺
   E. 链霉素

121. 对于结核性脑膜炎患者,下列情况可考虑用糖皮质激素的是
   A. 颅内压增高明显
   B. 有脑疝形成
   C. 合并结核瘤
   D. 抗结核治疗病情加重
   E. 椎管阻塞

122. 免疫功能低下的新型隐球菌脑膜炎患者可以急性起病,其早期症状多是
   A. 头痛
   B. 恶心
   C. 呕吐
   D. 发热
   E. 脑膜刺激征

123. 对新型隐球菌脑膜炎的描述正确的是
   A. 多是在机体免疫力低下时发生该病
   B. 本病的发病率较高
   C. 病情重、大多预后不良
   D. 该病不会单独发生,肯定合并于免疫功能缺陷性疾病
   E. 用两性霉素 B 治疗后可出现低钾、心律失常、氮质血症、白细胞减少等不良反应

124. 下述不符合病毒性脑膜炎脑脊液的检查结果的是
   A. 脑脊液外观无色通明
   B. 脑脊液外观呈毛玻璃样
   C. 细胞计数多在$(100\sim1\,000)\times10^6/L$
   D. 起病 48 h 后可见明显中性粒细胞增多
   E. 颅压轻度增高

125. 以下关于神经莱姆病的表述正确的是
   A. 是伯氏疏螺旋体感染所致的人畜共

患病

B. 流行病区、蜱叮咬史及游走性红斑是诊断依据

C. 神经症状多表现为脑膜炎、脑炎、脑神

经炎,亦可出现单发或多发神经炎

D. 血清学检查可测出该螺旋体特异性 IgM 和 IgG 抗体

E. 治疗可使用青霉素、三代头孢菌素

第五章

中枢神经系统脱髓鞘疾病

一、A1/A2 型题

1. 关于脱髓鞘疾病下列描述不正确的是
   A. 脱髓鞘疾病是一组以脑和脊髓髓鞘破坏或髓鞘脱失病变为主要特征的疾病
   B. 中枢神经系统脱髓鞘疾病包括先天性和后天性两大类
   C. 脱髓鞘疾病病理特征性表现是脱髓鞘,而神经细胞、轴突及支持组织保持相对完整
   D. 脱髓鞘病损分布于中枢神经系统白质
   E. 小静脉周围炎性细胞呈袖套状浸润

2. 临床上通常所指的中枢神经系统脱髓鞘病不包括
   A. 多发性硬化
   B. 视神经脊髓炎
   C. 急性播散性脑脊髓炎
   D. 弥漫性硬化和同心圆硬化
   E. 脑白质营养不良

3. 多发性硬化最常见的临床分型是
   A. 复发-缓解型
   B. 进展复发型
   C. 继发进展型
   D. 原发进展型
   E. 良性型

4. 下列除哪项外均是多发性硬化治疗的主要目的?
   A. 使神经功能障碍得到改善最终完全恢复
   B. 抑制炎性脱髓鞘病变进展
   C. 防止急性期病变恶化及缓解期复发
   D. 晚期采取对症和支持疗法,减轻神经功能障碍带来的痛苦
   E. 避免可能促使复发的因素

5. 视神经脊髓炎的病理改变包括以下几点,但除外
   A. 病变主要累及视神经、视交叉和胸段与颈段脊髓
   B. 表现为脱髓鞘、硬化斑及坏死
   C. 伴血管周围炎性细胞浸润
   D. 破坏性病变明显,脊髓坏死并最终形成空洞
   E. 晚期胶质细胞显著增生形成脊髓病灶的硬化斑

6. 对视神经脊髓炎最有价值的辅助检查是
   A. 脑脊液蛋白电泳可检出寡克隆区带
   B. CSF 蛋白增高
   C. 脑脊液细胞数增多显著($>50\times10^6/L$)
   D. 脊髓 MRI 扫描显示脊髓内条索状的长 T1、长 T2 信号,脊髓纵向融合病变超过 3 个脊柱节段

E. VEP 异常

7. 有关急性播散性脑脊髓炎的辅助检查不正确的是
   A. 外周血白细胞增多，血沉加快
   B. 脑脊液压力增高或正常，CSF-MNC 增多
   C. CSF 蛋白明显增高，以 IgM 增高为主
   D. EEG 常见弥漫的 θ 和 δ 波，亦可见棘波和棘慢复合波
   E. MRI 可见脑和脊髓白质内散在多发的 T1 低信号、T2 高信号病灶

8. 关于急性播散性脑脊髓炎的临床表现不正确的是
   A. 好发成人，多有季节性流行
   B. 感染或疫苗接种后 1～2 周急性起病，突然出现高热、头痛、头昏、全身酸痛等
   C. 严重时出现痫性发作、昏睡和深昏迷等
   D. 脊髓受累可出现受损平面以下的四肢瘫痪或截瘫
   E. 锥体外系受累可出现震颤和舞蹈样动作

9. 下列关于弥漫性硬化的描述均是正确的，但除外
   A. 弥漫性硬化是亚急性或慢性广泛的脑白质脱髓鞘疾病，又称为 Schilder 病
   B. 病因未明，一般认为属于自身免疫性疾病
   C. 幼儿或青少年期发病，男性较多，多呈亚急性、慢性进行性恶化病程
   D. 视力障碍可早期出现，多见脑弥漫损害的表现如智能减退、精神障碍、癫痫发作、瘫痪、共济失调和尿便失禁等
   E. 确诊需依赖脑电图的高波幅慢波

10. 关于同心圆硬化除哪项以外都是正确的？
   A. 同心圆硬化又称 Balo 病，病灶内髓鞘脱失带与髓鞘保存带呈同心圆层状交互

排列，形成树木年轮状改变
   B. 病变分布及临床特点与多发性硬化完全不同，但认为本病是多发性硬化症（MS）的变异型
   C. 临床上患者多为青壮年，急性起病，多以精神障碍为首发症状，之后出现轻偏瘫、失语、眼外肌麻痹、眼球浮动和假性球麻痹等
   D. 体征包括轻偏瘫、肌张力增高及病理征等
   E. MRI 检查显示额、顶、枕和颞叶白质洋葱头样或树木年轮样黑白相间类圆形病灶

11. 关于脑白质营养不良不正确的是
   A. 脑白质营养不良是一组由于遗传因素导致髓鞘形成缺陷，不能完成正常发育的疾病
   B. 异染性脑白质营养不良是一种神经鞘脂沉积病
   C. 肾上腺脑白质营养不良是一种脂质代谢障碍病
   D. 异染性脑白质营养不良幼儿型多见，男多于女，2 岁后发病，肾上腺脑白质营养不良多在儿童期（5～14 岁）发病，通常均为男孩
   E. 脑白质营养不良预后好，可长期存活

12. 下列最能提示可能是脑桥中央髓鞘溶解症的是
   A. 成年人突然发生的意识障碍
   B. 脑干听觉诱发电位（BAEP）异常
   C. 不完全闭锁综合征
   D. MRI 发现脑桥基底部蝙蝠翅膀样边界清楚的脱髓鞘病灶
   E. 脑梗死后出现咀嚼、吞咽及言语障碍

13. 关于脑桥中央髓鞘溶解症不正确的描述是
   A. 是以脑桥基底部对称性脱髓鞘为病理特征的可致死性疾病

B. 多在电解质紊乱、营养不良的疾病基础上发生

C. 常在原发病基础上突发四肢弛缓性瘫痪、言语障碍、眼震、咀嚼和吞咽障碍

D. 应与脑桥基底部梗死、肿瘤和多发性硬化等鉴别

E. 多数患者预后好

14. 女性,36岁。感冒2周后出现复视、步态不稳2天就诊。查体发现有眼球震颤,右侧肢体力弱,共济失调。最可能的诊断是

A. 急性播散性脑脊髓炎早期

B. 视神经脊髓炎

C. 桥小脑角肿瘤

D. 多发性硬化症(MS)

E. 脑干梗死

15. 关于急性炎症性脱髓鞘性多发性神经病的病因描述不正确的是

A. 确切病因未明

B. 与细菌感染有关

C. 可发生于感染性疾病、疫苗接种后

D. 某些自身免疫性疾病可合并本病

E. 可能与病毒感染有关

16. 关于急性炎症性脱髓鞘性多发性神经病的描述不正确的是

A. 首发症状通常为四肢对称性肌无力

B. 脑神经损害以双侧面瘫常见

C. 主要危险是呼吸肌麻痹

D. 大多数病例出现脑脊液蛋白-细胞分离

E. 多数病例出现括约肌功能障碍

17. 急性炎症性脱髓鞘性多发性神经病最严重的并发症是

A. 吞咽困难

B. 呼吸肌麻痹

C. 肺部感染

D. 心力衰竭

E. 心肌炎

18. 关于急性炎症性脱髓鞘性多发性神经病的诊断要点中不正确的是

A. 病前1~4周常有感染史

B. 迅速出现四肢对称性弛缓性瘫痪

C. 出现神经症状时常伴发热

D. 常伴脑神经损害

E. 常可见脑脊液蛋白-细胞分离

19. 急性炎症性脱髓鞘性多发性神经病与低钾周期性瘫痪最主要的鉴别是

A. 瘫痪的特点

B. 是否伴双侧面神经麻痹

C. 血钠降低

D. 血钾降低

E. 脑脊液改变

20. 急性炎症性脱髓鞘性多发性神经病患者出现痰液黏稠、咳不出,胸闷、气短伴颜面和口唇发绀,应立即采取的抢救措施是

A. 肾上腺皮质激素肌内注射

B. 抗生素和气管扩张剂雾化吸入

C. 吸痰和吸氧

D. 口对口人工呼吸

E. 气管切开、吸痰及辅助机械呼吸

21. 急性炎症性脱髓鞘性多发性神经病在周围神经病理上的主要特征是

A. 节段性脱髓鞘

B. 轴突变性

C. 细胞凋亡

D. 华勒变性

E. 神经元变性

22. 43岁,男性。进行性动作迟缓、行走不稳和智能减退2年。查体发现四肢肌张力齿轮样增高,静止性震颤,双侧腱反射亢进,双侧病理征阳性。头颅MRI扫描发现小脑和脑干萎缩。本患者最有可能的神经疾病是

A. 脱髓鞘性疾病

B. 神经系统变性疾病

C. 营养和代谢障碍性疾病

D. 遗传性神经疾病

E. 血管性疾病

23. 中枢神经系统脱髓鞘疾病最突出的具有特征性的病理改变是

A. 脑皮质变性

B. 脑白质变性

C. 神经胶质细胞增生

D. 神经纤维髓鞘破坏或脱髓鞘

E. 病灶呈多发性、播散性

24. 多发性硬化最有诊断价值的检查是

A. 脑脊液 IgG 指数

B. 脑脊液 IgG 寡克隆带

C. 头颅 MRI

D. 头颅 CT

E. 神经诱发电位

25. 急性炎症性脱髓鞘性多发性神经病的脑脊液表现为

A. 蛋白及细胞均增多

B. 蛋白增高而细胞正常或接近正常

C. 淋巴细胞增多

D. 氯化物降低

E. 糖降低

26. 男性,30 岁。四肢对称性无力 1 天就诊。无大小便障碍。体检:四肢肌力 2 级,肌张力低下;四肢远端对称性痛觉减退。临床初步考虑为急性炎症性脱髓鞘性多发性神经病。在病史询问中最有价值的是

A. 长期饮酒史

B. 有机磷农药中毒史

C. 长期吸烟史

D. 过度疲劳史

E. 病前 1～4 周上呼吸道或胃肠道感染史

27. 男性,24 岁。因四肢麻木、瘫痪 9 天入院。

诊断为慢性吉兰-巴雷综合征或慢性炎症性脱髓鞘性多发性神经病(CIDP)。下列有关 CIDP 的描述,不正确的是

A. 发病后症状达到高峰的时间超过 2 个月

B. 一般有前驱症状

C. 感觉和运动同时受到累及

D. 多有缓解复发

E. 周围神经病理检查可以发现慢性脱髓鞘改变

28. 急性炎症性脱髓鞘性多发性神经病起病 1 周内最常见的临床表现是

A. 四肢弛缓性瘫痪

B. 肌萎缩

C. 尿潴留

D. 四肢手套-袜套样感觉减退

E. 脑脊液蛋白-细胞分离

29. 合并呼吸肌麻痹的急性炎症性脱髓鞘性多发性神经病患者抢救的关键是

A. 定时翻身、拍背,预防肺感染

B. 预防压疮及护理

C. 减少肢体疼痛

D. 呼吸功能监护和辅助呼吸器的使用

E. 营养及水盐平衡

30. 急性炎症性脱髓鞘性多发性神经病的症状、体征和辅助检查中最具特征性的改变是

A. 末梢型感觉障碍

B. 四肢弛缓性瘫痪

C. 脑神经损害

D. 神经根性疼痛或不适感

E. 脑脊液蛋白-细胞分离

31. 急性炎症性脱髓鞘性多发性神经病具有特征性的病理改变是

A. 神经脱髓鞘及小血管周围淋巴细胞及巨噬细胞炎性反应

B. 神经纤维轴索变性

C. 神经胶质细胞增生

D. 神经纤维华勒变性

E. 神经元坏死

32. 慢性炎症性脱髓鞘性多发性神经病的治疗
中下列错误的是

A. 应用皮质类固醇激素治疗

B. 血浆置换

C. 免疫球蛋白静脉滴注

D. 应用免疫抑制剂环磷酰胺等

E. 应用抗生素抗感染治疗

33. 以下哪项是神经元胞体变性坏死继发的轴
突及髓鞘破坏?

A. 节段性脱髓鞘

B. 华勒变性

C. 轴突变性

D. 神经元变性

E. 轴索变性

34. 脱髓鞘性疾病指

A. 神经元及轴突均受累

B. 神经元保留而轴突受累

C. 神经元及髓鞘均受累

D. 髓鞘损害,轴突及神经元相对少的受累

E. 以上均不正确

35. 患儿男,15岁。面部有皮脂腺瘤,癫痫,智
力低下,CT扫描示双侧侧脑室体部室管膜
下有钙化结节。诊断为

A. 囊虫病

B. 结核瘤

C. 结节性硬化

D. 颅面血管瘤病

E. 多发性硬化

36. 中毒代谢性神经病最常见的病理改变称为

A. 节段性脱髓鞘

B. 轴突变性

C. 神经元变性

D. Wallerian 变性

E. 神经元坏死

37. 髓鞘破坏而轴突保持相对完整的病变称为

A. 节段性脱髓鞘

B. 轴突变性

C. 神经元变性

D. Wallerian 变性

E. 神经元坏死

38. 有的急性炎症性脱髓鞘性多发性神经病患
者以脑神经麻痹为首发症状,其中最常见
的是

A. 动眼神经

B. 舌咽神经

C. 舌下神经

D. 单侧面神经

E. 双侧面神经

39. 下列辅助检查结果为格林巴利综合征
(GBS)的特征性改变的是

A. 脑脊液蛋白-细胞分离现象

B. 窦性心动过速和 T 波改变等心电图异
常

C. 神经传导速度减慢,远端潜伏期延长

D. 肌电图远端波幅减低,甚至引不出

E. 腓肠神经活检发现脱髓鞘及炎性细胞
浸润

40. 女性,23岁。以"四肢无力1周,不能行走
1天"为主诉入院。病前12天有"感冒"史。
查体:双眼睑闭合无力,四肢肌力3级,肌
张力减低,各腱反射(一),双侧 Babinski 征
(一)。诊断考虑为

A. 重症肌无力

B. 脊髓灰质炎

C. 周期性瘫痪

D. 急性炎症性脱髓鞘性多发性神经病

E. 急性脊髓炎休克期

41. 女性患者,25岁,以"四肢无力10天"为主诉来诊。查体:四肢肌力2级,肌张力减低,各腱反射(+),伴肌压痛,大小便能自控,无明显感觉障碍。腰穿脑脊液检查:白细胞数 6×10^6/L,蛋白质 0.9 g/L,糖 29 mmol/L,氯化物 125 mmol/L。诊断考虑为
    A. 急性炎症性脱髓鞘性多发性神经病
    B. 重症肌无力
    C. 急性硬脊膜外脓肿
    D. 脊髓灰质炎
    E. 周期性瘫痪

42. 男性患者,38岁。2周前曾有咳嗽、咽痛症状。4天前觉背部酸痛,下肢乏力、麻木,2天前双下肢瘫,尿潴留。查体:双下肢肌力0级,肌张力减低,腱反射消失,T_4节段以下深浅感觉均消失,双侧 Babinski 征(−)。诊断考虑为
    A. 急性硬脊膜外脓肿
    B. 视神经脊髓炎
    C. 急性脊髓炎
    D. 急性脊髓灰质炎
    E. 急性炎症性脱髓鞘性多发性神经病

43. 女性患者,16岁,因"四肢进行性无力5天,加重伴气急1 h"入院。查体:呼吸活动度差,说话声音低微,R 36 次/分,脑神经正常,四肢肌力1级,各腱反射(−),感觉正常。血钾3.8 mmol/L,脑脊液白细胞数5×10^6/L,蛋白 0.65 g/L,糖 3.0 mmol/L,氯化物 128 mmol/L。诊断考虑为
    A. 低钾性瘫痪
    B. 急性脊髓炎
    C. 重症肌无力危象
    D. 脊髓灰质炎
    E. 急性炎症性脱髓鞘性多发性神经病

44. 男性,35岁,因四肢无力4个月就诊。无力的最早表现为上楼困难,逐渐加重,无大小

便障碍。查体发现四肢近端肌力4级,远端4~5级,腱反射稍减低,病理征(−),感觉无异常,皮肤无异常。血清肌酸激酶(CK)水平增高。肌电图示肌源性损害。该患者的诊断为
    A. 低钾型周期性瘫痪
    B. 正常血钾型周期性瘫痪
    C. 高钾型周期性瘫痪
    D. 多发性肌炎
    E. 慢性炎症性脱髓鞘性多神经病

45. 男性,25岁。左下肢麻木伴右侧面部麻木、复视半年。完善多项检查后诊断多发性硬化,首选治疗为
    A. 卡马西平
    B. 维生素 B_{12}
    C. 地塞米松
    D. 甲泼尼龙
    E. 血浆置换

46. 视神经脊髓炎的特异性血清学检测指标为
    A. IgG 鞘内合成率
    B. 寡克隆区带
    C. 髓鞘碱性蛋白
    D. 水通道蛋白4抗体
    E. 抗糖脂抗体

47. 急性炎症性脱髓鞘性多发性神经病常有
    A. 糖尿病病史
    B. 感染病史
    C. 药物中毒史
    D. 外伤史
    E. 家族史

48. 急性炎性脱髓鞘性多发性神经病的临床表现主要是
    A. 四肢痉挛性瘫痪
    B. 四肢感觉障碍重于运动障碍
    C. 一侧周围性面瘫
    D. 明显的括约肌功能障碍

E. 四肢对称性弛缓性瘫痪,可伴有脑神经支配的运动功能受累

49. 与急性炎症性脱髓鞘性多发性神经病无关的临床表现是
A. 四肢无力
B. 小腿肌压痛
C. 呼吸困难
D. 三叉神经痛
E. 双侧面瘫

50. 空肠弯曲菌感染常与下列哪种神经疾病有关?
A. 急性脊髓炎
B. 坐骨神经痛
C. 急性炎症性脱髓鞘性多发性神经病
D. 慢性炎症性脱髓鞘性多发性神经病
E. 面神经炎

51. 腓肠神经活检发现炎症性节段性脱髓鞘,有典型"洋葱头"样改变应高度提示
A. AIDP
B. CIDP
C. 糖尿病周围神经病变
D. 中毒性周围神经病
E. Bell 麻痹

52. 下列不属于慢性炎症性脱髓鞘性多发性神经病的特点的是
A. 儿童多见
B. 慢性进行性或慢性复发性病程
C. 起病隐袭,很少发现有前驱因素
D. 病理上炎症反应不明显,有"洋葱头"样改变
E. 激素疗效较肯定

53. 关于亚急性硬化性全脑炎的叙述错误的是
A. 亚急性硬化性全脑炎是由麻疹病毒引起的急性感染病程

B. 可表现为进行性痴呆、运动失调、共济失调、肌痉挛及其他神经系统体征
C. 病理表现为皮质深层和白质脱髓鞘和神经胶质增生,皮质及白质萎缩,触之发硬,故称为"硬化性全脑炎"
D. 皮质、基底节、脑桥和下橄榄核的神经元可有退行性变
E. 神经元和胶质细胞的核内和胞质内可见有嗜酸性包涵体,荧光抗体染色显示麻疹病毒阳性

54. 下列疾病不出现痴呆的是
A. 亚急性硬化性全脑炎
B. 进行性风疹全脑炎
C. 肾上腺脑白质营养不良
D. 肌萎缩性侧索硬化
E. 进行性肌阵挛性癫痫

55. 重症肌无力与急性炎症性脱髓鞘性多发神经病的鉴别点是
A. 起病急缓
B. 症状有无波动
C. 疲劳试验
D. 新斯的明试验
E. 以上全部

56. 男性,19 岁。因四肢弛缓性瘫痪收住院,完善检查后诊断为"急性炎症性脱髓鞘性多发性神经病"。关于该患者预后的判断下列错误的是
A. 病情发展到高峰时可累及呼吸肌,导致呼吸肌麻痹
B. 急性起病,四肢弛缓性瘫痪痊愈可能性极大
C. 患者若出现肢体和躯干的剧烈疼痛,预后差
D. 主观感觉障碍恢复较四肢瘫痪恢复快
E. 遗留有后遗症的可能性不大

二、A3/A4 型题

(57～60题共用题干)

女性,45岁。因"渐进性肢体麻木6个月"来诊。6个月前始出现双侧足趾麻木,此后症状逐渐向上发展,出现双膝麻木、针刺感。1个月前出现双侧股部和双手麻木感,并出现双手活动不灵活。神经系统查体:脑神经检查未见异常,双足固有肌轻度萎缩,四肢肌力Ⅴ级,肌张力稍低,双侧踝反射消失,双侧膝跳反射降低,双上肢腱反射(＋＋)且对称,双侧膝关节以下振动觉、针刺觉明显减退,双手轻触觉和针刺觉减退,Romberg征(一)。神经传导测定:运动传导测定双侧腓总神经、胫后神经复合肌肉动作电位波幅下降,运动传导速度正常,双侧正中神经、尺神经正常,感觉传导测定示双腓肠神经、腓总神经感觉神经电位未引出,双侧正中神经、尺神经感觉神经电位波幅明显降低。F波测定:双侧正中神经、尺神经、胫后神经正常。肌电图:双侧胫前肌呈神经源性损害。

57. 根据该患者神经受累的范围,疾病类型属于

A. 单神经病

B. 多发性单神经病

C. 多发性周围神经病

D. 多发性神经根神经病

E. 脊肌萎缩症

58. 其神经病变最可能的病理基础是

A. 原发性脱髓鞘

B. 原发性轴索损害

C. 神经元变性

D. 脱髓鞘继发轴索损害

E. 感觉神经元变性

59. 最不可能的病因是

A. 缺血性(血管炎性)

B. 中毒

C. 营养障碍性

D. 糖尿病性

E. 遗传性

60. 对于明确诊断,价值最小的检查是

A. 血生化

B. 血叶酸、维生素 B_{12} 水平测定

C. 髓鞘相关糖蛋白(MAG)抗体

D. 毒物筛查

E. 颈椎 MRI

(61～63题共用题干)

女性,24岁。病史:2周前出现双下肢无力,次日双上肢亦感沉重,伴双眼睑闭合不全、1周后不能行走,双上肢不能抬举,今上午声音嘶哑,胸闷、气促,无排尿障碍。查体:神清,构音障碍,呼吸困难,双侧周围性面瘫,双上肢肌力3级,双下肢肌力1级,四肢肌张力减低,各腱反射(一),双侧Babinski征(一)。

61. 诊断考虑为

A. 重症肌无力

B. 急性脊髓炎

C. 急性炎症性脱髓鞘性多发性神经病

D. 脑桥肿瘤

E. 周期性瘫痪

62. 最重要的辅助检查

A. 肌电图

B. 头颅 CT

C. 脑脊液检查

D. 血生化检查

E. 头颅正侧位片

63. 治疗上最重要的是

A. 大剂量激素的使用

B. 大剂量维生素治疗

C. 抗生素使用

D. 补钾

E. 血浆置换

三、X型题

64. 下述表现中,与急性炎症性脱髓鞘性多发性神经病相关的是
  A. 小腿肌肉握痛
  B. 四肢无力
  C. 呼吸困难
  D. 三叉神经痛
  E. 双侧面瘫

65. 对于多发性硬化的病因与发病机制,下列正确的是
  A. 遗传因素起重要作用
  B. T细胞介导的免疫损伤
  C. 贫穷的人群发病率高
  D. 一些细胞因子参与发病过程
  E. 是一种自身免疫性疾病

66. 临床确诊的多发性硬化包括
  A. 病程中一次发作,一处病变的临床证据
  B. 病程中两次发作,两个分离病灶的临床证据
  C. 病程中两次发作,一处病变临床证据和另一部位病变亚临床证据
  D. 病程中一次发作,两个分离病灶临床证据,CSF寡克隆IgG带阳性
  E. 病程中两次发作,一个临床或亚临床病变证据,CSF寡克隆IgG带阳性

67. 多发性硬化的MRI表现包括
  A. 上述斑块灶周围可有明显强化
  B. 侧脑室周围多个类圆形斑块
  C. 慢性病例可有脑萎缩
  D. 脊髓内斑块状长T1长T2信号
  E. 大脑皮质区大片状楔形长T1长T2信号

68. 如怀疑为多发性硬化,可选用的神经电生理检查包括
  A. 脑干听觉诱发电位
  B. 视觉诱发电位
  C. 磁刺激运动诱发电位
  D. 躯体感觉诱发电位
  E. 肌电图

69. 炎性脱髓鞘性周围神经病可出现的神经电生理改变有
  A. 神经传导速度明显减慢
  B. 运动末端潜伏期延长
  C. 传导阻滞
  D. 异常波形离散
  E. 早期失神经电位

70. 男性,22岁,四肢瘫痪,诊断为典型的急性炎症性脱髓鞘性多发性神经病,下述表现中可能出现的是
  A. 呼吸困难
  B. 腱反射消失
  C. 病理征阳性
  D. 感觉平面
  E. 构音障碍

第六章

神经系统变性疾病

一、A1/A2 型题

1. 下列符合神经系统变性疾病特点的是
   - A. 具有遗传因素和环境因素的双重机制
   - B. 其基本病理改变中包括大量炎性细胞的浸润
   - C. 起病隐匿,常广泛累及神经系统的多个部位
   - D. 实验室检查对于此类疾病具有特异性
   - E. 病灶多为非对称性,进展性病程

2. 男性,68 岁。进行性记忆力下降 2 年,主要为近记忆障碍,伴有命名障碍、失语、计算力下降及精神异常,无意识障碍,无卒中病史。头颅 MRI 检查显示:脑皮质萎缩及侧脑室扩张。最可能的诊断是
   - A. 轻度认知障碍
   - B. 抑郁症
   - C. 帕金森病痴呆
   - D. Alzheimer 病
   - E. 额颞叶痴呆

3. 女性,54 岁。优秀话务员,近几年怀疑丈夫有外遇,看电视时激动,控制不住,外出走失 1 周找不到自己家,住在露天,公安人员收留送回家,吃饭用手抓着吃,记忆力下降,行为幼稚。既往高血压 7 年,脑梗死后 10 个月。神经系统检查:BP 225/110 mmHg,说话口齿不清,右侧下肢轻偏瘫症状,肌张力增高,巴氏征(十)。精神检查:意识清晰,智力减退,个人生活不能自理,有二便失禁。本病例诊断考虑
   - A. 阿尔茨海默病
   - B. 血管性痴呆
   - C. 脑肿瘤所致精神障碍
   - D. 脑炎所致精神障碍
   - E. 精神发育迟滞

4. 属于血管性认知障碍的是
   - A. 轻度认知障碍
   - B. 额颞叶痴呆
   - C. 路易体痴呆
   - D. 阿尔茨海默病
   - E. 伴发脑血管病的阿尔茨海默病

5. 运动神经元疾病和肌病的鉴别中,下述无意义的是
   - A. 家族史
   - B. 血清肌酸磷酸激酶
   - C. 肌萎缩
   - D. 肌电图
   - E. 感觉障碍

6. 女性,78 岁。5 年前逐渐出现记忆力减退,逐渐加重,出门经常找不到家,近 2 年来生活渐渐不能自理。神经系统检查未见局灶

性神经系统体征,MMSE 评分 8 分,头颅
MRI 显示脑萎缩,实验室检查未见异常。
根据 NINCDS-ADR-DA 的国际标准,该患
者的诊断为
A. 确定的 Alzheimer 病
B. 可能的 Alzheimer 病
C. 血管性痴呆
D. 可能性大的 Alzheimer 病
E. 路易体痴呆

7. 女性,72 岁。既往无高血压史。记忆力进
行性下降 6 年。近来常因忘记关煤气而引
起厨房失火,不知如何烹饪,熟悉的物品说
不出名称,只会说"那样东西"。夜间定向
障碍,行为紊乱,肌力正常,无共济失调。
头颅 CT 扫描示有广泛脑萎缩。考虑最可
能的诊断是
A. 亨廷顿氏病
B. 多发梗死性痴呆
C. Creutzfeldt-Jacob 病
D. 阿尔茨海默病
E. Wilson's 病

8. 下列疾病属于非变性病性痴呆的是
A. 额颞叶痴呆
B. 血管性痴呆
C. 路易体痴呆
D. 帕金森病痴呆
E. Pick 病

9. Kluver-Bucy 综合征好发于
A. 额颞叶痴呆
B. 血管性痴呆
C. 路易体痴呆
D. 帕金森病痴呆
E. 正常颅压脑积水

10. 以下不是路易体痴呆临床表现的是
A. 进行性痴呆
B. 运动迟缓

C. 肌强直
D. 视幻觉
E. 尿失禁

11. 男性,72 岁。家人发现其记忆力减退 1 年,
表现为近记忆力减退明显,而远记忆力相
对保留,语言、视空间、执行、计算及理解判
断力均测试正常,该患者诊断为
A. 轻度痴呆
B. 中度痴呆
C. 重度痴呆
D. 遗忘型轻度认知障碍
E. 非遗忘型轻度认知障碍

12. 患儿男性,10 岁,面部有血管痣,癫痫,痴
呆,CT 扫描示右枕叶有脑回样钙化,患侧
皮质轻度萎缩,枕角轻度扩大。首选诊
断为
A. 少枝胶质细胞瘤
B. 星形细胞瘤
C. 结节性硬化
D. 陈旧性血肿
E. 颅面血管瘤病

13. 女性,60 岁。糖尿病 10 年,高血压 5 年。
3 月来双上、下肢相继出现麻木和无力,以
手和足为重。检查:四肢远端无力,双肘下
和双膝下痛觉和触觉均减退,四肢腱反射
未引出。最可能的诊断是
A. 多发性肌炎
B. 运动神经元病
C. 多发性神经炎
D. 脊髓亚急性联合变性
E. 急性炎症性脱髓鞘性多发性神经病

14. 路易体痴呆患者认知障碍的特点为
A. 急进性
B. 暴发性
C. 波动性
D. 可逆性

E. 规律性反复与缓解交替

15. 路易体痴呆的病理特征为
   A. 老年斑
   B. Lewy 体
   C. Pick 小体
   D. 神经元的丢失
   E. 神经元纤维缠结

16. 最常见的痴呆为
   A. 血管性痴呆
   B. 帕金森病痴呆
   C. 路易体痴呆
   D. 额颞痴呆
   E. 阿尔茨海默病

17. 最常见的变性病性痴呆是
   A. 帕金森病痴呆
   B. 路易体痴呆
   C. 阿尔茨海默病
   D. 额颞叶痴呆
   E. 亨廷顿病

18. 克-雅病的临床体征中不包括
   A. 共济失调
   B. 偏瘫
   C. Babinski 征阳性
   D. 脑膜刺激征
   E. 脊髓前角细胞损害引起的肌萎缩

19. 下列关于 PD 的叙述不正确的是
   A. PD 又称震颤麻痹
   B. 是一种神经系统变性疾病
   C. PD 也可由脑血管病、中毒、脑炎等疾病继发
   D. 多发于中老年人,60 岁以上患病率可达 1 000/10 万,两性分布差异不大
   E. 约 10% 的 PD 患者有家族史,呈不完全外显的常染色体显性遗传

20. 下列用于治疗阿尔茨海默病的药物中,不属于胆碱酯酶抑制剂的是
   A. 他克林
   B. 占诺美林
   C. 石杉碱甲
   D. 加兰他敏
   E. 美曲膦酯

21. 运动神经元病中哪种类型最常见?
   A. 肌萎缩侧索硬化
   B. 进行性脊肌萎缩
   C. 进行性延髓麻痹
   D. 原发性侧索硬化
   E. 脊肌萎缩症

22. 下列不符合运动神经元病的表现的是
   A. 肌萎缩
   B. 锥体束征
   C. 球麻痹
   D. 感觉障碍
   E. 肌束颤动

23. 不属于运动神经元病的是
   A. 肌萎缩侧索硬化
   B. 进行性脊肌萎缩
   C. 原发性侧索硬化
   D. 进行性延髓麻痹
   E. 脊肌萎缩症

24. 运动神经元病中,脑干的运动神经核一般不受累及的是
   A. 舌下神经核
   B. 迷走神经背核
   C. 动眼神经核
   D. 面神经核
   E. 疑核

25. 以下不属于神经系统变性病的是
   A. 阿尔茨海默病
   B. 帕金森病

C. 多系统萎缩

D. 进行性核上性麻痹

E. 肝豆状核变性

26. 男性,35岁。8个月前无诱因缓慢出现左胸电击样疼痛,夜间加重,3个月前左下肢进行性无力,近1个月右下肢无力,排尿困难。查体:左下肢肌力3级、右下肢4级,肌张力增高,腱反射(＋＋＋＋),T_4以下感觉减退,双侧Babinski征(＋)。诊断考虑为

A. 脊髓压迫症

B. 急性脊髓炎

C. 运动神经元病

D. 急性脊髓灰质炎

E. 多发性神经病

27. 一名老年患者因右侧大腿前部麻木,右下肢近端无力就诊,有糖尿病病史5年。查体发现右侧股四头肌萎缩,右下肢近端肌力4级,远端5级,膝反射消失但踝反射可引出,其余肢体除了腱反射减低外未见异常,肌电图示右侧股四头肌失神经支配。最可能的诊断是

A. 腰椎病变压迫神经根

B. 糖尿病性肌萎缩

C. 腹腔占位性病变压迫腰膨大发出的神经

D. 神经炎

E. 运动神经元病早期

28. 男性,32岁。近半年渐出现四肢发硬、双手震颤、持筷不稳来院就诊。家人发现其表情呆板,言语减少,时有不自主发笑,且急躁、易忘事。体检:仅见四肢肌张力呈铅管样强直,余体征(－)。半年前有CO中毒史,曾昏迷1天,否认高血压史及家族史。此患者最可能的诊断为

A. 帕金森综合征

B. 运动神经元病

C. 原发性震颤

D. 帕金森病

E. 颈椎病

29. 神经系统变性疾病的基本病理改变不包括

A. 神经元萎缩或消失

B. 神经轴突髓鞘脱失

C. 星形胶质细胞增生肥大

D. 炎性细胞浸润

E. 格子细胞缺如

30. 运动神经元病的损害部位不包括

A. 皮质锥体细胞

B. 锥体束

C. 脊髓前角

D. 脑干后组运动神经元

E. 脊髓后角

31. 运动神经元病早期最常受累的部位是

A. 腰髓前角细胞

B. 胸髓前角细胞

C. 骶髓前角细胞

D. 颈髓前角细胞

E. 延髓脑神经核细胞

32. 运动神经元病中最不易受累的肌肉是

A. 四肢骨骼肌

B. 躯干肌

C. 呼吸肌

D. 肛门括约肌

E. 眼外肌

33. 运动神经元病的神经电生理检查中,错误的是

A. 肌电图呈典型神经源性改变

B. 静息状态下可见纤颤电位、正锐波

C. 肌电图呈肌源性改变

D. 神经传导速度正常

E. 可见有束颤电位

34. 男性,78岁。近半年开始出现记忆力减退、识物不能,症状呈波动性,后逐渐出现行动迟缓、肌肉强直、幻视。行脑电图未见异常,头颅MRI未见颞叶、脑干、小脑萎缩。该患者诊断为
    A. 阿尔茨海默病
    B. Pick 病
    C. 橄榄-脑桥-小脑萎缩
    D. 额颞痴呆
    E. 路易体痴呆

35. 女性,35岁。视力下降,复视,双下肢无力2年,MRI检查示脑部和脊髓白质部分均有多处脱髓鞘病变,视觉诱发电位和体感诱发电位均异常,CSF寡克隆带(+)。正确的诊断是
    A. 视神经脊髓炎
    B. 多发性硬化
    C. 多发腔隙性脑梗死
    D. 吉兰-巴雷综合征
    E. 运动神经元病

36. 研究阿尔茨海默病的病理时,显示老年斑和神经元纤维缠结的常用染色方法是
    A. 网状纤维染色
    B. 弹力纤维染色
    C. Bodian 染色
    D. 刚果红染色
    E. Luxol Fast Blue 染色

37. 男性,65岁。5年来进行性四肢肌力减退,并出现双侧舌肌及上下肢肌肉萎缩伴肌纤颤,双膝反射亢进,双 Babinski 征阳性,感觉正常。家族史(一)。不饮酒。患者应进行的检查是
    A. 诱发电位
    B. 颈椎 X 线
    C. 肌电图
    D. 神经传导速度
    E. 血清 CK

38. 阿尔茨海默病的确诊依据是
    A. 临床表现
    B. 神经电生理检查
    C. 神经影像学检查
    D. 病理学检查
    E. 神经心理学检查

39. 下列辅助检查与克-雅病不符的是
    A. CSF 中 14-3-3 蛋白呈阳性
    B. 血清中 S100 蛋白增高
    C. EEG 可出现间隔 $0.5 \sim 2$ s 周期性棘慢复合波
    D. CSF 细胞数中度增高,以中性粒细胞为主
    E. MRI 示双侧尾状核、壳核 T2 对称性高信号,很少波及苍白球,无增强效应,T1可完全正常

40. 女性,70岁。近1年来常常爱忘事,经常因找不到东西而怀疑被家人拿走。入院查体发现患者社交礼仪良好,但有重复行为,如反复问同一个问题。神经系统检查未见明确阳性体征。最可能的诊断是
    A. 路易体痴呆
    B. 血管性痴呆
    C. 额颞叶痴呆
    D. 阿尔茨海默病
    E. 帕金森病

41. 男性,36岁。2年前曾因双眼视力减退、共济失调、步态不稳,在当地就诊,经治疗3个月后好转,本次因双眼视力减退伴大小便潴留、截瘫就诊。应考虑下列诊断中的
    A. 急性脊髓炎
    B. 多发性硬化
    C. 脊髓压迫症
    D. 运动神经元病
    E. 急性脊髓灰质炎

二、A3/A4 型题

（42～44 题共用题干）

女性,57 岁。因"渐进性四肢肌力减弱,行走不便 1 年"来诊。查体:四肢肌肉萎缩、痉挛,有肌束颤动,腱反射活跃,巴宾斯基征(+)。

42. 根据查体结果判断,损伤部位可能位于
    A. 上胸段脊髓横断面
    B. 下胸段脊髓横断面
    C. 脊髓前角
    D. 脊髓后角
    E. 脊髓侧角

43. 最可能的诊断是
    A. 横贯性脊髓炎
    B. 根性脊髓病
    C. 脊髓空洞症
    D. 运动神经元病
    E. 慢性炎症性周围神经病

44. 实验室检查可能会出现
    A. 血清叶酸水平降低
    B. 血清维生素 B_{12} 水平降低
    C. 脑脊液中蛋白水平降低
    D. 血清半胱氨酸水平降低
    E. 脑脊液细胞数增多

（45～48 题共用题干）

男性,55 岁,农民。于 5 个月前发现四肢无力、麻木,未引起重视,病情逐渐加重,出现四肢末端烧灼感,走路不稳,吐字不清,饮水呛咳入院,大、小便正常,家族无类似病史。查体:T:36.7℃,神志清楚,双侧咽反射减弱,四肢肌力 4 级,四肢末端针刺觉、震动觉减弱,四肢腱反射减弱,四肢轻度肌萎缩,双侧 Babinski 征阴性,Romberg 征阳性。

45. 该患者首先应做的检查是
    A. 脑电图
    B. X 线
    C. 脑脊液检查
    D. 诱发电位
    E. CT

46. 如果以上检查均正常,如何确定患者的诊断?
    A. 腓肠神经活检
    B. MRI
    C. 肌电图
    D. 重复脑脊液检查
    E. 化验血钾

47. 可能的诊断是
    A. 多灶性运动神经病
    B. 复发型吉兰-巴雷综合征
    C. 慢性吉兰-巴雷综合征
    D. 运动神经元病
    E. 遗传性感觉运动性神经病

48. 首选何种治疗?
    A. 免疫球蛋白静脉滴注
    B. 免疫抑制剂
    C. 血浆交换
    D. 皮质类固醇
    E. 中药

（49～51 题共用题干）

女性,35 岁。消瘦、乏力、怕热、手颤 1 个月,夜间突然出现双下肢软瘫。查体:神志清,血压 140/80 mmHg,心率 100 次/分,律齐,甲状腺轻度增大、无血管杂音。

49. 导致患者双下肢软瘫的直接原因可能是
    A. 脑栓塞
    B. 运动神经元病
    C. 重症肌无力
    D. 呼吸性碱中毒
    E. 血钾异常

50. 为明确诊断,应首先进行的检查项目是
- A. 头颅 CT,血糖测定
- B. 肌电图,血电解质测定
- C. 胸部 CT,血抗乙酰胆碱受体抗体测定
- D. 血气分析,血电解质测定
- E. 血电解质测定,甲状腺功能测定

51. 此患者的急诊处理应
- A. 螺内酯治疗
- B. 纠正电解质紊乱
- C. 静脉滴注氯化钾及胰岛素
- D. 溴吡斯的明和糖皮质激素治疗
- E. 脱水降颅压治疗

三、X 型题

52. 下列叙述错误的是
- A. α-共核蛋白是 Pick 小体的主要成分
- B. 异常磷酸化的 Tau 蛋白是神经元纤维缠结的主要成分
- C. β-淀粉样蛋白是老年斑的主要成分
- D. 神经元胞质内 Pick 小体仅见于 Pick 病
- E. 脑内老年斑和神经元纤维缠结仅见于阿尔茨海默病

53. 下列属于阿尔茨海默病的病理表现的是
- A. 老年斑
- B. 神经元纤维缠结
- C. 颗粒空泡变性
- D. Lewy 小体
- E. 胆碱能神经元丢失

54. 阿尔茨海默病发病与下列基因突变相关的是
- A. *APP*
- B. *PS-1*
- C. *PS-2*
- D. *ApoE*
- E. *α-synuclein*

55. 阿尔茨海默病晚期的表现有
- A. 失认
- B. 失语
- C. 失用
- D. 癫痫发作
- E. 帕金森综合征

56. 阿尔茨海默病的高危因素是
- A. 高龄
- B. 独居
- C. 文化程度低
- D. 抑郁症
- E. 有家族史

57. 阿尔茨海默病需与下列哪些疾病鉴别?
- A. 年龄相关性记忆障碍
- B. 血管性痴呆
- C. 帕金森病痴呆
- D. 抑郁症
- E. 路易体痴呆

58. 以下哪些为变性病性痴呆?
- A. Pick 病
- B. 路易体痴呆
- C. Binswanger 病
- D. 肝豆状核变性
- E. 阿尔茨海默病

59. 路易体痴呆应与下列哪些疾病鉴别?
- A. 阿尔茨海默病
- B. 帕金森病
- C. 进行性核上性麻痹
- D. 皮质纹状体脊髓变性
- E. 纹状体黑质变性

60. 导致常染色体显性遗传的家族性阿尔茨海默病的突变基因有
- A. Tau 蛋白基因
- B. *APP* 基因
- C. *ApoE* 基因

D. *PS1* 基因

E. *PS2* 基因

61. 阿尔茨海默病的临床表现有

A. 近记忆下降

B. 远记忆下降

C. 认知障碍

D. 精神障碍

E. 日常生活能力减退

62. 腰椎穿刺脑脊液中蛋白为 2.0 g/L (200 mg/dl),与下列哪些疾病符合?

A. 结核性脑膜炎

B. 脑肿瘤

C. 脊髓压迫症

D. 吉兰-巴雷综合征

E. 运动神经元病

第七章

周围神经疾病

1. 某患者行走不稳(夜晚黑暗时加重),行走时双目注视地面,跨步大,举足高,踏步作响,应考虑为
   A. 小脑性共济失调
   B. 前庭功能障碍
   C. 感觉性共济失调
   D. 下肢痉挛性瘫痪
   D. 下肢弛缓性瘫痪

2. 继发性三叉神经痛与原发性三叉神经痛的主要鉴别点是前者
   A. 发病年龄较轻
   B. 疼痛较剧烈
   C. 病程较长
   D. 有神经系统阳性体征
   E. 药物疗效较差

3. 治疗三叉神经痛效果较好的药物是
   A. 卡马西平
   B. 地西泮
   C. 苯妥英钠
   D. 氯氮䓬
   E. 七叶莲

4. 急性炎症性脱髓鞘性多发性神经病患者的脑脊液常规检查可表现为

   A. 正常
   B. 细胞和蛋白均增高
   C. 细胞增高而蛋白稍增高
   D. 起病时蛋白明显增高
   E. 起病后第 3 周蛋白明显增高

5. 急性炎症性脱髓鞘性多发性神经病患者的主要危险是
   A. 四肢瘫痪
   B. 眼球运动障碍
   C. 并发心肌炎、心力衰竭
   D. 呼吸肌麻痹
   E. 并发消化道出血

6. 原发性三叉神经痛的治疗原则是
   A. 三叉神经周围支切断术
   B. 首选手术治疗
   C. 首选神经阻滞治疗
   D. 以止痛治疗为目的
   E. 首选经皮选择性射频热凝治疗

7. 目前偏侧面肌痉挛的安全有效、简便易行的治疗方法是
   A. A 型肉毒毒素注射
   B. 泼尼松口服
   C. 去痛片口服
   D. 用 50% 酒精行面神经封闭疗法
   E. 手术微血管减压

8. 原发性三叉神经痛的首选治疗方法是
  A. 卡马西平口服
  B. 封闭疗法
  C. 手术治疗
  D. 经皮半月神经节射频电凝疗法
  E. 大量维生素 B_{12} 肌内注射

9. 原发性三叉神经痛与继发性三叉神经痛的鉴别主要是继发性三叉神经痛患者
  A. 疼痛较剧烈
  B. 年龄较轻
  C. 药物疗效较差
  D. 病程较长
  E. 有神经系统阳性体征

10. 手术治疗三叉神经痛,从止痛效果看目前首选
  A. 三叉神经微血管减压术
  B. 三叉神经感觉根部分切断术
  C. 三叉神经运动根部分切断术
  D. 三叉神经切断术
  E. 三叉神经-面神经吻合术

11. 经皮半月神经节射频电凝疗法治疗三叉神经痛,射频电极针通常加热至
  A. 35～45℃
  B. 45～55℃
  C. 55～65℃
  D. 65～75℃
  E. 75～85℃

12. 不适用于治疗原发性三叉神经痛的治疗方法是
  A. 大量维生素 B_{12} 肌内注射
  B. 封闭疗法
  C. 卡马西平口服
  D. 经皮半月神经节射频电凝疗法
  E. 大剂量激素冲击治疗

13. 不属于原发性三叉神经痛的临床表现为

  A. 发作表现为电击样、针刺样、刀割样或撕裂样的剧烈疼痛,为时短暂,每次数秒至2分钟
  B. 疼痛以面颊、上下颌及舌部最为明显
  C. 口角、鼻翼、颊部和舌部为敏感区,轻触即可诱发,称为扳机点;洗脸、刷牙、咀嚼、呵欠和讲话等均可诱发
  D. 严重者伴有面部肌肉的反射性抽搐,口角牵向患侧,称为痛性抽搐
  E. 一般伴有面瘫

14. 继发性三叉神经痛与原发性三叉神经痛的最重要鉴别点是
  A. 有扳机点
  B. 有其他神经系统体征
  C. 常有牙疾患
  D. 疼痛的程度
  E. 卡马西平的治疗效果

15. 原发性三叉神经痛的患者可能出现的体征是
  A. 患侧面部感觉减退
  B. 患侧咀嚼肌萎缩
  C. 患侧角膜反射消失
  D. 患侧面部可有触发点
  E. 张口时下颌偏向患侧

16. 原发性三叉神经痛于三叉神经哪支发生率最高?
  A. 第2支
  B. 第2、3支
  C. 第1、2支
  D. 第1、3支
  E. 第3支的运动支

17. 关于原发性三叉神经痛的描述不正确的是
  A. 多见于中老年人
  B. 第2、3支较少见
  C. 常有"触发点"或"扳机点"
  D. 常伴疼痛侧角膜反射消失

E. 严重者伴面肌痛性抽搐

18. 在特发性面神经麻痹的护理上应注意防止发生
    A. 面肌萎缩
    B. 面肌痉挛
    C. 下颌关节脱位
    D. 上颌窦感染
    E. 角膜溃疡

19. 原发性三叉神经痛的患者最常出现
    A. 面部痛觉减退
    B. 咀嚼肌萎缩
    C. 角膜反射减弱
    D. 张口下颌偏斜
    E. 有疼痛触发点

20. 原发性三叉神经痛最典型的特点
    A. 电击样、难忍的持续性疼痛
    B. 疼痛伴有角膜反射消失
    C. 触及面部某点可使疼痛发作
    D. 发作前有先兆
    E. 常见于第 1 支分布区

21. 下列不属于偏侧面肌痉挛的病因的是
    A. 特发性面神经麻痹的暂时性或永久性后遗症
    B. 可能为面神经的异位兴奋或伪突触传导引起
    C. 面神经进入脑干处被微血管襻压迫
    D. 可由小脑脑桥角肿瘤或椎动脉瘤引起
    E. 自主神经不稳

22. 三叉神经痛最易与下列哪种颜面部疼痛混淆?
    A. 青光眼
    B. 牙痛
    C. 额窦炎
    D. 中耳炎
    E. 上颌窦炎

23. 原发性三叉神经痛首选治疗为
    A. 药物治疗
    B. 经皮选择性射频热凝治疗
    C. 神经阻滞疗法
    D. 三叉神经微血管减压术
    E. 三叉神经感觉根切断术

24. 治疗原发性三叉神经痛首选药物为
    A. 散利痛
    B. 吗啡
    C. 卡马西平
    D. 苯妥英钠
    E. 阿司匹林

25. 下列不属于三叉神经痛扳机点的是
    A. 上唇外侧
    B. 口角
    C. 舌
    D. 颊部
    E. 乳突

26. 诱发三叉神经痛的动作有
    A. 洗脸
    B. 刷牙
    C. 咀嚼
    D. 说笑
    E. 以上都是

27. 原发性三叉神经痛可能有
    A. 面部感觉减退
    B. 面部有扳机点
    C. 角膜反射迟钝
    D. 下颌反射亢进
    E. 以上都是

28. 继发性三叉神经痛可检查
    A. 头颅 X 线片
    B. 头颅 CT
    C. 头颅 MRI
    D. 脑脊液

E. 以上都要

29. 下列不见于特发性面神经麻痹后遗症的是
   A. 瘫痪肌痉挛
   B. 面肌痉挛
   C. 眼睑下垂
   D. 露齿时瘫痪面肌不收缩
   E. 连带运动

30. 面肌痉挛常选用什么药物治疗?
   A. B 族维生素
   B. 卡马西平
   C. 泼尼松
   D. 肌肉松弛药
   E. 神经生长因子

31. 下列状态下面肌痉挛会消失的是
   A. 劳累
   B. 紧张
   C. 讲话
   D. 注意力高度集中
   E. 入睡后

32. 下列除哪项外均可引起面肌痉挛?
   A. Bell 麻痹
   B. 脑干脑炎
   C. 椎-基底动脉系动脉瘤
   D. 脑桥小脑角肿瘤
   E. 重症肌无力

33. 10 岁男孩。近 3 个月来表现为右眼睑不完全下垂,伴有看东西叠影,症状有波动,早晨起床后较轻,最可能的诊断是
   A. 右动眼神经麻痹
   B. 右面神经麻痹
   C. 肌营养不良
   D. 重症肌无力(眼肌型)
   E. 面肌痉挛

34. 女性,65 岁。右面部发作性疼痛 2 年,诊断

为原发性三叉神经痛。治疗应选用
   A. 卡马西平
   B. 周围支神经纯酒精封闭
   C. 三叉神经节射频热凝
   D. 周围支神经切断术
   E. 三叉神经感觉根切断术

35. 男性,62 岁。因左侧面颊部阵发性烧灼样疼痛 2 月余就诊。每次发作持续 10 min 左右。体检:左侧眼眶下面颊部痛觉减退,咀嚼肌无力,角膜反射似较右侧迟钝。下列处理正确的是
   A. 积极查找病因,对因处理
   B. 一般无法明确病因,对症处理
   C. 首选卡马西平口服
   D. 手术切断三叉神经周围支
   E. 神经阻滞疗法

36. 下列关于特发性面神经麻痹的描述正确的是
   A. 多为慢性起病
   B. 双侧受累多见
   C. 多数病例伴舌后 1/3 味觉丧失
   D. 出现 Bell 征
   E. 多数患者不能恢复

37. 左侧特发性面神经麻痹的患者可以出现的症状和体征有
   A. 左侧面部感觉减退或消失
   B. 张口时下颌偏向左侧
   C. 伸舌左偏,左侧舌肌萎缩
   D. 左眼睑下垂
   E. 左眼闭合不全

38. 左侧特发性面神经麻痹的主要表现有
   A. 左眼睑闭合不严,示齿时口角歪向左侧
   B. 左眼睑闭合不严,示齿时口角歪向右侧
   C. 左眼睑闭合不严,示齿时口角不歪
   D. 眼睑闭合正常,示齿时口角歪向左侧
   E. 眼睑闭合正常,示齿时口角歪向右侧

39. 下列症状、体征不符合特发性面神经麻痹的是
A. Bell 征(＋)
B. 多为单侧病变
C. 可伴耳后疼痛
D. 可伴患侧咀嚼肌无力
E. 可伴患侧舌前 2/3 味觉障碍

40. 特发性面神经麻痹急性期不应该有的体征有
A. 听觉过敏
B. 张口时下颌歪斜
C. 舌前 2/3 味觉丧失
D. 眼睑闭合无力
E. 鼻唇沟变浅

41. 特发性面神经麻痹的起病形式一般为
A. 突然起病
B. 亚急性起病
C. 急性起病
D. 慢性起病
E. 亚急性起病或慢性起病

42. 特发性面神经麻痹时 Bell 征指的是
A. 患侧表情肌瘫痪，额纹消失，不能皱额蹙眉
B. 眼裂不能闭合或者闭合不全，闭眼时患侧眼球向外上方转动，露出白色巩膜
C. 患侧乳鼻唇沟变浅，口角下垂
D. 眼裂不能闭合或者闭合不全，闭眼时患侧眼球向外下方转动，露出白色巩膜
E. 颊肌瘫痪，食物易滞留病侧齿龈

43. 女性，59 岁。左侧面部发作性剧痛 2 年，疼痛自上唇始，延至外眦下方，每次持续数秒钟，讲话、进食、刷牙和洗脸可诱发，神经系统检查无阳性体征。诊断考虑为
A. 偏头痛
B. 鼻窦炎
C. 原发性三叉神经痛

D. 蝶腭神经痛
E. 非典型面痛

44. 男性，64 岁。8 年来阵发性左侧面部剧烈疼痛，每次持续 10～20 s，每日发作数十次，常因说话、进食、刷牙而诱发，不敢洗脸、说话或吃饭。查体：神经系统无阳性体征。诊断首先考虑为
A. 偏头痛
B. 特发性面神经麻痹
C. 混合性头痛
D. 丛集性头痛
E. 原发性三叉神经痛

45. 面部感觉减退提示
A. 三叉神经病变
B. 面神经病变
C. 迷走神经病变
D. 副神经病变
E. 舌咽神经受损

46. 急性炎症性脱髓鞘性多发性神经病的主要临床表现是
A. 肢体对称性麻木
B. 肢体对称性无力
C. 发作性肢体无力
D. 发作性肢体麻木
E. 双侧眼外肌瘫痪

47. 急性炎症性脱髓鞘性多发性神经病不常见的表现为
A. 视盘水肿
B. 双侧面神经麻痹
C. 双侧舌咽神经麻痹
D. 脑脊液蛋白-细胞分离现象
E. 运动神经传导速度异常

48. 检查角膜反射时，如直接反射消失，间接反射存在，是因为
A. 同侧三叉神经病变

B. 对侧三叉神经病变

C. 同侧面神经病变

D. 对侧面神经病变

E. 同侧动眼神经病变

二、A3/A4 型题

(49～52题共用题干)

男性,60岁。左面部发作性剧痛10年,疼痛自上颌部及右侧面颊部最明显,延至外眦下方,每次持续数秒钟,讲话、刷牙、进食和洗脸可诱发。查体:神经系统无阳性体征。

49. 诊断考虑为

A. 牙痛

B. 原发性三叉神经痛

C. 舌咽神经痛

D. 蝶腭神经痛

E. 非典型面神经痛

50. 需与下列哪种疾病相鉴别?

A. 偏头痛

B. 蝶腭神经痛

C. 非典型面神经痛

D. 继发性三叉神经痛

E. 舌咽神经痛

51. 受累的神经为

A. 面神经

B. 三叉神经眼支

C. 三叉神经下颌支

D. 舌咽神经

E. 三叉神经上颌支

52. 治疗上首选的药物是

A. 卡马西平

B. 维生素B族

C. 糖皮质激素

D. 巴氯芬

E. 哌咪清

(53～56题共用题干)

女性,47岁。6年来阵发性左侧面部剧烈疼痛,每次持续10～20 s,每日发作数十次,常因说话、进食、刷牙而诱发,不敢洗脸、说话或吃饭。

53. 诊断考虑为

A. 偏头痛

B. 特发性面神经麻痹

C. 原发性三叉神经痛

D. 丛集性头痛

E. 混合性头痛

54. 如果经查体发现患者左侧痛、温觉减退,深感觉及精细感觉存在,首选的检查为

A. 头颅CT

B. 头颅MRI

C. 经颅多普勒超声

D. 脑电图

E. 腰椎穿刺术

55. 如患者除上述体征外,还伴有左眼内斜,右侧肢体肌力4级,右侧Babinski征(＋)。病变部位可能在

A. 面神经

B. 颅底

C. 大脑皮质

D. 内囊

E. 脑干

56. 如患者经口服药治疗无效,辅助检查证实病变局部有异常血管团压迫,则应采取的治疗措施为

A. 局部封闭治疗

B. 联合多种抗癫痫药物治疗

C. 手术治疗

D. 心理治疗

E. 射频电凝治疗

(57～59题共用题干)

男性,67岁。一年半前出现左面部间断突发闪电样锐痛,持续时间约 10～30 min,伴同侧面部、口腔黏膜及舌前部麻木,呈进行性加重,口服卡马西平效果欠佳。查体:患侧咀嚼肌萎缩无力,角膜反射迟钝,复视。既往高血压病史 8 年余。头颅 X 线检查可见卵圆孔及圆孔扩大,鞍背及后床突受压破坏。

57. 该诊断最可能的是
   A. 原发性三叉神经痛
   B. 颅底蛛网膜炎
   C. 三叉神经鞘瘤
   D. 脑膜瘤
   E. 面神经炎

58. 本病病变起源于
   A. 面神经
   B. 三叉神经感觉根
   C. 三叉神经运动根
   D. 三叉神经半月节
   E. 颅底蛛网膜

59. 本病治疗方案为
   A. 三叉神经微血管减压术
   B. 肿瘤切除术
   C. 抗生素治疗
   D. 激素治疗
   E. 三叉神经感觉根切断术

三、X 型题

60. 关于周围神经疾病,叙述错误的有
   A. 一侧大脑半球病变可表现为对侧面部肌肉全部麻痹
   B. 吉兰-巴雷综合征可出现双侧面瘫
   C. 原发性三叉神经痛常伴有下颌偏斜
   D. 坐骨神经痛可表现拉塞格征
   E. 诊断慢性炎症性脱髓鞘性多发性神经病要求病程至少 8 周

61. 原发性三叉神经痛的特点是
   A. 好发于第 2、3 支
   B. 面部短暂的发作性剧痛
   C. 伴有面部感觉减退
   D. 有扳机点
   E. 可引起面肌痛性抽搐

62. 加重面肌痉挛的因素有
   A. 劳累
   B. 紧张
   C. 讲话
   D. 注意力高度集中
   E. 入睡后

63. 引起面肌痉挛的疾病有
   A. 特发性面神经麻痹
   B. 脑干脑炎
   C. 外伤
   D. 脑桥小脑角肿瘤
   E. 抽动症

64. 三叉神经痛的扳机点位于
   A. 上唇外侧
   B. 鼻翼
   C. 口角
   D. 舌
   E. 颊部

65. 可以引起呼吸肌麻痹的疾病包括
   A. 急性炎症性脱髓鞘性多发性神经病
   B. 上升性脊髓炎
   C. 上位颈髓肿瘤
   D. 周期性瘫痪
   E. 脊髓蛛网膜炎

66. 人类免疫缺陷病毒可以引起的周围神经病变类型为
   A. 远端对称性多发性神经病
   B. 多数性单神经病和神经节神经炎
   C. 慢性炎症性脱髓鞘性多发性神经病

D. 感觉性共济失调性神经病

E. 进行性多发性神经根神经病

67. 治疗三叉神经痛的药物有

A. 卡马西平

B. 苯妥英钠

C. 氯硝西泮

D. 苯巴比妥

E. 野木瓜

68. 原发性三叉神经痛的特点为

A. 反复发作

B. 短暂性疼痛

C. 神经系统检查有阳性体征

D. 发作间期正常

E. 以三叉神经第 2、3 支多见

69. 下述与三叉神经痛有关的是

A. 痛性抽搐

B. 扳机点

C. 闭眼时露出白色巩膜

D. 视物成双

E. 周期性发作

第八章

运动障碍性疾病

1. 只有透过血脑屏障在脑内变成多巴胺才能产生抗帕金森病作用的药物是
   A. 司来吉兰
   B. 苯海索
   C. 金刚烷胺
   D. 左旋多巴
   E. 以上都不是

2. 下列药物中具有抗晕动病及抗帕金森病作用的药物是
   A. 哌仑西平
   B. 东莨菪碱
   C. 阿托品
   D. 后马托品
   E. 山莨菪碱

3. 具有抗病毒作用的抗帕金森病药物是
   A. 左旋多巴
   B. 卡比多巴
   C. 金刚烷胺
   D. 溴隐亭
   E. 司来吉兰

4. 慌张步态的表现不包括
   A. 行走时躯干弯曲向前
   B. 起步慢、止步难
   C. 走路步基宽大
   D. 上肢协同摆动消失
   E. 见于帕金森病

5. 脑脊液检查对于下列疾病的定性诊断意义最大的是
   A. 大面积脑梗死
   B. 脑转移瘤
   C. 脑胶质瘤
   D. 结核性脑膜炎
   E. 帕金森病

6. MSA 和帕金森病、路易体痴呆、Down 综合征、Hallervoden-Spatz 病一起被归为
   A. 突触核蛋白病
   B. tau 蛋白病
   C. 泛素相关变性病
   D. Lewy 小体病
   E. Pick 小体病

7. 男性，17 岁，行动迟缓 2 年。查体：面部表情少，四肢肌张力呈铅管样增高，步行运动迟缓，双眼角膜与巩膜交界处见褐色环。该患者最有可能的诊断是
   A. 帕金森病
   B. 帕金森综合征
   C. 特发性震颤
   D. 小舞蹈病

E. 肝豆状核变性

8. 下列不是小舞蹈病临床表现的是
　　A. 舞蹈样动作
　　B. 挤奶妇手法
　　C. 角膜 K - F 环
　　D. 精神症状
　　E. 可伴有心脏病

9. 男性,69 岁。患帕金森病及前列腺增生,下列药物中不宜应用的是
　　A. 苯海索
　　B. 多巴丝肼
　　C. 苯海拉明
　　D. 金刚烷胺
　　E. 溴隐亭

10. 关于帕金森病的 3 个主要体征正确的是
　　A. 静止性震颤、肌强直、慌张步态
　　B. 静止性震颤、面具脸、肌强直
　　C. 运动迟缓、搓丸样动作、肌强直
　　D. 静止性震颤、肌张力增高、运动迟缓
　　E. 静止性震颤、面具脸、运动迟缓

11. 帕金森病最常见的首发症状是
　　A. 静止性震颤
　　B. 铅管样肌强直
　　C. 齿轮样肌强直
　　D. 慌张步态
　　E. 小步态

12. 下列不符合小舞蹈病体征的是
　　A. 舞蹈样不自主运动
　　B. 挤奶妇手法
　　C. 肌张力减低
　　D. 腱反射减弱或消失
　　E. 写字过小征

13. 男性,68 岁。3 年前出现手指发抖,动作迟缓变少,小步走路且不稳。查体:血压

130/90 mmHg,心肺查体未见异常。面具脸,慌张步态,步态不稳,指端震颤,肌张力增高,左侧肢体肌张力呈齿轮样增高,头颅MRI 扫描未显示异常,实验室检查未见异常。该患者的诊断为
　　A. 亨廷顿病
　　B. 帕金森病
　　C. 脑动脉硬化
　　D. 肝豆状核变性
　　E. 脑梗死

14. 下列都是帕金森病的典型表现,除外
　　A. 在肢体主动运动时震颤加强
　　B. 关节被动运动时有肌强直
　　C. 睡眠时震颤消失
　　D. 面部表情减少
　　E. 慌张步态

15. 男性,56 岁。近来出现动作缓慢和双手抖动。到医院检查后诊断为帕金森病,对于该病下述症状一般不会出现的是
　　A. 协调运动减少
　　B. 静止性震颤
　　C. 全身肌肉强直
　　D. 走路呈"慌张步态"
　　E. 出现偏瘫症状

16. 男性,20 岁。门诊检查疑为肝豆状核变性,对此患者进行了化验检查。下列不符合的是
　　A. 血清铜蓝蛋白下降
　　B. 血清铜下降
　　C. 尿铜增高
　　D. 血清铜氧化酶活力增高
　　E. 直接反应铜升高

17. 帕金森病理损害的主要部位是
　　A. 黑质致密部
　　B. 蓝斑
　　C. 中缝核

D. 迷走神经背核

E. 额叶

18. 下列不是帕金森病常见症状的是

A. 静止性震颤

B. 步态障碍

C. 肌强直

D. 运动迟缓

E. 认知障碍

19. 抗帕金森病药物治疗后期常见的并发症包括

A. 症状波动或运动障碍

B. 恶心呕吐、低血压

C. 便秘和排尿困难

D. 下肢网状青斑

E. 痴呆

20. 男性,65 岁。1 年前开始出现行动迟缓、步态缓慢、肢体震颤,自左上肢开始逐渐波及左下肢,震颤于静止时明显,行头颅 MRI 检查未见明显异常。最恰当的诊断是

A. 脑梗死

B. 肝豆状核变性

C. 帕金森病

D. 特发性震颤

E. 橄榄-脑桥-小脑萎缩

21. 男性,58 岁。双上肢不自主颤 1 周,睡眠或放松时消失,随意运动时加重。心率 90 次/分,呼吸 20 次/分,血压 160/80 mmHg,头颅 MRI 扫描正常,体感诱发电位及神经传导速度均正常,饮酒史 40 余年,戒酒半个月,正确的诊断是

A. 帕金森病

B. 帕金森综合征

C. 戒酒综合征

D. 小舞蹈病

E. 特发性震颤

22. 帕金森病常见下列哪种步态?

A. 剪刀样步态

B. 慌张步态

C. 醉酒步态

D. 跨阈步态

E. 摇摆步态

23. 女性,12 岁。1 个月前有咽喉痛,关节痛伴发热史,持续 2～3 天,当时诊断为"急性扁桃体炎",昨日出现右手及右下肢为主的不随意运动,逐渐加重,无规律地挤眉弄眼,睡眠中症状全消失,紧张时加重。血清抗"O"增高,首先诊断为

A. 帕金森综合征

B. 小舞蹈病

C. 习惯性痉挛

D. 癔症

E. 亨廷顿舞蹈病

24. 男性,75 岁。因"行动迟缓、肢体震颤半年"入院,确诊为"帕金森病",既往有"青光眼"病史 2 年。该患者不能使用的药物是

A. 苯海索

B. 金刚烷胺

C. 卡左双多巴

D. 多巴丝肼

E. 吡贝地尔

25. 局限性肌张力障碍首选的治疗是

A. 药物治疗

B. A 型肉毒素注射治疗

C. 药物治疗＋A 型肉毒素注射治疗

D. 手术治疗

E. 心理治疗

26. 帕金森病患者晚期出现的肌张力障碍多为

A. 扭转痉挛

B. 上运动神经元斜颈

C. 手足徐动

D. 痛性足痉挛

E. 眼睑痉挛

27. 治疗多巴反应性肌张力障碍的特效药是
   A. 苯海索
   B. 左旋多巴
   C. 硫必利
   D. 罗平尼罗
   E. 普拉克索

28. 原发性肌张力障碍的遗传方式可以为
   A. 常染色体显性
   B. 常染色体隐性
   C. X染色体连锁显性
   D. X染色体连锁隐性
   E. 都可以

29. 下列药物较少引起继发性肌张力障碍的是
   A. 奥氮平
   B. 氟哌啶醇
   C. 奋乃静
   D. 左旋多巴
   E. 甲氧氯普胺

30. 男性,12岁。有多发性肢体抽动病史3年,同时有模仿语言和强迫性亵渎语言,神经系统体检无阳性体征。其最可能的诊断是
   A. 扭转性肌张力不全
   B. 偏执性精神分裂症
   C. 抽动秽语综合征
   D. 小舞蹈病
   E. 大舞蹈病

31. 对帕金森病的表述不正确的是
   A. 多在中老年期发病
   B. 主要表现静止性震颤、运动迟缓、肌强直
   C. 常规辅助检查无特殊发现
   D. 早期发现、早期治疗可治愈
   E. 抗胆碱能药物适用于震颤明显的较年轻的患者

32. 男性,23岁。3个月来发作性右上肢抽搐,每次持续5~20 s,一日可发作5~10次。最可能的诊断是
   A. 小舞蹈病
   B. 肌阵挛发作
   C. 癫痫小发作
   D. 精神运动性癫痫
   E. 单纯运动性发作

33. 亨廷顿病的致病基因是
   A. *DJ-1*
   B. *DYT1*
   C. *GCH-1*
   D. *IT15*
   E. *Parkin*

34. 下列关于小舞蹈病的治疗不正确的是
   A. 可适当用镇静药
   B. 病症轻者,可不用青霉素或其他抗生素
   C. 无论病症轻重,均应给予水杨酸钠或泼尼松
   D. 舞蹈症状可用氯丙嗪
   E. 治愈后还应定期随访

35. 亨廷顿病的遗传方式为
   A. 常染色体显性
   B. 常染色体隐性
   C. X染色体连锁显性
   D. X染色体连锁隐性
   E. 目前尚不清楚

36. 小舞蹈病患者可出现
   A. 高热
   B. 关节炎
   C. 肾炎
   D. 肾病综合征
   E. 脑膜炎

37. 小舞蹈病诊断的依据不包括
   A. 儿童期发病

B. 特征性舞蹈样动作

C. 随意运动不协调

D. 肌张力、肌力减退

E. 智能障碍

38. 肝豆状核变性的遗传方式为

    A. 常染色体显性遗传

    B. 常染色体隐性遗传

    C. X 染色体显性遗传

    D. X 染色体隐性遗传

    E. Y 染色体遗传

39. 关于肝豆状核变性发病机制的叙述不正确的有

    A. 是一种遗传性铜代谢障碍所致的肝硬化和以基底节为主的脑部变性疾病

    B. 为常染色体显性遗传，故常见连续多代发病家族史

    C. 基因定位于 13q14～21，很可能编码一种与金属转运有关的 P 型 ATP 酶

    D. 90％以上的患者血清铜蓝蛋白（CP）明显减少，而肝内前铜蓝蛋白正常，所以 CP 合成障碍是本病最基本的遗传缺陷

    E. 由于铜不能与铜结合蛋白结合，过量铜沉积于肝、脑等组织而致病

40. 下列有关肝豆状核变性的表述不正确的是

    A. 精神症状

    B. 常染色体隐性遗传

    C. 铁代谢障碍

    D. 有角膜 K－F 环

    E. 有锥体外系症状

41. 肝豆状核变性的生化特征是

    A. 血清铜和血清铜蓝蛋白减少，尿铜和肝铜增高

    B. 血清铜和尿铜减少，血清铜蓝蛋白和肝铜增高

    C. 血清铜蓝蛋白减少，血清铜、尿铜和肝铜增高

    D. 血清铜和肝铜减少，血清铜蓝蛋白和尿铜增高

    E. 尿铜和肝铜减少，血清铜和血清铜蓝蛋白增高

42. 肝豆状核变性的治疗应首选

    A. 溴隐亭

    B. 泼尼松

    C. D－青霉胺

    D. 硫酸锌

    E. 氯丙嗪

43. 亨廷顿病患者的 CAG 拷贝数越多，则

    A. 发病年龄越早，临床症状越轻

    B. 发病年龄越晚，临床症状越重

    C. 发病年龄越早，临床症状越重

    D. 发病年龄越晚，临床症状越轻

    E. 发病年龄越晚，死亡越早

44. 亨廷顿病患哪项生化物质不减少？

    A. GABA

    B. 多巴胺

    C. 乙酰胆碱

    D. P 物质

    E. 脑啡肽

45. 亨廷顿病患者的病理变化较少累及

    A. 黑质

    B. 蓝斑

    C. 大脑皮质

    D. 壳核

    E. 尾状核

46. 亨廷顿病的临床特征除外

    A. 儿童期起病

    B. 缓慢进展

    C. 舞蹈样动作

    D. 精神症状

    E. 痴呆

47. 男性,73 岁。确诊为帕金森病后予多巴丝肼治疗 5 年,近半年每次服药后 1~2 h 出现手足徐动样不自主运动,考虑为左旋多巴的哪项并发症?

A. 剂末恶化

B. 开关现象

C. 症状波动

D. 异动症

E. 精神症状

48. 男性,68 岁。渐起四肢抖动伴行动迟缓 2 年。查体:面具脸,慌张步态,下颌及四肢静止性震颤,四肢肌张力增高,呈齿轮样强直,腱反射亢进,病理反射未引出。治疗首选

A. 左旋多巴

B. 溴隐亭

C. 金刚烷胺

D. 外科治疗

E. 细胞移植

49. 女性,60 岁。右侧肢体震颤,表情淡漠,步态不稳 3 个月。体检:双侧上肢静止性震颤,右侧肢体出现铅管样肌强直,肌力、反射、感觉均正常,慌张步态。以下药物不能服用的是

A. 多巴丝肼

B. 左旋多巴

C. 苯海索

D. 利舍平

E. 溴隐亭

50. 女性,14 岁。10 天前咳痰伴发热,近 3 天出现肢体不自主运动,挤眉弄眼,最可能的诊断是

A. 小舞蹈病

B. 结节性硬化

C. Meige 综合征

D. 手足徐动症

E. 亨廷顿舞蹈病

二、A3/A4 型题

(51~52 题共用题干)

男性,15 岁。因不明原因的肝功能异常入院。实验室检查:ALT 180U/L,AST 60U/L。肝脏超声检查:肝不大,表面高低不平,实质内回声弥漫性不均匀,可见散在分布结节状高回声。

51. 最可能的诊断是

A. 血吸虫病

B. 肝豆状核变性

C. 病毒性肝炎

D. 肝肿瘤

E. 肝囊肿

52. 为明确诊断,首选检查是

A. 24 h 尿铜检测

B. 血清铜蓝蛋白检测

C. *ATP7B* 基因检测

D. 肝脏 CT 扫描

E. 肝脏 MRI 扫描

(53~55 题共用题干)

男性,62 岁。近 4 年来动作缓慢,始动及停步或转弯时困难,逐渐出现走路慌张不稳,无外伤及中毒史。血黏度高,脑 CT 检查有脑萎缩和腔隙性脑梗死,神经系统检查发现肌张力增高,服用普萘洛尔治疗未见缓解。

53. 最可能的诊断是

A. 老年性震颤

B. 甲状腺功能亢进

C. 帕金森病

D. 特发性良性震颤

E. 脑动脉粥样硬化

54. 最应该采用的治疗方法是

A. 手术治疗

B. 药物治疗

C. 功能锻炼

D. 理疗

E. 中医中药治疗

55. 假如此患者服用多巴丝肼,多日后效果不好应

A. 立即停药

B. 加用苯海索或其他药物辅助

C. 立即换药

D. 增加剂量

E. 以上都不对

(56~58 题共用题干)

女性,60 岁。帕金森病史 7 年。间断服用苯海索。近 1 个月病情加重,吞咽困难,言语含糊不清,四肢僵硬,卧床不起。

56. 苯海索对患者疗效不好的原因最有可能的是

A. 药物选择不合理

B. 药物剂量不足

C. 药物的不良反应

D. 出现并发症

E. 吸烟与嗜酒

57. 治疗药物应首选

A. 多巴丝肼

B. 苯海索

C. 金刚烷胺

D. 司来吉兰

E. 溴隐亭

58. 如果连续应用复方左旋多巴制剂疗效仍不好时,应首先采用下列哪种治疗?

A. 停用复方左旋多巴制剂

B. 增加复方左旋多巴制剂

C. 立体定向手术治疗

D. 伽马刀治疗

E. 加用多巴胺受体激动剂

(59~61 题共用题干)

男性,71 岁。2 年来无诱因逐渐出现行动缓慢,行走时上肢无摆动,前倾体态。双手有震颤,双侧肢体肌张力增高。无智能和感觉障碍,无锥体束损害征。

59. 最可能的诊断是

A. 帕金森病

B. 扭转痉挛

C. 阿尔茨海默病

D. 肝豆状核变性

E. 脑动脉粥样硬化

60. 选择最适当的治疗药物是

A. 苯海索

B. 复方左旋多巴

C. 司来吉兰

D. 溴隐亭

E. 维生素 E

61. 选用上述治疗的目的是

A. 治愈疾病

B. 阻止疾病的进行

C. 改善症状

D. 预防并发症

E. 增强体质

(62~64 题共用题干)

男性,47 岁。以肢体不自主扭动 17 年伴精神和智能衰退 4 年入院。查体:定向力差,言语不连贯,智商低于正常。全身不自主活动,挤眉弄眼,扮鬼脸,双上肢不自主地扭动,耸肩扭颈,四肢肌力、肌张力正常,腱反射正常,病理征阴性。患者家族中每代均有类似临床表现的患者。

62. 根据患者病史和症状体征,临床诊断为

A. PD

B. 肝豆状核变性

C. Huntington 舞蹈病

　　D. 小舞蹈病

　　E. 迟发性运动障碍

63. 患者下列检查结果不会出现的是

　　A. 颅脑CT、MRI扫描示大脑皮质和尾状核萎缩

　　B. 脑电图检查示弥漫性异常

　　C. 病理检查见纹状体神经细胞脱失,尤以小神经细胞脱失明显

　　D. 额叶皮质神经元可见有核内包涵体

　　E. 脑内生化检查示GABA、ACh及其合成酶明显增强,DA含量正常或减低

64. 本病确诊须依靠

　　A. 临床表现为进行性运动异常、精神障碍和痴呆

　　B. EEG特征性改变

　　C. 颅脑CT、MRI扫描

　　D. 基因诊断

　　E. 病理检查

(65～67题共用题干)

　　男性,38岁,军人。因双手不自主震颤1年就诊。患者1年前在示范站姿手枪射击时发现右手不自主震颤,后发现双手有不自主震颤,紧张和注意力集中于双手时加重,因影响射击训练和书写而就诊。仔细询问病史,患者在饮啤酒后,震颤可明显减轻。查体:脑神经正常,四肢肌力、肌张力正常,腱反射正常,病理征阴性。

65. 患者的诊断最可能是

　　A. 帕金森病

　　B. 肝豆状核变性

　　C. 特发性震颤

　　D. 多巴反应性肌张力障碍

　　E. 甲亢性震颤

66. 患者药物治疗可选用

　　A. DA

　　B. 多巴丝肼

　　C. 苯海索

　　D. 普萘洛尔

　　E. 司来吉兰

67. 患者震颤的特点是

　　A. 静止性震颤,运动时减轻

　　B. 姿势性震颤,运动时加重

　　C. 意向性震颤,静止时减轻

　　D. 静止性震颤,睡眠中消失

　　E. 姿势性震颤,睡眠中加重

三、X型题

68. 下列关于左旋多巴的叙述,正确的有

　　A. 本品为多巴胺的前体,吸收后约有用药剂量的1％左右可以通过血脑脊液屏障,与外周多巴脱羧酶抑制剂合用,不仅可减轻不良反应,而且可增加通过血脑脊液屏障的药量

　　B. 左旋多巴能使80％左右患者症状改善,其中对肌肉强直和运动障碍疗效较好,而对肌肉震颤疗效较差

　　C. 对原发性帕金森病疗效较好,而对老年及脑炎后继发患者疗效较差

　　D. 对于应用阻断多巴胺受体的药物如氯丙嗪类抗精神病药引发者,左旋多巴几乎无效

　　E. 治疗只起改善症状作用,并不能纠正或阻止病变的进展,变性的神经组织摄取本药和使之转化为多巴胺的能力随病变加重而日益减低,因此,应用2～3年后疗效渐减,最终会丧失

69. 下列关于溴隐亭的说法正确的有

　　A. 为特异性多巴胺受体激动药,改善运动不能和肌肉强直较好,但对肌肉震颤疗效较差

　　B. 帕金森病的严重病例左旋多巴或其复方制剂可毫无疗效,溴隐亭对此类患者常可有效

C. 也可与左旋多巴复方制剂同用,以减少其用量,减轻其不良反应

D. 对下丘脑-垂体多巴胺通路的 D2 受体没有激动作用

E. 可抑制催乳激素和生长激素之分泌

70. 下列关于司来吉兰的说法,正确的有

A. 为特异的 B 型单胺氧化酶(MAO‐B)抑制药,中等剂量时对 A 型单胺氧化酶(MAO‐A)无明显作用,但剂量超过 10 mg/d,也能抑制 MAO‐A

B. 与左旋多巴类合用,可增强并延长其作用,减少其用量,而不会引起高血压危象等心血管严重不良反应

C. 早期应用本品可以起到细胞保护作用,延缓帕金森病的发展,延缓患者必须使用左旋多巴的时间

D. 在帕金森病发展后可与左旋多巴合用,也可预防或改善久用左旋多巴所引起的终末运动不能及药效消失等现象

E. 神经科临床用本品和维生素 E 合用,以抗氧化的作用来治疗早期帕金森病,称为 DATATOP 方案,有成为早期帕金森病的首选药的趋势

71. 以下关于中枢抗胆碱药治疗帕金森病的说法,正确的有

A. 作用发生较快,改善肌僵直及运动障碍的效果好,而对肌肉震颤的影响较小

B. 总的疗效不如拟多巴胺类药

C. 凡是由阻断多巴胺受体的药物(如抗精神病药)所引起的锥体外症状(如帕金森综合征),本类药的疗效比左旋多巴好

D. 可与左旋多巴类合用,治疗左旋多巴疗效不佳,或因不良反应不能耐受的患者,以减少左旋多巴用量,减轻其不良反应

E. 单独应用于轻度帕金森病,剂量恰当时神经精神方面的不良反应较左旋多巴

类为少

72. 属非变性病性痴呆的是

A. 额颞痴呆

B. 血管性痴呆

C. 朊病毒病

D. 维生素 B_{12} 缺乏

E. 亨廷顿病

73. 原发性帕金森病的主要症状和体征有

A. 静止性震颤

B. 双眼向下凝视麻痹

C. 肌强直

D. 行动迟缓

E. 姿势反射消失

74. 小舞蹈病的临床表现包括

A. 舞蹈样症状

B. 肌力减退

C. 肌张力减低

D. 行为异常

E. 强迫观念

75. 帕金森病的主要症状包括

A. 动作性震颤

B. 静止性震颤

C. 运动迟缓

D. 肌阵挛

E. 肌强直

76. 帕金森病包括的基因突变是

A. *UCH‐L1*

B. *ATP7B*

C. *α‐synuclein*

D. *Parkin*

E. *IT15*

77. 目前用于治疗帕金森病的药物有

A. 左旋多巴

B. 托卡朋

C. 司来吉兰

D. 培高利特

E. 普拉克索

78. 小舞蹈病患者的常见症状有

A. 舞蹈样动作

B. 肌张力增高

C. 肌无力

D. 震颤

E. 感觉障碍

79. 亨廷顿病患者的CAG拷贝数越多则说明

A. 发病年龄越早

B. 发病年龄越晚

C. 临床症状越轻

D. 临床症状越重

E. 死亡越早

80. 亨廷顿病患者可出现哪些生化物质减少?

A. GABA

B. 多巴胺

C. 乙酰胆碱

D. P物质

E. 脑啡肽

81. 可导致抑郁症状的神经系统疾病有

A. 帕金森病

B. 痴呆

C. AD

D. 脑缺血

E. 多发性硬化

82. 目前,应用脑立体定向技术治疗原发性帕金森病时最常针对的和最有效的核团有

A. 丘脑腹外侧核

B. 丘脑腹中间核

C. 尾状核

D. 苍白球

E. 丘脑底核

第九章

神经-肌肉接头和肌肉疾病

一、A1/A2 型题

1. 重症肌无力患者出现危象时，其主要的临床征兆是
   A. 眼球运动障碍
   B. 吞咽困难
   C. 构音障碍
   D. 呼吸肌无力，不能维持正常换气功能
   E. 四肢无力加重

2. 可诱发重症肌无力危象的药物是
   A. 地西泮、卡那霉素、庆大霉素、四环素
   B. 新斯的明
   C. 三磷酸腺苷
   D. 辅酶 A
   E. 洛贝林

3. 对于重症肌无力患者应禁用的药物是
   A. 利尿剂
   B. 氨基糖苷类抗生素
   C. 环磷酰胺
   D. 肾上腺皮质激素
   E. 麻黄碱

4. 高血钾型周期性瘫痪的特征包括以下各临床表现，除外
   A. 肌强直
   B. 眼睑痉挛

   C. 持续数天或数天以上的无力发作
   D. 显性遗传
   E. 血钾和尿钾高

5. 男性，30 岁。患甲状腺功能亢进症，突然出现双下肢不能动。检查：双下肢膝腱反射减退，无肌萎缩，血钾测定 3 mmol/L。最可能是下列哪种情况？
   A. 慢性甲亢性肌病
   B. 周期性瘫痪
   C. 周围神经炎
   D. 重症肌无力
   E. 癔症

6. 周期性瘫痪临床最常见的类型是
   A. 甲亢性周期性瘫痪
   B. 低钾型周期性瘫痪
   C. 高钾型周期性瘫痪
   D. 正常血钾型周期性瘫痪
   E. 原发性醛固酮增多症

7. 下面不是诊断重症肌无力的辅助检查方法的是
   A. 疲劳试验
   B. 血 AChR 抗体
   C. 腾喜龙或新斯的明试验
   D. 神经重复电刺激
   E. 肌肉活检

8. 不会引起四肢瘫的疾病是
  A. 吉兰-巴雷综合征
  B. 周期性瘫痪
  C. 高颈段病变
  D. 腰椎病变
  E. 急性上升性脊髓炎

9. 下列进行性肌营养不良症的描述不正确的是
  A. 是一组遗传性肌肉变性病
  B. 病情进展缓慢,症状进行性加重
  C. 累及肢体和头面部肌肉,少数有心肌受累
  D. 对称性肌无力、肌萎缩,可有肌肥大
  E. 肌电图运动单位电位时限增宽、波幅增高,多相波增多

10. 关于多发性肌炎下列不正确的是
  A. 四肢近端对称性肌无力
  B. 首发症状多为站立、上下楼和梳头困难
  C. 常伴有肌肉酸痛和压痛
  D. 血沉和血清肌酶正常
  E. 可有颈部肌肉无力,表现为抬头困难

11. 多发性肌炎一般不累及
  A. 四肢近端肌肉
  B. 颈部肌肉
  C. 咽喉肌
  D. 呼吸肌
  E. 眼外肌

12. 关于进行性肌营养不良症的下列描述不正确的是
  A. 肌无力和肌萎缩多为对称性
  B. Duchenne 型肌营养不良是抗肌萎缩蛋白基因缺陷所致
  C. Duchenne 型肌营养不良患儿心肌受累较多见
  D. Becker 型肌营养不良的症状与 Duchenne 型肌营养不良相似,但病情轻微

  E. 眼咽型可见特殊的肌病面容"斧头脸"

13. 与进行性肌营养不良发病相关的蛋白是
  A. 抗肌萎缩蛋白
  B. 肌球蛋白
  C. 肌动蛋白
  D. 肌钙蛋白
  E. 原肌球蛋白

14. 进行性肌营养不良症中病情最严重的是
  A. 先天型
  B. Duchenne 型
  C. Becker 型
  D. 肢带型
  E. 面肩肱型

15. 进行性肌营养不良症患者体检时最具价值的体征是
  A. 偏身痛觉减退
  B. 偏身瘫痪
  C. 一侧肱二头肌反射亢进
  D. 双侧肩关节骨骼肌萎缩
  E. 共济失调表现

16. 进行性肌营养不良症的临床特点,下列不准确的是
  A. 肌肉出现对称性的无力
  B. 肌肉无力常伴有肌肉疼痛
  C. 肌肉无力一般以近端重于远端
  D. 肌电图可以发现肌源性的改变
  E. 一般伴随肌酶升高

17. 患者,35 岁。白天在一般生活及工作中突然全身肌肉软弱无力,张口、垂颈、不能说话,瘫倒在地,持续 30 s 后缓解,发作时无意识障碍,每月发作 1~2 次。最可能的诊断是
  A. 重症肌无力
  B. 周期性瘫痪
  C. 癔症性瘫痪

D. 失张力发作

E. 发作性睡病

18. 男性,28 岁。感冒后出现四肢瘫痪,饮水呛咳、吞咽困难,无二便障碍。查体:双侧鼻唇沟变浅、闭眼无力,四肢肌力 3 级,各腱反射(一),双侧 Babinski 征(一)。脑脊液蛋白 1.0 g/L,细胞数 5×10^6/L。首先应想到的诊断是

A. 全身型重症肌无力

B. 急性脊髓炎

C. 周期性瘫痪

D. 急性脊髓灰质炎

E. 急性炎症性脱髓鞘性多发性神经病

19. 重症肌无力禁用的药物是

A. 氢氯噻嗪

B. 糖皮质激素

C. 麻黄碱

D. 环磷酰胺

E. 氨基糖苷类抗生素

20. 重症肌无力最常见的受累肌肉是

A. 眼外肌

B. 咽喉肌

C. 面肌

D. 四肢近端肌肉

E. 四肢远端肌肉

21. 重症肌无力危象与其他危象不易区别时,可采取的最佳方法是

A. 肌内注射新斯的明

B. 肌内注射苯丙酸诺龙

C. 静脉注射依酚氯铵

D. 口服溴吡斯的明

E. 疲劳试验

22. 重症肌无力患者合并肺部感染时,下列抗生素不宜应用的是

A. 青霉素

B. 氯霉素

C. 庆大霉素

D. 头孢氨苄

E. 甲硝唑

23. 重症肌无力造成无力的原因是

A. 产生 AChR 抗体使 AChR 受损或减少

B. 使胆碱酯酶活性受到抑制导致 ACh 作用过度延长

C. 使 ACh 合成和释放减少

D. 阻碍钙离子进入神经末梢

E. 阻碍 ACh 与 AChR 结合

24. 改善重症肌无力症状的药物是

A. 糖皮质激素

B. 免疫抑制剂

C. 胆碱酯酶抑制剂

D. 免疫球蛋白

E. 抗生素

25. 重症肌无力患者服用胆碱酯酶抑制剂出现不良反应时可给予

A. 新斯的明

B. 依酚氯铵

C. 阿托品

D. 毛果芸香碱

E. 地西泮

26. 重症肌无力患者出现危象的主要表现是

A. 眼睑下垂加重

B. 吞咽困难加重

C. 构音障碍加重

D. 呼吸肌无力

E. 四肢无力加重

27. 重症肌无力危象抢救的关键是

A. 积极控制感染

B. 肌内注射新斯的明

C. 给予免疫抑制剂

D. 辅助通气

E. 去除使病情加重的诱因

28. 重症肌无力患者最常伴有
A. 胸腺瘤
B. 肺癌
C. 甲状腺功能亢进症
D. 系统性红斑狼疮
E. 胸腺增生

29. 重症肌无力患者眼部症状不包括
A. 眼睑下垂
B. 复视
C. 瞳孔散大,对光反射丧失
D. 眼球固定
E. 展神经麻痹

30. 关于周期性瘫痪的描述下列不正确的是
A. 我国少见
B. 男性多见
C. 本病发作与甲亢的严重程度无关
D. 发作多在早晨醒来、运动或饱餐后
E. 心律失常多见

31. 低钾型周期性瘫痪的常见诱因是
A. 饱餐
B. 闷热
C. 出汗
D. 大笑
E. 嗜盐

32. 低钾型周期性瘫痪属于
A. 骨骼肌钠离子通道病
B. 骨骼肌钾离子通道病
C. 骨骼肌氯离子通道病
D. 骨骼肌钙离子通道病
E. 骨骼肌钾离子和氯离子通道病

33. 周期性瘫痪最常累及的肌肉是
A. 眼外肌
B. 咽喉肌

C. 四肢近端肌肉
D. 尿道和肛门括约肌
E. 肋间肌和膈肌

34. 可以出现肌强直的周期性瘫痪是
A. 低钾型周期性瘫痪
B. 高钾型周期性瘫痪
C. 正常血钾型周期性瘫痪
D. 心律失常型周期性瘫痪
E. 甲亢性周期性瘫痪

35. 低钾型周期性瘫痪患者24 h口服补钾的总量为
A. 5 g
B. 10 g
C. 15 g
D. 20 g
E. 25 g

36. 女性,16岁。全身无力1年余,已诊断为重症肌无力,服用溴吡斯的明后症状减轻。近日感冒后发热且感到呼吸困难。既往青霉素过敏史。查体:口唇轻度发绀,双肺呼吸音明显减低,可闻及湿啰音,眼球活动自如,四肢肌力2级,病理征(一),感觉正常。下列处理不正确的是
A. 吸氧、吸痰、保持呼吸道通畅
B. 应用胆碱酯酶抑制剂
C. 应用糖皮质激素
D. 应用卡那霉素
E. 应用免疫球蛋白

37. 男性,40岁。近3个月不明原因消瘦且感四肢无力,口干。查体:眼球运动自如,无复视,四肢近端肌力4级,远端5级,腱反射明显减低,病理征(一)。血生化正常,胸片怀疑占位性病变。该患者最可能的诊断是
A. 低钾型周期性瘫痪
B. 重症肌无力

C. Lambert-Eaton 综合征

D. 进行性肌营养不良症

E. 多发性肌炎

38. 女性,35 岁。双眼睑下垂 1 周,疑为重症肌
无力,予新斯的明试验,一般肌内注射剂
量为
A. 0.01 mg
B. 0.05 mg
C. 0.1 mg
D. 1 mg
E. 5 mg

39. 男性,30 岁。双眼睑下垂,复视 2 年。以溴
吡斯的明治疗,症状一度缓解。近期出现
屈颈,抬头无力,四肢疲软。该患者属于重
症肌无力中的哪一型?
A. 眼肌型
B. 延髓肌型
C. 全身型
D. 脊髓肌型
E. 肌萎缩症

40. 女性,22 岁。双眼睑下垂,伴复视和吞咽困
难 1 年,休息后好转。诊断为重症肌无力。
下列药物不能应用的是
A. 氯丙嗪
B. 肾上腺皮质激素
C. 抗胆碱酯酶剂
D. 免疫球蛋白
E. 硫唑嘌呤

41. 男性,25 岁。感冒 1 周后迅速出现四肢对
称性弛缓性瘫痪,无尿便障碍,脑脊液蛋白
0.9 g/L,细胞数 8×10^6/L。首先应想到的
诊断是
A. 全身型重症肌无力
B. 急性脊髓炎
C. 急性炎症性脱髓鞘性多发性神经病
D. 周期性瘫痪

E. 急性脊髓灰质炎

42. 治疗重症肌无力首选
A. 毛果芸香碱
B. 乙酰胆碱
C. 毒扁豆碱
D. 新斯的明
E. 肾上腺素

43. 女性,43 岁。乏力半年,伴间断低热,近
3 周自觉吞咽困难,化验 ANA 阴性,CK 及
LDH 明显升高,可能的诊断是
A. 食管贲门失弛缓
B. 多发性肌炎
C. 系统性红斑狼疮
D. 食管肿瘤
E. 重症肌无力

44. 男性,40 岁。乏力 3 个月,四肢肌肉疼痛,
上肢上举、下蹲困难 2 周,颈部及前胸出现
弥漫性暗紫红色斑疹。最可能的诊断为
A. 重症肌无力
B. 皮肤过敏
C. 皮肌炎
D. 系统性红斑狼疮
E. 风湿性多肌痛

45. 女性,32 岁。乏力伴双上眼睑暗紫红色斑
疹 3 个月余,伴双上肢肌肉疼痛。最可能
的诊断是
A. 系统性红斑狼疮
B. 类风湿关节炎
C. 风湿性多肌痛
D. 皮肌炎
E. 重症肌无力

46. 对反复发作的周期性瘫痪,为明确有无相
关性疾病存在,应该做下列哪项检查?
A. 胸部 X 线片
B. 血 T_3、T_4

C. 头颅 CT

D. 尿常规

E. 血糖

47. 重症肌无力常合并以下哪种疾病?

A. 小细胞肺癌

B. 甲状腺功能亢进

C. 多发性肌炎

D. 胸腺增生或胸腺瘤

E. 系统性红斑狼疮

48. 重症肌无力的下列表述错误的是

A. 是一种获得性自身免疫性疾病

B. 以部分或全身性骨骼肌疲劳为临床特征

C. 症状晨轻暮重或活动后加重、休息后减轻

D. 抗胆碱酯酶药物治疗有效

E. 腾喜龙试验阴性

49. 不符合重症肌无力临床表现的是

A. 晨轻暮重

B. 休息后缓解

C. 新斯的明试验阴性

D. 肌电图示低频重复递减

E. 可伴胸腺瘤

50. 下列不是重症肌无力的特点的是

A. 起病隐袭,眼外肌常常首先受累

B. 10 岁以下儿童眼外肌受累首发者更常见

C. 受累肌肉呈病态疲劳性,晨轻暮重

D. 肌无力分布符合单一神经或神经根受累模式

E. 平滑肌和括约肌通常不受累

51. 重症肌无力治疗的方法中不包括

A. 抗胆碱酯酶药物

B. 皮质类固醇,免疫抑制剂

C. 胸腺切除手术治疗

D. 血浆置换,免疫球蛋白

E. 抗生素

52. 多发性肌炎一般不侵犯

A. 四肢近端肌

B. 颈肌

C. 咽喉肌

D. 呼吸肌

E. 眼外肌

53. 多发性肌炎和皮肌炎的首选治疗是

A. 维生素

B. 皮质类固醇激素

C. 免疫球蛋白

D. 放射治疗

E. 血浆置换

54. 周期性瘫痪不应有的表现是

A. 骨骼肌弛缓性瘫痪

B. 大小便障碍

C. 脑脊液正常

D. 血清钾正常

E. 腱反射减弱

55. 甲亢患者突然出现下肢不能动,你认为最可能的是

A. 重症肌无力

B. 周期性瘫痪

C. 周围神经炎

D. 甲亢性肌病

E. 肌营养不良症

56. 男性,38 岁。清晨欲起床时,发现四肢不能活动,既往甲亢病史 6 年,体检突眼(±),眼睑及眼球活动自如,甲状腺Ⅱ度肿大,双下肢腱反射减退,无感觉障碍及肌萎缩,血钾 2.8 mmol/L,尿钾 7.0 mmol/24 h,最可能的诊断是

A. 原发性醛固酮增多症

B. 甲亢伴周期性瘫痪

C. 重症肌无力

D. 感染性多发性神经炎

E. 神经垂体瘤

57. 男性,25 岁。表现为进行性四肢无力疼痛
3 个月,血清 CK 5 000 U/L,肌电图肌源性
损害,糖皮质激素治疗后症状逐步好转。
最可能的诊断为

A. 重症肌无力

B. 慢性吉兰-巴雷综合征

C. 多发性肌炎

D. 包涵体肌炎

E. 肌营养不良症

58. 男性,18 岁。10 天前"感冒",近 1 周来四肢
无力不能行走。查体:双睑闭合无力,四肢
肌力 3 级,腱反射消失。该患者最可能的
诊断是

A. 重症肌无力

B. 脊髓灰质炎

C. 周期性瘫痪

D. 吉兰-巴雷综合征

E. 急性脊髓炎休克期

二、A3/A4 型题

(59~61 题共用题干)

　　男性,31 岁。因"双侧肢体对称性瘫痪
8 天"来诊。无肢体麻木。发病前 2 周曾有腹泻
史。查体:双上肢肌力 4 级,双下肢肌力 5 级,
四肢肌张力减低,双侧腱反射(＋＋),全身深、
浅感觉正常。实验室检查:尿、粪常规正常;血
GM1-IgG(＋)。神经传导测定:上下肢周围神
经损害,双侧正中神经、尺神经、腓总神经、胫后
神经复合肌肉动作电位明显下降,运动传导速
度正常,双侧正中神经、尺神经、腓肠神经、腓总
神经感觉传导测定正常,双侧尺神经 F 波出现
率下降。肌电图正常。

59. 最可能的诊断是

A. 吉兰-巴雷综合征

B. 多灶运动神经病

C. 运动神经元病

D. 血管炎性神经病

E. 多发性肌炎

60. 下一步应检查

A. 血清钾测定

B. 空腹血糖

C. 脑电图

D. 复查肌电图和神经传导速度,脑脊液检
测

E. 颅脑 MRI

61. 明确诊断为 GBS,其首选的治疗方案是

A. 各种维生素

B. 静脉注射免疫球蛋白

C. 其他免疫抑制药

D. 大剂量激素冲击治疗

E. 血浆置换

(62~66 题共用题干)

　　男性,10 岁。四肢麻木无力 3 天。7 天前
有感冒病史。查体:脑神经正常,四肢肌力 3~
4 级,感觉正常,双侧腱反射引不出,病理征阴
性。血钾 3.5 mmol/L。

62. 该患者最可能的诊断为

A. 周期性瘫痪

B. 脊髓灰质炎

C. 重症肌无力

D. 吉兰-巴雷综合征

E. 多发性神经病

63. 该患者入院 2 天后出现呼吸困难,最可能
的原因为

A. 合并了肺炎

B. 呼吸肌麻痹

C. 误吸

D. 上呼吸道感染加重

E. 心肌受累

64. 脑脊液检查的哪一项结果是该病的特征?
    A. 脑脊液蛋白增高而细胞数正常
    B. 脑脊液蛋白和细胞数均增高
    C. 脑脊液和细胞数均正常
    D. 脑脊液蛋白正常而细胞数增高
    E. 脑脊液糖和氯化物降低

65. 该病的病理特点为
    A. 肌肉有炎性细胞浸润
    B. 周围神经活检发现脱髓鞘
    C. 周围神经活检发现有炎性细胞浸润
    D. 周围神经有洋葱皮样改变
    E. 周围神经和神经根的脱髓鞘及小血管周围淋巴细胞及巨噬细胞的炎性反应

66. 下列哪项是治疗重症 GBS 的关键?
    A. 皮质类固醇
    B. 血浆置换
    C. 静脉注射免疫球蛋白
    D. 抢救呼吸肌麻痹
    E. 康复治疗

(67～70 题共用题干)

男性,60 岁。因左侧眼睑下垂 1 年,四肢无力 6 个月,呼吸困难 3 天入院。以上症状均有晨轻暮重的特点。感冒后出现呼吸困难,当地医院已经给予溴吡斯的明口服,剂量达到每日 480 mg,仍然感到呼吸困难。既往健康。查体:呼吸 24 次/min,呼吸动度减弱,口唇轻度发绀,双肺可闻湿啰音。左侧眼裂减小,无复视,但有吞咽困难和构音障碍,抬头不能,四肢肌力 4 级,腱反射正常,病理征(一),感觉正常。疲劳试验和新斯的明试验均阳性。胸部 CT 扫描示胸腺增生。

67. 该患者的诊断是
    A. 重症肌无力Ⅰ型
    B. 重症肌无力Ⅱa型

C. 重症肌无力Ⅱb型
D. 重症肌无力Ⅲ型
E. 重症肌无力Ⅳ型

68. 下列哪项可较安全地提示服用大剂量溴吡斯的明是造成患者呼吸困难的原因?
    A. 肌内注射新斯的明
    B. 肌内注射阿托品
    C. 观察患者瞳孔大小
    D. 静脉注射地西泮
    E. 口服普萘洛尔

69. 若血气分析示:pH 7.30,SpO_2 85%,$PaCO_2$ 70 mmHg,PaO_2 59 mmHg。下列措施有可能加重目前患者病情而不能采用的是
    A. 气管插管并辅助通气
    B. 气管插管后停用胆碱酯酶抑制剂
    C. 气管插管后大剂量糖皮质激素冲击
    D. 暂时不进行气管插管,使用呼吸兴奋剂
    E. 血浆置换

70. 该患者首选的治疗为
    A. 免疫抑制剂
    B. 胸腺切除术
    C. 辅助通气
    D. 使用抗生素
    E. 激素冲击疗法

(71～73 题共用题干)

女孩,7 岁。发现右眼睑下垂 1 个月,病前无明显诱因,眼睑下垂下午较早晨明显。体检:右眼睑下垂,眼球各方向运动均受限,两侧瞳孔等大,对光反射正常,令其反复做睁闭眼动作后,上睑下垂加重。

71. 最可能的诊断是
    A. 动眼神经麻痹
    B. 重症肌无力眼肌型
    C. 慢性进行性眼外肌麻痹

D. 周期性瘫痪

E. 多发性硬化

72. 首选的治疗方法是

A. 溴吡斯的明口服

B. 胸腺切除

C. 静滴大剂量免疫球蛋白

D. 静滴环磷酰胺

E. 血浆置换

73. 若患者合并肺部感染,应首选下列哪种抗生素?

A. 青霉素

B. 链霉素

C. 庆大霉素

D. 卡那霉素

E. 阿米卡星

(74~75 题共用题干)

　　男性,60 岁。出现四肢无力 2 个月,下肢近端骨盆带肌无力尤为明显,双侧膝踝反射消失,患肌短暂收缩肌力增强,而持续收缩后呈病态疲劳。且伴有口干、少汗、阳痿、便秘。

74. 可能的诊断是

A. MG

B. 多发性肌炎

C. 肌营养不良

D. 肌萎缩侧索硬化

E. Lambert-Eaton 综合征

75. 最有助于明确诊断的方法是

A. 新斯的明试验

B. 腾喜龙试验

C. 胸部 X 线摄片

D. 神经重复刺激

E. 抗 AChR 抗体测定

(76~78 题共用题干)

　　男性,6 岁。因"上楼困难 1 年"来诊。查

体:双下肢无力,近端为主,腓肠肌肥大。

76. 最可能的诊断是

A. 皮肌炎

B. 抗肌萎缩蛋白病

C. 强直性肌营养不良

D. 重症肌无力

E. 脂质贮积病

77. 肌肉活检不可能见到

A. 间质增生

B. 肌纤维肥大

C. 炎细胞浸润

D. 破碎红纤维

E. 核内移

78. 患者饮食应遵循的原则不包括

A. 低脂饮食

B. 少量多餐

C. 高糖饮食

D. 多食水果、蔬菜

E. 保证维生素 D 及钙的摄入

(79~81 题共用题干)

　　女性,20 岁。因"下肢无力 3 天,上肢及面肌无力 2 天"来诊。发病前 2 周有感冒样症状。查体:四肢弛缓性瘫痪,腱反射消失,感觉正常。脑脊液常规(病后第 10 天):无色透明,淋巴细胞 5×10^6/L,蛋白 1.2 g/L,糖 3.9 mmol/L。

79. 最可能的诊断是

A. 进行性肌营养不良

B. 周期性瘫痪

C. 急性炎症性脱髓鞘性多发性神经病

D. 急性脊髓炎

E. 脑干脑炎

80. 发病第 2~3 周时,能支持以上诊断的检查是

A. 血清钾

    B. 复查脑脊液

    C. 脊髓 MRI

    D. 肌电图＋神经传导速度

    E. 肌肉活检

81. 可采用的最佳治疗是

    A. 补钾

    B. 抗生素

    C. 抗病毒药

    D. 静脉应用人血白蛋白

    E. 静脉应用丙种球蛋白

三、X 型题

82. 下列属钠通道疾病的是

    A. 高钾型周期性瘫痪

    B. 低钾型周期性瘫痪

    C. 正常钾型周期性瘫痪

    D. 多发性肌炎

    E. 先天性肌强直

83. 下列疾病中属自身免疫性疾病的有

    A. 重症肌无力

    B. Lambert-Eaton 综合征

    C. 进行性肌营养不良症

    D. 周期性瘫痪

    E. 多发性肌炎

84. 下列患者可能出现反复血钾降低的是

    A. 低钾型周期性瘫痪

    B. 原发性醛固酮增多症

    C. 应用噻嗪类利尿剂

    D. 肾小管酸中毒

    E. 应用皮质类固醇

85. 胸腺切除适用于

    A. 伴胸腺瘤的各型重症肌无力

    B. 单纯眼肌型

    C. 年轻女性全身型

    D. 对抗胆碱酯酶药物治疗反应不满意者

    E. 有胸腺肥大和高 AChR 抗体效价者

86. 下列疾病属炎性肌病的是

    A. 重症肌无力

    B. 多发性肌炎

    C. 皮肌炎

    D. Lambert-Eaton 综合征

    E. 包涵体肌炎

87. 周期性瘫痪包括以下哪几个类型？

    A. 低钾型周期性瘫痪

    B. 低钠型周期性瘫痪

    C. 高钾型周期性瘫痪

    D. 正常钾型周期性瘫痪

    E. 高钠性周期性瘫痪

88. 多发性肌炎可采用下述哪些治疗方法？

    A. 皮质类固醇激素

    B. 免疫抑制剂

    C. 免疫球蛋白

    D. 血浆置换

    E. 放射治疗

89. 多发性肌炎可包括以下哪些特点？

    A. 急性或亚急性起病,女性多于男性

    B. 对称性的四肢近端肌、颈肌、咽肌无力

    C. 有明显的肌肉疼痛和压痛

    D. 血清肌酸激酶显著增高,肌电图呈现肌源性肌电损害

    E. 部分病例可以合并有恶性肿瘤

90. 下列疾病使用新斯的明或腾喜龙后临床症状可改善的是

    A. 重症肌无力

    B. 有机磷农药中毒

    C. 蛇咬伤

    D. Lambert-Eaton 综合征

    E. 肉毒杆菌中毒

91. 关于新生儿型重症肌无力,下列正确的是

A. 患儿的母亲肯定是一位重症肌无力的患者

B. 母亲和患儿的血清中都可以检出 AChR 抗体

C. 患儿出生后 48 h 内出现症状,持续数日或数周

D. 患儿的父亲肯定是一位重症肌无力患者

E. 随抗体滴度降低而肌无力症状消失

92. 重症肌无力患者出现胆碱能危象时临床表现为

A. 瞳孔缩小,分泌物增多

B. 腹痛,汗多

C. 肌束振颤动

D. 高热,血压降低

E. 恶心,呕吐

93. 重症肌无力受累肌肉组可见于

A. 颈肌

B. 延髓肌

C. 眼外肌

D. 咀嚼肌

E. 面肌

94. 重症肌无力一般哪组肌肉不受累?

A. 膀胱括约肌

B. 咀嚼肌

C. 颈肌

D. 呼吸肌

E. 平滑肌

95. 重症肌无力可疑病例可通过以下哪些检查确诊?

A. 新斯的明试验

B. AChR 抗体滴度增高

C. 疲劳试验

D. 腾喜龙试验

E. 神经重复电刺激检查

第十章

癫　痫

一、A1/A2 型题

1. 女性,20 岁。阵发性意识丧失伴四肢抽搐半年,脑电图示癫痫样放电,神经系统检查无阳性体征。现拟用抗癫痫药治疗,首选
   A. 卡马西平
   B. 地西泮
   C. 乙琥胺
   D. 氯硝西泮
   E. 扑米酮

2. 男性,30 岁。持续性头痛半年伴右侧肢体阵发性抽搐就诊。眼底检查发现其双侧视乳头水肿,左侧为甚。以下处理不合适的是
   A. 给予卡马西平 0.1 g,每日 3 次
   B. 头颅 CT 检查
   C. 脑电图检查
   D. 收住入院进一步检查
   E. 腰椎穿刺查脑脊液

3. 女医学生,22 岁。课间实习观看外科手术,站立 3 h,突然头晕、恶心、眼前发黑、意识丧失、跌倒,四肢强直,伴面色苍白、出汗,约持续 10 s 后意识清醒。神经系统查体未见阳性体征。血糖化验为 4 mmol/L,头颅 MRI 检查未见异常。最可能的诊断是
   A. 假性癫痫发作
   B. 强直性发作
   C. 低血糖症
   D. 晕厥
   E. 椎-基动脉供血不足

4. 男性,64 岁。6 个月内出现 3 次突然不能言语,每次持续 30 min 左右,第 3 次伴右侧肢体麻木,既往有房颤病史,神经系统检查正常。诊断考虑为
   A. 癫痫小发作
   B. 偏头痛
   C. 颈椎病
   D. 短暂性脑缺血发作
   E. 顶叶肿瘤

5. 女性,58 岁。12 h 前突然不能说话,右侧肢体无力,持续约 30 min 后症状完全消失,1 h 前又出现不能讲话,右侧上下肢不能活动,送来急诊。检查:神志清楚,血压正常,说话流利,面纹对称,伸舌居中,四肢肌力、腱反射正常,无病理反射,感觉正常。最可能的诊断是
   A. 癫痫发作
   B. 短暂性脑缺血发作
   C. 左侧大脑中动脉血栓形成
   D. 左基底节出血
   E. 癔症发作

6. 女性,30 岁。表现为突然发生左侧手指首先抽搐,逐渐向手腕、前臂、肩部及左侧半身扩展。下列诊断最可能的是
   A. 杰克逊癫痫发作
   B. Lennox-Gastaut 综合征
   C. 复杂部分性发作
   D. 全身性强直-阵挛发作
   E. 失神发作

7. 临床上癫痫发作与假性癫痫发作的主要鉴别为发作时有
   A. 全身抽搐
   B. 突然跌倒
   C. 呼吸急促,喉中发出叫声
   D. 双手紧握,下肢僵直
   E. 伴瞳孔散大,对光反射消失

8. 症状性癫痫也被称之为
   A. 原发性癫痫
   B. 特发性癫痫
   C. 隐源性癫痫
   D. 继发性癫痫
   E. 外伤性癫痫

9. 癫痫综合征不包括
   A. 具有中央-颞部棘波的良性儿童癫痫
   B. Weber 综合征
   C. West 综合征
   D. 具有枕区放电的良性儿童癫痫
   E. Lennox-Gastaut 综合征

10. 癫痫和癫痫综合征的国际分类中不包括
    A. 全身性癫痫
    B. 痫样发作
    C. 特殊的综合征
    D. 与部位有关(局灶性、部分性)癫痫
    E. 不能确定为局灶性或全身性癫痫的综合征

11. 女性,27 岁。2 年来多次晕厥,多在饭前发作,发作前伴恐惧感及心悸发汗。发病以来食欲好,体重增加。但记忆力差,患者发觉晕厥发作前及时进食可预防或缩短晕厥时间。应考虑
    A. 胃泌素瘤
    B. 癫痫
    C. 脑血管疾病
    D. 心血管疾病
    E. 胰岛素瘤

12. 女性,65 岁。以"突然不能说话,左侧肢体无力,5～6 min 恢复,反复发作 3 天"为主要表现来诊。查体:神清,语利,脑神经检查未见明显异常,四肢活动自如,双侧 Babinski 征(一)。首先应考虑的诊断是
    A. 局灶性癫痫发作
    B. 脑栓塞
    C. 癔症发作
    D. 颈内动脉系统 TIA
    E. 椎-基底动脉系统 TIA

13. 癫痫持续状态的治疗关键是
    A. 终止癫痫的发作
    B. 减轻脑水肿
    C. 保持水、电解质的平衡
    D. 控制感染
    E. 保持呼吸道通畅

14. 根据病因最常见的癫痫类型是
    A. 症状性癫痫
    B. 特发性癫痫
    C. 隐源性癫痫
    D. 妊娠性癫痫
    E. 经期性癫痫

15. 抗癫痫药物种类的正确选择主要根据
    A. 癫痫发作的次数
    B. 患者的年龄
    C. 癫痫发作类型和癫痫综合征类型
    D. 不良反应的大小

E. 患者及家属的意愿

16. 关于抗癫痫药物的不良反应错误的是
A. 大多数抗癫痫药都有不良反应
B. 用药前应检查肝、肾功能和血、尿常规
C. 用药后需每月监测血、尿常规,每季度监测肝、肾功能
D. 剂量相关性不良反应最常见,减量或停药可消失
E. 极少出现不良反应,无须监测肝、肾功能及血、尿常规

17. 男性,9 岁发病。表现为发作性一侧面肌抽搐,持续 1～2 min,多在夜间发作,2～3 个月发作 1 次。头部 MRI 检查未见异常。EEG 为背景活动正常基础上,中央-颞区高波幅棘-慢波。口服卡马西平有效,16 岁以后未再发病。最可能的诊断是
A. 颞叶癫痫
B. 顶叶癫痫
C. 额叶癫痫
D. 青少年肌阵挛癫痫
E. 伴中央-颞部棘波的良性儿童癫痫

18. 男性,16 岁。2～3 岁时有高热惊厥史,在教室上课中突然发愣、推动课桌、由前排推到后排,持续 1 min 停止,当时同学喊他不予理睬,事后不能回忆。1～2 个月发作 1 次。EEG 为双侧颞叶棘波。最可能的诊断是
A. 青少年期失神癫痫
B. 额叶癫痫
C. 颞叶癫痫
D. 顶叶癫痫
E. 原发性阅读性癫痫

19. 有关癫痫下列不是根据病因分类的是
A. 特发性癫痫及癫痫综合征
B. 癫痫持续状态
C. 症状性癫痫及癫痫综合征

D. 隐源性癫痫
E. 状态关联性癫痫发作

20. 有关癫痫,错误的是
A. 癫痫发作的病理生理基础是大脑神经元的异常过度放电
B. 患者只能有一种痫性发作形式
C. 癫痫发作是大脑神经元异常过度同步放电引起的短暂性大脑功能障碍
D. 癫痫和痫性发作都是症状
E. 癫痫的特征性脑电图改变可有棘-慢波、尖波等

21. 男性,50 岁。半年内出现 3 次突然不能言语,每次持续 20 min 左右。第 3 次伴右侧肢体麻木,既往有房颤病史,现神经系统检查均正常,最可能诊断为
A. 癫痫小发作
B. 偏头痛
C. 短暂性脑缺血发作
D. 颈椎病
E. 顶叶肿瘤

22. 以下关于癫痫的叙述不正确的是
A. 癫痫的病理生理基础是神经元的异常过度放电
B. 癫痫是神经系统疾病中仅次于脑卒中的第二大常见疾病
C. 部分癫痫患者具有遗传背景
D. 头颅影像学是诊断癫痫最重要的辅助检查方法
E. 癫痫发作常具有重复性和刻板性的特点

23. 关于癫痫的表现,下列正确的是
A. 癫痫发作一定要有抽搐
B. 癫痫发作一定要有意识的丧失
C. 可表现为感觉、运动、精神、意识、行为、自主神经功能异常或兼而有之
D. 失神发作的患者无意识障碍

E. 不影响自主神经功能

24. 癫痫持续状态(SE)的定义,下列正确的是
    A. 短时间内有频繁的癫痫发作
    B. 30 min 内有 2 次以上的发作
    C. 一次发作持续时间超过 30 min 或全身性发作在 2 次发作之间意识不清楚
    D. 1 h 内有 2 次以上发作
    E. 2 次发作之间有定向力障碍

25. 检查继发性癫痫病因的最有效方法之一是
    A. 分析癫痫临床发作类型
    B. 脑 MRI 检查
    C. 24 h 脑电图监测
    D. 各种诱发脑电图
    E. 经颅超声多普勒

26. 女性,20 岁。生气后突然哭闹,四肢强直,持续 2 h,无尿便失禁。检查:闭眼不语,双侧瞳孔 2 mm,对光反应灵敏,四肢强硬,无锥体束征。考虑诊断为
    A. 癫痫
    B. 精神分裂症
    C. 癔症
    D. 晕厥
    E. 小脑出血

27. 难治性癫痫指的是
    A. 患者坚持正规服药,仍有癫痫频繁发作
    B. 用过 3 种以上的抗癫痫药物,仍有癫痫频繁发作
    C. 治疗 2 年以上,血药浓度在正常范围内,每月仍然有 4 次以上的癫痫发作
    D. 治疗 2 年以上,每月仍然有 4 次以上的癫痫发作
    E. 用过各种的抗癫痫药物,仍有癫痫频繁发作

28. 男性,9 岁发病。表现为发作性一侧面肌抽搐,持续 1～2 min,多在夜间发作,2～3 个月发作 1 次。头部 MRI 检查未见异常。EEG 为背景活动正常基础上,中央-颞区高波幅棘慢波。口服卡马西平有效、16 岁以后未再发病。最可能的诊断是
    A. 颞叶癫痫
    B. 顶叶癫痫
    C. 额叶癫痫
    D. 青少年肌阵挛癫痫
    E. 伴中央-颞部棘波的良性儿童癫痫

29. 男性,68 岁。近 2 周来多饮、多尿,食欲减退,精神差,软弱无力。今晨被发现神志不清而就诊。血压 80/60 mmHg,血糖 381 mmol/L,尿糖（＋＋＋＋）,尿酮体（±）。最可能的诊断是
    A. 脑出血
    B. 脑血栓形成
    C. 糖尿病酮症酸中毒昏迷
    D. 乳酸酸中毒昏迷
    E. 非酮症高渗性糖尿病昏迷

30. 男性,55 岁。半年内出现 3 次突然不能言语,每次持续 30 min 左右,第 3 次伴右侧肢体麻木,既往有房颤病史,神经系统检查正常。最可能的诊断是
    A. 癫痫小发作
    B. 偏头痛
    C. 颈椎病
    D. 短暂性脑缺血发作
    E. 顶叶肿瘤

31. 男性,19 岁。20 min 前突发头痛伴呕吐,随后出现抽搐发作,伴意识丧失。病前体健,无感冒史。查体:双侧瞳孔等大等圆,直径 20 mm,对光反射迟钝,颈强直,克氏征阳性。此时最不适宜的处理是
    A. 应用抗癫痫药物
    B. 应用抗纤溶药物
    C. 应用降颅压药物
    D. 绝对卧床休息

E. 应用扩血管药物

二、A3/A4 型题

(32~34 题共用题干)

男性,9 岁。因"发作性四肢对称强直伴躯体前倾 5 年"来诊。每次发作持续 10 s 左右缓解。出生后有窒息,生长发育迟滞。

32. 其发作期的脑电图表现最可能是
    A. 1.0~2.5 Hz 的全面性棘-慢复合波节律
    B. 3 Hz 的全面性棘-慢复合波节律
    C. 8~10 Hz 的快棘波节律
    D. 一侧额部起源的节律性活动
    E. 高度失律

33. 患儿在数秒内逐渐出现目光呆滞,呼之不应,流涎,持续 30 s 左右。EEG:双侧棘-慢复合波节律(1~2.5 Hz)。其可能的发作类型是
    A. 复杂部分性发作
    B. 非典型失神发作
    C. 强直发作
    D. 肌阵挛发作
    E. 肌阵挛-失张力发作

34. EEG:睡眠中呈现阵发性快波节律。最可能的癫痫综合征诊断是
    A. 获得性失语癫痫
    B. 内侧颞叶癫痫
    C. 肌阵挛失神癫痫
    D. Lennox-Gastaut 综合征
    E. Dravet 综合征

(35~36 题共用题干)

男性,6 岁。因"逐渐出现言语减少、词义失认,伴多动和注意力障碍 6 个月"来诊。发病以来睡眠中强直-阵挛发作 1 次。既往体健,家族史无异常。

35. 患者脑电图检查最可能的特征性表现是
    A. 双侧性棘-慢复合波(1.0~2.5 Hz)
    B. 睡眠中持续颞区为著的癫痫样放电
    C. 不对称、不规则高波幅慢波和多灶性尖-慢/棘-慢复合波
    D. 双侧 3 Hz 棘-慢复合波
    E. 无特异性改变

36. 最可能的诊断是
    A. 颞叶癫痫
    B. 额叶癫痫
    C. 儿童良性癫痫伴中央颞部棘波
    D. Landau-Kleffner 综合征(LKS)
    E. Lennox-Gastaut 综合征(LGS)

(37~38 题共用题干)

女性,11 岁。因"发作性右侧肢体无力 6 个月"来诊。每次发作持续 30 min 左右缓解,不伴抽搐及意识障碍。既往体健。

37. 患者发作症状最可能是
    A. 全身性癫痫发作
    B. 短暂性脑缺血发作
    C. 失张力发作
    D. 负性肌阵挛发作
    E. 肌阵挛发作

38. EEG:未发现癫痫样放电,但在过度换气诱发中,反应性慢波在过度换气停止后重新出现。经颅多普勒(TCD)超声:双侧颈内动脉末端狭窄。患者最可能的诊断是
    A. 脑血管畸形
    B. 烟雾病
    C. 青少年肌阵挛癫痫
    D. 进行性肌阵挛癫痫
    E. Sterge-Weber 综合征

(39~40 题共用题干)

男性,34 岁。反复发作性四肢抽搐伴意识丧失 2 年余。入院前 8 h 四肢抽搐频繁发作,每

次 15～25 min,伴尿失禁及舌咬伤;发作间歇期意识不清。既往粪便中曾有白色节片。头颅CT扫描可见多发性钙化灶。

39. 诊断应首先考虑
A. 原发性癫痫
B. 多发性脑肿瘤继发癫痫
C. 脑囊虫继发癫痫
D. 手足搐搦症
E. 癔症性抽搐

40. 采用的急诊治疗措施是
A. 静脉注射地西泮
B. 肌内注射地西泮
C. 肌内注射氯丙嗪
D. 肌内注射苯巴比妥
E. 静脉注射洛贝林

(41～43 题共用题干)

女性,24 岁。2 年来有发作性神志丧失,四肢抽搐,服药不规则。今日凌晨开始又有发作,意识一直不清醒。来院后又有 1 次四肢抽搐发作。

41. 首先应选用的治疗药物是
A. 地西泮 10 mg 静脉注射
B. 苯妥英钠 0.25 g 肌内注射
C. 地西泮 20 mg 肌内注射
D. 副醛 5 ml 灌肠
E. 苯巴比妥 0.5 g 肌内注射

42. 患者目前处于下列哪一种状态?
A. 癫痫持续状态
B. 强直-阵挛发作
C. 单纯部分发作继发全面发作
D. 复杂部分发作继发全面发作
E. 癫痫发作后昏睡期

43. 患者发作控制,清醒后应做何种处理?
A. 调换其他抗癫痫药物

B. 询问近期服药情况,嘱正规服药
C. 加大服药剂量,嘱正规服药
D. 加用另一种抗癫痫药物
E. 停药观察 1 周后再考虑用药

(44～46 题共用题干)

男性,24 岁,突然意识不清,跌倒,全身强直数秒钟后抽搐,咬破舌,2 min 后抽搐停止,醒后活动正常。

44. 首先应考虑的疾病是
A. 脑出血
B. 脑血栓
C. 蛛网膜下腔出血
D. 癫痫
E. 脑栓塞

45. 应进一步做的检查是
A. 头颅 X 线片
B. 脑电图
C. 脑脊液检查
D. 脑血管造影
E. 经颅超声多普勒

46. 治疗的首选药物是
A. 降颅压药
B. 溶栓治疗
C. 止血药
D. 扩血管药
E. 抗癫痫药

(47～48 题共用题干)

男性,42 岁。长期大量饮酒 10 余年,每日饮白酒 200～300 g,突然出现胸闷、气急。查心电图示 V_1～V_5 导联 ST 段压低 2 mV,以不稳定性心绞痛入心内科。入院 24 h 后出现烦躁不安、全身出汗、全身肌肉震颤。查体:血压 160/86 mmHg,意识清楚,脑膜刺激征阴性,眼球无震颤,心率 90 次/分,律齐。心电图与入院时无明显变化。

47. 最有可能诊断为
 A. 蛛网膜下腔出血
 B. Wernicke 脑病
 C. 酒精戒断反应
 D. 急性左心衰
 E. 以上都不是

48. 目前最重要的治疗方法为
 A. 地西泮 5 mg 静脉滴注
 B. 大剂量维生素 B_1
 C. 纳洛酮静脉滴注
 D. 吗啡肌内注射以减轻心力衰竭
 E. 转脑外科手术

(49～51题共用题干)

男性,32岁,农民。1个月前躯干部位出现皮下结节,伴头痛、头晕、恶心、呕吐,偶有癫痫发作而就诊入院。仔细问病史,有食生菜、排节片史。查体:T 36.5℃,BP 140/80 mmHg,皮下结节约黄豆大,硬度似软骨,可移动。头颅CT扫描显示额叶有多个低密度灶,囊尾蚴皮内试验及抗体均阳性。入院后手术摘取一皮下结节做病理检查,报告为猪囊尾蚴。本病诊断为:皮肌型囊尾蚴病和脑囊尾蚴病。给予脱水、杀虫及抗癫痫治疗后,症状缓解出院。

49. 确诊本病的主要依据是
 A. 患者经常食生菜
 B. 皮下有活动结节
 C. 活检皮下结节为猪囊尾蚴
 D. 囊尾蚴皮内试验阳性
 E. 有排节片史

50. 患者有排节片史提示同时合并有
 A. 牛带绦虫病
 B. 猪带绦虫病
 C. 棘球蚴病
 D. 微小膜壳绦虫病
 E. 泡球蚴病

51. 脑囊尾蚴病最多见的临床类型是
 A. 癫痫型
 B. 高颅压型
 C. 脑膜脑炎型
 D. 精神障碍型
 E. 脑室型

(52～53题共用题干)

男性,67岁。因"发作性右侧肢体抖动,有时伴有一过性意识障碍1个月"来诊。意识障碍持续2 min左右,自行缓解。1年前左侧大脑中动脉区梗死。

52. 最可能的诊断是
 A. 癫痫发作
 B. 昏厥
 C. 短暂性脑缺血发作
 D. 帕金森病
 E. 低血糖

53. 关于抗癫痫药物治疗的注意事项,叙述错误的是
 A. 老年人药物剂量应该减少
 B. 应尽可能选择非肝酶诱导或者抑制的药物
 C. 应减少或者避免应用对认知功能有影响的药物
 D. 避免用造成或者加重骨质疏松的药物
 E. 多药联合治疗

(54～56题共用题干)

男性,11岁。因"反复发作左手抽动1年"来诊。发作逐渐频繁,持续时间逐渐延长,并出现认知功能衰退和左侧肢体瘫痪。既往体健,家族史无异常。

54. 最可能的诊断是
 A. 青少年肌阵挛癫痫
 B. 进行性肌阵挛癫痫
 C. 颞叶癫痫

D. Rasmussen 脑炎(综合征)

E. 儿童良性癫痫伴中央颞部棘波

55. 患者进行了有关检查,最可能的检查结果是

A. 脑电图背景活动正常

B. 脑电图呈现全身性癫痫样放电

C. 神经影像学检查提示正常

D. 神经影像学检查提示右侧外侧裂、额叶进行性萎缩

E. 神经影像学检查提示右侧额叶血管畸形

56. 应用卡马西平、丙戊酸钠治疗效果不佳,下一步最适宜的治疗方案是

A. 生酮饮食

B. 换用新型抗癫痫药物治疗

C. 换用促肾上腺皮质激素治疗

D. 迷走神经刺激治疗

E. 手术治疗

三、X 型题

57. 对短暂性全面遗忘症的描述正确的是

A. 其本质是部分性癫痫

B. 因丧失了自知力而导致的短时间记忆丧失

C. 发作时对时间和地点有定向障碍

D. 因颞叶海马、海马旁回和穹隆缺血导致

E. 谈话、书写和计算能力保存

58. 关于癫痫和癫痫发作,叙述正确的有

A. 癫痫发作是因大脑神经元异常和过度超同步化放电所造成的一过性症状和(或)体征

B. 某些癫痫发作可以不诊断为癫痫

C. 诊断癫痫需要具有反复癫痫发作的倾向

D. 针对个体患者,癫痫发作具有一过性、发作性以及形式多变

E. 癫痫常伴有相应的神经生物、认知、心理及社会等方面的改变

59. 癫痫、癫痫综合征的国际分类中包括

A. 全身性癫痫

B. 与部位有关(局灶性、部分性)癫痫

C. 不能确定为局灶性或全身性癫痫的综合征痫样发作

D. 特殊的综合征

E. 痫样发作

60. 关于癫痫的预后,下面正确的是

A. 80%左右的患者用目前的抗癫痫药物能够完全控制发作

B. 复杂部分性发作的患者多数需要终身服药

C. 特发性全身性癫痫复发的机会较少

D. 有脑器质性损伤或有神经系统体征的预后差

E. 典型失神发作的预后较非典型失神发作的预后差

61. 颅骨凹陷骨折的手术指征有

A. 导致癫痫发作

B. 凹陷深度>1 cm

C. 凹陷骨折面积>5 cm 直径,导致颅内占位效应

D. 成人非功能区凹陷深度约 0.5 cm

E. 无症状陈旧性颅骨凹陷骨折

62. 下列癫痫综合征中,禁忌外科切除术的有

A. 进行性肌阵挛癫痫

B. 伴有海马硬化的内侧颞叶癫痫

C. 获得性失语癫痫

D. Dravet 综合征

E. Rasmussen 综合征

63. 长期服用异烟肼可引起

A. 中枢兴奋,诱发癫痫和惊厥

B. 末梢神经炎

C. 肝损害

D. 耳鸣或耳聋

E. 球后视神经炎

64. 下列关于苯妥英钠的说法,正确的有

A. 能抑制突触传递的强直后增强(PTP)现象,阻止癫痫病灶异常放电向周围扩散

B. 有膜稳定作用,减少动作电位期间的Na^+、Ca^{2+}内流,大剂量时还能延迟K^+外流

C. 能明显抑制高频异常放电的神经元,而对正常的低频放电的神经元的影响则甚小

D. 能增强脑内γ-氨基丁酸(GABA)的作用

E. 久用后如骤然停用,可致发作加剧,甚至诱发癫痫持续状态

65. 下列关于苯妥英钠的说法,正确的有

A. 对复杂的部分性发作(精神运动性发作)也有效,静脉注射可治疗癫痫持续状态

B. 本品抗癫痫作用较强,中枢抑制作用强,用后影响白天工作

C. 不良反应较多,且治疗浓度与中毒浓度相近,易出现毒性反应

D. 小儿中毒症状不易发现,故小儿禁用

E. 由于本品具有膜稳定作用,还可用于治疗心律失常和三叉神经痛

66. 下列说法正确的有

A. 地西泮是治疗癫痫持续状态的首选药,静注可迅速控制发作,但作用时间较短,可单独用于控制癫痫持续状态

B. 硝西泮除静注以控制癫痫持续状态外,主要用于肌阵挛性发作

C. 氯硝西泮作用较上述二药强,对各型癫痫都有效,而以失神发作、婴儿痉挛和肌阵挛发作疗效好

D. 静注氯硝西泮控制癫痫持续状态作用既迅速而又持久,对心血管及呼吸的抑制较地西泮弱

E. 本类其他药物也可用于抗癫痫的辅助用药,治疗难治性癫痫

67. 关于苯妥英钠的叙述正确的是

A. 是抗癫痫药

B. 抑制心肌细胞Na^+内流

C. 降低0相上升速度

D. 降低浦肯野纤维的自律性

E. 治疗强心苷引起的室性心动过速最好

68. 有关癫痫的下列描述正确的是

A. 终身不愈

B. 抗癫痫药宜从最小有效剂量开始

C. 用药后定期检查肝肾功能

D. 单一药物无效或控制不好时才联合用药

E. 原发性癫痫伴脑电图异常的遗传率高

69. 女性,26岁。临床诊断为特发性癫痫,病史已3年。主要表现为全身性强直-阵挛发作,每月发作2～3次,其防治的正确措施是

A. 应根据各种不同的病因,进行有针对性的治疗

B. 避免疲劳、高热、饮酒、激烈运动等诱发因素

C. 发作时应尽快肌内注射地西泮以制止发作

D. 药物应用,需待癫痫完全控制2～5年后才可考虑终止

E. 根据脑电图和颅脑CT的变化,决定抗癫痫药的应用时间

第十一章

头　痛

1. 女性,23 岁。发作性头痛、呕吐 4 年。每月发作 1～2 次,均于月经前发作。神经系统无阳性体征发现。下列发病机制中对本患者起主导作用的是
   A. 内分泌障碍
   B. 5 - HT 学说
   C. 遗传学说
   D. 变态反应性因素
   E. 癫痫样放电

2. 女性,53 岁。原有右侧颞部偏头痛发作史 5 年,近 1 年来未发。2 年来患者心前区绞痛,血压异常升高而诊断为高血压、冠心病。今日突然头痛伴恶心。测血压 180/105 mmHg。最不适当的处理是
   A. 立即给麦角胺咖啡因片口服
   B. 给硝苯地平 10 mg 舌下含服
   C. 利血平 0.5 mg 肌内注射
   D. 吲哚美辛 25 mg 口服
   E. 地西泮 5 mg 口服

3. 女性,31 岁。反复左颞侧搏动性头痛,伴恶心呕吐 2 年。发作前数分钟常出现眼前闪光和暗点,头痛持续数小时。头颅 CT 检查未见异常。最可能的诊断是
   A. 典型偏头痛

   B. 丛集性头痛
   C. 低颅压性头痛
   D. 紧张性头痛
   E. 枕神经痛

4. 男性,28 岁。反复右侧眼眶后部疼痛 3 年,加重 2 周。患者近 2 周来每天固定于下午 15:00 左右开始出现头痛,持续 2 h 即缓解。头痛剧烈,伴有右侧结膜充血、流泪和流涕。3 年前有类似发作,未经诊治自行缓解。本次发病应用泼尼松治疗效果显著。可能的诊断是
   A. 典型偏头痛
   B. 枕神经痛
   C. 低颅压性头痛
   D. 紧张性头痛
   E. 丛集性头痛

5. 下列是腰穿后头痛典型的表现的是
   A. 直立时加重
   B. 恶心和呕吐
   C. 闪烁性盲点
   D. 畏光
   E. 压迫感

6. 男性,4 岁。行走不稳、头痛、呕吐 1 个月,X 线片示颅缝增宽、脑回压迹增多。最可能的诊断是

A. 脑膜炎

B. 颅内肿瘤

C. 血管神经性头痛

D. 头痛型癫痫

E. 动脉瘤

7. 男性,32岁。情绪激动后突然剧烈头痛、呕吐4h后来诊。查体:血压170/100 mmHg,浅昏迷,肢体无瘫痪,颈强直(＋),双侧Kernig征(＋)。辅助检查:头颅CT扫描可见右大脑外侧裂高密度影。应立即给予的紧急治疗是

A. 6-氨基己酸

B. 降血压药物

C. 甘露醇

D. 尼莫的平

E. 青霉素

8. 男性,74岁。以"工作中突然出现左肢无力,伴头痛半小时"为主诉来诊,既往有高血压史。查体:神清,语利,左侧面、舌核上瘫,左侧肢体偏瘫,左侧Babinski(＋),颈强直(－),双侧Kernig征(－)。为帮助诊断,首选的辅助检查是

A. 脑电图

B. 脑血管造影

C. 头颅CT

D. 脑脊液

E. 脑超声波

9. 男性,58岁。病史:高血压病史10余年。某日早起后突发剧烈头痛、呕吐,2h后出现神志不清,鼾声呼吸和大小便失禁。查体:血压180/97 mmHg,中度昏迷,双瞳孔缩小,左侧鼻唇沟浅,左侧下肢外旋位,左侧Babinski征(＋),左侧提睾反射消失。抢救该患者首选的程序为

A. 静脉滴注低分子右旋糖酐补充血容量

B. 肌内注射地西泮预防抽搐,急查心电图

C. 肌内注射利血平降血压,急行腰椎穿刺

D. 静脉注射甘露醇降低颅内压,急查头颅CT

E. 静脉补钾,防止电解质紊乱

10. 女性,32岁。分娩14天后出现头痛、癫痫和右侧肢体无力。查体:神清,不完全运动性失语,双眼视乳头水肿,右侧偏瘫、偏身感觉减退,右侧Babinski征(－)。为明确诊断,首选的检查为

A. 脑电图

B. 头颅X线片

C. 头颅MRI

D. 经颅彩色超声多普勒

E. SPECT

11. 女性,70岁。有高血压病史多年,2天前进早餐时发现右手无力,拿不住筷子,中午则说话不清,不能下地行走,无头痛和呕吐。查体:右侧肢体不全瘫,下肢肌力3级,上肢肌力2级,右侧Babinski征阳性,血压160/90 mmHg。最可能的诊断是

A. 脑出血

B. 高血压脑病

C. 脑栓塞

D. TIA

E. 脑血栓形成

12. 男性,58岁。高血压病史多年,演讲时突发头痛、呕吐、右侧偏瘫。急诊检查患者昏迷,左侧瞳孔大,光反射消失。最可能的诊断是

A. 脑出血,左颞叶钩回疝

B. 脑出血,右颞叶钩回疝

C. 脑出血,小脑扁桃体疝

D. 蛛网膜下腔出血

E. 颈内动脉血栓形成

13. 女性,37岁。1周前头痛、咳嗽、低热,3天前出现四肢无力伴手脚麻木,渐加重,1天前出现复视。查体:双眼球外展活动差,双

眼闭合不全,额纹消失,不能鼓腮动作,四肢肌力 2 级,肌张力减低,各腱反射(一),感觉正常,双侧 Babinski 征(一)。首要治疗应选择

A. 肾上腺皮质激素

B. 氯化钾

C. 免疫球蛋白

D. 维生素

E. 抗生素

14. 男性,32 岁。打球后突发头痛、呕吐,伴右上肢 Jackson 癫痫半分钟,先后 2 次。神经系统检查,颈有阻力,右上肢肌力 3 级,右上肢肱二头、三头肌腱反射亢进,余无异常。脑脊液均匀血性。镜检红细胞满视野,糖和氯化物正常。为明确病因最佳的检查是

A. CT

B. MRI

C. 脑电图

D. 经颅超声多普勒

E. 脑动脉血管造影

15. 女性,28 岁。常在月经期反复出现右额颞部搏动性疼痛,多伴恶心、呕吐、出汗、面色苍白,持续 4～72 h 不等,常服用布洛芬以缓解头痛。应诊断为

A. 紧张型头痛

B. 丛集性头痛

C. 有先兆偏头痛

D. 基底型偏头痛

E. 无先兆偏头痛

16. 女性,30 岁。反复出现双眼视物模糊,约 30 min 后出现左额颞部搏动性头痛,伴恶心、呕吐、晨光、面色苍白。持续约 6 h 后休息入睡,次日晨起症状消退。应诊断为

A. 眼肌麻痹性偏头痛

B. 无先兆偏头痛

C. 有先兆偏头痛

D. 视网膜性偏头痛

E. 短暂性脑缺血发作

17. 偏头疼发作期血中 5 - HT 水平

A. 上升

B. 下降

C. 无变化

D. 先下降在上升

E. 先升高再下降

18. 大多数偏头痛发病于

A. 10～20 岁

B. 10～40 岁

C. 10～30 岁

D. 10～50 岁

E. 20～30 岁

19. 伴有 Horner 征的疾病是

A. Tolosa-Hunt 综合征

B. 有先兆的偏头痛

C. 无先兆的偏头痛

D. 紧张性头痛

E. 丛集性头痛

20. 下列头痛发作时不伴有恶心、呕吐的是

A. 有先兆的偏头痛

B. 丛集性头痛

C. 痛性眼肌麻痹

D. 紧张性头痛

E. 以上都不对

21. 男性,20 岁。以"头痛 2 天,呕吐 4 次"为主诉入院。1 周前有腹泻史。查体:体温 37.8℃,神清,颈略抵抗,Kernig 征及 Brudzinski 征均阴性。腰穿:脑脊液压力 185 mmH$_2$O,无色透明,糖 26 mmol/L,氯化物 127 mmol/L,蛋白 0.6 g/L,白细胞 40×10^6/L,淋巴细胞 95%,单核细胞 5%。该病最可能的病原体是

A. 新型隐球菌

B. 肠道病毒

C. 结核分枝杆菌

D. 带状疱疹病毒

E. 单纯疱疹病毒

22. 女性,23岁。因"发热20天,头痛1周"入院。病程中患者感乏力、食欲缺乏、汗多。查体:体温38℃,嗜睡,脑膜刺激征(一)。腰穿:脑脊液压力250 mmH$_2$O,脑脊液无色透明,糖 0.94　mmol/L,氯化物116 mmol/L,蛋白1.2 g/L,白细胞240×10^6/L,淋巴细胞55%,单核细胞10%,中性粒细胞35%。下列哪一项检查有助确诊?

A. 脑脊液抗酸涂片

B. 脑脊液墨汁染色

C. 脑脊液病毒全套

D. 胸片

E. 血培养

23. 男性,56岁。头部摔伤1个月,头痛、呕吐3天。CT检查发现右颞顶新月形等密度病灶,中线轻度移位。最可能的诊断是

A. 慢性硬膜外血肿

B. 慢性硬膜下血肿

C. 亚急性硬膜外血肿

D. 亚急性硬膜下血肿

E. 硬膜下水瘤

24. 普通型和典型偏头痛两者的区别之一,在于后者一定有

A. 搏动性头痛

B. 恶心、呕吐

C. 畏光、畏声

D. 神经系统检查无异常

E. 10~40 min 先兆症状

25. 偏头痛中最常见的类型是

A. 有先兆的偏头痛

B. 无先兆的偏头痛

C. 紧张性头痛

D. 基底动脉型偏头痛

E. 丛集性头痛

26. 关于偏头痛以下不正确的是

A. 多在儿童和青年期发病,女性多见

B. 有或无视觉先兆

C. 可持续4~72 h

D. 头痛缓解后均不遗留神经系统阳性体征

E. 发作后首选麦角胺咖啡因口服

27. 偏头痛最常见的类型是

A. 典型偏头痛

B. 群集性头痛

C. 普通型偏头痛

D. 眼肌瘫痪型偏头痛

E. 基底动脉型偏头痛

28. 妊娠期偏头痛可用以下哪种药物治疗?

A. 舒马普坦口服

B. 佐米曲普坦口服

C. 哌替啶口服

D. 双氢麦角胺肌注

E. 麦角胺口服

29. 以下关于偏头痛的描述不正确的是

A. 典型偏头痛的先兆最常见的为视觉先兆

B. 70%以上的偏头痛患者为女性

C. 普通偏头痛是最常见的偏头痛类型

D. 绝大多数在40岁以前发病

E. 压迫同侧颈动脉可使头痛程度加重

30. 全头部紧缩性或压榨样疼痛常常提示

A. 紧张性头痛

B. 复杂性偏头痛

C. 丛集性头痛

D. 普通偏头痛

E. 血管性头痛

31. 某患者出现前额部头痛,卧位时减轻,立位时加重,考虑
    A. 典型偏头痛
    B. 丛集性头痛
    C. 紧张性头痛
    D. 痛性眼肌麻痹
    E. 低颅压性头痛

32. 女性,40岁。右侧头痛7天伴右侧眼睑下垂、视物重影3天。头痛为右侧眼球后剧烈胀痛。查体发现右侧动眼神经损伤表现。头颅MRI和全脑血管造影术未见异常。可能的诊断是
    A. 典型偏头痛
    B. 痛性眼肌麻痹
    C. 低颅压性头痛
    D. 紧张性头痛
    E. 丛集性头痛

33. 下列症状中是典型偏头痛的表现的是
    A. 畏光
    B. 恶心
    C. 视觉先兆
    D. 偏侧面部疼痛
    E. 以上均不是

34. 偏头痛预防的药物不包括
    A. 阿米替林
    B. 奋乃静
    C. 头痛宁胶囊
    D. 氟桂利嗪
    E. 普萘洛尔

35. 男性,25岁。春季和秋季反复发作性右侧眼眶周围疼痛,伴右眼结膜充血、流泪。神经系统查体无阳性体征,头颅CT检查正常。考虑诊断为
    A. 无先兆偏头痛
    B. 丛集性头痛
    C. 有先兆偏头痛

    D. 紧张型头痛
    E. 视网膜性偏头痛

36. 临床最常见的原发性头痛是
    A. 偏头痛
    B. 紧张型头痛
    C. 丛集性头痛
    D. 三叉自主神经头痛
    E. 其他原发性头痛

37. 眼肌麻痹型偏头痛最常受累的脑神经是
    A. 动眼神经
    B. 滑车神经
    C. 展神经
    D. 三叉神经
    E. 面神经

38. 男性患者居多的头痛疾病是
    A. 有先兆的偏头痛
    B. 无先兆的偏头痛
    C. 丛集性头痛
    D. 原发性低颅压性头痛
    E. 继发性低颅压头痛

39. 中-重度偏头痛首选
    A. 乙酰氨基酚
    B. 阿司匹林
    C. 布洛芬
    D. 哌替啶
    E. 麦角胺

40. 偏头痛发作期治疗首选
    A. 尼莫地平
    B. 氟桂利嗪
    C. 卡马西平
    D. 麦角胺咖啡因
    E. 普萘洛尔

41. 慢性头痛中最常见的是
    A. 有先兆的偏头痛

B. 无先兆的偏头痛

C. 丛集性头痛

D. 紧张性头痛

E. 眼肌麻痹型偏头痛

42. 与体位有关的头痛是

A. 有先兆的偏头痛

B. 无先兆的偏头痛

C. 丛集性头痛

D. 紧张性头痛

E. 低颅压性头痛

43. 不属于特殊类型偏头痛的是

A. 眼肌麻痹型偏头痛

B. 偏瘫型偏头痛

C. 基底动脉型偏头痛

D. 晚发型偏头痛

E. 丛集性偏头痛

44. 典型偏头痛与普通型偏头痛的区别在于

A. 畏光

B. 阳性家族史

C. 偏侧头痛

D. 视觉先兆

E. 恶心、呕吐

45. 男性,38 岁。反复发作性左额颞部搏动性疼痛 4 年。头痛发作同时或之后出现左眼睑下垂、眼球活动受限,常持续 1 周左右可缓解。头颅 MRI 检查未见异常。其父亲也有类似病史。该患者最可能的诊断是

A. 重症肌无力(眼肌型)

B. 眼肌麻痹性偏头痛

C. 视网膜性偏头痛

D. 丛集性头痛

E. 无先兆偏头痛

二、A3/A4 型题

(46～48 题共用题干)

女性,25 岁。反复头痛 7 年。每次发作前约 1 h 出现心烦、眼前有异彩和暗点,持续约 0.5 h,之后有搏动样头痛,伴恶心和呕吐、畏光,休息睡眠后多可缓解。有家族史,查体无异常体征,头颅 CT 检查未见异常。

46. 最可能的诊断是

A. 三叉神经痛

B. 丛集性头痛

C. 紧张型头痛

D. 偏头痛

E. 青光眼

47. 若患者近 1 个月头痛频繁发作,每周发作 3～4 次,且口服萘普生头痛仍不能很好缓解,为终止头痛急性发作则应选用下列哪种药物?

A. 布洛芬

B. 哌替啶

C. 麦角胺

D. 吗啡

E. 丙戊酸钠

48. 为预防头痛发作可选用

A. 氟桂利嗪

B. 舒马曲普坦

C. 麦角胺

D. 阿司匹林

E. 地西泮

(49～51 题共用题干)

男性,40 岁。近 2 个月以来,发作性血压升高达 210/120 mmHg,伴心悸,大汗、头痛,症状持续 2 h 后可自行缓解,血压恢复正常。

49. 本病例最可能的诊断为

A. 原发性高血压

B. 高血压危象

C. 嗜铬细胞瘤

D. 皮质醇增多症

E. 主动脉缩窄

50. 不宜使用下列哪种药物?
A. 哌唑嗪
B. 酚妥拉明
C. 普萘洛尔
D. 氢氯噻嗪
E. 硝苯地平

51. 可选用下列哪项检查有助于诊断?
A. 心电图
B. 心脏超声
C. 尿中 17-羟皮质类固醇检查
D. 血、尿中儿茶酚胺及香草基扁桃酸 (VMA)测定
E. 地塞米松试验

(52~54题共用题干)

男性,30 岁。发作性血压增高,最高达 200/120 mmHg,伴头痛,面色苍白,出汗,心动过速,持续 0.5 h,平时血压正常。

52. 初步诊断为
A. 嗜铬细胞瘤
B. 恶性高血压
C. 高血压脑病
D. 原发性醛固酮增多症
E. 肾动脉狭窄

53. 常用实验室检查为
A. PRA 测定
B. 血儿茶酚胺及尿 VMA 测定
C. 尿 17-羟皮质类固醇检测
D. 肾动脉血管造影
E. 尿、血醛固酮测定

54. 定位诊断宜用
A. PRA 测定
B. 肾上腺 CT 检查
C. 肾动脉血管造影

D. 静脉肾盂造影
E. 地塞米松

(55~56题共用题干)

女性,30 岁。2 h 前车祸致左顶枕部着地,当时有约 10 min 意识不清,醒后头痛,左耳流血性脑脊液,四肢活动好,病理征(一)。头颅 CT 扫描示左顶枕部头皮软组织肿胀。

55. 诊断是
A. 脑震荡
B. 脑挫伤,脑脊液耳漏
C. 颅底骨折,脑脊液耳漏
D. 颅骨骨折,脑脊液耳漏
E. 脑干损伤

56. 下列处置错误的是
A. 卧床休息
B. 观察病情
C. 给予止血药物
D. 给予广谱抗生素
E. 左外耳道冲洗

三、X 型题

57. 关于静脉窦血栓的临床症状,叙述正确的有
A. 头痛是最常见最特异的症状之一
B. 多数患者病程呈亚急性进行性加重
C. 局灶癫痫样症状远较动脉血栓常见
D. 所有症状中,意识障碍是预后差的最主要预测因素
E. 深静脉血栓常见,常导致间脑水肿

58. 脑血栓形成的症状哪几项表述是正确的?
A. 通常无头痛
B. 血压可为正常
C. 有时出现 TIA 的前驱症状
D. 必定会发生偏瘫
E. 发病 24 h 内头颅 CT 可为正常

59. 左侧壳核出血(血肿约 30 ml)可出现以下哪些临床表现?
    A. 头痛、恶心、呕吐
    B. 右侧偏瘫、失语
    C. 右侧偏身感觉障碍
    D. 右侧同向性偏盲
    E. 双眼向右侧凝视

60. 基底型偏头痛与癫痫的鉴别包括
    A. 可以脑干症状为先兆
    B. 先兆持续 20~30 min
    C. 以枕颈部疼痛为主
    D. 可有意识模糊、跌倒发作
    E. EEG 上无棘-慢波

61. 偏头痛发病的特点是
    A. 女性为多见
    B. 发病多始于青春期
    C. 大多数有偏头痛的家族
    D. 头痛呈搏动性
    E. 伴恶心、呕吐

62. 有先兆的偏头痛最常见的先兆是
    A. 视野缺损
    B. 闪光
    C. 暗点
    D. 视物变形
    E. 视物颜色改变

63. 偏头痛的预防性治疗药物有
    A. 曲普坦类药
    B. β受体阻滞剂
    C. 钙通道阻滞剂
    D. 抗癫痫药
    E. 抗抑郁药

64. 丛集性偏头痛发病的特点是
    A. 女性为多见
    B. 一侧性眼眶周疼痛
    C. 剧烈的钻痛

    D. 伴类 Horner 征
    E. 丛集性发作的特点

65. 关于偏头痛正确的是
    A. 发作前大多有先兆症状
    B. 发作时可有感觉异常或运动障碍
    C. 限于一侧的搏动性头痛
    D. 常伴有恶心、呕吐、发热
    E. 活动时加重,睡眠后减轻

66. 可引起头痛的疾病有
    A. 鼻窦炎
    B. 中耳炎
    C. 青光眼
    D. 低血糖
    E. 牙髓炎

67. 腰椎穿刺后低颅压性头痛可有
    A. 恶心、呕吐
    B. 颈僵硬
    C. 眩晕、耳鸣、视物模糊
    D. 脑脊液蛋白质含量增高
    E. 脑脊液白细胞增多

68. 丛集性头痛发作期的治疗有
    A. 对乙酰氨基酚
    B. 尼莫地平
    C. 麦角胺
    D. 舒马普坦
    E. 吸氧

69. 发作型紧张型头痛的临床表现为
    A. 头痛天数>180 天/年(>15 天/月)
    B. 头痛持续时间 0.5~7 h
    C. 双侧性头痛
    D. 头痛呈紧箍状
    E. 日常活动不加重头痛

70. 紧张性头痛的临床特点包括
    A. 成年男性多见

B. 多有恶心、呕吐

C. 多有失眠、焦虑或抑郁症状

D. 多为一侧性头痛

E. 颈部或肩背部肌肉僵硬感

71. 紧张型头痛发作期的治疗药物有

A. 乙酰氨基酚

B. 尼莫地平

C. 麦角胺

D. 舒马普坦

E. 乙哌立松

72. Tolosa-Hunt 综合征的临床表现是

A. 多发于青春期

B. 眼球后及眶周疼痛

C. 头痛时或头痛后出现第Ⅲ、Ⅳ、Ⅵ对脑神经麻痹

D. 周期性复发

E. 对激素治疗无效

73. 单纯疱疹病毒性脑炎常见的临床表现包括

A. 意识障碍

B. 精神症状

C. 腹泻

D. 癫痫

E. 头痛、发热

74. 需要与偏头痛鉴别的疾病有

A. 蛛网膜下腔出血

B. 丛集性头痛

C. 颅内压降低或颅内压增高引起的头痛

D. 紧张性头痛

E. 高血压脑病

75. 脑底异常血管网病可出现下列哪些临床特点?

A. 多见于儿童和青年

B. 头痛

C. 短暂性脑缺血发作和脑卒中

D. 癫痫发作

E. 智能减退

第十二章

眩 晕

1. 男性,45 岁。有高血压史。因阵发性心悸2 天来诊,体检:血压 120/70 mmHg,心率180 次/分,律齐,心音正常,无杂音。1 min 后心率降至 80 次/分,律齐。30 s 后又恢复至 180 次/分。最可能的诊断为
   A. 窦性心动过速
   B. 阵发性心房颤动
   C. 阵发性室上性心动过速
   D. 阵发性心房扑动
   E. 三度房室传导阻滞

2. 椎基底动脉闭塞的主要症状不包括
   A. 眩晕
   B. 行走不稳
   C. 恶心、呕吐
   D. 偏瘫、偏身感觉减退、偏盲
   E. 四肢瘫痪

3. 小脑梗死除表现为眩晕、呕吐、眼球震颤、共济失调、站立不稳和肌张力降低外,还可表现为
   A. 对侧偏瘫症状
   B. 同侧视力障碍症状
   C. 脑干受压症状和颅内压增高症状
   D. 运动性失语
   E. 对侧痛温觉障碍

4. 男性,65 岁。因椎-基底动脉系统血栓形成入院,其临床表现中不应出现的是
   A. 交叉性瘫痪
   B. 多个脑神经麻痹
   C. 交叉性感觉障碍
   D. 眩晕
   E. 运动性失语

5. 男性,70 岁。以"眩晕、呕吐、言语不清20 h"为主诉来诊,既往脑动脉硬化症病史6 年。查体:声音嘶哑、吞咽困难、构音障碍,右眼裂小、瞳孔小、水平眼震,右侧面部及左半身痛觉减退,右侧指鼻试验不准。诊断考虑为
   A. 右侧大脑前动脉血栓形成
   B. 左侧小脑上动脉血栓形成
   C. 右侧小脑上动脉血栓形成
   D. 左侧小脑下后动脉血栓形成
   E. 右侧小脑下后动脉血栓形成

6. 椎基底动脉供血不全不应出现
   A. 眩晕
   B. 交叉性瘫痪
   C. 吞咽障碍
   D. 眼肌麻痹
   E. 失语

7. 椎基底动脉系统 TIA 的症状不包括

A. 跌倒发作

B. 眩晕及平衡失调

C. 短暂性全面性遗忘症

D. 失语症

E. 双眼视力障碍发作

8. 眩晕最常见的病因是

A. 椎-基底动脉供血不足

B. 前庭神经元炎

C. 梅尼埃病

D. 良性发作性位置性眩晕

E. 颈椎病

9. 男性,60岁。经常于晨醒翻身时立即出现严重眩晕,2~3 min后眩晕自然消失,无耳鸣及意识丧失,体检生命体征正常。在检查台刚平卧即开始出现眩晕、恶心,一坐起立即缓解,再躺下时无复发。最可能的诊断为

A. Wallenberg综合征

B. 梅尼埃病

C. 前庭神经炎

D. 椎-基底动脉供血不足

E. 良性发作性位置性眩晕

10. 男性,66岁。高血压病史13年,突感眩晕、呕吐,言语不清。查体:声音嘶哑,饮水呛咳,言语含糊,左眼裂小,瞳孔小,有水平眼震,左面部及右半身痛觉减退,左侧指鼻试验不准。最可能的诊断是

A. 左侧小脑上动脉血栓形成

B. 右侧小脑后下动脉血栓形成

C. 右侧小脑上动脉血栓形成

D. 左侧小脑后下动脉血栓形成

E. 左侧大脑前动脉血栓形成

11. 听神经瘤(如下图所示)的最常见症状为

A. 头痛,呕吐

B. 面部麻木,痛觉减退

C. 眩晕,单侧耳鸣,耳聋

D. 吞咽困难,进食呛咳

E. 小脑运动共济失调

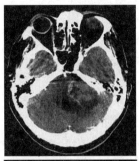
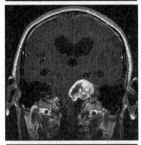
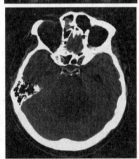
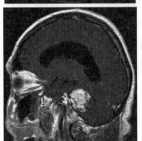

12. 眩晕、平衡障碍多见于

A. 椎-基底动脉系统短暂性脑缺血发作

B. 颈内动脉血栓形成

C. 大脑前动脉血栓形成

D. 大脑中动脉血栓形成

E. 大脑后动脉血栓形成

13. 男性,65 岁,因椎基动脉系统脑血栓形成入院,其临床表现中不应出现的是
    A. 交叉性瘫痪
    B. 多数颅神经麻痹
    C. 交叉性感觉障碍
    D. 眩晕
    E. 运动性失语

14. 颈内动脉系统 TIA 的临床表现一般不包括
    A. 偏身感觉障碍
    B. Horner 征交叉瘫
    C. 眩晕
    D. 偏瘫
    E. 失语

15. 椎基底动脉系统 TIA 的常见症状一般不包括
    A. 眩晕
    B. 单眼黑矇
    C. 跌倒发作
    D. 短暂性全面性遗忘
    E. 平衡障碍

16. 椎-基底动脉血栓形成不出现的症状是
    A. 交叉性瘫痪
    B. 吞咽困难
    C. 眼球运动障碍
    D. 失语
    E. 眩晕

17. 男性,60 岁。突发眩晕,伴恶心、呕吐、心悸、冷汗,既往有高血压病史,急诊头颅 CT 未见异常。1 天后查体见左侧周围性面瘫,右侧上下肢肌力 4 级,1 周后查体正常。神经科诊断考虑
    A. 颈内动脉系统 TIA
    B. 椎-基底动脉系统 TIA
    C. 可逆性神经功能障碍(RIND)
    D. 脑桥出血
    E. 脑干梗死

18. 男性,60 岁。活动中突感眩晕、枕部疼痛、呕吐、步行不稳,20 min 后昏迷,呼吸节律不整,临床诊断脑出血。出血部位是
    A. 颞叶
    B. 基底节区
    C. 脑室
    D. 脑桥
    E. 小脑

19. 以下不正确的表述是
    A. 眩晕可分为系统性眩晕和非系统性眩晕
    B. 系统性眩晕分为周围性眩晕和中枢性眩晕
    C. 位置性眩晕是周围性眩晕
    D. 听力障碍表现为耳聋、耳鸣和听觉过敏
    E. 高音调耳鸣提示为感音器病变,低音调耳鸣提示传音径路病变

20. 关于中枢性眩晕特点的表述不正确的是
    A. 前庭神经核或小脑病变可引起
    B. 椎-基底动脉供血不足是常见原因
    C. 眼震幅度大、方向不一致
    D. 伴严重的耳鸣、耳聋
    E. 呕吐、出汗、面色苍白等自主神经症状较轻

21. 眩晕伴眼震,无听力障碍,见于
    A. 前庭神经核性病变
    B. 前庭神经核上性病变
    C. 前庭神经核下性病变
    D. 前庭神经和耳蜗神经病变
    E. 蜗神经病变

22. 女性,29 岁。因视物旋转、呕吐 1 周来诊,诊断为右前庭神经病变。与本病不符的症状和体征是
    A. 严重眩晕,转头可使症状加重,闭目不减轻
    B. 水平性眼震或水平加旋转性眼震

C. 站立不稳,平衡障碍

D. 伴恶心、呕吐及面色苍白

E. 双侧指鼻试验欠稳准

23. 女性,62 岁。以"活动中突然出现眩晕,枕部疼痛、呕吐、步行不稳 1 h,昏迷 20 min"为主诉入院。查体:深昏迷,呼吸节律不整。诊断脑出血,其部位可能是

A. 颞叶

B. 基底节

C. 脑室

D. 脑桥

E. 小脑

24. 男性,45 岁。诊断为轻度高血压,首次服用抗高血压药物后出现直立性低血压,并有晕厥、心悸等症状。该患者最有可能服用下列哪种药物?

A. 可乐定

B. 哌唑嗪

C. 硝苯地平

D. 普萘洛尔

E. 血管紧张素转换酶抑制剂

25. 符合 TIA 表现的是

A. 乏力

B. 眩晕

C. 跌倒

D. 表达性失语

E. 定向障碍

26. 患者 1 周前"上感",因突然眩晕、恶心、呕吐伴耳鸣 2 h 就诊,改变头位眩晕加重。查体:听力下降,水平眼震。其原因最可能是

A. 中枢性眩晕

B. 血管性晕厥

C. 周围性眩晕

D. 非系统性眩晕

E. 以上均不是

27. 患儿,10 岁。反复突然意识丧失,每次持续数秒缓解。发作时面部抽动,脑电图检查提示棘-慢复合波。最合理的诊断是

A. 反射性晕厥

B. 痫性发作

C. 贫血性晕厥

D. 非系统性眩晕

E. 以上均不是

28. 患者既往有高血压病史,突发眩晕、恶心呕吐、饮水呛咳、吞咽困难、声音嘶哑。查体:左侧面部和右侧肢体浅感觉障碍,左侧肢体小脑性共济失调,左侧 Horner 综合征。定位诊断是

A. Millard-Gubler 综合征

B. Wallenberg 综合征

C. Weber 综合征

D. 橄榄前综合征

E. 以上均不是

二、A3/A4 型题

(29～31 题共用题干)

女性,60 岁。外出途中突然头痛、眩晕,伴呕吐、走路不稳。查血压 180/105 mmHg,心率 62 次/分,双眼向右眼震,右侧指鼻欠稳准,右侧巴宾斯基征阳性。

29. 最可能的诊断是

A. 脑桥出血

B. 基底节区出血

C. 小脑出血

D. 大脑中动脉梗死

E. 脑血栓形成

30. 进一步明确诊断的主要措施为

A. 详细追问有关病史

B. 脑电图

C. 头颅 CT

D. 脑脊液检查

E. 血糖、血脂、电解质检查

31. 下列处理不当的是
A. 使用利血平降血压
B. 必要时可行气管切开,保持气道通畅
C. 快速20%甘露醇静滴,每6~8 h一次
D. 如果CT扫描示血肿为20 ml,可考虑手术治疗
E. 积极处理并发症

(32~34题共用题干)

男性,60岁。以"晨起突然眩晕,呕吐,喝水呛咳,步态不稳2天"为主诉来诊。既往有糖尿病史。查体:神清,构音障碍,右侧眼裂小,瞳孔小、光反射(+),右侧软腭运动障碍,咽反射(-),右侧轮替运动笨拙、指鼻不准,右侧面部及左侧半身痛觉消失,肢体无瘫痪,双侧Babinski征(-)。

32. 该患者病变部位在
A. 左侧脑桥
B. 右侧脑桥
C. 左侧延髓
D. 右侧延髓
E. 小脑及延髓

33. 该患者临床现象称为
A. Weber综合征
B. Wallenberg综合征
C. Millard-Gubler综合征
D. Foville综合征
E. Parinaud综合征

34. 治疗上最宜采用的方法是
A. 抗血小板聚集治疗
B. 重组组织型纤溶酶原激活物(rt-PA)静脉溶栓
C. 脑代谢活化剂
D. 钙通道阻滞剂

E. 高压氧舱

三、X型题

35. 颅脑后循环缺血的症状包括
A. 共济失调、眩晕和吞咽困难
B. 双侧肢体无力
C. 双侧视力丧失
D. 单眼复视
E. 左侧面部、肢体麻木

36. 椎动脉系统血栓形成可能出现
A. 一侧眼裂小、瞳孔小
B. 眩晕、恶心、呕吐及共济失调
C. 一侧面部及对侧躯体痛觉减退
D. 吞咽困难、呛水和言语不清
E. 一侧失明及对侧偏瘫

37. 卡马西平的不良反应有
A. 眩晕
B. 嗜睡
C. 恶心
D. 皮疹
E. 白细胞减少

38. 颈内动脉系统TIA的特征性症状是
A. 短暂性全面性遗忘症
B. 跌倒发作
C. 眼动脉交叉瘫
D. 眩晕
E. Horner征交叉瘫

39. 下列哪些部位的病变可能导致眩晕的发生?
A. 颞叶皮质病变
B. 绒球小结叶病变
C. 脑干病变
D. 迷路病变
E. 颈部病变

第十三章

神经系统常见危重症

一、A1/A2 型题

1. 男性,63 岁。以"生气后突然头痛、呕吐,右侧肢体无力 1 h,昏迷 10 min"为主诉来急诊。查体:血压 220/130 mmHg,中度昏迷,右鼻唇沟浅,右侧肢体肌力 0 级,右侧 Babinski 征(+)。头颅 CT 扫描示左基底节区有一个直径为 5 cm 左右的高密度影。入院 2 h 后左瞳孔 D=5 mm,对光反应消失;右瞳孔 D=2 mm,光反应存在。诊断为
    A. 脑血栓形成合并脑疝
    B. 脑栓塞合并脑疝
    C. 脑出血合并脑疝
    D. 蛛网膜下腔出血
    E. 脑出血

2. 男性,10 岁。老师发现其上课时经常愣神,双眼瞪视前方,呼之不应,持续数秒缓解。其治疗药物选择下列最正确的是
    A. 首选苯妥英钠,次选卡马西平
    B. 首选卡马西平,次选苯妥英钠
    C. 首选丙戊酸钠,次选苯巴比妥
    D. 首选乙琥胺,次选丙戊酸钠
    E. 首选 ACTH,次选氯硝西泮

3. 男性,34 岁。臀部脓肿后,测血钠 112 mmol/L,治疗过程中发现患者四肢不能活动,不能进食。体检:能睁闭眼,眼球各方向运动好,四肢肌力 0 级,不能张口和露齿,双侧 Babinski(+)。该患者的意识状态是
    A. 昏迷
    B. 去大脑强直状态
    C. 木僵
    D. 闭锁综合征
    E. 无动性缄默

4. 外耳道中有血性或清亮液体流出,应考虑
    A. 急性中耳炎
    B. 脑疝
    C. 胆脂瘤
    D. 颅底骨折
    E. 外耳道炎

5. 男性,43 岁。汽车上摔下 8 h,左枕部着力。昏迷,右侧瞳孔散大,光反射(一),左侧肢体偏瘫,左侧病理征(+)。诊断首先考虑
    A. 左枕部急性硬膜外血肿伴脑疝
    B. 左枕部急性硬膜下血肿伴脑疝
    C. 左枕部脑挫裂伤伴脑疝
    D. 右额颞急性硬膜下血肿伴脑疝
    E. 右额颞急性硬膜外血肿伴脑疝

6. 脑疝引起严重临床症状和体征的主要原因是
    A. 疝入的脑组织压迫脑干

B. 脑血液循环障碍引起的脑水肿

C. 压迫脑血管引起的脑组织缺血坏死

D. 影响脑脊液循环而出现梗阻性脑积水

E. 直接压迫脑神经而出现神经功能障碍

7. 一颅脑外伤患者需要强烈刺激或反复高声呼唤才能唤醒,醒后表情茫然,反应迟钝,只能做简单的回答,这种意识状态是属于

A. 嗜睡

B. 浅昏迷

C. 清醒

D. 意识模糊

E. 昏迷

8. 下面情况比较适合采用钻孔引流＋尿激酶法治疗硬膜外血肿的是

A. 血肿＞60 ml,中线移位＞1.0 cm,神志昏迷

B. 出现脑疝

C. 患者神志清楚,血肿＜60 ml

D. 并发严重脑挫裂伤

E. 任何类型的硬膜外血肿

9. 一般认为,下列哪种情况的脑出血不适于外科治疗?

A. 血压＜200/120 mmHg

B. 小脑出血血肿＞10 ml

C. 壳核出血血肿＞40 ml

D. 丘脑出血血肿＞10 ml

E. 生命体征和心肾功能正常,有脑疝形成可能

10. 下列不符合痫性发作的是

A. 痫性发作分部分性发作和全面性发作两个主要类型

B. 单纯部分性发作起始于脑局部,不伴意识障碍

C. 全面性发作起始于脑局部,伴意识障碍

D. 痫性发作起始的异常放电源于一侧脑部的,为部分发作

E. 痫性发作起始的放电源为两侧脑部的,为全面性发作

11. 癫痫患者作脑电图检查可以

A. 发现病原

B. 找出最佳治疗方案

C. 支持临床诊断,但不能否定临床诊断

D. 判断有无智力低下

E. 估计下次发作何时到来

12. 对癫痫诊断意义较小的脑电图波形是

A. 棘波

B. 尖波

C. 3 Hz 棘-慢复合波

D. 1～2.5 Hz 尖-慢复合波

E. 节律性 θ 波爆发

13. 男性,40 岁。左颞部棒击伤 5 h。伤后有短暂昏迷,1 h 前再昏迷,左瞳孔散大,右侧偏瘫,病理征阳性。最可能的诊断是

A. 急性硬膜下血肿伴脑疝

B. 急性硬膜外血肿伴脑疝

C. 脑挫裂伤伴脑疝

D. 原发脑干损伤

E. 脑损伤伴脑疝

14. 关于流行性乙型脑炎的临床表现,下列说法不正确的是

A. 意识障碍时间越长,病情则越重

B. 常有颅内压升高现象,检查有脑膜刺激征表现

C. 部分患者出现抽搐、意识障碍

D. 病程早期皮肤可见瘀点

E. 重者可有脑疝表现

15. 下述哪一项是脑出血的主要死亡原因?

A. 应激性溃疡出血

B. 中枢性高热

C. 合并感染

D. 痫性发作

E. 颅内压增高导致脑疝

16. 男性,63岁。1 h前生气时突然出现头痛、呕吐和右侧肢体无力,10 min后昏迷。检查:血压 210/120 mmHg,中度昏迷,右鼻唇沟浅,右侧肢体痛刺激无反应,右侧 Babinski 征(+)。脑 CT 扫描示左底节有一直径为 5 cm 左右类圆形的高密度影。入院 2 h后,左瞳孔 5 mm,对光反应消失;右瞳孔 2 mm,光反应存在。最可能的诊断为

A. 脑血栓形成合并脑疝
B. 脑栓塞合并脑疝
C. 脑出血合并脑疝
D. 蛛网膜下腔出血
E. 脑出血

17. 下列不属于腰穿禁忌证的是

A. 颅内压明显升高,或已有脑疝迹象,特别是怀疑颅后窝存在占位性病变
B. 穿刺部位有感染灶、脊柱结核或开放性损伤
C. 明显出血倾向或病情危重不宜搬动
D. 脊髓压迫症的脊髓功能处于即将丧失的临界状态
E. 低颅压综合征

18. 脑出血的内科疗法中,最重要的是

A. 降低血压
B. 控制出血
C. 控制脑水肿,预防脑疝
D. 加强护理,注意水与电解质平衡
E. 气管切开,吸氧

19. 脑疝形成的基础是

A. 颅内压增高
B. 脑水肿
C. 颅内占位性病变
D. 颅腔各部分之间存在着压力差
E. 脑外伤

20. 根据颅内血肿引起颅高压或早期脑疝症状所需的时间,急性期血肿是指

A. <3 h
B. <3 日
C. 3 日~3 周
D. >3 周
E. 以上均不是

21. 形成脑疝的根本条件是

A. 过量过快补液
B. 腰穿释放脑脊液
C. 高压灌肠
D. 颅内各分腔存在压力差
E. 以上均不是

22. 下列颅脑损伤最急需处理的是

A. 头皮裂伤
B. 顶部凹陷性骨折,深度达 1.5 cm
C. 开放性颅脑损伤,脑组织外溢
D. 颅内血肿伴脑疝形成
E. 以上均不是

23. 男性,50岁。2 h前被木棒击伤左颞部,伤后头痛、呕吐,1 h前意识不清。查体:中度昏迷,左瞳散大,右侧肢体病理征(+)。诊断考虑为

A. 颅骨凹陷性骨折伴脑疝
B. 急性硬膜外血肿伴脑疝
C. 急性硬膜下血肿伴脑疝
D. 脑挫裂伤伴脑疝

24. 男性,40岁。汽车上跌下,左枕着地。出现进行性意识障碍,继以右瞳散大。最可能的诊断是

A. 左枕部硬膜外血肿伴脑疝
B. 左额颞硬膜下血肿伴脑疝
C. 右额颞硬膜下血肿伴脑疝
D. 右额颞硬膜外血肿伴脑疝
E. 以上均不是

25. 瘤卒中不同于急性脑出血的 CT 表现是
    A. 前者高密度,后者低密度
    B. 前者病变局限,后者病变广泛
    C. 前者不并发脑疝,后者并发脑疝
    D. 前者有占位效应,后者无占位效应
    E. 前者水肿程度重,后者水肿程度轻

26. 关于催眠,以下错误的是
    A. 暗示是催眠的基础
    B. 催眠是将被催眠者诱导到一种特殊意识状态
    C. 催眠后催眠者可对被催眠者进行各种疾病治疗
    D. 催眠后被催眠者意识域缩小,暗示性升高
    E. 以上均错误

27. 治疗重症肌无力应选用
    A. 新斯的明
    B. 毛果芸香碱
    C. 毒扁豆碱
    D. 筒箭毒碱
    E. 碘解磷定

28. 男性,30 岁,农民。8 月 10 日因发热、嗜睡、头痛 4 天,神志不清半天而入院。查体:体温 40℃,呈昏迷状,呼吸表浅,节律不齐,双侧瞳孔不等大,颈部强直,膝反射亢进,巴氏征、克氏征、布氏征阳性。血 WBC 15× 10^9/L, N 0.75, L 0.25。脑脊液: WBC 18× 10^6/L, N 0.4, L 0.6, 糖 5 mmol/L,氯化物 125 mmol/L,蛋白 0.6 g/L,涂片和细菌培养均阴性。对该患者处理中错误的是
    A. 改善通气状态,促进气体交换
    B. 纠正缺氧和二氧化碳潴留
    C. 解除脑水肿、脑疝症状
    D. 补充液体主要用葡萄糖液 1/4 量用含钠液体
    E. 大量补充液体及钠盐

29. 一名 4 岁患儿,因发热 2 天,反复抽搐 2 h,于 8 月 10 日晚急诊。查体:体温 41.5℃,深度昏迷,呼吸呈叹息样。拟诊乙脑,根据其临床表现下列不正确的是
    A. 高热可加重病情,应积极降温
    B. 告诉家长,患儿预后较差
    C. 告诉家长,经抢救,可顺利恢复,不留后遗症
    D. 估计近期内将出现脑疝而危及生命
    E. 告诉家长,假若患儿存活,可能留有后遗症

30. 左眼裂小,左瞳孔较右侧小,对光反射灵敏,左眼球内陷,面部泌汗功能正常,其病征为
    A. Horner 综合征
    B. 动眼神经不全麻痹
    C. Bell 征
    D. 面神经麻痹
    E. 重症肌无力

31. 一患者能被唤醒,醒后能简单回答问题及勉强配合检查,停止刺激继续入睡,这种意识状态是
    A. 嗜睡
    B. 昏睡
    C. 昏迷
    D. 谵妄
    E. 意识模糊

32. 男性,30 岁。以"劳动中出现剧烈头痛、呕吐 1 h"为主诉来诊,伴一过性意识不清,醒后颈枕部痛。查体:左侧眼睑下垂、左侧瞳孔大,颈强直(＋),双 Kernig 征(＋)。诊断考虑为
    A. 急性脑膜炎
    B. 脑出血、脑疝
    C. 小脑出血
    D. 脑干出血
    E. 蛛网膜下腔出血

33. 下列何种疾病是急性炎症性脱髓鞘性多发性神经病变异型?
    A. 慢性炎症性脱髓鞘性多发性神经病
    B. Miller-Fisher 综合征
    C. 周期性瘫痪
    D. 重症肌无力
    E. 脊髓灰质炎

34. 内科治疗脑出血时,最重要的是
    A. 气管切开,吸氧
    B. 降低血压
    C. 注意水电解质平衡
    D. 控制出血
    E. 控制脑水肿,预防脑疝

35. 下列治疗不正确的是
    A. 面神经炎用泼尼松
    B. 三叉神经痛用卡马西平
    C. 重症肌无力用新斯的明
    D. 面神经炎用抗生素
    E. 偏头痛用麦角胺咖啡因

36. 23 岁,女性患者,半个月前出现左眼睁眼困难,视物成双,午后为重,清晨起来后症状消失,无头昏头痛。神经系统查体:双瞳孔直径 3 mm,光敏感,左眼上睑下垂,向上、下视及内收受限,余神经系统未见异常。最可能的诊断是
    A. 动脉瘤
    B. 海绵窦血栓形成
    C. 眶上裂综合征
    D. 重症肌无力
    E. 肌营养不良

37. 女性,28 岁。双睑下垂 1 年。晨轻暮重,1 周前受凉感冒,出现咳嗽、咳痰,2 天前出现呼吸困难。最可能的诊断是
    A. 重症肌无力危象
    B. 胆碱能危象
    C. 反拗危象

D. 动眼神经麻痹
E. 多发性硬化

38. 男性,50 岁。因四肢无力诊断为重症肌无力,患者长期口服新斯的明治疗,症状控制可,近日自服某药物,致症状加重,可能为下面哪种药物所致?
    A. 醋酸泼尼松
    B. 阿莫西林
    C. 普萘洛尔
    D. 维生素 B_1
    E. 氨麻美敏

39. 女性,31 岁。双眼睑下垂,复视 2 年,溴吡斯的明治疗,症状一时缓解,近期出现抬头困难,四肢疲软。此患者属重症肌无力的哪一型?
    A. 迟发重症型
    B. 轻度全身型
    C. 中度全身型
    D. 眼肌型
    E. 重症急进型

40. 女性,32 岁。6 个月前眼睑下垂,复视,2 个月前劳动时四肢易疲劳,吞咽困难。查体:双眼睑下垂,眼球各个方向活动均受限,锥体束征阴性,无感觉障碍。诊断首先考虑为
    A. 进行性肌营养不良
    B. 重症肌无力
    C. 急性感染性多发性神经根炎
    D. 椎基底动脉供血不足
    E. 以上均不正确

41. 一患者,检查发现意识丧失,高声喊叫不能唤醒,压眶刺激面部有痛苦表情,但不能清醒,有咳嗽反射,生命体征无明显改变。其意识状态属于
    A. 谵妄
    B. 意识恍惚

C. 嗜睡

D. 浅昏迷

E. 深昏迷

42. 高血压性脑出血急性期最威胁患者生命的是
   A. 出血后血肿形成
   B. 出血后并发脑水肿
   C. 昏迷后肺感染
   D. 出血后并发脑水肿和脑疝
   E. 昏迷后水电解质紊乱等并发症

43. 颅内压过高时,为预防脑疝最好选用
   A. 呋塞米
   B. 阿米洛利
   C. 螺内酯
   D. 乙酰唑胺
   E. 甘露醇

44. 为防止脑疝的发生,下列检查最为重要的是
   A. 脑电图
   B. 眼底检查
   C. TCD 检查
   D. 头颅 CT 检查
   E. 头颅 MRI 检查

45. 女性,35 岁。发热,胡言乱语 3 天,夜间较重。体检:体温 39.6℃,患者在不停地和人说话,述说看见猫在房间里跑,但对检查者问话无反应。患者的意识状态是
   A. 昏迷
   B. 嗜睡
   C. 木僵
   D. 朦胧状态
   E. 谵妄状态

46. 高颅压的患者,腰穿易出现
   A. 脑出血
   B. 脑疝

C. 感染

D. 癫痫

E. 脑梗死

47. 腰穿最常见的致命风险是
   A. 心搏骤停
   B. 感染
   C. 出血
   D. 脑疝
   E. 呕吐

48. 脑栓塞治疗的正确目标是
   A. 控制脑水肿和预防脑疝
   B. 预防脑栓塞再发
   C. 控制脑水肿,并治疗原发病
   D. 外科手术摘除栓子
   E. 应用抗生素,防止并发症

49. 男性,56 岁。高血压病 6 年。3 h 前生气后突然头痛、呕吐,右侧肢体无力,5 min 后患者意识不清。检查:血压 180/120 mmHg,中度昏迷,瞳孔 2 mm,对光反应存在,右侧鼻唇沟浅,右侧上下肢痛刺激无反应,右侧病理征阳性。急查脑 CT,见左侧豆状核区有一高密度影,左侧脑室体部和枕角内有高密度影。来院 2 h 后,瞳孔左侧 5 mm,右侧 2 mm,对光反应左侧消失,右侧存在。最可能的诊断为
   A. 基底节出血
   B. 基底节出血,颞叶钩回疝形成
   C. 基底节出血,继发性脑室出血
   D. 基底节出血,继发性脑室出血,颞叶钩回疝形成
   E. 脑梗死,脑疝形成

50. Duchenne 型肌营养不良患者多在 25～30 岁死于
   A. 脑疝
   B. 心力衰竭
   C. 呼吸衰竭

D. 肾功能衰竭

E. 消耗性疾病

51. 外伤性脑内血肿颅内压增高,不适宜作下列哪项处理?

　　A. 卧床,密切观察病情变化

　　B. 应用利尿剂

　　C. 脑室外引流

　　D. 腰穿放脑脊液

　　E. 应用脱水剂

二、A3/A4 型题

(52~54 题共用题干)

　　男性,76 岁。有阻塞性肺气肿史,咳嗽脓痰伴气急加重 2 周,今晨起神志恍惚。体检:嗜睡,口唇青紫,两肺湿啰音,心率 116 次/分,律齐。血压 190/105 mmHg。神经系统检查未发现异常。

52. 该患者最可能的诊断是

　　A. 脑血管意外

　　B. 呼吸衰竭

　　C. 急性左心衰竭

　　D. 右心衰竭

　　E. 高血压危象

53. 为明确诊断还需要做哪项辅助检查?

　　A. 头颅 CT

　　B. 心电图

　　C. 动脉血气分析

　　D. 脑电图

　　E. 肾动脉造影

54. 此时最主要的处理措施为

　　A. 降压药

　　B. 镇静药

　　C. 利尿剂

　　D. 吸入倍氯米松

　　E. 氧疗＋呼吸兴奋剂

(55~60 题共用题干)

　　男性,28 岁。2 周前右脚受伤划破皮肤,未予注意。3 天前高热、皮肤瘀点就诊。血压 80/50 mmHg。X 线摄片肺实质未见明显病变。诊断败血症、感染性休克。经积极治疗血压仍不平稳,并出现气急,呼吸空气时 PaO_2 45 mmHg。

55. 该患者肺部并发症的临床诊断首先考虑是

　　A. 血源性肺脓肿

　　B. 并发肺部感染导致呼吸衰竭

　　C. 循环衰竭致肺部氧交换障碍

　　D. 急性呼吸窘迫综合征

　　E. 肺梗死

56. 该患者是否应用机械通气治疗有下列不同观点,你认为正确的是

　　A. 绝对禁忌,因会影响回心血量和心输出量,加重循环衰竭

　　B. 相对禁忌

　　C. 具有应用指征,宜在纠正休克的同时及早使用

　　D. 先纠正休克,然后再应用机械通气

　　E. 选择性应用,如出现 $PaCO_2$ 升高时

57. 若该患者应用机械通气,为减少其对循环系统的不利影响,下列除哪一条外都是重要的?

　　A. 补充足够血容量,必要时应用血管活性药物

　　B. 吸气压力要避免过高

　　C. 允许可以接受的低通气量

　　D. 血流动力学监测

　　E. 应用强心剂如洋地黄类制剂

58. 经过上述积极处理,患者 PaO_2 仍未回升至安全水平,推荐的有效治疗是

　　A. PEEP

　　B. 高频通气

　　C. CPAP

　　D. 正负压通气

E. 体外负压通气

59. 如果应用 PEEP,为减少对循环系统的不利影响和其他可能并发症,下列除哪一项外都是重要的?
   A. FiO_2 不宜超过 50%
   B. PEEP 压力一般不宜超过 $+15\ cmH_2O$
   C. 保证足够有效循环血容量
   D. 保持血压基本正常,皮肤温暖,尿量接近正常
   E. 尽量降低 PEEP 压力和保证 PaO_2 达到安全水平,FiO_2 可以不限

60. 在治疗过程中患者并发上消化道出血,为止血和防止胃腔内细菌定植与繁殖,推荐的治疗措施是
   A. 应用止血药物
   B. H_2 受体阻滞剂
   C. 硫糖铝
   D. 胃内注入冰水
   E. 以上均不正确

三、X 型题

61. 除了重症肌无力,肌疲劳试验阳性还可以出现于
   A. 肌萎缩侧索硬化
   B. 脊髓灰质炎
   C. 先天性肌无力综合征
   D. 皮肌炎

E. Lambert-Eaton 综合征

62. 重症肌无力患者不能使用的药物有
   A. 多黏菌素
   B. 庆大霉素
   C. 青霉素
   D. 普罗帕酮
   E. 麻黄碱

63. 重症肌无力的临床表现特性为
   A. 反复发作性
   B. 部分或全身的骨骼肌易疲劳
   C. 波动性肌无力
   D. 症状晨轻暮重
   E. 症状无规律性

64. 重症肌无力不累及下列哪些肌肉?
   A. 眼外肌
   B. 瞳孔括约肌
   C. 延髓肌
   D. 膈肌
   E. 膀胱括约肌

65. 重症肌无力肌疲劳试验包括下列哪些内容?
   A. 令患者连续睁闭眼观察睑裂大小
   B. 令患者连续咀嚼动作
   C. 令患者连续讲话
   D. 令患者连续蹲、立
   E. 令患者连续两臂平举

第十四章

神经系统遗传性疾病及其他临床常见病

一、**A1/A2 型题**

1. 小脑损害时的体征有
   A. 偏瘫
   B. 肌张力增高
   C. 运动减少
   D. 共济失调
   E. 静止性震颤

2. 感觉性共济失调的表现不包括
   A. 站立不稳,踩棉花感
   B. 深感觉障碍
   C. 不伴眩晕、眼震
   D. 凭视觉不能减轻症状
   E. 凭视觉可减轻症状

3. 不能引起共济失调的病变部位有
   A. 皮质脊髓束
   B. 脊髓后索
   C. 额桥束和颞枕桥束
   D. 脊髓后根
   E. 小脑

4. 闭目难立征(Romberg 征)阳性提示
   A. 前庭性共济失调
   B. 小脑性共济失调
   C. 感觉性共济失调
   D. 额叶性共济失调

   E. 基底节病变

5. 关于脊髓小脑性共济失调下列错误的是
   A. 同一家系的患者发病年龄和病情相似
   B. 可有眼肌麻痹
   C. 肌张力障碍
   D. 深感觉障碍
   E. 腱反射亢进

6. 脑性瘫痪最常见的临床类型是
   A. 痉挛型
   B. 手足徐动型
   C. 共济失调型
   D. 震颤型
   E. 弛缓型

7. 下列损害不会引起共济失调的是
   A. 小脑性损害
   B. 深感觉障碍
   C. 前庭性损害
   D. 额叶损害
   E. 颞叶损害

8. 下列中枢神经系统疾病通常不是急性起病的是
   A. 变性病
   B. 癫痫
   C. 脱髓鞘疾病

D. 脑卒中

E. 脑炎

9. 不属于自主神经系统疾病的有

A. 雷诺病

B. 不安腿综合征

C. 红斑性肢痛症

D. 偏侧萎缩症

E. 进行性脂肪营养不良

10. 以下不符合纹状体-黑质变性特点的是

A. 左旋多巴治疗有显效

B. 多首发纹状体黑质系统受累表现

C. 进行性肌强直、运动迟缓和步态障碍

D. 后期可步态不稳、共济失调等小脑体征

E. 早期自主神经功能障碍不明显

11. 在 PD 与橄榄脑桥小脑萎缩(OPCA)临床鉴别时提示 OPCA 诊断的症状或体征是

A. 震颤

B. 运动减少

C. 肌强直

D. 小脑性共济失调

E. 舞蹈样动作

12. PD 常见的症状不包括

A. 震颤

B. 肌张力增高

C. 运动迟缓

D. 共济失调

E. 慌张步态

13. 脊髓亚急性联合变性的临床表现不包括

A. 感觉性共济失调

B. 痉挛性截瘫

C. 贫血

D. 抑郁、易激惹等精神症状

E. 节段性分离性感觉障碍

14. 颅后窝肿瘤(如下图所示)临床症状应除外

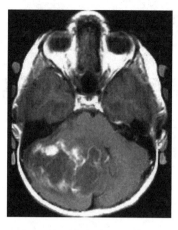

A. 轮替试验幅度增大

B. 躯干性和下肢远端的共济失调

C. 交叉性麻痹

D. Romberg 征多为阴性

E. 同侧后组脑神经损伤症状

15. 一少年男性患者,言语不清,流涎 1 年,加重伴智能减退 3 个月。既往有肝炎病史,否认特殊疾病家族史。诊断首先考虑

A. 脑梗死

B. 遗传性疾病

C. 脱髓鞘

D. 肿瘤

E. 感染性疾病

16. 女性,76 岁,血压 160/95 mmHg,确诊心肌梗死,诊断为

A. 高血压病 1 级,高危

B. 高血压病 1 级,极高危

C. 高血压病 3 级,极高危

D. 高血压病 2 级,高危

E. 高血压病 2 级,极高危

17. 以下选项与 1 型糖尿病患者的诊断关系不很密切的是

A. GAD

B. ICA

C. ICAS

D. TPO

E. LA2

18. 下列药物中对支原体肺炎的首选药是
    A. 红霉素
    B. 异烟肼
    C. 土霉素
    D. 对氨水杨酸
    E. 吡哌酸

19. 青霉素对下列何类细菌不敏感?
    A. 溶血性链球菌
    B. 肺炎杆菌
    C. 脑膜炎双球菌
    D. 炭疽杆菌
    E. 破伤风杆菌

20. 磺胺嘧啶用于治疗下列哪类疾病无效?
    A. 溶血性链球菌引起的丹毒
    B. 肺炎球菌引起大叶肺炎
    C. 脑膜炎双球菌引起的流脑
    D. 立克次体引起的斑疹伤寒
    E. 大肠杆菌引起的泌尿道感染

21. 喹诺酮类药较适用于肺炎感染的药物是
    A. 氧氟沙星
    B. 诺氟沙星
    C. 依诺沙星
    D. 培氟沙星
    E. 吡哌酸

22. 强心苷对下述心力衰竭疗效最好的是
    A. 严重贫血所引致心力衰竭
    B. 甲亢所致心力衰竭
    C. 肺源性心脏病所致心力衰竭
    D. 高血压所致心力衰竭
    E. 严重二尖瓣狭窄所致心力衰竭

23. 强心苷对下列心力衰竭的疗效较差甚至无效的是
    A. 窦性节律的轻、中度心力衰竭

B. 贫血、甲亢
C. 肺源性心脏病、活动性心肌炎
D. 严重二尖瓣狭窄和缩窄性心包炎
E. 高血压、先天性心脏病

24. 血管扩张药治疗心力衰竭的主要药理依据是
    A. 扩张冠脉,增加心肌供氧
    B. 减少心肌耗氧
    C. 降低心输出量
    D. 降低血压,反射性兴奋交感神经
    E. 扩张动、静脉,减轻心脏的前、后负荷

25. 中毒性肺炎合并全身水肿宜选用的糖皮质激素是
    A. 氢化可的松
    B. 可的松
    C. 泼尼松
    D. 泼尼松龙
    E. 地塞米松

26. 卡氏肺孢子虫肺炎治疗应选择
    A. 螺旋霉素
    B. 膦甲酸钠
    C. 喷他脒
    D. 氟康唑
    E. 干扰素

27. 乙型脑炎最常见的并发症是
    A. 支气管肺炎
    B. 肺不张
    C. 败血症
    D. 尿路感染
    E. 应激性溃疡

28. 肾综合征出血热少尿期,突然出现呼吸困难、心率快,并咯血,临床诊断为心衰、肺水肿。下列原因主要的是
    A. 酸中毒
    B. 肺感染

C. 凝血障碍

D. 肾功能衰竭

E. 高血容量

29. 肾综合征出血热少尿期,并高血容量。出现脉搏洪大,心率增快,明显呼吸困难,继而咯血。其原因是

A. 支气管扩张

B. 心衰、肺水肿

C. 肺感染

D. DIC

E. 尿毒症酸中毒

30. 流脑疑诊患者,发热 3 天,同时伴有咳嗽、咳痰、头痛、关节痛,周身乏力,曾抽搐3次。T 39℃,P 100 次/分,无皮肤瘀点,颈强直(＋),血 WBC 20×10⁹/L。需要鉴别的疾病有

A. 肺炎链球菌脑膜炎

B. 金黄色葡萄球菌脑膜炎

C. 结核性脑膜炎

D. 流行性乙型脑炎

E. 以上均是

31. 男性,30 岁。以感染性休克入院,入院后咳粉红色痰、气短,血动脉氧分压降至 60 mmHg 以下。应首先考虑

A. 肺泡毛细血管广泛破裂

B. ARDS

C. 急性左心衰竭

D. 肺内继发性炎症

E. 缺血性肺组织坏死

32. 男性,25 岁。患伤寒 3 周,近 2 天出现巩膜及皮肤黄染,尿呈暗红色或棕色,血 ALT 25U/L, AST 18U/L, TB 80 mmol/L。应考虑发生

A. 继发感染败血症

B. 急性胆囊炎

C. 中毒性肺炎

D. 合并中毒性肝炎

E. 溶血性尿毒综合征

33. 男性,6 岁。突然寒战、高热,1 天后全身出现多数紫斑。查体:面色苍白,皮肤发花,多数皮肤瘀斑,血压 75/38 mmHg,心率 120 次/分,颈软,心肺无异常,克氏征(一)。血 WBC 28×10⁹/L, N 0.90, PLT 60×10⁹/L。最可能的诊断是

A. 血小板减少性紫癜

B. 败血症休克

C. 暴发型流脑

D. 中毒型菌痢

E. 休克型肺炎

34. 小儿,3 岁。发热 3 天,有头痛、呕吐。皮肤有瘀点、瘀斑及脑膜刺激症状(＋),腰穿示脑压升高,脑脊液外观混浊,白细胞计数 2 000×10⁶/L,糖和氯化物明显降低,蛋白含量明显升高。直接涂片检菌阳性。临床诊断为

A. 结核性脑膜炎

B. 普通型流脑

C. 肺炎双球菌性脑膜炎

D. 脑膜脑炎型流脑

E. 病毒性脑膜炎

35. 青年农民,9 月 1 日入院。4 天来发热、头痛,全身酸痛、乏力,今起心慌、气短、咳嗽,痰带血。查体:体温 40℃,面色苍白,心率 124 次/分,呼吸 36 次/分,肺部散在湿性啰音。血象:WBC 9.6×10⁹/L, N 0.80, L 0.20。X 线胸片示肺纹理增多,有散在点片状阴影。最可能的诊断是

A. 支气管肺炎

B. 粟粒型肺结核

C. 支气管扩张并感染

D. 急性血吸虫病

E. 钩端螺旋体病

36. 以鼠类为主要传染源的传染性疾病是
　　A. 流行性脑脊髓膜炎
　　B. 传染性非典型肺炎
　　C. 流行性出血热
　　D. 霍乱
　　E. 细菌性痢疾

37. 下列各项,不属艾滋病典型表现的是
　　A. 口咽念珠菌感染
　　B. 长期发热
　　C. 头痛,进行性痴呆
　　D. 皮肤黏膜出血
　　E. 慢性腹泻

38. 传染性非典型肺炎的报告时限为
　　A. 12 h
　　B. 6 h
　　C. 24 h
　　D. 2 h
　　E. 4 h

39. 麻疹患儿的最主要死因是
　　A. 脑炎
　　B. 心肌炎
　　C. 喉炎
　　D. 急性硬化性全脑炎
　　E. 支气管肺炎

40. 传染性非典型肺炎的密切接触者应隔离观察
　　A. 30 天
　　B. 28 天
　　C. 14 天
　　D. 7 天
　　E. 21 天

41. 患者高热 1 周。检查:体温 40℃,脉搏 90 次/分,血白细胞 4.0×10^9/L,嗜酸性粒细胞消失。应首先考虑的是
　　A. 伤寒

　　B. 中毒性痢疾
　　C. 中毒性肺炎
　　D. 流行性脑脊髓膜炎
　　E. 急性病毒性肝炎

42. 白喉最常见的并发症是
　　A. 中毒性休克
　　B. 神经麻痹
　　C. 喉梗阻
　　D. 支气管肺炎
　　E. 中毒性心肌炎

43. 院内感染败血症常见致病菌为
　　A. 肺炎克雷伯杆菌
　　B. 金黄色葡萄球菌和表皮葡萄球菌
　　C. 大肠埃希菌
　　D. 铜绿假单胞菌
　　E. 以上均是

44. 男性,29 岁。因发热、头痛、全身酸痛、软弱无力 6 天入院。当天起出现心慌、气促,体温 39.6℃。体检:面色苍白,腓肠肌压痛,心率 130 次/分,呼吸 36 次/分。肺部散在湿性啰音。血象:血白细胞计数 9.2×10^9/L,中性粒细胞 0.76,淋巴细胞 0.24。X 线摄片示:两肺纹理增多,有散在性点状阴影。本病例最可能的诊断是
　　A. 粟粒性肺结核
　　B. 支气管肺炎
　　C. 肾综合征出血热
　　D. 钩端螺旋体病
　　E. 急性血吸虫病

45. 下列属心身疾病的是
　　A. 小叶性肺炎
　　B. 精神发育迟滞
　　C. 消化性溃疡
　　D. 肿瘤
　　E. 精神分裂症

46. 肾综合征出血热少尿期的常见并发症为

A. 心衰肺水肿、肝功衰竭和严重继发感染

B. 呼吸衰竭和严重毒素感染

C. 脑水肿、肺水肿和大出血

D. DIC 和低血压休克

E. 心衰肺水肿、大出血和严重继发感染

47. HIV/AIDS 患者干咳、发热 3 周,多种抗生素治疗无效,咳嗽加剧,并且出现发绀,双肺未闻及干湿啰音,胸片检查提示为间质性肺炎,病原应考虑

A. 耐药金黄色葡萄球菌

B. 肺结核

C. 肺孢子虫肺炎

D. 铜绿假单胞菌性肺炎

E. 支原体肺炎

48. 伤寒患者发热骤降,右下腹剧痛,脉细数,烦躁,血压下降,应首先考虑

A. 支气管肺炎

B. 中毒性心肌炎

C. 肠穿孔

D. 肠出血

E. 急性胆囊炎

49. 下列不是肝素使用的禁忌证的是

A. 肾功能不全

B. 急性心肌梗死

C. 肝功能不全

D. 严重高血压

E. 消化性溃疡

50. 青霉素最适于治疗下列哪种细菌引起的感染?

A. 溶血性链球菌

B. 肺炎克雷伯菌

C. 铜绿假单胞菌

D. 变形杆菌

E. 鼠疫杆菌

51. 治疗肺炎链球菌性肺炎的首选抗生素是

A. 庆大霉素

B. 氨基糖苷类

C. 红霉素

D. 四环素

E. 青霉素

52. 女性,40 岁。持续高热伴上腹痛 4 天,巩膜黄染 3 天入院。体检:高热面容、神态清、血压 75/45 mmHg,巩膜黄染,呼吸急促 30 次/分,心率 120 次/分,律齐,右上腹压痛明显。周围血象: WBC 20×10^9/L, N 0.88。感染性休克的病原菌首先考虑

A. 肺炎链球菌

B. 大肠杆菌

C. 表皮葡萄球菌

D. 金黄色葡萄球菌

E. 脑膜炎双球菌

53. 男性,35 岁。10 年前患血友病,发热、腹泻、乏力 1 月余,查体全身淋巴结肿大,CD4/CD8 0.8。如患者出现咳嗽、呼吸急促、发绀、肺部啰音,应最先考虑

A. 肺结核

B. 心力衰竭

C. 军团菌肺炎

D. 霉菌性肺炎

E. 肺孢子虫肺炎

54. 强心苷对下列哪种心力衰竭无效?

A. 高血压病所致的心力衰竭

B. 先天性心脏病所致的心力衰竭

C. 甲状腺功能亢进、贫血所致的心力衰竭

D. 肺源性心脏病所致的心力衰竭

E. 缩窄性心包炎所致的心力衰竭

55. 伤寒最常见的临床并发症是

A. 肠穿孔

B. 肠出血

C. 中毒性肝炎

D. 中毒性心肌炎

E. 支气管炎及肺炎

56. 女性,28 岁。确诊甲状腺功能亢进症半年,在服甲巯咪唑治疗过程中突然寒战、发热、咽痛住院。体检:扁桃体肿大,溃烂有黄绿色分泌物,躯干可见坏死性皮疹,肝肋下1 cm。实验室检查:WBC $1.0×10^9$/L,N 0.40。疑诊为粒细胞缺乏症引起的败血症。其最可能的致病菌是

A. 草绿色链球菌

B. 厌氧菌

C. 肺炎链球菌

D. 金黄色葡萄球菌

E. 铜绿假单胞菌

57. 肾综合征出血热临床分型的主要依据是

A. 热度高低和病程长短

B. 有否休克和肾功能衰竭

C. 休克和少尿持续时间

D. 有否肺水肿和严重继发感染

E. 热度高低,出血及血压情况,肾损伤程度,是否有严重并发症

58. 下列有关硝普钠的叙述中错误的是

A. 具有快速而持久的降压作用

B. 可用于难治性心力衰竭的治疗

C. 无快速耐受性

D. 对于小动脉和小静脉有同样的舒张作用

E. 能抑制血管平滑肌细胞外的钙离子向细胞内转运

59. 下列药物可使心衰的症状加重的是

A. 甘露醇

B. 乙酰唑胺

C. 螺内酯

D. 呋塞米

E. 氯噻酮

60. 男性,67 岁。因腹泻 15 次、呕吐 6 次于8 月入院。有糖尿病史。大便先为糊状,后为水样便。无伴发热、腹痛,无里急后重,无咳嗽、咳痰,尿量比平日明显减少。查体:皮肤弹性轻度减低,眼窝稍下陷,指纹稍皱。粪常规:未见红、白细胞。血常规:Hb 158 g/L,WBC $11.4×10^9$/L,N 0.78,L 0.20。治疗 1 天后出现咳血痰、气促、不能平卧,肺部大量水泡音,此时可能是

A. 急性肺出血

B. 并发细菌性肺炎

C. 急性左心衰

D. 急性肺栓塞

E. 成人急性呼吸窘迫综合征

61. 化脓性脑膜炎最常见的致病菌为

A. 金黄色葡萄球菌、链球菌

B. 大肠杆菌

C. 肺炎球菌、脑膜炎双球菌及流感嗜血杆菌 B 型

D. 厌氧菌

E. 铜绿假单胞菌

62. 小舞蹈病与下列哪一种病原体感染有关?

A. 金黄色葡萄球菌

B. A 型溶血性链球菌

C. 肺炎支原体

D. 李斯特杆菌

E. 结核杆菌

63. 有关体位的描述错误的是

A. 破伤风可出现角弓反张

B. 肾结石可出现辗转体位

C. 急性左心衰出现强迫仰卧位

D. 先天性发绀性心脏病可出现强迫蹲位

E. 严重哮喘可出现强迫坐位

64. 引起颈静脉怒张的常见原因不包括

A. 肺水肿

B. 右心衰竭

C. 缩窄性心包炎

D. 心包积液

E. 上腔静脉阻塞综合征

65. 第一心音增强见于

A. 二尖瓣关闭不全

B. 二尖瓣狭窄

C. 左心衰竭

D. 心肌梗死

E. 一度房室传导阻滞

66. 可闻及心包摩擦音的疾病是

A. 右心衰竭

B. 严重贫血

C. 急性心肌梗死

D. 甲状腺功能亢进

E. 主动脉瓣关闭不全

67. 青年男性,突发胸闷气急 1 天,感胸部不适,轻微咳嗽,系弯腰抬物后出现。1 个月前体检无异常。提示最可能的病因为

A. 自发性气胸

B. 气管异物

C. 左心衰竭

D. 支气管哮喘

E. 右心衰竭

68. 青年男性,突然发热,体温 39.1℃,面色潮红,伴有呼吸运动减弱,口角疱疹,最可能的病因为

A. 胸腔积液

B. 肺结核

C. 大叶性肺炎

D. 阻塞性肺炎

E. 左心衰竭

69. 某患者,突发呼吸困难、发绀,右胸呈鼓音,呼吸音消失,最可能的诊断为

A. 右侧气胸

B. 肺梗死

C. 右侧胸腔积液

D. 急性左心衰

E. 右侧大叶性肺炎

70. 患者男性,56 岁。有急性心肌梗死病史,经治疗好转后,停药月余,昨夜突发剧咳而憋醒,不能平卧,咳粉红色泡沫样痰,烦躁不安,心率 130 次/分,血压 160/95 mmHg,两肺有小水泡音。诊断为急性左心衰竭,心源性哮喘。以下药物治疗最适宜的是

A. 阿托品

B. 吗啡

C. 去甲肾上腺素

D. 卡托普利

E. 纳洛酮

71. 关于维拉帕米错误的是

A. 是治疗阵发性室上性心动过速的首选药

B. 对肥厚性心肌病无效

C. 能改善心室的舒张功能

D. 禁用于严重心衰的患者

E. 能增加缺血心肌的冠脉流量

72. 关于强心苷错误的是

A. 有正性肌力作用

B. 有正性传导作用

C. 有负性频率作用

D. 安全范围小

E. 用于治疗心力衰竭,也可治疗室上性心动过速

73. 支原体肺炎宜选

A. 青霉素

B. 氯霉素

C. 土霉素

D. 多西环素

E. 万古霉素

74. 关于糖皮质激素的应用,下列错误的是

A. 水痘和带状疱疹

B. 风湿和类风湿关节炎

C. 血小板减少症和再生障碍性贫血

D. 过敏性休克和心源性休克

E. 中毒性肺炎、重症伤寒和急性粟粒性肺结核

75. 女性,40 岁。因风湿性心脏病出现心衰,心功能 Ⅱ 级,并有下肢水肿,经地高辛治疗后,心功能有改善,但水肿不见好转。检查发现:血浆醛固酮水平高。此时最好选用

A. 呋塞米

B. 氢氯噻嗪

C. 螺内酯

D. 布美他尼

E. 氨苯蝶啶

76. 关于硝普钠错误的是

A. 对小动脉和小静脉有同等的舒张作用

B. 适用于治疗高血压危象和高血压脑病

C. 也可用于治疗难治性心衰

D. 连续应用数日后体内可能有 SCN⁻ 蓄积

E. 降压作用迅速而持久

77. 关于卡托普利,下列说法错误的是

A. 降低外周血管阻力

B. 可用于治疗心衰

C. 与利尿药合用可加强其作用

D. 可增加体内醛固酮水平

E. 双侧肾动脉狭窄的患者忌用

78. 青霉素最适于治疗

A. 伤寒、副伤寒

B. 肺炎杆菌性肺炎

C. 布氏杆菌病

D. 溶血性链球菌感染

E. 细菌性痢疾

79. 女性,头痛数月,遇上呼吸道感染和月经来潮时头痛更加明显。于是带着彻底检查的

目的来院要求作 CT 检查,遭到医师拒绝,患者不满,坚持要做,但医师没有动摇,随即开出"脑电图"检查单和请耳鼻喉科会诊单,引起患者不满。此案例,符合医学道德的行为应该是

A. 满足患者要求,做 CT 检查

B. 进行必要体格检查,然后再考虑 CT 检查

C. 先服药治疗、观察一阶段后再做进一步决定

D. 脑电图检查后再决定是否做 CT 检查

E. 转耳鼻喉科检查

80. 男性,40 岁。突发眩晕、视物旋转、恶心、呕吐 2 天。右侧耳鸣,听力减退,血压 120/80 mmHg,眼震(＋),四肢肌力 5 级,病理征(－)。病前 1 周上呼吸道感染史。最可能的诊断是

A. 前庭神经元炎

B. 脑梗死

C. 脑出血

D. 周围性(真性)眩晕

E. 中枢性(假性)眩晕

81. 糖尿病患者自觉双下肢足部似有蚂蚁爬行感,神经系统检查无异常。此种感觉障碍为

A. 感觉过敏

B. 感觉过度

C. 感觉异常

D. 感觉倒错

E. 感觉减退

82. 男性,58 岁,既往有高血压、糖尿病病史,与人吵架后突发头痛、呕吐,左侧肢体偏瘫,无感觉障碍,测血压 180/100 mmHg,诊断首先考虑

A. 右侧丘脑出血

B. 右侧壳核出血

C. 左侧脑叶出血

D. 左侧壳核出血

E. 以上均错误

83. 患者头外伤后出现多尿、烦渴、多饮。尿比重减低(低于 1.006),渗透压低,禁水 8 h 后血浆渗透压高于 300 mmol/L,尿渗透压低于血浆渗透压。最合理的诊断是

A. 糖尿病

B. 急性肾功能不全

C. 下丘脑综合征

D. 休克

E. 以上均错误

84. 女性,57 岁。有糖尿病史 6 年,高血压病史 10 年,因急起右侧肢体无力 6 h 入院。查体:神清,言语欠清,左眼内收不能,瞳孔左侧大于右侧,左侧对光反射消失,右侧鼻唇沟浅,伸舌偏右,右侧上下肢肌张力高,肌力 2 级,右侧 Babinski 征阳性,Chaddock 征阴性。根据以上资料,该患者病变部位在

A. 右侧脑桥

B. 中脑

C. 大脑

D. 左侧脑桥

E. 延髓

85. 男性,68 岁。有糖尿病史 9 年,中午睡觉醒后发现右侧肢体无力,10 h 后仍在加重。查体:右鼻唇沟变浅,伸舌偏右,右上肢肌力 2 级,右下肢肌力 3 级,右侧上肢和面部感觉减退,血压 135/80 mmHg,心电图检查示房性期前收缩。根据以上该患者最可能的诊断是

A. 脑出血

B. 脑栓塞

C. 脑血栓形成

D. 颅内硬膜外血肿

E. 脑炎

86. 女性,55 岁。以"头痛,说话不清楚,右侧肢体无力 4 h"为主诉来诊,随即昏迷。查体:血压 180/120 mmHg,中昏迷,右侧肢体偏瘫。辅助检查:血糖 7.5 mmol/L,头颅 CT 检查示左侧丘脑高密度影。根据其病因应首先考虑为

A. 糖尿病

B. 血液病

C. 脑动脉瘤破裂

D. 脑血管畸形

E. 高血压和动脉硬化

87. TIA 患者若合并糖尿病和高血压,血压宜控制在

A. BP<140/90 mmHg

B. BP<130/85 mmHg

C. BP<150/95 mmHg

D. BP<120/80 mmHg

E. BP<160/95 mmHg

88. 女性,33 岁。1 周前曾有上呼吸道感染症状,5 天前背痛、束带感,双下肢麻木、乏力,次日加重,只可在搀扶下走几步,排尿困难。近 3 天来双下肢不能活动,尿潴留,下半身无汗。检查:双下肢肌力,肌张力减低,双侧膝、跟腱反射(一),双侧 T_4 以下浅、深感觉缺失,双侧 Babinski 征(一)。为明确诊断首先应进行的检查是

A. 血常规

B. 尿培养

C. 脊柱 CT

D. 腰椎穿刺术

E. 腰椎 X 片

89. 男性,60 岁。既往有高血压病史,现每于夜间平卧则感气短,伴咳嗽,咳少量泡沫痰。检查:双肺底湿啰音。下列疾病可能性最大的是

A. 慢性支气管炎

B. 肺气肿

C. 左心衰

D. 肺部感染

E. 肺癌

90. 男性,60 岁。以往有慢性支气管炎,肺源性心脏病 10 余年。发现高血压 5 年。突然气急,大汗淋漓 5 h 来诊。体检:有发绀,两肺闻及哮鸣音及湿啰音。血压 180/105 mmHg。最可能的诊断为
A. 喘息性支气管炎急性发作
B. 右心衰竭
C. 严重肺部感染
D. 左心衰竭
E. 呼吸衰竭

91. 女性,55 岁。自觉胸闷、气急 1 周,3 天来加重,前来急诊求治。以往有高血压病和糖尿病。体检:气急能平卧,呼吸 30 次/分,呼吸幅度较深大。血压 150/100 mmHg,心界轻度向左扩大,心率 90 次/分,律齐。两肺无啰音。诊断时要考虑哪种可能性?
A. 高血压性心脏病左心功能不全
B. 更年期综合征
C. 神经官能症
D. 酸中毒
E. 高血压危象

92. 女性,28 岁。2 周前有上呼吸道感染病史,近日出现心悸、胸闷,多次发生晕厥,心率 34 次/分,律齐,可闻及大炮音,无杂音,给予异丙肾上腺素治疗效果不佳。下一步最恰当的处理是
A. 阿托品
B. 麻黄碱
C. 安装临时起搏器
D. 异丙肾上腺素
E. 地高辛

93. 男性,18 岁。患上呼吸道感染 5 天,感心悸、胸闷、乏力,心率 90 次/分,心电图示PR 间期 0.24 s。应诊断为

A. 室性心动过速
B. 窦性心动过速伴不齐
C. 一度房室传导阻滞
D. 三度房室传导阻滞
E. 二度 Ⅱ 型房室传导阻滞

94. 男性,27 岁。3 周前发热伴咽痛流涕,1 周来感活动后心悸、气促。查体:双肺无异常,心界不大,心率 105 次/分,偶有期前收缩,心音减弱,各瓣区无杂音,心电图示偶发室性期前收缩,白细胞计数 6.3×10^9/L,CK-MB 升高。最可能的诊断是
A. 急性心肌炎
B. 不稳定型心绞痛
C. 扩张型心肌病
D. 炎症性心肌病
E. 急性心包炎

95. 急性上呼吸道感染主要的病原体为病毒,少数为细菌。为区别病毒和细菌感染,以下检查效果不满意的是
A. 胸部 CT
B. 病毒分离鉴定
C. 酶联免疫吸附检测法
D. 血清学诊断
E. 免疫荧光法

96. 在急性上呼吸道感染发病期间,应注意的事项,以下不正确的是
A. 戒烟
B. 休息
C. 多饮水
D. 多运动提高免疫力
E. 保持室内空气流通

97. 急性上呼吸道感染的并发症以下不正确的是
A. 急性鼻窦炎
B. 中耳炎
C. 肺结核

D. 气管-支气管炎

E. 心肌炎

98. 女性,62岁,诊断为慢性肺源性心脏病5年,查体双下肢凹陷性水肿,经治疗后感染控制,但出现烦躁、间断性意识障碍,阵发性抽搐,考虑诊断为

A. 肺源性心脏病代谢性酸中毒

B. 肺源性心脏病代谢性碱中毒

C. 肺源性心脏病并发肺性脑病

D. 肺源性心脏病呼吸性酸中毒

E. 呼吸衰竭

99. 男性,57岁。慢性咳嗽、咳痰15年,伴活动后气短2年。因病情加重伴呼吸困难、发绀收入院,在未吸氧时做动脉血气分析,下面结果与其病情相符的是

A. PaO_2正常,$PaCO_2$降低

B. PaO_2正常,$PaCO_2$升高

C. PaO_2降低,$PaCO_2$升高

D. PaO_2升高,$PaCO_2$降低

E. PaO_2升高,$PaCO_2$正常

100. 女性,65岁。反复咳嗽,咳白色黏液样痰10年,每年冬季加重。查体:双肺呼吸音略减低,左下肺可闻及少许湿啰音。X线胸部正位片示肺纹理增多。则该患者最可能的诊断是

A. 支气管哮喘

B. 慢性阻塞性肺气肿

C. 支气管扩张

D. 慢性支气管炎

E. 慢性肺源性心脏病

101. 男性,58岁。反复咳嗽、咳白黏痰10年,冬季症状加重。查体:两下肺湿啰音,有散在的哮鸣音。诊断首先考虑

A. 肺结核

B. 支气管扩张

C. 支气管哮喘

D. 慢性支气管炎

E. 支气管肺癌

102. 60岁肺心病患者,近来咳嗽、气促加重,神志模糊。动脉血气分析:pH 7.31,PaO_2 50 mmHg,$PaCO_2$ 80.6 mmHg。应立即给予

A. 高压氧治疗

B. 吸纯氧

C. 间歇吸纯氧

D. 开始吸低浓度氧,逐渐增加浓度

E. 以上都不是

103. 男,60岁。慢性咳嗽、咳痰15年,咳痰伴气喘2年,近半年来心慌、两下肢水肿。心电图Ⅰ、Ⅱ、aVF导联P波高尖＞0.25 mV,V_1、V_2导联QRS波呈QS形,电轴右偏。可能的诊断是

A. 慢性支气管炎,陈旧性心肌梗死,心功能不全

B. 慢性支气管炎合并肺心病,心功能不全

C. 肺结核合并肺心病,心功能不全

D. 支气管扩张合并肺心病,心功能不全

E. 支气管扩张,陈旧性心肌梗死,心功能不全

104. 慢性阻塞性肺疾病合并慢性肺心病,最常见的死亡原因是

A. 心律失常

B. 休克

C. 消化道出血

D. 呼吸衰竭

E. 电解质紊乱

105. 肺心病慢性呼吸衰竭患者,血气分析结果:pH 7.12,$PaCO_2$ 75 mmHg,PaO_2 50 mmHg,HCO_3^- 27.6 mmol/L,BE -5 mmol/L。其酸碱失衡类型为

A. 代谢性酸中毒

B. 呼吸性酸中毒

C. 呼吸性酸中毒合并代谢性酸中毒

D. 代谢性碱中毒

E. 呼吸性酸中毒合并代谢性碱中毒

106. 男性,62 岁。近 5 年来气急进行性加重。10 个月前曾因呼吸衰竭抢救恢复。1 周来咳嗽、气急加重伴尿少住院。体检:神志淡漠,气急,轻度发绀,眼睑水肿,球结膜充血水肿。颈静脉充盈,于呼气相尤其明显。肝上界第 6 肋间水平,肋下2.5 cm,质尚软,肝颈反流征(±),下肢轻度水肿。血气分析(不吸氧): pH 7.45, $PaCO_2$ 80 mmHg, HCO_3^- 50 mmol/L, PaO_2 50 mmHg。查房时医师们对心力衰竭诊断出现意见分歧,你认为下列意见更符合实际的是

A. 右心衰竭

B. 不足以证明右心衰竭

C. 全心衰竭

D. 呼吸衰竭合并右心衰竭

E. 需要做心电图检查加以证明

107. 呼吸衰竭急性加重最常见的诱因是

A. 使用镇静剂

B. 高浓度吸氧

C. 精神紧张

D. 过度疲劳

E. 急性上呼吸道感染

108. 男性,35 岁。慢性呼吸衰竭患者,近 1 周病情加重,肺部啰音增多。经治疗后,病情好转,但不能改善的是

A. 神经精神症状

B. 心律失常

C. 肺气肿

D. 蛋白尿

E. ALT 升高,黄疸

109. 男性,63 岁,慢性呼吸衰竭患者,病情加

重,大量黄脓痰 1 周,入院时已有气道阻塞,此时错误的治疗是

A. 积极排痰

B. 有效氧疗

C. 呼吸兴奋剂

D. 抗感染

E. 雾化吸入

110. 男性,62 岁,因慢性阻塞性肺病并发呼吸衰竭来院急诊。呼吸空气时其动脉血气示 pH 7.30, $PaCO_2$ 60 mmHg, PaO_2 45 mmHg。其氧疗原则应为

A. 以将 PaO_2 提高至正常水平为度

B. 间歇吸氧

C. 低流量持续吸氧

D. 高压氧舱治疗

E. 持续气道正压给氧

111. 男性,60 岁。因慢性阻塞性肺病并发重度呼吸衰竭,予气管插管、机械通气抢救,病情一度改善,但瞬间病情突然恶化,躁动,发绀加重。呼吸监测表明气道阻力轻度增高,而肺顺应性明显降低,听诊双侧呼吸音不对称。其最可能的原因是

A. 呼吸道分泌物引流不畅

B. 并发肺气压伤

C. 肺水肿

D. 肺栓塞

E. 急性左心衰竭

112. 男性,65 岁。慢性发作性咳喘 30 余年,近来发作愈趋频繁和严重。本次因呼吸衰竭入院,$PaCO_2$ 从平常 60 mmHg 左右升至 80 mmHg,PaO_2 亦趋恶化。乃行气管插管机械通气。关于通气量的掌握宜根据下列哪一条?

A. 使 $PaCO_2$ 降至正常水平

B. 使 $PaCO_2$ 降至基础水平(60 mmHg)

C. 使 $PaCO_2$ 低于正常,减少对呼吸中枢刺激,有利于呼吸与自主呼吸协调

D. 使 $PaCO_2$ 仍高于基础水平,以免代谢
性碱中毒

E. 使 pH 恢复至正常值所需通气量

113. 男性,41 岁。自幼年起反复发作咳喘,近
年来症状加重并持续存在哮鸣音,动则气
急。血气分析(呼吸空气)示 pH 7.30,
$PaCO_2$ 35 mmHg, PaO_2 45 mmHg。关于
本例呼吸衰竭的处理,下列提法不妥当
的是

A. 低流量持续吸氧

B. 氧疗,其吸入氧浓度(FiO_2)以纠正低氧
血症为准

C. 缓解支气管痉挛以改善气体分布

D. 防止代谢性酸中毒的加剧或出现复合
性酸中毒

E. 维持呼吸肌的代偿功能,防止呼吸衰
竭

114. 男性,60 岁。既往有慢性支气管炎病史
10 年,1 周前因感冒后咳嗽加重。查体:
神志模糊,两肺哮鸣音,心率 120 次/分。
血气分析:pH 7.30, PaO_2 50 mmHg,
$PaCO_2$ 80 mmHg。下列治疗措施正确
的是

A. 静脉滴注尼可刹米

B. 静脉滴注毛花苷丙

C. 静脉滴注 5%碳酸氢钠

D. 静脉注射呋塞米

E. 人工通气治疗

115. 男性,58 岁。因肺心病呼吸衰竭入院。入
院查体神志清晰,血气分析: PaO_2
30 mmHg, $PaCO_2$ 60 mmHg。吸氧后神
志不清。血气分析: PaO_2 70 mmHg,
$PaCO_2$ 80 mmHg。该患者病情恶化的原
因最可能的是

A. 感染加重

B. 气道阻力增加

C. 氧疗不当

D. 心力衰竭加重

E. 周围循环衰竭

116. 男性,40 岁。哮喘急性发作 1 周,昨夜气
急突然加重。体检:发绀,大汗,两肺叩诊
过清音,两肺闻及哮鸣音,左肺呼吸音减
弱,心率 120 次/分,律齐。用氨茶碱、激
素后哮鸣音改善,但气急无好转。病情加
重的原因最可能是

A. 严重支气管痉挛

B. 并发左心衰

C. 并发气胸

D. 继发肺部感染

E. 并发呼吸衰竭

117. 男性,42 岁。哮喘史 30 年,近 1 周咳嗽、
气喘,昨夜气急突然加重。体检:发绀、大
汗,双肺叩诊过清音,满布哮鸣音,左肺呼
吸音减弱,心率 126 次/分,律齐,用氨茶
碱、激素后,哮鸣音改善,但气急无好转。
病情加重的原因最可能是

A. 哮喘引起严重支气管痉挛

B. 哮喘并发左心衰

C. 哮喘并发气胸

D. 哮喘继发肺部感染

E. 哮喘并发呼吸衰竭

118. 女性,30 岁。反复咳嗽、咳脓痰,咯血
4 天。查体:左下肺可闻及中小水泡音,
杵状指(＋)。诊断首先考虑

A. 慢性支气管炎

B. 肺结核

C. 支气管扩张

D. 肺脓肿

E. 肺癌

119. 下列支气管疾病中,最常见并发咯血的是

A. 良性支气管瘤

B. 支气管内异物

C. 支气管扩张

D. 慢性支气管炎

E. 支气管哮喘

120. 女性,30 岁。反复痰中带血或大咯血 5 年,无低热、盗汗。查体:左下肺局限性、固定性湿啰音。胸片检查示:左下肺纹理粗乱,呈卷发样。最可能的诊断是

A. 慢性支气管炎

B. 浸润性肺结核

C. 支气管内膜结核

D. 风心病二尖瓣狭窄

E. 支气管扩张

121. 男性,52 岁。慢性咳痰,时呈黄脓性痰,并有少量咯血近 10 年,每逢秋冬季好发,持续时间均在 3 个月左右。就诊于多家医院,有慢性支气管炎和支气管扩张症两种诊断意见。下列有助于支气管扩张症诊断的是

A. 反复咳嗽脓性痰和固定性湿啰音

B. 发病季节

C. 发病年龄

D. 症状持续时间

E. X 线胸部摄片

122. 某糖尿病患者,男性,68 岁。突发高热、寒战、右胸痛,次日咳黄脓性带血丝痰,量多。X 线显示右下肺叶实变,其中有多个液气囊腔。最有可能的诊断是

A. 干酪性肺炎

B. 铜绿假单胞菌肺炎

C. 克雷伯杆菌肺炎

D. 葡萄球菌肺炎

E. 军团菌肺炎

123. 男性,68 岁。患慢性支气管炎和肺气肿 10 余年。近 3 天来咳嗽、气急加重,痰稍黄。痰涂片见球状革兰氏阴性小杆菌。其可能病原体是

A. 肺炎链球菌

B. 铜绿假单胞菌

C. 流感嗜血杆菌

D. 肺炎克雷伯杆菌

E. 不动杆菌

124. 男性,60 岁。因慢性阻塞性肺病呼吸衰竭接受机械通气治疗,并发右下肺炎,病原学检查确认为铜绿假单胞菌。其抗菌治疗选择下列哪一组方案较合理?

A. 头孢曲松联合阿米卡星

B. 头孢曲松联合喹诺酮类

C. 头孢噻肟联合哌拉西林

D. 头孢噻肟联合庆大霉素

E. 头孢他啶联合氨基糖苷类

125. 男性,76 岁。3 年前诊断为糖尿病,以口服降糖药治疗。3 日前开始出现感冒症状,体温 38℃,来诊时嗜睡状,皮肤、口腔黏膜干燥。P 118 次/分,脉细弱,BP 114/68 mmHg。尿糖(+++),酮体(±),血糖 20.6 mmol/L。Na^+ 28 mmol/L,K^+ 4.8 mmol/L。血气分析:pH 7.38,$PaCO_2$ 42 mmHg,HCO_3^- 24 mmol/L。首先应开始哪项治疗?

A. 长效胰岛素皮下注射

B. 经鼻饲管服降糖药

C. 0.9%氯化钠静脉滴注

D. 3%氯化钠静脉滴注

E. 5%碳酸氢钠静脉滴注

126. 男性,40 岁。患糖尿病 5 年,口服降糖药无效,近 1 个月来开始使用中效胰岛素治疗,近日测上半夜和下半夜尿糖共 4 次,尿糖如下:上半夜(++),(+);下半夜(++),(++)。应考虑何种可能性?

A. 夜间胰岛素作用不足

B. 黎明现象

C. Somogyi 现象

D. 胰岛素剂量太大

E. 胰岛素抗药性

127. 男性,16 岁。糖尿病史 3 年,经较严格饮食控制与口服磺脲类降糖药治疗,始终未达正常。近来测 FBG 10 mmol/L,血酮 0.34 mmol/L,HbA1c 10%,尿酮体(一)。患者身高、体重尚在标准范围内。当前最佳治疗应选择
A. 二甲双胍+磺脲类
B. 短效胰岛素,每日注射 2 天
C. 长效胰岛素
D. 中效胰岛素,每日注射 1～2 次
E. 长效胰岛素+中效胰岛素

128. 某 1 型糖尿病患者,因出差停用胰岛素,发现血糖 26.64 mmol/L,尿酮体(++),考虑为糖尿病酮症,用小剂量胰岛素治疗。以下说法错误的是
A. 可减少低血糖发生
B. 可减少低血钾发生
C. 可减少脑水肿发病率
D. 降低病死率
E. 对纠正酸碱平衡失调不利

129. 一患者患糖尿病 12 年,已并发肾小球硬化症及视网膜病变。导致这种微血管病变的因素中与之无关的是
A. 血液流变学改变
B. 凝血机制失调
C. 血小板功能改变
D. 糖化血红蛋白含量增高
E. 电解质紊乱

130. 女性,60 岁。身高 172 cm,体重 66 kg,近来夜尿明显增多,空腹血糖 6.4 mmol/L。1 月后做口服葡萄糖耐量试验(OGTT)检查显示:空腹血糖 6.7 mmol/L,2 h 血糖 6.1 mmol/L。以下考虑正确的是
A. 可除外糖尿病
B. 应重复 1 次 OGTT
C. 可能患有隐性糖尿病
D. 应重复 1 次餐后 2 h 血糖

E. 应做 24 h 尿糖定量

131. 女性,55 岁。糖尿病史 10 年,近 2 月来感双足趾端麻木,大腿皮肤针刺样疼痛伴尿失禁、无汗就诊。体检:消瘦,营养欠佳,双手骨间肌萎缩,肌力 4 级。双肺未闻及干湿啰音,病理反射阴性。空腹血糖 14.1 mmol/L,血酮(一)。下列哪项是最可能的诊断?
A. 糖尿病并发脑血管意外
B. 糖尿病性神经病变
C. 糖尿病性感觉神经病变
D. 糖尿病性自主神经病变
E. 糖尿病微血管病变

132. 一名 26 岁的女子被送到急诊室,烦躁,体温 40.8℃,心率 180 次/分,大汗淋漓,恶心,呕吐,腹泻。其母代诉:既往曾患甲亢,3 天前着凉后病情加重。最可能的诊断是
A. 甲亢+上呼吸道感染
B. 甲亢+急性肺炎
C. 甲亢
D. 甲状腺危象
E. 甲状腺危象前期

133. 患者 40 岁。突发右侧肢体无力和言语不利 3 h,既往有高血压、糖尿病和吸烟病史,来急诊就诊。最优先的检查是
A. 颈部血管超声
B. DSA
C. CT
D. MRI
E. TCD

134. 男性,45 岁。慢性支气管炎 15 年,呼吸困难突然加重 1 天,伴右侧胸痛。查体:发绀,桶状胸,右肺呼吸音减低,右肺叩诊鼓音,左肺散在干啰音,心浊音界缩小,剑突下可触及心脏搏动。考虑诊断为

A. 慢支、肺气肿、肺部感染

B. 慢支、肺气肿、早期肺心病、右侧气胸

C. 慢支、肺气肿、右侧气胸

D. 慢支、肺气肿、早期肺心病、右侧胸腔积液

E. 慢支、肺气肿、右侧胸腔积液

135. 男性,60 岁。冬季感冒后咳嗽、咳白色黏液痰 28 年,每年持续 4 个月。近 7 天咳嗽加重,咳痰呈脓性,伴有气喘。可能诊断为

A. 慢性支气管炎急性发作期

B. 慢性支气管炎慢性迁延期

C. 支气管哮喘

D. 阻塞性肺气肿

E. 支气管扩张

二、A3/A4 型题

(136～138 题共用题干)

女性,71 岁。糖尿病史 5 年。咳嗽、多痰伴发热 1 周,嗜睡 2 天,昏迷 5 h 入院。体检:中度昏迷,皮肤干燥,呼吸 24 次/分,双肺湿啰音,心率 120 次/分。

136. 此时做何种检查最有助于诊断?

A. ECG

B. 电解质

C. HbA1c

D. 血脂全套

E. 血糖、血酮

137. 如果此时患者血糖 31.2 mmol/L,尿酮(＋＋),pH 7.1,BUN 25 mmol/L,Cr 204 μmol/L,WBC 12×10^9/L,N 0.90。以下为最佳治疗选择的是

A. 补液加小剂量胰岛素静滴

B. 立即补充各种电解质

C. 立即补充 5% 碳酸氢钠

D. 补液加皮下注射胰岛素 40U

E. 在胰岛素溶液中加入抗生素

138. 抢救过程中对饮食的管理正确的是

A. 坚持糖尿病饮食

B. 经胃管间断流质灌胃

C. 因患者昏迷可不考虑饮食问题

D. 计算全天热量,分别在补液及胃管途径补充

E. 静脉营养

(139～142 题共用题干)

男性,25 岁。咳嗽、咳黄脓痰伴胸闷 3 天。查体:双肺散在干啰音。

139. 为明确病因,应详细询问病史。以下不是主要诊断依据的是

A. 此前有无鼻塞、打喷嚏、咽痛等症状

B. 有无吸入刺激性气体或烟雾

C. 有无接触某些花草,吸入花粉

D. 有无受凉

E. 饮食情况

140. 患者 1 周前有鼻塞、打喷嚏、咽痛等症状。引起咳嗽、咳痰的主要原因是

A. 急性上呼吸道感染

B. 物理因素

C. 化学刺激因素

D. 过敏因素

E. 以上都不是

141. 为明确诊断,仍需的检查是

A. 胸片

B. 心电图

C. 肺功能

D. 肝功能

E. 血气分析

142. 血常规示白细胞 8.0×10^9/L,胸片示双肺纹理紊乱。目前患者最可能的诊断是

A. 肺炎

B. 咽炎

C. 肺结核

D. 肺脓肿

E. 急性气管-支气管炎

(143～145题共用题干)

男性,45岁。反复发生夜间呼吸困难1个月,加重1天就诊。体格检查:血压180/110 mmHg,呼吸急促,双肺散在哮鸣音,双肺底细湿啰音,心率130次/分。

143. 此患者最需鉴别的是

A. 慢性支气管炎与急性支气管炎

B. 肺心病与冠心病

C. 支气管哮喘与心源性哮喘

D. 双肺炎症与肺间质纤维化

E. 左心衰竭与ARDS

144. 在没有确诊的情况下,不宜应用的药物为

A. 氨溴索

B. 氨茶碱

C. 呋塞米

D. 吗啡

E. 糖皮质激素

145. 如无法在短期内做出鉴别又急需尽快缓解呼吸困难可选用

A. 吗啡

B. 氨茶碱

C. 泼尼松

D. 痰液稀释剂

E. 止咳糖浆

(146～148题共用题干)

女性,58岁。因慢性阻塞性肺病呼吸衰竭住院。行气管插管机械通气支持。1天后神志已转清,PaO_2由80 mmHg降至38 mmHg。

146. 本例患者机械呼吸通气量需要调节,主要根据下列哪一因素?

A. 随访血气了解pH和有无复合性酸碱紊乱

B. 肺静动脉血分流量(Qs/Qt)

C. PaO_2

D. 患者神志状态

E. 肺泡-动脉氧分压差(PAO_2)

147. 为预防气压伤并发症,应特别注意呼吸机的哪一参数

A. 内源性呼吸末正压

B. 吸/呼比值

C. 呼吸频率

D. 吸气压尤其峰值压

E. 呼出气PCO_2

148. 为预防或避免呼吸机相关肺炎,应特别注意

A. 防止呕吐物吸入

B. 避免使用H_2受体阻滞剂,防止胃液pH升高

C. 预防性应用高效、广谱抗生素

D. 静脉应用高剂量丙种球蛋白

E. 把患者安置于隔离病室

(149～153题共用题干)

男性,25岁。2天前不明原因地出现干咳、胸闷,继之气喘,静滴氨茶碱无效。近3年来,秋季常出现发作性咳嗽、气短。体检:端坐呼吸,发绀,双肺呼吸音降低,有散在哮鸣音,心界不大,无杂音,脉搏120次/分,有奇脉。

149. 诊断首先考虑为

A. 慢性支气管炎

B. 支气管哮喘

C. 肺源性心脏病

D. 急性心包炎

E. 心源性哮喘

150. 最适宜的治疗是

A. 免疫治疗

B. 抗生素治疗

C. 利尿剂治疗

D. 抗凝治疗

E. β₂受体激动剂治疗

151. 若该患者突起胸痛,显著呼吸困难、发绀、烦躁不安,一侧胸部饱满膨隆,呼吸运动消失,语颤消失,叩诊呈鼓音,听诊呼吸音明显减弱或消失。表明该患者可能并发

A. 气胸

B. 纵隔气肿

C. 肺不张

D. 感染

E. 肺心病

152. 如要明确诊断,最需做的检查是

A. 心电图

B. 动脉血气分析

C. 胸部 X 线检查

D. 支气管舒张试验

E. PEF 及其变异率测定

153. 诊断明确后,适宜的治疗是

A. 抗感染治疗

B. 排气治疗

C. 外科手术治疗

D. 高浓度吸氧

E. 糖皮质激素治疗

(154~156 题共用题干)

男性,20 岁。近 5 年反复咳嗽、咳脓痰,抗感染治疗后病情可暂时短期缓解,但从未系统体检。

154. 询问病史时,需注意

A. 过敏性鼻窦炎

B. 麻疹、百日咳史

C. 心肌炎史

D. 风湿热史

E. 药物过敏史

155. 最急需进行的检查是

A. 心电图

B. 胸部 X 线平片

C. 肺功能

D. HRCT

E. 纤维支气管镜检查

156. 你认为最可能的诊断是

A. 慢性支气管炎

B. 阻塞性肺炎

C. 早期肺癌

D. 支气管扩张

E. 支气管内膜结核

(157~159 题共用题干)

男性,65 岁。头痛伴渐进性右侧肢体无力 1 周。6 周前曾有头部外伤史。

157. 根据患者情况,首先要想到的是

A. 亚急性硬膜下血肿

B. 亚急性硬膜外血肿

C. 慢性硬膜下血肿

D. 慢性硬膜外血肿

E. 急性硬膜下血肿

158. 目前首先要做的检查是

A. 头颅 X 线检查

B. 眼底检查

C. 神经系统检查

D. 头颅 CT

E. 腰穿

159. 一经确诊后,治疗措施宜采取

A. 脱水降颅内压

B. 应用神经营养药

C. 应用止血药

D. 观察生命体征、神志、瞳孔变化

E. 手术治疗

三、X型题

160. 容易发生脑疝的疾病是
　　A. 大脑半球胶质瘤
　　B. 小脑髓母细胞瘤
　　C. 垂体瘤
　　D. 良性高颅压
　　E. 脑膜炎

161. 关于动脉瘤,叙述正确的有
　　A. 脑血管造影是诊断颅内动脉瘤最准确的方法
　　B. 增强CT有助于鉴别动脉瘤内是否有血栓形成
　　C. 怀疑动脉瘤时首选脑血管造影检查
　　D. 完全血栓形成型动脉瘤T1WI、T2WI可见血管流空影
　　E. 动脉瘤破裂最常见的表现为硬膜下出血

162. 儿童脑实质内出血的原因中不常见的有
　　A. 动静脉畸形
　　B. 海绵状血管瘤
　　C. 血液病
　　D. 动脉瘤
　　E. 颅内肿瘤

163. 相对于散发性动脉瘤,引起蛛网膜下腔出血的家族性颅内动脉瘤具有的特征包括
　　A. 多发生于后循环
　　B. 多发生于大脑中动脉
　　C. 多发的可能性小
　　D. 较年轻时就出现动脉瘤破裂
　　E. 相对于其他国家,芬兰男性发生家族性颅内动脉瘤者少见

164. 癫痫的手术适应证为
　　A. 起源于一侧颞叶的难治性复杂部分性发作
　　B. 患者有手术的要求

　　C. 致痫灶为于大脑皮质
　　D. 手术可以切除且不会遗留严重神经功能缺陷
　　E. 病因明确的肿瘤、动脉瘤或血管畸形等,在手术可切除区域

165. 糖尿病酮症酸中毒时,供氧系统失常,造成组织缺氧是由于
　　A. 红细胞血红蛋白含量增加
　　B. 血红蛋白与氧亲和力增强
　　C. 红细胞2,3-DPG减低
　　D. 血氧离解曲线左移
　　E. 血氧离解曲线右移

166. 糖尿病性微血管病变可引起
　　A. 肾小球硬化症
　　B. 神经病变
　　C. 视网膜病变
　　D. 心肌损害
　　E. 缺血性脑卒中

167. 糖尿病酮症酸中毒的酮体包括
　　A. 乙酰乙酸
　　B. β-羟丁酸
　　C. 丙酮
　　D. 丙酮酸
　　E. 乳酸

168. 关于糖尿病酮症酸中毒患者过多、过快补充碳酸氢钠产生的不良影响,下列正确的是
　　A. 脑脊液pH反常升高
　　B. 血pH骤升使血红蛋白和氧的亲和力上升
　　C. 可诱发或加重脑水肿
　　D. 促进钾离子向细胞内转移
　　E. 反跳性碱中毒

169. 关于糖尿病酮症酸中毒时钾代谢紊乱的描述正确的是

A. 如诱因为胃肠功能紊乱，可因呕吐、腹泻失钾

B. 酮症后可因进食减少、呕吐致低钾

C. 糖尿病加重后因渗透性利尿而排钾

D. 酸中毒使钾向细胞内转移

E. 胰岛素治疗后使钾向细胞内转移

170. 糖尿病发生酮症酸中毒时的治疗包括

A. 胰岛素治疗

B. 严重失水时需大量补液

C. 监测血钾水平

D. 补液时应先慢后快

E. pH<7.1 时应补充 1.25% NaHCO$_3$

171. 下面有关糖尿病运动治疗的叙述正确的是

A. 因人而异，循序渐进

B. 运动时间应尽量延长

C. 不要空腹运动

D. 餐后 1 h 运动降糖效果好

E. 运动应相对定时定量

172. 治疗糖尿病酮症酸中毒时应采取何种措施？

A. 治疗中易发生低钾血症

B. 应用小剂量胰岛素持续静脉滴注

C. 血糖降低过快会引起脑水肿

D. 需用 0.45% 的氯化钠溶液

E. 静脉滴注碳酸氢钠

173. 关于 2 型糖尿病，下列正确的是

A. 青少年也可发生 2 型糖尿病

B. 家族史多见

C. 对胰岛素敏感

D. 单纯饮食治疗或合用口服降糖药多可获得良好的控制

E. 40 岁以后发生的糖尿病均为 2 型糖尿病

174. 2 型糖尿病患者出现肾功能不全时可以选

用的降糖药物有

A. 格列本脲

B. 阿卡波糖

C. 格列喹酮

D. 胰岛素

E. 二甲双胍

175. 糖尿病酮症酸中毒患者，用胰岛素持续静脉滴注，若血糖下降速度过快，可引起

A. 低血糖

B. 脑水肿

C. 低血钠

D. 心力衰竭

E. 视力改变

176. 下列哪项是糖尿病非酮症高渗性昏迷的特点？

A. 多见于年轻的 1 型糖尿病患者

B. 常以感染、服用利尿剂、应用糖皮质激素等为诱因

C. 常伴严重失水、神志障碍

D. 血糖常达 33.3 mmol/L 以上

E. 出现深而快的 Kussmaul 呼吸

177. 糖尿病时血糖升高的机制有

A. 组织对葡萄糖的利用减少

B. 胃肠道对葡萄糖吸收增加

C. 糖原分解代谢加速

D. 糖原合成减少

E. 外周组织摄取葡萄糖增加

178. 糖尿病可损害的人体器官有

A. 肾

B. 心脏

C. 神经

D. 血管

E. 眼

179. 糖尿病的临床表现被描述为"三多一少"，具体为

A. 多尿

B. 多食

C. 多饮

D. 体重增加

E. 体重减轻

180. 糖尿病的临床表现包括

A. 皮肤及外阴瘙痒

B. 口渴

C. 脂肪分解增多

D. 反应性低血糖

E. 体重下降

181. 糖尿病的慢性并发症包括

A. 糖尿病肾病

B. 糖尿病足

C. 糖尿病酮症酸中毒

D. 糖尿病性心肌病

E. 糖尿病性视网膜病变

182. 糖尿病神经病变的症状有

A. 肢端感觉异常

B. 肌萎缩

C. 动眼神经麻痹

D. 阳痿

E. 尿失禁

183. 有关糖尿病慢性并发症的说法正确的是

A. 与遗传易感性等因素有关

B. 可作为线索发现糖尿病

C. 可单独出现,也可以不同组合出现

D. 可遍及全身各重要器官

E. 大多为可逆性变化

184. 糖尿病性视网膜病变需用胰岛素治疗的阶段是

A. Ⅴ期

B. Ⅳ期

C. Ⅰ期

D. Ⅲ期

E. Ⅱ期

185. 在做出糖尿病诊断时,应考虑的因素有

A. 有无并发症

B. 有无加重糖尿病的因素

C. 是原发还是继发

D. 是否符合标准

E. 糖尿病的分型

186. 需与糖尿病诊断相互鉴别的疾病有

A. 急性应激状态

B. 嗜铬细胞瘤

C. 弥漫性肝病

D. 肢端肥大症

E. Cushing 综合征

187. 糖尿病的新诊断标准包括

A. 糖尿病的症状+任意时间血浆葡萄糖水平≥ 11.1 mmol/L

B. 糖尿病的症状+任意时间血浆葡萄糖水平≥ 7.0 mmol/L

C. 空腹血浆葡萄糖水平≥ 7.0 mmol/L

D. 空腹血浆葡萄糖水平≥ 11.1 mmol/L

E. 24 h 血浆葡萄糖水平≥ 11.1 mmol/L

第十五章

基 本 技 能

A1/A2 型题

1. 经口气管插管的留置时间一般不超过
   A. 72 h
   B. 5 d
   C. 7 d
   D. 10 d
   E. 24 h

2. 心室颤动电除颤应首选直流电
   A. 150 J 非同步除颤
   B. 200～300 J 同步除颤
   C. 200～360 J 非同步除颤
   D. 360 J 同步除颤
   E. 360 J 非同步除颤

3. 心室颤动时下述最有效措施是
   A. 人工呼吸
   B. 电除颤
   C. 心内注射肾上腺素
   D. 静脉注射利多卡因
   E. 胸外心脏按压

4. 非同步电除颤用于
   A. 房颤
   B. 阵发性室速
   C. 室上速
   D. 房扑
   E. 室颤

5. 锥体束损害的反射改变是
   A. 深浅反射均亢进
   B. 深浅反射均减弱或消失
   C. 深反射亢进,浅反射减弱或消失
   D. 深反射亢进,浅反射正常
   E. 深反射减弱或消失,浅反射正常

6. 肱二头肌反射中枢在
   A. $C_3 \sim C_4$
   B. $C_4 \sim C_5$
   C. $C_5 \sim C_6$
   D. $C_7 \sim C_8$
   E. $C_8 \sim T_1$

7. 膝跳反射中枢在
   A. $T_{12} \sim L_2$
   B. $L_1 \sim L_3$
   C. $L_2 \sim L_4$
   D. $L_3 \sim L_5$
   E. $L_5 \sim S_2$

8. 用针划过患者足部外踝处,出现足踇趾背屈,此反射为
   A. Babinski 征
   B. Oppenheim 征
   C. Gordon 征

　　D. Chaddock 征

　　E. Schaeffer 征

9. 诊断浅昏迷最有价值的体征是
　　A. 对呼叫无反应
　　B. 对疼痛刺激无反应
　　C. 眼球浮动
　　D. 角膜反射消失
　　E. Babinski 征(＋)

10. 确定深昏迷最有价值的体征是
　　A. 对疼痛无反应
　　B. 呼之不应
　　C. 眼球固定
　　D. 血压下降
　　E. 所有反射消失

11. 下列眼部检查不正确的是
　　A. 有无眼球运动受限及复视
　　B. 有无眼震及眼震的幅度
　　C. 眼部外观,如上睑下垂、眼裂大小
　　D. 瞳孔大小及对光反射
　　E. 眼压测定

12. 关于脑神经检查的表述不恰当的是
　　A. 手动法检查视野时患者与检查者相距 100 cm
　　B. 手动法检查视野时患者不应注视检查者的手
　　C. 检查眼底时须先散瞳,可观察清楚
　　D. 检查角膜反射用棉签轻触角膜周边部
　　E. 检查胸锁乳突肌时令患者向对侧转头

13. 下列面神经检查的表述正确的是
　　A. 周围性面瘫时同侧所有表情肌瘫痪
　　B. 中枢性面瘫时对侧所有表情肌瘫痪
　　C. 检查面神经包括舌后 1/3 味觉
　　D. 面神经麻痹时面部感觉缺失
　　E. 周围性面瘫时对侧角膜反射消失

14. 下列舌咽、迷走神经检查不正确的是
　　A. 双侧软腭抬举是否一致,腭垂是否偏斜
　　B. 两侧软腭或咽后壁感觉
　　C. 舌前 1/3 味觉
　　D. 咽反射
　　E. 眼心反射及颈动脉窦反射

15. 下列属于面神经检查的是
　　A. 面部感觉
　　B. 咀嚼运动
　　C. 舌后 1/3 味觉
　　D. 舌前 2/3 味觉
　　E. 下颌反射

16. 下列不属于三叉神经检查的是
　　A. 角膜反射
　　B. 下颌反射
　　C. 咀嚼肌运动
　　D. 面部感觉
　　E. 表情肌运动

17. 下列表述不正确的是
　　A. 一侧舌咽、迷走神经下运动神经元损害可引起真性球麻痹
　　B. 一侧或双侧舌咽、迷走神经上运动神经元损害可引起真性球麻痹
　　C. 双侧皮质脑干束受损产生假性球麻痹
　　D. 假性球麻痹时咽反射存在甚至亢进
　　E. 迷走神经受刺激时可出现咽肌、舌肌和胃痉挛

18. 下列不属于病理反射的是
　　A. Babinski 征
　　B. Rossolimo 征
　　C. Chaddock 征
　　D. Oppenheim 征
　　E. Gordon 征

19. 下列不属于复合(皮质)感觉检查的是
　　A. 位置觉

B. 两点辨别觉

C. 实体觉

D. 触觉定位觉

E. 图形觉

20. 下列属于深感觉检查的是

A. 实体觉

B. 两点辨别觉

C. 图形觉

D. 振动觉

E. 触觉定位觉

21. 检查腱反射时应

A. 肢体伸直

B. 上肢屈曲,下肢伸直

C. 肢体用力

D. 肢体放松

E. 意识清楚

22. 下列不属于深反射检查的是

A. 腹壁反射

B. 桡骨膜反射

C. 膝反射

D. 肱二头肌反射

E. 踝反射

23. 下列关于 Babinski 征的描述,不正确的是

A. 检查时沿外侧缘向前再向内划足底

B. 是最有意义的病理反射

C. 检查时患者须意识清楚

D. 阳性表现足踇趾背屈,其余各趾向外扇形展开

E. 此征阳性提示锥体束受损

24. 下列不属于腰穿适应证的是

A. 留取 CSF 做各种检查以助中枢神经系统疾病的诊断

B. 测量颅内压或行动力学试验以明确颅内压高低及脊髓腔、横窦通畅情况

C. 动态观察 CSF 变化以助判断病情、预后

及指导治疗

D. 怀疑颅后窝存在占位性病变

E. 注入放射性核素行脑、脊髓扫描

25. 脑脊液糖含量降低不常见于

A. 化脓性脑膜炎

B. 结核性脑膜炎

C. 真菌性脑膜炎

D. 病毒性脑膜炎

E. 脑膜癌

26. 脑脊液蛋白含量增高少见于

A. 化脓性脑膜炎、结核性脑膜炎

B. 吉兰-巴雷综合征

C. 双侧基底节钙化

D. 脑出血、蛛网膜下腔出血

E. 椎管梗阻

27. 肌电图插入电位的延长或增多见于

A. 失神经支配的肌肉或炎性肌病

B. 严重的肌肉萎缩

C. 肌肉纤维化

D. 肌肉脂肪组织浸润

E. 肌纤维兴奋性降低

28. 关于肌电图重复神经电刺激不正确的是

A. 是检测神经-肌肉接头功能的重要手段

B. 可根据刺激的频率分为低频($\leqslant 5$ Hz)和高频($10\sim30$ Hz)

C. 正常人低频刺激波幅减低在 $10\%\sim15\%$ 以内,高频刺激波幅减低在 30% 以下

D. 低频波幅减低$>15\%$(部分定为 10%)和高频刺激波幅减低$>30\%$为异常

E. 高频刺激波幅增加$>50\%$为异常,称为波幅递增

29. 关于定位诊断的描述正确的是

A. 脑干病变仅有个别病例不会产生交叉瘫

B. 四肢无力不是肌肉病变就是神经-肌肉接头疾病

C. 小脑病变一定会有肢体的共济失调,但共济失调不一定是小脑性的

D. 颈髓病变可以导致四肢瘫,其中双上肢瘫可以是上运动神经元性瘫痪,也可是下运动神经元性瘫痪

E. MRI 等先进的仪器检查可以代替定位诊断

30. 下列临床诊断过程中错误的做法是

A. 通过详细的问诊、查体以及实验室检查,收集可靠翔实的临床资料

B. 根据 CT、MRI 等详细的检查结果进行定位诊断

C. 根据病变的部位、临床的病史与体征以及相关的实验室检查结果,最终分析判断疾病的病因,做出定性诊断

D. 明确疾病性质后,制订一个合理的治疗方案

E. 根据疾病的性质、部位、患者的综合状态等因素进而评估疾病对患者本身生理功能、心理状况、社会适应能力等方面的影响,评定患者的预后

31. 关于定位诊断和定性诊断的以下说法,错误的是

A. 两者缺一不可

B. 定位诊断特别要重视起病形式和病程特点这两方面资料

C. 定性诊断目的是确定疾病的病因

D. 通常是先定位,后定性

E. 完全依靠影像学检查结果进行定位有时反而会导致错误结论

32. 坐骨神经痛最易受影响的反射是

A. 踝反射

B. 膝反射

C. 病理反射

D. 腹壁反射

E. 提睾反射

33. 引出 Chaddock 征提示

A. 皮质脑干束损害

B. 脊髓丘脑束损害

C. 锥体束损害

D. 薄束损害

E. 楔束损害

34. 正常人脑脊液中糖的最低含量为

A. 4.0 mmol/L

B. 3.5 mmol/L

C. 3.0 mmol/L

D. 2.5 mmol/L

E. 2.0 mmol/L

35. 脑电图的激发方法不包括

A. 视频脑电图

B. 剥夺睡眠

C. 睡眠

D. 过度换气

E. 闪光刺激

36. Kernig 征检查属于

A. 脑膜刺激征

B. 病理反射

C. 浅反射

D. 深反射

E. 自主神经反射

37. Hoffmann 征属于

A. 自主神经反射

B. 深反射

C. 浅反射

D. 病理反射

E. 脑膜刺激征

38. 病理反射出现提示

A. 锥体束受累

B. 脊髓前角细胞受累

C. 脑干运动神经核受累

D. 脊髓前根受累

E. 脊髓后根受累

39. 脑脊液

A. 是一种有色不透明的液体

B. 主要由脑室脉络丛产生

C. 成人总量 1 000～1 400 ml

D. 最后进入淋巴液

E. 总量在不同时段不同

40. 某患者要做腰穿检查,有恐惧感。从医德要求考虑,临床医师应向患者做的主要工作是

A. 要得到患者知情同意

B. 告知做腰穿的必要性,嘱患者配合

C. 告知做腰穿时应注意的事项

D. 因诊断需要,先动员,后检查

E. 动员家属做患者思想工作

第十六章

模拟试卷一

一、A1/A2 型题

1. 医学伦理学是
  A. 研究人与人之间关系的科学
  B. 研究人与社会之间关系的科学
  C. 研究医务人员的医德意识和医德活动的科学
  D. 研究科学道德或科学哲学的学科
  E. 研究医疗人际关系的学科

2. 医学模式转变对医学伦理学产生的影响是
  A. 医学伦理学的影响更加广泛
  B. 医学伦理学的理论更加高深
  C. 医德理论和医德观念发生变化
  D. 医学伦理学研究范围发生变化
  E. 医学伦理学的研究对象发生变化

3. 现代医学伦理学中,对生命的看法已转变为
  A. 生命神圣论
  B. 生命质量论
  C. 生命价值论
  D. 生命质量与生命价值相统一的理论
  E. 生命神圣与生命质量、生命价值相统一的理论

4. 医学伦理学的研究内容大体包括以下部分,但除外

  A. 医学伦理学的基本理论
  B. 医学伦理学的基本准则、规范
  C. 伦理学的产生、发展及其规律
  D. 医学道德教育、评价和修养
  E. 医学道德中特殊问题

5. 不同发展阶段的医学伦理学
  A. 都是以前一阶段的医学伦理学为基础发展而来的
  B. 与前一阶段的医学伦理学没有关系,是一种新体系
  C. 与前一阶段的医学伦理学没有关系,内容是全新的
  D. 与前一阶段的医学伦理学没有区别,只是名称不同
  E. 与前一阶段的医学伦理学没有区别,只是内容更详细

6. 下列关于临床决策的认识正确的是
  A. 医学伦理学是正确决策的保证
  B. 临床决策是单纯的技术决策
  C. 临床决策是单纯的伦理决策
  D. 临床决策有时是技术的,有时是伦理的
  E. 技术决策和伦理决策在临床决策中很难达到统一

7. 西方医学伦理学的奠基人是
  A. 格里高利

B. 希波克拉底

C. 帕兹瓦尔

D. 胡弗兰德

E. 皮内尔

8. 心理治疗应遵循的道德要求是

A. 掌握和运用心理治疗的知识、技巧去开导患者

B. 要用焦虑、热切的心态去影响患者

C. 医务人员必须把自己的情感加在解决患者问题中

D. 医疗情况下患者的秘密和隐私权无须保护

E. 无须回答患者问题

9. 按照执业医师法规定,应当进行重新注册的是中止医师执业活动一定期限以及本法第十五条规定的情形消失,申请重新执业的。"一定期限"是指

A. 1 年以上

B. 2 年以上

C. 3 年以上

D. 4 年以上

E. 5 年以上

10. 执业医师法规定,医师有下列情形之一的,县级以上人民政府卫生行政部门应当依法给予表彰或奖励。其中不属于法定表彰或奖励的情形是

A. 医术高尚,事迹突出的

B. 医学专业技术有重大突破,做出显著贡献的

C. 遇有自然灾害等情况时,救死扶伤,抢救诊疗表现突出的

D. 从未出现医疗事故差错的

E. 长期在少数民族地区条件艰苦的基层单位努力工作的

11. 执业医师法规定医师除正当治疗外,不得使用以下药品,除了

A. 麻醉药品

B. 医疗用毒性药品

C. 不良反应大的药品

D. 精神药品

E. 放射性药品

12. 下列各项,属医师执业活动中应履行的义务是

A. 接受继续医学教育

B. 享受国家规定的医学待遇

C. 遵守技术操作规范

D. 依法参与所在机构民主管理

E. 从事学术交流,参加专业学术团体

13. 脑脊液蛋白-细胞分离出现在

A. 脊髓炎

B. 周期性瘫痪

C. 吉兰-巴雷综合征

D. 蛛网膜下腔出血

E. 脑外伤

14. 半侧脊髓病变出现病变水平以下

A. 同侧运动、痛温觉障碍,对侧深感觉障碍

B. 同侧深感觉障碍,对侧运动、痛温觉障碍

C. 同侧运动、深感觉障碍,对侧痛温觉障碍

D. 同侧运动障碍,对侧深浅感觉障碍

E. 同侧运动、痛温觉和深感觉障碍

15. 6 岁女孩发热,体检咽部红肿,有颈强直,有脑膜刺激症状,腰穿有脓性脑脊液,但未培养出脑膜炎双球菌,临床诊断为脑膜炎。下列细菌还能引起本病的是

A. 肺炎双球菌

B. 流感嗜血杆菌

C. 链球菌

D. 新型隐球菌

E. 金黄色葡萄球菌

16. 患者突发偏瘫,头部 CT 检查提示脑梗死。查体:病灶对侧偏身感觉障碍,对侧同向性偏盲。其病变部位在
    A. 脑干
    B. 皮质下
    C. 内囊
    D. 皮质
    E. 以上均不是

17. 老年人,出现呼吸节律不规则,伴有昏迷及双侧病理征,常见于
    A. 脑干出血
    B. 蛛网膜下腔出血
    C. 头外伤
    D. 脑炎
    E. 以上均不是

18. 高血压病脑出血最常见的部位是
    A. 丘脑
    B. 壳核
    C. 脑干
    D. 小脑
    E. 以上均不是

19. 帕金森病的诊断要点包括
    A. 中、老年以后隐匿起病,迅速进展
    B. 具有姿势性震颤、肌强直、运动迟缓和姿势反射异常等表现(一般需具有上述 4 项中的两项或两项以上)
    C. 无脑炎、中毒、脑血管性、脑外伤、服用抗精神病药物史
    D. 多巴丝肼治疗有效
    E. 以上均不是

20. 女性,26 岁,双下肢麻木、乏力伴言语不清 1 周就诊。1 年前曾患视神经炎,经服用泼尼松后好转。最可能的诊断是
    A. 脊髓压迫症
    B. 急性脊髓炎
    C. 多发性硬化

D. 脊髓亚急性联合变性
E. 以上均不是

21. 患者脑出血引起运动功能缺损,持续性同向性偏盲,双眼向病灶对侧凝视不能,其出血部位为
    A. 壳核
    B. 小脑
    C. 尾状核
    D. 脑干
    E. 丘脑

22. 脑出血患者表现为头痛、呕吐、轻度脑膜刺激征,颇似蛛网膜下腔出血,其出血部位为
    A. 脑干
    B. 丘脑
    C. 尾状核
    D. 小脑
    E. 壳核

23. 有助于多发性硬化诊断的特征性 CT 表现为
    A. 大片低密度
    B. 多灶性的低密度分布在白质及灰质
    C. 基底节区有多灶性的低密度
    D. 多灶性的低密度主要分布于脑室周围的白质内,急性期病灶周围可有增强
    E. 以上均不正确

24. 正常脑脊液中不应含有
    A. IgA
    B. IgG
    C. IgM
    D. LDH
    E. AST

25. 男性患者,67 岁,以"讲话不清,右侧肢体无力 5 天,逐渐加重 2 天"为主诉来诊。查体:血压 148/80 mmHg,神清,Broca 失语,右侧肢体偏瘫。可完全除外的疾病是

A. 脑栓塞

B. 动脉粥样硬化性脑梗死

C. 短暂性脑缺血发作

D. 脑出血

E. 腔隙性脑梗死

26. 女性患者,64 岁,以"右侧肢体活动不利 2 天"为主诉来诊。查体:血压 180/120 mmHg,神清语利,右侧肢体肌力 4 级,肌张力正常。头颅 CT 扫描示左基底区小低密度灶。诊断考虑

A. 腔隙性脑梗死

B. 短暂性脑缺血发作

C. 高血压脑病

D. 壳核出血

E. 脑栓塞

27. 女性,39 岁。患风湿性心脏病二尖瓣狭窄,突然出现偏瘫、失语。检查:神志清楚,脑脊液正常,心电图检查提示心房颤动。最可能的诊断是

A. 脑出血

B. 脑栓塞

C. 脑血栓形成

D. 蛛网膜下腔出血

E. 短暂性脑缺血发作

28. 触发点常见于

A. 三叉神经痛

B. 面神经炎

C. 症状性癫痫

D. 面肌抽搐

E. 偏头痛

29. 某些免疫性疾病或中毒性疾病易于侵犯神经根和神经节,主要是因为这些部位无

A. 血脑屏障

B. 血神经屏障

C. 神经外膜

D. 神经束膜

E. 神经内膜

30. 女性患者,30 岁,以"四肢麻木、无力 5 天,加重 2 天"为主诉入院。病前 2 周有过腹泻、发热。查体:四肢肌力 0 级,肌张力减低,各腱反射消失,双足痛觉减退,双侧 Babinski 征(一)。现已患病 10 天,下列检查最有助于明确诊断的是

A. 血清钾 37 mmol/L

B. 脑脊液糖 4.4 mmol/L,氯化物 120 mmol/L

C. 脑脊液蛋白质 10 g/L,细胞数 6×10^6/L

D. 脑脊液蛋白质 0.2 g/L,细胞数 50×10^6/L

E. 腰穿脊髓腔无梗阻

31. 减轻特发性面神经麻痹急性期神经水肿宜选用

A. 皮质类固醇激素

B. B 族维生素

C. 针灸

D. 按摩

E. 抗生素

32. 阿尔茨海默病的主要病理特征是

A. 小脑皮质脱髓鞘

B. 大脑皮质神经元丢失

C. 脊髓后索变性

D. 小脑皮质神经元丢失

E. 海马色素变性

33. 癫痫的药物治疗,下述用药原则中不正确的是

A. 根据癫痫发作类型选用有效抗癫痫药物

B. 应从小剂量开始,逐渐增加剂量

C. 药物无效时,应立即停药而改为其他抗癫痫药

D. 若药物有过敏反应、皮疹、发热,应立即停药

E. 若药物效果不理想,可加用第二种抗癫痫药合并用药

34. 男性,65 岁。发作性意识丧失 1 年,每次发作均由左侧肢体不自主抽搐开始,继而意识丧失伴尿失禁,口唇青紫,持续 5 min 左右。诊断首先考虑的是
   A. 癔症
   B. 原发性癫痫
   C. 继发性癫痫
   D. 短暂性脑缺血发作
   E. 晕厥

35. 下列疾病需要与癫痫鉴别的是
   A. 晕厥
   B. 癔症样发作
   C. 短暂性脑缺血发作
   D. 低血糖症
   E. 以上都需要

36. 患儿,9 岁。既往有脑炎病史,睡眠中发病,眼球上翻,牙关紧闭,四肢伸直,颈部后伸,面色发绀,持续 30 s 后停止。EEG 为暴发性多棘波。最可能的诊断是
   A. 单纯部分性发作
   B. 复杂部分性发作
   C. 肌阵挛发作
   D. 强直性发作
   E. 全面性强直-阵挛发作

37. 低颅压性头痛是指颅内压低于
   A. 1.18 kPa(120 mmH$_2$O)
   B. 0.98 kPa(100 mmH$_2$O)
   C. 0.79 kPa(80 mmH$_2$O)
   D. 0.69 kPa(70 mmH$_2$O)
   E. 0.59 kPa(60 mmH$_2$O)

38. 临床最常见的病毒性脑炎是
   A. 带状疱疹病毒性脑炎
   B. 单纯疱疹病毒性脑炎

   C. 肠道病毒性脑炎
   D. 腺病毒性脑炎
   E. 巨细胞病毒性脑炎

39. 单纯疱疹病毒性脑炎的脑脊液改变下列不正确的是
   A. 有核细胞数增多,以淋巴细胞为主
   B. 可有红细胞数增多
   C. 糖与氯化物正常
   D. 外观多微黄混浊
   E. 蛋白质呈轻、中度增高

40. 急性坏死性脑炎是由哪种病毒感染引起的?
   A. 单纯疱疹病毒
   B. 巨细胞病毒
   C. 带状疱疹病毒
   D. 腺病毒
   E. 肠道病毒

41. 下列疾病是由朊蛋白致病的是
   A. 急性播散性脑脊髓炎
   B. 皮质-纹状体-脊髓变性
   C. 进行性多灶性白质脑病
   D. 亚急性硬化性全脑炎
   E. 橄榄-脑桥-小脑变性

42. 重症肌无力患者在治疗中出现腹痛、腹泻、呼吸困难、瞳孔缩小、唾液增多、肠鸣音亢进、出大汗和肌束震颤,可能是
   A. 肌无力危象
   B. 胆碱能危象
   C. 反拗危象
   D. 中毒性休克
   E. 急腹症

43. 下列疾病中不属于自身免疫性疾病的有
   A. 重症肌无力
   B. Lambert-Eaton 综合征
   C. 进行性肌营养不良

D. 慢性炎症性脱髓鞘性多发性神经病

E. 多发性肌炎

44. 对低血钾型周期性瘫痪的患者下述治疗最佳的是

A. 口服氯化钾

B. 应用肾上腺皮质激素冲击治疗

C. 高糖饮食

D. 静注碳酸氢钠

E. 口服氢氯噻嗪

45. 以下关于帕金森病的表述不正确的是

A. 多在中老年期发病

B. 主要表现静止性震颤、运动迟缓和肌强直

C. 通常的辅助检查无特殊发现

D. 早期发现、早期治疗可治愈

E. 抗胆碱能药物适用于震颤明显的较年轻患者

46. 下列关于小舞蹈病的辅助检查结果不正确的是

A. 血沉加快

B. 抗链球菌溶血素"O"滴度增加

C. 链球菌血清学检查为阴性

D. 脑电图改变无特异性

E. 头部 MRI 检查无异常

47. 下列药物禁止与三环类抗抑郁药或 SSRI 合用的是

A. 恩托卡朋

B. 托卡朋

C. 罗匹尼罗

D. 普拉克索

E. 司来吉兰

48. 男性,65 岁。反复发作性右侧肢体偏瘫,伴言语不能 7 个月,每次发作 6~13 h 后又恢复正常。头颅 CT(－)。临床诊断应考虑为

A. 进展性卒中

B. 脑血管痉挛

C. TIA

D. 可逆性缺血性神经功能缺失

E. 完全性卒中

49. 下列关于多发性硬化的表述错误的是

A. 多在成年早期发病,女性多于男性

B. 绝大多数患者临床上表现为空间和时间的多发性

C. 多数患者表现为反复发作的神经功能障碍

D. 多次缓解复发,症状逐渐加重

E. 常累及脑室周围白质、脊髓、脑干、小脑和周围神经

50. 男性,24 岁。1 年前疲劳后视力减退,未经治疗,约 20 天好转,近 1 周感冒后出现双下肢无力和麻木,2 天前向右看时出现重影,最可能的诊断是

A. 球后视神经炎

B. 重症肌无力

C. 多发性硬化

D. 脑干肿瘤

E. 脊髓压迫症

51. 男性,38 岁,左胸痛伴呼吸困难 1 周。呼吸频率 30 次/分,血氧分压 62 mmHg,体检发现颈静脉充盈,左下肢水肿。超声心动图检查提示右心室、右心房扩大,心电图和 X 线胸片无明显异常。下一步最佳的检查是

A. 右心室造影

B. Holter

C. 运动试验

D. 64 排 CT 肺血管成像

E. 冠状动脉造影

52. 女性,32 岁。半月前感冒后畏寒、发热、咳嗽,5 天前咳大量黄色脓性痰,痰中带血,经青霉素、头孢噻肟等治疗无效。体检:体温

40℃,呼吸急促,双肺中下闻及湿啰音。血白细胞计数 $25×10^9$/L,中性粒细胞 0.90。X 线胸片显示双肺中下斑片状实变阴影,并有多个脓肿和肺气囊肿。本例诊断应首先考虑为

A. 肺炎链球菌肺炎

B. 葡萄球菌肺炎

C. 克雷伯杆菌肺炎

D. 支原体肺炎

E. 干酪性肺炎

53. 患者男性,42 岁,寒战、高热,右侧胸痛 4 天。查体:T 39.5℃,意识模糊,右下肺呼吸音减弱,血常规 WBC $15.2×10^9$/L,N 0.88。胸片示右下肺大片浸润阴影。该患者最可能的诊断是

A. 克雷伯杆菌肺炎

B. 肺炎链球菌肺炎

C. 肺炎支原体肺炎

D. 干酪性肺炎

E. 病毒性肺炎

54. 一位脑出血的患者,很快昏迷,双侧瞳孔极度缩小,四肢瘫痪,高热,呼吸障碍,出血部位应考虑

A. 内囊内侧和丘脑附近

B. 外囊附近

C. 脑桥

D. 小脑

E. 内囊内侧扩延至外囊附近

55. 下列哪种疾病其 1/3 的患者患有神经纤维瘤病?

A. 眶内炎性假瘤

B. 视网膜母细胞瘤

C. 眼型 Graves 病

D. 黑色素瘤

E. 视神经胶质瘤

56. 患者男性。62 岁。早晨起床后发现左侧肢体活动不利,轻度头痛。上午 9:00 头颅 CT 检查阴性。首先考虑的诊断是

A. 脑肿瘤

B. 脑梗死

C. 病毒性脑炎

D. 脑出血

E. 脑白质硬化

57. 室上嵴肥厚可引起

A. 明显的心脏顺钟向转位

B. V_1 导联 P 波电压增高

C. V_5 导联 R/S>1

D. 左心室流出道狭窄

E. 室性心动过速

58. 男性,41 岁,既往心电图正常,本次体检心电图示完全性左束支阻滞,提示其可能的原因是

A. 左束支粗大

B. 左束支分 3 组纤维从不同路径进入心室肌,有一组有病变

C. 常提示左前分支、左后分支和间隔支均有病变或病变在左束支主干部位

D. 左束支分布广

E. 左束支发出时呈扁带状

59. 关于心肌易损期的描述,正确的是

A. 心室有易损期,在 T 波的升支;心房有易损期,在 R 波的升支

B. 心室有易损期,在 T 波的降支;心房无易损期

C. 心室有易损期,在 T 波的顶峰前或后 30~40 ms 内;心房有易损期,在 R 波的降支和 S 波内

D. 心室无易损期,心房有易损期,在 R 波的降支

E. 心室有易损期,在 T 波的升支;心房无易损期

60. 关于心房肌复极的描述,不正确的是

A. Ta 波的方向与 P 波的方向相反

B. 先除极的部分最先复极

C. Ta 波振幅较小

D. 心率增快时,Ta 波可增大

E. 后除极的部分较先复极

61. 有关心电图各波段的含义,错误的是

A. P 波为心房除极波

B. QRS 波群为心室除极波

C. ST 段和 T 波为心室复极波

D. QT 间期为心室复极时间

E. Ta 波为心房复极波

62. 关于心电图产生原理的表述,不正确的是

A. 除极和复极过程中,任何一部分的心肌纤维都会产生一定数量的电偶并形成一定的向量

B. 心脏在除极和复极的任一瞬间,不同部位的心肌可出现无数对电偶,产生无数方向不同、大小不等的心电向量

C. 某一瞬间心电向量的总和,称为瞬间综合心电向量

D. 探查电极在体表某部位记录到的心电变化实际上是多个瞬间的综合向量

E. 某一瞬间各处心肌的除极向量大小和方向是相同的

63. 女性,58 岁。反复发作胸痛 1 周,与劳累无关,每次胸痛持续数分钟自行缓解。患者胸痛时的心电图见下图,应考虑为

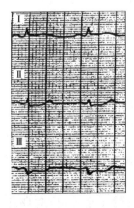
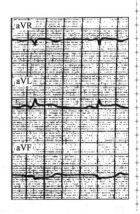

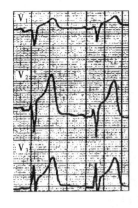
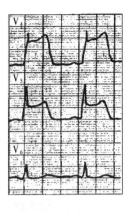

A. 急性前壁心肌梗死

B. 急性心包炎

C. 急性心肌缺血

D. 早期复极综合征

E. 急性下壁心肌梗死

64. 男性,51 岁。发作性胸痛,向左上臂及左颈部放射。心电图如下图 A、B 所示。A 为未发病时记录,B 为发病时记录。应诊断为

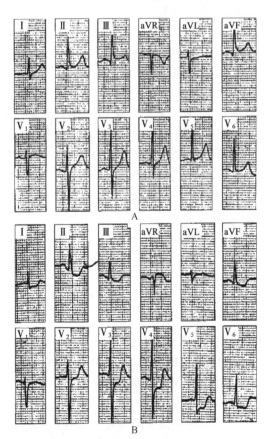

A

B

A. 心肌缺血

B. 变异型心绞痛

C. 急性前壁心肌梗死

D. 早期复极综合征

E. 非特异性 ST - T 改变

65. 男性,46 岁。反复发作胸痛 3 天,胸痛持续
数分钟,可自行缓解。此次就诊时再次发
作胸痛,胸痛发作到胸痛消失的心电图记
录如下图所示,应诊断为

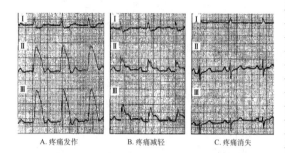

|A. 疼痛发作|B. 疼痛减轻|C. 疼痛消失|

A. 急性下壁心肌梗死

B. 急性心包炎

C. 变异型心绞痛

D. 早期复极综合征

E. 加速性室性心动过速

66. 女性,62 岁。突发胸痛、呼吸困难 6 h。心
电图示:Ⅱ、Ⅲ、aVF 导联 ST 段弓背向上
抬高伴 Q 波时限>0.03 s,$V_3R \sim V_5R$ 导
联 ST 段弓背向上抬高>0.1 mV。冠状动
脉造影最可能的表现为

A. 左前降支闭塞

B. 左回旋支闭塞

C. 左主干闭塞

D. 右冠状动脉闭塞

E. 左前降支和左回旋支闭塞

67. 男性,70 岁,糖尿病,因突发胸痛 2 h 就诊,
心电图如下图所示。应诊断为

A. 急性前间壁心肌梗死

B. 完全性右束支阻滞,心肌缺血

C. 完全性右束支阻滞合并急性前间壁心

肌梗死

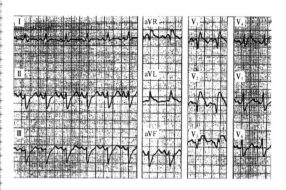

D. 右心室肥大,急性广泛前壁心肌梗死

E. 预激综合征

68. 青年农民。突发畏寒、高热,全身肌肉酸
痛,以腓肠肌为著,3 天后出现咳嗽、咯血,
胸片检查示肺纹理增粗、结构模糊,双肺多
个斑片状模糊影。最可能的诊断是

A. 农民肺

B. 肺钩端螺旋体病

C. 过敏性肺炎

D. 间质性肺炎

E. 支气管肺炎

69. 关于气胸下列错误的是

A. CT 检查的目的是发现少量气胸及少见
部位的气胸

B. 所有气胸都有加重发展成张力性气胸
的可能

C. 胸片大多能明确诊断

D. 少量气胸时,胸部平片不易发现

E. 气胸不引起纵隔气肿

70. 关于纵隔肿瘤,下列说法错误的是

A. 多数纵隔肿瘤都有其好发部位

B. 前纵隔多为胎生性囊肿和胸腺瘤

C. 中纵隔多为恶性淋巴瘤

D. 转移瘤纵隔影常对称性增宽

E. 胸片难以区分胸腺瘤和畸胎瘤

71. 女性,96 岁。胸闷气短 1 个月,伴全身乏

力、咳嗽、发热。胸片示中上纵隔增宽，右缘呈波浪状改变。白细胞 $8.5×10^9/L$。最可能的诊断是

A. 胸内甲状腺

B. 胸腺瘤

C. 右侧中心型肺癌

D. 淋巴瘤

E. 畸胎瘤

72. 男性，41 岁。体检 X 线提示纵隔增宽，CT 检查如下图所示。最可能的诊断是

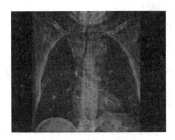

图 1

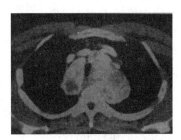

图 2

A. 淋巴瘤

B. 纵隔畸胎瘤

C. 胸腺瘤

D. 间皮囊肿

E. 胸内甲状腺肿

73. 男性，22 岁，到拉萨旅游，因头痛、咳红色泡沫痰 2 天，昏迷 3 h 就诊，胸片示两肺弥漫分布大小不等模糊影，以内带居多，最可能的诊断是

A. ARDS

B. 大叶性肺炎

C. 高原性肺水肿

D. 支气管肺炎

E. 心源性肺水肿

74. 男性，6 岁，发热、咳嗽、心悸、乏力。胸片示：双肺纹理增粗，下肺野见片状阴影，肺动脉搏动增强，心脏呈二尖瓣型，主动脉结正常，心后食管前间隙消失，肺动脉段突出。最可能的诊断是

A. 房间隔缺损

B. 室间隔缺损

C. 动脉导管未闭

D. 单纯肺动脉狭窄

E. 法洛四联症

75. 神经纤维瘤病 II 型的主要表现包括

A. 多发性脊柱神经鞘瘤

B. 双侧听神经瘤

C. 视神经纤维瘤

D. 双侧三叉神经纤维瘤

E. 多发性脑膜瘤

76. 男性，30 岁。癫痫 3 个月余，CT 扫描示额叶有一 1.0～1.5 cm 囊样低密度影，边界清楚，囊周无水肿，轻度强化，内有点状增强。最可能的诊断为

A. 脑结核性脓肿

B. 脑脓肿

C. 星形细胞瘤

D. 脑囊虫病

E. 胶质母细胞瘤

77. 男性，49 岁。癫痫发作 3 次。CT 检查示左额叶有一圆形低密度区，病灶呈不规则环形增强，最大可能是

A. 化脓性脑炎

B. 胶质瘤

C. 病毒性脑炎

D. 血管畸形

E. 结节性硬化

78. 男性,69 岁。头痛、头晕、右半身麻木无力 2 个月入院。4 年前发现血压高,服药可降至正常。体检:神志清,血压正常。眼底视盘边缘模糊不清右面部感觉减退,双眼展神经轻度麻痹,右口角力弱,右侧肢体不全瘫,右侧病理反射阳性。胸片右肺第 2 肋间可见阴影。本例患者考虑有
A. 左大脑中动脉闭塞
B. 脑干缺血性病灶
C. 高血压脑出血
D. 颅内压增高
E. 脑萎缩

79. 诊断结核性脑膜炎最可靠依据是
A. 血中抗结核抗体阳性
B. 脑脊液中结核菌培养阳性
C. 脑脊液中抗结核抗体阳性
D. 脑脊液淋巴细胞增多、蛋白增高及糖含量减少
E. 头痛、呕吐、脑膜刺激征、PPD 试验阳性

80. 下列药物最适用于伴有心、脑血管并发症的老年糖尿病患者的是
A. 苯磺丁脲
B. 格列齐特
C. 氯磺丙脲
D. 格列吡嗪
E. 格列喹酮

81. 男性,43 岁。肝硬化病史 3 年,3 天前呕血后出现昏迷,经治疗后能够回答问题,但不能完成简单的计算。目前可能的诊断是
A. 肝性脑病Ⅳ期
B. 肝性脑病Ⅲ期
C. 肝性脑病Ⅱ期
D. 肝性脑病Ⅰ期
E. 亚临床肝性脑病

82. 肝性脑病患者中,血氨升高导致中枢神经系统功能紊乱最主要的机制是

A. 干扰大脑蛋白质代谢
B. 干扰大脑脂肪代谢
C. 干扰大脑水盐代谢
D. 干扰大脑能量代谢
E. 干扰大脑酸碱平衡

83. 男性,60 岁,糖尿病多年,渐出现双手双足麻木、发凉,查体四肢对称性末端痛觉减退,四肢远端肌力 4 级,近端肌力正常,其病变部位为
A. 神经根
B. 神经丛
C. 末梢神经
D. 脊髓
E. 脑干

84. 男性,25 岁,左上肢下运动神经元性瘫痪,左下肢上运动神经元性瘫痪,左肩以下深感觉障碍,右侧痛温觉障碍,其病变位于
A. 左侧上颈髓($C_2 \sim C_4$)
B. 左侧颈膨大
C. 右侧颈膨大
D. 右侧延髓
E. 右侧上胸髓

85. 检查肌张力的条件是患者
A. 意识清楚
B. 无瘫痪
C. 无感觉障碍
D. 无肌萎缩
E. 肌肉放松

86. 针对糖尿病性多发性周围神经病的疼痛首选
A. 大剂量维生素 B_{12}
B. 神经节苷脂
C. 卡马西平
D. ATP
E. 维生素 B_6

87. 男性,65岁,因观看篮球比赛突然晕倒而入院治疗。查体发现右侧上、下肢瘫痪,腱反射亢进,右侧眼裂以下面瘫,伸舌时舌尖偏向右侧。右半身深、浅感觉消失。双眼右侧半视野缺失,瞳孔对光反射存在。考虑病变的部位在
    A. 左侧中央前、后回
    B. 右侧中央前回
    C. 左侧内囊
    D. 右侧内囊
    E. 右侧中央后回

88. 最常见的脑瘤为
    A. 脑膜瘤
    B. 胶质细胞瘤
    C. 脑转移瘤
    D. 垂体腺瘤
    E. 神经膜瘤

89. 下述关于脑挫裂伤,错误的是
    A. 临床表现在部分患者可无意识障碍
    B. 意识障碍常是最突出的临床表现,昏迷时间常大于30 min
    C. 腰穿脑脊液是血性
    D. 多数有"中间清醒期"
    E. 确诊常需CT扫描检查

90. 女性,32岁。发作性头痛4年,部位不定,每次持续数小时至1天,发作前视物有模糊暗影,神经系统体检无明显阳性体征发现。脑CT检查未见异常,其母有类似发作史,患者头痛发作早期首选药物为
    A. 麦角胺咖啡因
    B. 阿司匹林
    C. 苯巴比妥
    D. 苯噻啶
    E. 卡马西平

91. 典型偏头痛的特点是
    A. 搏动性头痛,伴恶心呕吐、畏光畏声,活动后加重
    B. 搏动性头痛,不伴恶心呕吐、畏光畏声,活动后加重
    C. 紧缩性头痛,伴恶心呕吐、畏光畏声,活动后加重
    D. 胀痛,伴恶心呕吐、畏光畏声,活动后加重
    E. 胀痛,不伴恶心呕吐、畏光畏声,活动后加重

92. 有关典型偏头痛的临床表现,下列说法正确的是
    A. 发作前多出现先兆,以视觉先兆多见
    B. 双侧头痛可排除偏头痛
    C. 最常见的先兆为躯体感觉先兆
    D. 头痛发生在先兆后,通常间隔1 h以上
    E. 头颈部活动可使头痛减轻

93. 无眩晕、无听力障碍和肌力完好的患者,出现右上肢指鼻试验不准确和轮替动作差、右下肢跟膝胫试验差,病损部位在
    A. 小脑蚓部
    B. 右侧小脑半球
    C. 左侧小脑半球
    D. 左侧脑桥前庭神经核
    E. 右侧脑桥前庭神经核

94. 男性,65岁。急性发病,昏迷,左侧肢体瘫痪,呼吸深大,体温40℃,脉搏85次,血压200/105 mmHg,皮肤无汗。下列比较符合该患者诊断的是
    A. 休克
    B. 甲状腺功能低下
    C. 中枢性高热
    D. 镇静催眠药过量
    E. 冻伤

95. 男性,55岁。既往有高血压病史,因突然右侧肢体活动不灵进而意识不清2 h送医院,头颅CT检查证实为左侧基底节区出血。

现患者出现双侧瞳孔不等大,左侧大于右侧,左侧光反射迟钝,急需采取的治疗为

A. 静脉滴注止血药物

B. 20%甘露醇快速静脉滴注

C. 保持安静,使用适量镇静药

D. 调控血压

E. 补钾

96. 男性,52 岁。高血压脑出血 1 天入院。浅昏迷状态,生命体征尚可,心肾功能良好,脑 CT 示颞叶出血约 50 ml。最合适的治疗是

A. 手术清除血肿

B. 使用止血药物

C. 使用降颅压药物

D. 使用降血压药物

E. 鼻饲以保证营养

97. 病理反射的出现是由于

A. 脊髓反射弧的损害

B. 神经系统兴奋性增高

C. 基底节受损

D. 锥体束损害

E. 脑干网状结构损害

98. 减速伤常导致

A. 脑干损伤

B. 弥漫性轴索损伤

C. 冲击点伤

D. 对冲伤

E. 冲击点伤和对冲伤同时出现

99. 男性,24 岁。四肢麻木、无力、酸痛,伴吞咽、发音困难 15 h。排尿无障碍。检查:四肢呈弛缓性瘫痪,四肢腱反射消失。起病后次日腰穿,脑脊液压力和化验均正常。肌酶正常。应考虑以下哪种疾病?

A. 急性脊髓炎

B. 多发性肌炎

C. 吉兰-巴雷综合征

D. 周期性瘫痪

E. 脊髓灰质炎

100. 脊髓半侧损害的感觉障碍为

A. 受损平面以下的同侧痛、温觉障碍,对侧深感觉障碍

B. 受损节段的痛、温觉障碍,对侧深感觉障碍

C. 受损平面以下的同侧深感觉障碍,对侧痛温觉障碍

D. 受损节段深感觉障碍,对侧痛温觉障碍

E. 受损平面以下对侧深、浅感觉均障碍

101. 男性,20 岁。因两手麻木、乏力伴多次手烫伤 2 年来诊。神经系统检查:两上肢及肩部疼痛觉显著减退,触觉及音叉振动觉正常;两手握拳肌力 4 级,左侧巴氏征(±)。该患者首先需要的辅助检查是

A. 维生素 B 浓度测定

B. 头颅 CT 检查

C. 颈髓磁共振检查

D. 腰穿检查脑脊液

E. 椎管内造影

102. 女性,38 岁,因四肢刺痛麻木不适 4 年伴行走困难,如踩棉花状半年来诊。患者有胃病史 10 年,无反酸。曾检查血糖正常,体检有中度贫血症。为明确诊断需进一步检查的是

A. 肌电图检查

B. 骨髓穿刺

C. 血清维生素 B 测定

D. 头颅 CT 检查

E. 脑电图检查

103. 男性,70 岁。左侧下颌部阵发性抽搐剧痛 3 天,不能吃饭。查体:双额纹对等,闭目有力,面部感觉对称存在。诊断为

A. 右面神经麻痹

B. 偏头痛

C. 左三叉神经痛

D. 右三叉神经痛

E. 左面神经麻痹

104. 男性,42 岁。因左侧面部不适,外耳道疼痛 2 天来院就诊。体检:左侧额纹消失,左侧闭眼不能,左侧鼻唇沟浅,露齿时口角右歪,左侧舌前 2/3 味觉减退,左外耳道见少量疱疹。该患者病变可能定位在

A. 左茎乳孔外侧面神经病变

B. 左茎乳孔后镫骨肌分支

C. 左镫骨肌分支处面神经病变

D. 左膝状神经节病变

E. 左桥脑小脑角病变

105. 面颊部有短暂的反复发作的剧痛,检查时除"触发点"外无阳性体征,常见于

A. 特发性面神经麻痹

B. 三叉神经痛

C. 症状性癫痫

D. 面肌抽搐

E. 典型偏头痛

106. 对各型癫痫都有一定疗效的药物是

A. 乙琥胺

B. 苯妥英钠

C. 卡马西平

D. 丙戊酸钠

E. 苯巴比妥

107. 全身强直-阵挛性发作和失神发作合并发生时,药物治疗首选

A. 地西泮

B. 乙琥胺

C. 苯妥英钠

D. 苯巴比妥

E. 丙戊酸钠

108. 男性,16 岁。发作性意识丧失伴四肢抽搐

5 年,每年十余次。脑电图检查示广泛痫性放电。该患者最恰当的治疗是

A. 联合使用抗癫痫药

B. 随意使用单药治疗

C. 按发作类型选用单药治疗

D. 暂不治疗

E. 外科手术治疗

109. 能治疗癫痫发作而无镇静催眠作用的药物是

A. 地西泮

B. 苯妥英钠

C. 苯巴比妥

D. 扑米酮

E. 以上都不是

110. 三叉神经痛首选

A. 氯硝西泮

B. 苯妥英钠

C. 卡马西平

D. 氯丙嗪

E. 丙米嗪

111. 女性,34 岁。反复出现癫痫大发作 1 年余,经 CT 检查诊断为脑囊虫病。应首先考虑的临床类型是

A. 脑实质型

B. 脑室型

C. 软脑膜型

D. 脊髓型

E. 混合型

112. 癫痫小发作(失神性发作)的首选药物是

A. 丙戊酸钠

B. 三甲双酮

C. 地西泮

D. 硝西泮

E. 乙琥胺或苯琥胺

113. 癫痫大发作的首选药物是

A. 丙戊酸钠

B. 氯硝西泮

C. 苯妥英钠或苯巴比妥

D. 地西泮

E. 扑米酮

114. 癫痫药物治疗的终止,下列不正确的是

　　A. 全面性强直-阵挛发作在完全控制 2～5 年后

　　B. 单纯部分性发作在完全控制 2～5 年后

　　C. 失神发作在完全控制 6 个月后

　　D. 复杂部分性发作完全控制 1～2 年后

　　E. 停药过程一般不少于 3 个月,需缓慢减量

115. 抗癫痫药物治疗的原则是

　　A. 大量、突击、静脉用药

　　B. 按痫性发作的类型选择药物,短期用药,随时改变品种

　　C. 按痫性发作的类型选择药物,长期规则用药

　　D. 长期规则用药,禁酒

　　E. 大剂量、短期、联合用药

116. 原发性癫痫是

　　A. 大脑半球病变引起的癫痫发作

　　B. 20 岁前的全身性发作

　　C. 病因不明的全身性强直阵挛发作

　　D. 从婴儿期开始的癫痫发作

　　E. 用目前的检查手段,尚不能找到器质性病因者

117. 中枢性面瘫与周围性面瘫(包括面神经核与面神经)表现不同的关键是

　　A. 有无肢体瘫痪

　　B. 有无伸舌偏斜

　　C. 有无病理反射

　　D. 有无皱额、闭眼障碍

　　E. 有无提唇、鼓腮、吹气障碍

118. 下运动神经元性瘫痪的特点是

　　A. 痉挛性瘫痪

　　B. 肌张力增高

　　C. 病理反射(＋)

　　D. 弛缓性瘫痪

　　E. 腱反射亢进

119. 关于神经系统临床检查表述不正确的是

　　A. 神经系统的临床检查包括病史采集、神经系统体格检查以及各种辅助检查

　　B. 病史采集和体格检查是神经系统疾病正确诊断的关键

　　C. 随着科学技术的发展,辅助检查手段已经可以替代详细的病史和体格检查

　　D. 病史采集可对疾病的定位和定性/病因诊断提供有价值的线索

　　E. 某些神经系统疾病,病史可能是诊断的唯一线索和依据

120. 重症肌无力属于下列哪一种疾病?

　　A. 神经本身病变的疾病

　　B. 肌肉本身病变的疾病

　　C. 神经-肌肉接头传递障碍性疾病

　　D. 遗传性疾病

　　E. 炎症性疾病

121. 中枢神经系统疾病的常规影像学检查是

　　A. X 线平片

　　B. CT

　　C. B 超

　　D. MRI

　　E. DSA

122. MRI 在中枢神经系统疾病诊断中的应用不准确的是

　　A. MRI 可发现多种脑血管异常,不仅可显示血管畸形的部位和大小,有时还能显示其供应动脉及引流静脉

　　B. MRA 在发现颅内动脉瘤方面有很好的应用,但难于观察到直径不足

0.5 cm 的小动脉瘤

    C. 在显示急性颅脑损伤、颅骨骨折、急性出血病变和钙化灶等方面优于 CT

    D. 目前临床上磁共振波谱成像可用于代谢性疾病（如线粒体脑病）、脑肿瘤、癫痫等疾病的诊断和鉴别诊断

    E. 弥散张量成像（DTI）是活体显示神经纤维束轨迹的方法

123. 神经系统疾病的诊断过程不应包括

    A. 详细询问病史

    B. 仔细的体格检查

    C. 相关的辅助检查

    D. 定位诊断和定性诊断

    E. 试验治疗

124. 以下关于神经系统症状的说法正确的是

    A. 许多神经系统症状可以由其他系统疾病引起

    B. 神经系统的疾病不会以其他系统或器官的症状作为主诉

    C. 昏迷基本上都是中枢神经系统疾病引起的

    D. 抽搐肯定是神经系统疾病引起的

    E. 患者出现烦躁不安等精神症状通常是由于合并了神经系统疾病

125. 对亚临床肝脑病最有诊断价值的是

    A. 视觉诱发电位

    B. 躯体诱发电位

    C. 脑电图

    D. 简易智力测验

    E. 血氨

二、A3/A4 型题

（126～129 题共用题干）

男性，28 岁，活动后心悸、气促 1 年，2 年前有心肌炎病史。查体：血压 140/90 mmHg，心脏叩诊浊音界扩大，心尖冲动及第一心音减弱，心尖部有 3/6 级收缩期杂音，心率 110 次/分，频发期前收缩，双肺底少量湿啰音，颈静脉怒张，肝肋下 3 cm，双下肢轻度水肿。心电图检查示频发室性期前收缩。

126. 该病例最可能的诊断是

    A. 风湿性心脏病，二尖瓣关闭不全

    B. 扩张型心肌病

    C. 缺血性心肌病

    D. 高血压性心脏病

    E. 甲亢性心脏病

127. 该病例主要与下列相鉴别的疾病是

    A. 心包积液

    B. 缩窄性心包炎

    C. 限制型心肌病

    D. 缺血性心肌病

    E. 肥厚性心肌病

128. 为进一步确诊应进行的检查是

    A. 血沉

    B. 动态心电图

    C. 超声心动图

    D. X 线胸片

    E. 心肌酶谱

129. 不适合于该患者的治疗措施是

    A. 钙通道阻滞剂

    B. 利尿剂

    C. ARB 类

    D. β 受体阻滞剂

    E. 血管紧张素转换酶抑制剂

（130～132 题共用题干）

男性，46 岁。因"左侧面颊部阵发性剧痛 2 个月"来诊。每次发作为突发性，呈触电样剧痛，持续十余秒，进食可诱发。

130. 最可能的诊断是

    A. 非典型面神经痛

B. 蝶腭神经痛

C. 舌咽神经痛

D. 三叉神经痛

E. 鼻窦炎

131. 继发性三叉神经痛的病因不包括

A. 肿瘤

B. 囊肿

C. 脱髓鞘病

D. 感染性炎症

E. 特发性面神经麻痹

132. 临床上常用的对症治疗药物是

A. 丙戊酸钠

B. 卡马西平

C. 氯硝西泮

D. 苯巴比妥

E. 对乙酰氨基酚

(133～135题共用题干)

某患者夜间突发急腹症被送到某医院看急诊,初诊为急性胆囊炎。负责医师因自己年轻,怕担风险,未做任何处理,即让家属把患者送到20里外的中心医院就诊,延误了治疗时间,致使患者胆囊穿孔,中毒性休克。后虽经抢救挽救了生命,但医药费用去2万多元。

133. 对该医师的正确伦理评价是

A. 没有什么问题,不想接诊的患者就可以让他转诊

B. 没有什么问题,风险太大时首先要保护好自己

C. 没有什么问题,当时情况可以转诊

D. 错误,违反首诊负责制要求,给患者造成严重伤害

E. 错误,没有把这件事报告给院长,擅自决定转诊

134. 对该医师的行为进行伦理评价时,应该主要考虑的是是否做到了

A. 有利原则中的努力使患者受益的要求

B. 有利原则中的努力预防难以避免的伤害

C. 有利原则中的对利害全面权衡,选择受益最大、伤害最小的行动方案

D. 不伤害原则中的不应发生有意的伤害

E. 不伤害原则中的不给患者造成本可避免的各种损害

135. 当事医师在为自己的作为作伦理反思和辩护时,下列看法中不能成立的是

A. 过分审慎,胆识不足

B. 疑难杂症,难以应付

C. 对病情凶险估计不够,缺乏急救意识

D. 习惯做法,转诊是向患者负责

E. 以上都不是

(136～138题共用题干)

女性,24岁,两年来有发作性神志丧失,四肢抽搐,服药不规律,今日凌晨开始又有发作,意识一直不清醒,来院后又有一次四肢抽搐发作。

136. 首先应选用的药物是

A. 地西泮10～20 mg静脉注射

B. 苯妥英钠0.25 g肌内注射

C. 地西泮20 mg肌内注射

D. 副醛5 ml灌肠

E. 苯巴比妥0.5 g肌内注射

137. 患者目前处于下列状态中的

A. 癫痫持续状态

B. 强直-阵挛发作

C. 单纯部分发作继发全面发作

D. 复杂部分发作继发全面发作

E. 癫痫发作后昏睡期

138. 患者发作得到控制,清醒后应做的处理是

A. 调换其他抗癫痫药物

B. 询问近期服药情况嘱正规服药

C. 加大服药剂量嘱正规服药

D. 加用另一种抗癫痫药物

E. 停药观察 1 周后再考虑用药

（139～141 题共用题干）

男性，65 岁。高血压病史 5 年，于活动中突然出现右侧肢体无力，伴讲话不清和呕吐，2 h 后来急诊。查体：BP 220/120 mmHg，心律齐，不能讲话，右侧肢体完全偏瘫。

139. 此患者可能的诊断为

A. 脑栓塞

B. 脑出血

C. 脑血栓形成

D. 上矢状窦血栓形成

E. 短暂性脑缺血发作

140. 首选的检查是

A. 脑电图

B. 头颅 MRI

C. 头颅 CT

D. 经颅多普勒超声

E. 脑血管造影

141. 住院 1 h 后，患者出现昏迷，查体发现一侧瞳孔散大，对光反射消失。提示存在

A. 海马沟回疝

B. 脑血管痉挛

C. 小脑扁桃体疝

D. 展神经麻痹

E. 脑桥中央溶解

（142～146 题共用题干）

男性，36 岁。头痛、头昏 3 个月，左耳鸣、耳聋 1 个月。查体：眼底视乳头水肿，左耳听力下降，神经性耳聋，左面耳浅感觉正常，角膜反射迟钝，无面瘫，四肢肌力、肌张力正常，右侧膝跟腱反向活跃，右侧巴宾斯基征阳性。左下肢共济失调，Romberg 征（＋），往左侧倾倒。

142. 定位诊断在

A. 左侧小脑

B. 左侧桥小脑角

C. 脑干

D. 枕部

E. 右侧基底节区

143. 行头颅 MRI 检查示左侧桥小脑角占位病变，X 线示患侧内听道扩大 3 mm。手术治疗入路采取

A. 远外侧入路

B. 小脑幕上、下联合入路

C. 翼点入路

D. 枕下乙状窦后入路

E. 经小脑幕上入路

144. 术中应注意保护的结构是

A. Labbe 静脉

B. 第Ⅳ对脑神经

C. 大脑后动脉

D. 第Ⅸ、Ⅹ对脑神经

E. 第Ⅲ对脑神经

145. 术后常见的并发症是

A. 失语

B. 大小便功能障碍

C. 吞咽呛咳

D. 失读

E. 失用

146. 通过小脑桥角区的脑神经及动脉包括

A. 大脑后动脉

B. 基底动脉

C. 中间神经

D. 展神经

E. 副神经

（147～150 题共用题干）

男性，68 岁。慢性咳嗽、咳痰 20 多年，活动后气促伴喘息 7～8 年，加重 2 周。查体：神清，

发绀,桶状胸,剑突下可及心尖搏动,双肺可闻及干、湿啰音,心率120次/分,律不齐,有早搏,肝肋下2.5 cm触及,质中等有压痛,肝颈静脉回流征阳性,双下肢水肿。血常规:WBC 12×10^9/L,N 0.85,心电图检查示房性期前收缩,偶发室性期前收缩。动脉血气分析:pH 7.63,$PaCO_2$ 85 mmHg,$PaCO_2$ 25 mmHg,HCO_3^- 34 mmol/L,BE 4 mmol/L。

147. 该患者的诊断,下列最贴切的是
  A. 慢性支气管炎合并阻塞性肺气肿
  B. 支气管哮喘合并感染
  C. 慢性支气管炎合并冠心病
  D. 慢性肺源性心脏病,心肺功能代偿期
  E. 慢性肺源性心脏病,心肺功能失代偿期

148. 该患者属于哪种类型的酸碱失衡?
  A. 呼吸性酸中毒
  B. 呼吸性碱中毒
  C. 呼吸性酸中毒并代谢性碱中毒
  D. 失代偿性呼吸性酸中毒
  E. 代偿性呼吸性酸中毒

149. 该患者不存在下列哪项并发症?
  A. 心力衰竭
  B. 呼吸衰竭
  C. 心律失常
  D. 肺部感染
  E. 肺性脑病

150. 下列处理最恰当的是
  A. 给氧+呼吸兴奋剂
  B. 控制感染,保持呼吸道通畅
  C. 静脉注射呋塞米消肿
  D. 静脉注射毛花苷丙强心
  E. 静脉注射利多卡因纠正心律失常

三、X型题

151. 关于嗅神经解剖结构的描述正确的是
  A. 双极嗅神经元发出中枢支集合成约20个小支(嗅神经)
  B. 嗅神经穿过筛骨的筛板和硬脑膜,终于嗅球
  C. 嗅球的第二级神经元发出纤维形成嗅束
  D. 初级嗅皮质为梨状叶,位置在海马回及海马沟的前端
  E. 初级嗅皮质发出纤维通往内嗅皮质

152. 患者突发言语不清,右侧肢体活动无力,头颅CT检查提示左侧大脑中动脉分布区梗死。查体:两眼向左侧同向凝视,运动性失语,记忆力和注意力减退、表情淡漠、反应迟钝。提示哪些结构受损?
  A. 左侧角回皮质
  B. 中央前回
  C. 额中回后部
  D. 额叶前部
  E. 左侧额下回后部 Broca 区

153. 根据脑波节律出现的持续时间将其分为
  A. 持续时间在1 s以内为短程
  B. 持续时间在1~3 s为中程
  C. 持续时间在3 s以上为长程
  D. 持续时间在3 s以内为短程
  E. 持续时间在10 s以上为长程

154. 吉兰-巴雷综合征病变累及
  A. 锥体束
  B. 脑神经
  C. 脊神经前根
  D. 远端神经
  E. 自主神经

155. 吉兰-巴雷综合征可损害的脑神经有
  A. 动眼神经

B. 展神经

C. 面神经

D. 副神经

E. 舌下神经

156. 额颞痴呆的特点

A. 隐袭起病,缓慢进展

B. 早期出现记忆功能减退

C. 早期有明显的人格、情感和行为改变

D. 头颅 CT 或 MRI 检查表现为广泛脑萎缩

E. 急性起病,短期内进展为全面性认知功能障碍

157. 髓内病变的临床表现包括

A. 感觉障碍为传导束性,一侧开始

B. 痛、温觉障碍自上向下发展,可有分离性感觉障碍

C. 脑脊液蛋白增高明显

D. 早期可出现明显的节段性肌无力和萎缩

E. 早期根痛剧烈,部位明显

158. 结核性脑膜炎早期最常见的临床表现是

A. 头痛

B. 发热

C. 呕吐

D. 昏迷

E. 脑膜刺激征

159. 造成重症肌无力症状加重的常见诱因为

A. 感染

B. 血清钾过低

C. 过度疲劳

D. 精神创伤

E. 妊娠和分娩

160. 下列因素可能引起继发性帕金森综合征的是

A. 一氧化碳

B. 尿毒症

C. 肝性脑病

D. 甲醇

E. 正常颅压性脑积水

161. 可诱发帕金森综合征的药物有

A. 氯丙嗪

B. 利血平

C. 氟桂利嗪

D. 桂利嗪

E. 甲氧氯普胺

162. 大量脑桥出血的症状、体征是

A. 迅速进入昏迷

B. 四肢瘫痪

C. 针尖样瞳孔

D. 中枢性高热

E. 去皮质强直发作

163. 颅脑后循环缺血的症状包括

A. 共济失调、眩晕和吞咽困难

B. 双侧肢体无力

C. 双侧视力丧失

D. 单眼复视

E. 左侧面部、肢体麻木

164. 三叉神经的检查内容包括

A. 双手触摸双侧咬肌和颞肌,是否有肌肉松弛和萎缩

B. 嘱患者做咀嚼动作,比较双侧嚼肌是否有力和对称性

C. 角膜反射

D. 吸吮反射

E. 下颌反射

165. 行肌电图检查的肌肉要求是

A. 检查前未行病理等有创检查

B. 肌肉萎缩越明显越好

C. 通常使用单极针电极

D. 通常使用同心圆针电极

E. 肌肉局部有感染暂不行此项检查

166. 正在服药的癫痫患者进行脑电图检查的要求是
  A. 进行常规脑电图检查时,一般不应减药、停药
  B. 进行常规脑电图检查时,一般均应减药、停药
  C. 在进行外科手术前的癫痫源精确定位时,需要减药甚至停药
  D. 在进行外科手术前的癫痫源精确定位时,不需要减药甚至停药
  E. 无明确的要求

167. 腰穿可能出现的并发症有
  A. 低颅压综合征
  B. 脑疝形成
  C. 原有脊髓症状加重
  D. 马尾神经损伤
  E. 腰髓损伤

168. 有关癫痫的下列表述正确的是
  A. 癫痫是一组疾病或综合征
  B. 抽搐是诊断的必备条件
  C. 患者多有精神创伤
  D. Jackson 癫痫发作后可出现 Todd 麻痹
  E. 部分性癫痫有时可继发为全面强直-阵挛发作

169. 丘脑综合征可出现下列哪些症状?
  A. 病变对侧偏身感觉减退
  B. 注意力障碍、觉醒水平下降
  C. 病变偏身共济失调伴舞蹈徐动症
  D. 情绪不稳,有强迫性哭笑倾向
  E. 短暂性对侧轻偏瘫

170. 以下运动症状可见于运动障碍性疾病?
  A. 运动迟缓笨拙
  B. 不自主运动
  C. 肌张力异常

D. 共济失调
E. 姿势步态障碍

171. 锥体外系症状主要有
  A. 肌张力异常
  B. 瘫痪
  C. 运动迟缓
  D. 异常不自主动作
  E. 共济失调

172. 苯妥英钠过量所致的神经系统中毒现象不正确的是
  A. 眼球震颤
  B. 共济失调
  C. 感觉性失语
  D. 精神症状
  E. 眼肌麻痹

173. 关于延髓背外侧综合征描述不正确的是
  A. 眩晕,呕吐,眼球震颤
  B. 饮水呛咳,吞咽困难
  C. 病变对侧小脑性共济失调
  D. 是脑干梗死最常见类型
  E. 对侧 Horner 征

174. Fisher 综合征是吉兰-巴雷综合征的一个亚型,其临床的特点是
  A. 四肢腱反射消失
  B. 眼外肌麻痹
  C. 共济失调
  D. 四肢感觉障碍
  E. 四肢软瘫

175. 重症肌无力患者下列药物禁用的是
  A. 螺内酯
  B. 卡那霉素
  C. 环磷酰胺
  D. 庆大霉素
  E. 麻黄碱

第十七章

模 拟 试 卷 二

一、A1/A2 型题

1. 某起医疗事故中的患者,向法院提起民事赔偿诉讼。依据《医疗事故处理条例》赔偿费用办法的规定,不应由医方赔偿的是
   A. 住院费
   B. 检查费
   C. 治疗费
   D. 护理费
   E. 营养费

2. 对医师是"仁者"最准确的理解是
   A. 仁者爱人,爱患者
   B. 医师应该精通儒学
   C. 医师应该是伦理学家
   D. 医师应该善于处理人际关系
   E. 医师角色要求道德高尚

3. 医学模式转变在医学伦理学方面的重要性是指
   A. 促进医学思维方式的变革
   B. 提高社会防治疾病的地位
   C. 实现了在更高层次上对人的健康的全面关怀
   D. 加速了中医学的整理和提高
   E. 促进医师知识结构的现代化

4. 生物医学模式向生物-心理-社会医学模式的转变,引起了医德的一系列变化。但应除外
   A. 医德根本宗旨的变化
   B. 医德意识的变化
   C. 医德理论的变化
   D. 促进了生命伦理学的诞生
   E. 医德规范的变化

5. 医学模式转变对医师提出的根本性医德要求是
   A. 学习伦理学
   B. 学习生命价值论
   C. 学习公益理论
   D. 更加关注处于社会关系中的、作为一个整体的患者的人文方面
   E. 注重改变传统的医学道德观念

6. 高科技在医学中应用所产生的伦理正效应集中体现在
   A. 使临床诊断质量不断提高
   B. 使医学目的及其道德本质得到越来越充分的实现
   C. 使临床治疗质量不断提高
   D. 使医务人员必须面对许多医德问题
   E. 对医务人员的医德素质提出了许多新的要求

7. 社会主义市场经济条件下加强医学伦理教

育的必要性主要取决于

A. 公正分配医药卫生资源的要求

B. 实现医疗活动道德价值的要求

C. 协调医际关系的要求

D. 合理解决卫生劳务分配问题的要求

E. 正确处理市场经济对医学服务所产生的正、负双重效应的要求

8. 对医术与医德之间关系错误的理解是

A. "医乃仁术"

B. 有能力做的就应该去做

C. "大医精诚"

D. 临床医学决策同时也是伦理决策

E. 前沿医学技术应用于临床必须有医德参与

9. 患者对疾病充满不安和恐惧,坚信自己处境极坏,属于

A. 漠不关心型

B. 精神衰弱型

C. 歇斯底里型

D. 疑病型

E. 抑郁型

10. 绝症患者常见的心理反应不包括

A. 焦虑障碍

B. 适应性障碍

C. 重性抑郁发作

D. 自杀

E. 依赖心理

11. 执业医师法规定具有下列情形之一的申请者不予注册,除外

A. 不具有完全民事行为能力的

B. 因受到刑事处罚,自刑罚执行完毕之日起至申请注册之日止不满2年的

C. 受吊销医师执业证书行政处罚,自处罚之日起至申请注册之日止不满2年的

D. 中止医师执业活动满2年的

E. 有国务院、卫生行政部门规定,不宜从事医疗、预防、保健业务的其他情形的

12. 下列关于医疗机构或医师开具处方的规则说法错误的是

A. 医疗机构应当根据本机构性质、功能、任务,制定药品处方集

B. 医师开具处方应当使用经药品监督管理部门批准并公布的药品通用名称、新活性化合物的专利药品名称和复方制剂药品名称

C. 医师可以使用由卫生部公布的药品习惯名称开具处方

D. 开具医疗用毒性药品、放射性药品的处方应当严格遵守有关法律、法规和规章的规定

E. 医师开具院内制剂处方时应当使用经县级以上卫生行政部门审核、药品监督管理部门批准的名称

13. 医务人员违反献血法规定,将不符合国家规定标准的血液用于患者的可能承担以下法律责任,除了

A. 由县级以上卫生行政部门责令改正

B. 由县级以上卫生行政部门处以罚款

C. 给患者健康造成损害的,应当依法赔偿

D. 对直接负责的主管人员,依法给予行政处分

E. 构成犯罪的,依法追究刑事责任

14. 《医疗机构管理条例》规定的医疗机构执业规则与《执业医师法》规定的医师执业规则有许多相同或相似的内容,下列各项只在《医疗机构管理条例》中有规定的是

A. 按登记注册的范围开展诊疗活动

B. 对危重患者应立即抢救

C. 发生重大灾害、事故、疾病流行等情况时,必须服从卫生行政部门调遣

D. 必须承担卫生行政部门委托的支援农村、指导基层医疗卫生工作等任务

E. 对传染病、精神病、职业病等特殊患者,

应按国家有关法律、法规的规定办理

15. 对多发性硬化,以下描述错误的是
A. 一种病因未明的以中枢神经系统炎性脱髓鞘为主要特征的疾病
B. 分布广泛,远离赤道地区多见,我国是多发性硬化低发区
C. 主要与免疫、病毒感染、遗传及环境有关
D. 最常侵犯的部位是脑室周围白质、视神经、脊髓和脑干传导束及小脑白质等处
E. 可见灰质内散在大小不一、边缘清楚的灰色斑块,以脑室系统周围为著

16. 多发性硬化亚洲患者的特点,正确的是
A. 我国是多发性硬化高发区
B. 亚洲患者以慢性多发性硬化多见
C. 多侵犯视神经和脊髓
D. 病灶中软化、坏死相对少见
E. 我国发患者群中少数民族较汉族多见

17. 全身强直-阵挛性发作和失神发作合并发生时,药物治疗首选
A. 地西泮
B. 乙琥胺
C. 苯妥英钠
D. 苯巴比妥
E. 丙戊酸钠

18. 下列关于急性脊髓炎皮质类固醇激素的治疗,正确的是
A. 甲泼尼龙大剂量短期治疗
B. 甲泼尼龙大剂量长期治疗
C. 甲泼尼龙小剂量长期治疗
D. 甲泼尼龙小剂量短期治疗

19. 急性脊髓炎应与下列疾病进行鉴别,但除外
A. 急性硬脊膜外脓肿
B. 脊柱结核及转移性肿瘤

C. 脊髓出血
D. 脊髓灰质炎

20. 帕金森病的发病机制不包括
A. 纹状体内多巴胺含量降低,乙酰胆碱功能相对亢进
B. 兴奋性氨基酸毒性
C. 氧化应激、线粒体功能缺陷、蛋白质错误折叠和聚集
D. 胶质细胞增生和炎症反应

21. 腔隙性脑梗死发病率最高的部位是
A. 丘脑
B. 放射冠区
C. 基底节区
D. 脑干
E. 脑皮质

22. 脑出血最常见的发病部位是
A. 脑叶
B. 壳核及内囊区
C. 脑干
D. 小脑齿状核
E. 丘脑

23. 下列不是脑出血手术治疗适应证的是
A. 出现颅内压增高伴脑干受压的体征
B. 小脑半球血肿>15 ml,蚓部血肿>6 ml
C. 脑室出血致梗阻性脑积水
D. 年轻患者脑叶或壳核出血>40 ml
E. 脑桥出血

24. 下列不符合脑血栓形成的一般特点的是
A. 由动脉粥样硬化所致者以中老年人多见,由动脉炎所致者以中青年多见
B. 常在安静或休息状态下发病
C. 发病前多有高血压等诱发因素
D. 神经功能缺失症状多在发病后十余小时或1~2天内达到高峰
E. 除脑干梗死和大面积脑梗死外、大多数

患者意识清楚或仅有轻度意识障碍

25. 非高血压性脑出血多位于
　　A. 皮质下
　　B. 壳核及内囊区
　　C. 脑干
　　D. 小脑齿状核
　　E. 丘脑

26. 梗死后表现为眩晕、共济失调的脑动脉是
　　A. 椎基底动脉
　　B. 大脑中动脉
　　C. 大脑前动脉
　　D. 大脑后动脉
　　E. 眼动脉

27. 椎-基底动脉系统 TIA 最常见的症状是
　　A. 眩晕和平衡失调
　　B. 耳鸣
　　C. 偏瘫
　　D. 吞咽障碍,构音不清
　　E. 短暂性全面遗忘症

28. 关于跌倒发作的描述正确的是
　　A. 大脑中动脉缺血的特征性症状
　　B. 经常伴有意识丧失
　　C. 主要病变在大脑半球
　　D. 因下部脑干网状结构缺血导致
　　E. 肢体瘫痪持续时间较长

29. 男性,24 岁。3 h 前活动时突然感剧烈头痛和呕吐,出现全面性强直-阵挛性癫痫发作一次,脑膜刺激征(＋)。最可能的诊断是
　　A. 小脑出血
　　B. 脑干出血
　　C. 蛛网膜下腔出血
　　D. 基底节出血
　　E. 流行性脑脊髓膜炎

30. 有助于判断特发性面神经麻痹预后的检查是
　　A. 脑电图
　　B. 头颅 CT
　　C. 头颅 MRI
　　D. 脑干诱发电位
　　E. 肌电图

31. 下列不属于周围神经病的症状分类的是
　　A. 感觉性周围神经病
　　B. 运动性周围神经病
　　C. 混合性周围神经病
　　D. 对称性周围神经病
　　E. 自主神经性周围神经病

32. 阿尔茨海默病与抑郁症的鉴别是
　　A. 起病有无界线
　　B. 病前智能和人格
　　C. 有无抑郁情绪
　　D. 抗抑郁药疗效
　　E. 以上都正确

33. 目前认为运动神经元病不属于
　　A. 遗传疾病
　　B. 自身免疫性疾病
　　C. 中毒相关性疾病
　　D. 与慢性病毒感染相关性疾病
　　E. 恶性肿瘤相关性疾病

34. 临床最常见的脑炎类型为
　　A. 巨细胞病毒性脑炎
　　B. 肠道病毒性脑炎
　　C. 单纯疱疹病毒性脑炎
　　D. 带状疱疹病毒性脑炎
　　E. 腺病毒性脑炎

35. 单纯疱疹病毒性脑炎最常见的病灶部位是
　　A. 大脑皮质广泛性损害
　　B. 颞叶、额叶及边缘系统
　　C. 顶叶及枕叶
　　D. 丘脑下部

E. 脑干

36. 新型隐球菌脑膜炎与下列疾病最相似的是
A. 结核性脑膜炎
B. 病毒性脑膜炎
C. 化脓性脑膜炎
D. 单纯疱疹病毒性脑炎
E. 神经梅毒

37. 中枢神经系统结核病最常见的是
A. 结核性脑炎
B. 结核性脑膜炎
C. 结核性脑膜脑炎
D. 结核性脑脊髓炎
E. 结核性脊髓炎

38. 女性,30 岁。有重症肌无力病史 5 年,表现右眼睑下垂伴有眼球活动受限,视物成双及四肢肢体近端肌肉无力,进食时有咀嚼无力,症状晨轻暮重。近 3 天来因感冒、发热、咳嗽自己服用抗生素和感冒药物,今晨起出现明显的胸闷、气急伴呼吸困难,口唇稍有青紫。最可能的诊断是
A. 重症肌无力
B. 肺部感染
C. 重症肌无力危象
D. 延髓麻痹
E. 动眼神经麻痹

39. 重症肌无力患者出现眼睑下垂,还可能有的症状是
A. 瞳孔散大,光反射消失
B. 调节反射消失
C. 眼球向内、上、下运动受限和出现复视
D. 眼球震颤
E. 角膜反射消失

40. 重症肌无力的临床特征为
A. 全身骨骼肌均可无力
B. 脑神经支配肌肉的无力多于脊神经支

配的肌肉
C. 受累骨骼肌极易疲劳和短暂休息后好转
D. 病情波动
E. 感染后肌无力加重

41. 周期性瘫痪患者反复发作后,在发作间歇期的肌力多数
A. 明显减退
B. 减退伴肌肉明显萎缩
C. 正常
D. 正常伴感觉减退
E. 正常伴腱反射消失

42. 帕金森病的震颤特点是
A. 随意运动时明显
B. 紧张时明显
C. 睡眠时明显
D. 静止时明显
E. 位置性震颤

43. 关于小舞蹈病的表述下列不正确的是
A. 是风湿热在神经系统的表现
B. 病理可有黑质、纹状体等部位可逆性炎性改变
C. 儿童和青少年多见
D. 治愈后不再复发
E. 即使不治疗也可自行缓解

44. MAO - B 抑制剂的不良反应中少见
A. 口干
B. 食欲缺乏
C. 失眠
D. 下肢水肿
E. 体位性低血压

45. 男性,45 岁,4 年来进行性全身不自主舞蹈样动作和智能减退,最可能的诊断为
A. 肝豆状核变性
B. Huntington 舞蹈病

C. 迟发性运动障碍

D. Creutzfeldt-Jakob 病

E. Sydenham 舞蹈病

46. 男性,78 岁。有高血压病史 20 年,数天前出现口角偏左,右侧鼓腮不能,右侧鼻唇沟浅,双侧闭眼、皱额正常。病变位于
   A. 右侧面神经
   B. 左侧面神经
   C. 右侧皮质脑干束
   D. 左侧皮质脑干束
   E. 双侧皮质脑干束

47. 某糖尿病酮症酸中毒昏迷患者,经治疗后血糖及意识很快恢复正常,2 h 内又突然昏迷,首先要考虑
   A. 酸中毒加剧
   B. 脑出血
   C. 胰岛素过量致严重低血糖
   D. 低血糖后反跳性高血糖
   E. 脑水肿

48. 一患者突发抽搐跌倒,口吐白沫,数分钟后缓解,送医院核素脑灌注显像提示右颞叶局部放射性摄取增加。合适的诊断可能是
   A. 脑出血
   B. 颅脑损伤
   C. 癫痫发作期
   D. 精神分裂症发作
   E. 癫痫发作间期

49. 肾上腺脑白质营养不良(ALD)MRI 表现的描述错误的是
   A. 两侧侧脑室后角周围白质多呈对称性大片状异常信号
   B. 病灶由后向前逐渐发展是本病的一个显著特点
   C. 增强扫描病灶中间区成花边状条带样强化
   D. 该病难以与多发性硬化等脑白质病相

鉴别

   E. 疾病晚期可见脑萎缩,以侧脑室后角周围最明显

50. 男性,25 岁,CT 检查示双侧听神经鞘瘤。应考虑诊断为
   A. 神经纤维瘤病Ⅰ型
   B. 神经纤维瘤病Ⅱ型
   C. 神经纤维瘤病Ⅲ型
   D. 神经纤维瘤病Ⅳ型
   E. 神经纤维瘤病Ⅴ型

51. 神经纤维瘤病Ⅰ型和Ⅱ型都可以有
   A. 星形细胞瘤
   B. 蝶骨大翼发育不全
   C. 丛状神经纤维瘤
   D. 双侧听神经瘤
   E. 17 号染色体异常

52. 关于神经鞘瘤和神经纤维瘤的描述错误的是
   A. 组织来源不同
   B. 神经纤维瘤多为神经纤维瘤病的局部表现
   C. 4%～11% 神经纤维瘤病并发神经纤维肉瘤
   D. 神经鞘瘤可多发,恶变多见
   E. 神经鞘瘤可通过椎间孔长到椎管外

53. V_5、V_6 导联 R 峰时间 >0.06 s,可见于
   A. 右心室肥大
   B. 右束支阻滞
   C. 左束支阻滞
   D. 左前分支阻滞
   E. 左后分支阻滞

54. 关于早期复极的描述,错误的是
   A. ST 段呈凹面向上抬高
   B. 常见于年轻人
   C. 运动时或心率增快时,ST 段抬高程度

加重

D. ST 段抬高主要以胸导联(V$_2$～V$_5$)明显,J 点可上移 0.1～0.4 mV

E. 是部分心室肌提前复极所致

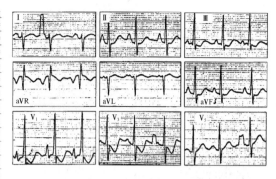

55. 以下不属于心电图正常变异的是

A. 运动时出现一过性肺性 P 波

B. 早期复极

C. 运动时 J 点型 ST 段下降

D. 二度Ⅱ型窦房传导阻滞

E. 卧位时出现一过性一度房室传导阻滞

56. 下列关于 P 波的描述,不正确的是

A. P 波切迹第一峰代表右心房除极

B. P 波切迹第二峰代表左心房除极

C. P 波切迹中间部分代表左、右心房共同除极

D. 正常人 P 波峰间距不超过 0.03 s

E. P 波峰间距>0.04 s 仅见于左心房肥大

57. "肺型 P 波"可见于多种病理状态,但不包括

A. 右心房肥大

B. 肺栓塞

C. 右心房负荷增加

D. 甲状腺功能减退

E. 交感神经兴奋

58. "二尖瓣型 P 波"可见于多种病理状态,但不包括

A. 左心房肥大

B. 右心功能不全

C. 心房梗死

D. 房间阻滞

E. 慢性缩窄性心包炎

59. 女性,40 岁。风湿性心脏病,二尖瓣狭窄合并关闭不全。心电图如下图所示,提示

A. 双侧心房和双侧心室肥大

B. 右心室肥大

C. 左心房和右心室肥大

D. 双侧心房肥大

E. 双侧心室肥大

60. 男性,68 岁,肺动脉高压,心电图如下图所示。应诊断为

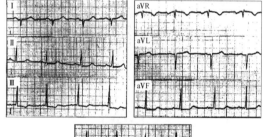

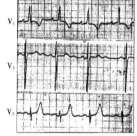

A. 不完全性右束支阻滞

B. 完全性右束支阻滞

C. 后壁心肌梗死

D. 右心室肥大

E. 不完全性右束支阻滞合并右心室肥大

61. 男性,65 岁。慢性咳喘 20 余年,因胸痛就诊。心电图如下图所示,应考虑为

A. 双心室肥大

B. 左后分支阻滞,心肌缺血

C. 右心室肥大,心肌缺血

D. 左心室肥大

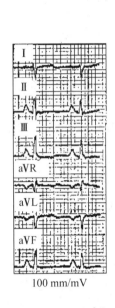

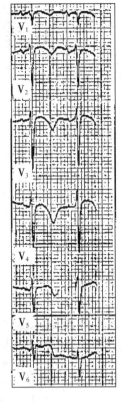

100 mm/mV

E. 急性心包炎

62. 男性,59 岁。高血压病史 4 年余,近 1 月活动后有胸骨后闷痛感,休息可缓解。今因情绪激动又感胸骨后疼痛,听诊心率为 120 次/分,心电图检查如下图所示。应考虑为

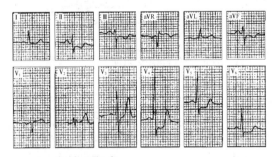

　　A. 急性心包炎

　　B. 变异型心绞痛

　　C. 心肌缺血

　　D. 急性心肌梗死

　　E. 自发性气胸

63. 男性,45 岁。有动脉粥样硬化病史。突然

感到剧烈刀割样胸痛 2 h,向背部放射。查体发现主动脉瓣区可闻及舒张期杂音。考虑为主动脉夹层可能。下列常见的胸片表现有

　　A. 主动脉影位置改变

　　B. 主动脉弓部和降主动脉上部影增宽

　　C. 主动脉搏动增强

　　D. 主动脉影狭小

　　E. 主动脉影外形改变

64. 下列主动脉瓣关闭不全的诊断要点错误的是

　　A. 主动脉瓣区舒张期吹风样杂音

　　B. 主动脉弓纡曲、延长,搏动增强

　　C. 心尖圆钝、上抬

　　D. 侧位胸片示食管和心后下缘间的透亮间隙消失

　　E. 心尖向左下方移位

65. 女性,6 岁半,咳嗽、发热 3 天,体温 39℃,胸片如下图,最可能的诊断是

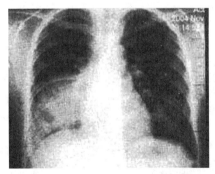

图 1

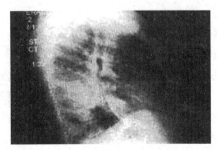

图 2

A. 右下肺炎

B. 右肺结核

C. 右侧胸腔积液

D. 右肺脓肿

E. 右下肺不张

66. 男性,35 岁,发热 2 周,疲乏,夜间盗汗,右侧胸痛与呼吸有关,右下胸壁浊音,胸片示右下肺野大片阴影,呼吸音减低。下述疾病可能性大的是

A. 结核性胸膜炎

B. 慢性支气管炎

C. 肺结核

D. 肺炎

E. 肺癌胸膜转移

67. 男性,18 岁,被人殴打后胸痛,结合胸片,最可能的诊断是

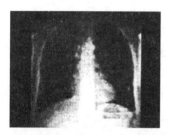

图 1

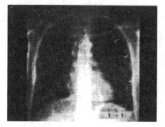

图 2

A. 血气胸

B. 气胸

C. 胸腔积液

D. 肺气肿

E. 肺挫伤

68. 胸片示厚壁空洞性病变可除外

A. 支气管囊肿

B. 肺结核

C. 肺梗死

D. 叶内型隔离肺

E. 坏死性肉芽肿

69. 男性,28 岁,咳嗽、胸闷 1 月余。胸片示右下肺浅淡片状影,肺纹理增多。最可能的诊断是

A. 慢性纤维空洞型肺结核

B. 慢性肺脓肿

C. 自发性气胸

D. 大叶性肺炎

E. 支原体肺炎

70. 男性,60 岁,有长期吸烟史,左声带麻痹、声音嘶哑 2 个月,结合胸片和 CT,最可能的诊断是

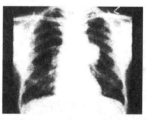

图 1

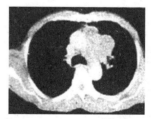

图 2

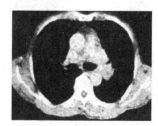

图 3

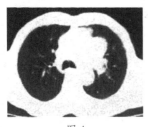

图4

A. 肺癌

B. 肺结核

C. 尘肺

D. 肺炎

E. 肺结节病

71. 诊断动脉导管未闭首选的无创检查方法为

A. MRI

B. X线胸片

C. X线心血管造影

D. CT

E. 彩色多普勒超声

72. 左上叶肺不张典型征象是

A. 薄饼征

B. 右下三角征

C. 平腰征

D. 心后三角征

E. 左上肺索条影

73. 男性,35岁,间歇性癫痫发作20余年,CT检查最可能的诊断为

A. 表皮样囊肿

B. 血管母细胞瘤

C. 胼胝体发育不良

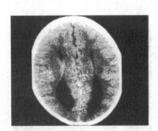

图1

D. 灰质异位

E. 脑囊肿

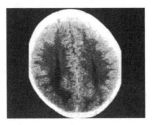

图2

74. 中枢性眩晕与周围性眩晕最重要的鉴别点是

A. 视物旋转

B. 剧烈呕吐

C. 眼球震颤

D. 多无耳鸣、耳聋

E. Romberg 征(+)

75. 癫痫持续状态判断的标准之一,是指一次发作的时间至少超过

A. 10 min

B. 15 min

C. 20 min

D. 25 min

E. 30 min

76. 脑出血患者出现瞳孔不等大,昏迷加深,常可提示

A. 脑室出血

B. 小脑扁桃体疝

C. 颞叶钩回疝

D. 小脑出血

E. 脑叶出血

77. 男性,30岁,劳动中突感剧烈头痛、呕吐,一度意识不清,醒后颈枕部疼痛,右眼睑下垂、瞳孔大,颈强直(++),克氏征(+)。最可能的诊断是

A. 急性脑膜炎

B. 脑出血合并脑疝

C. 小脑出血

D. 脑干出血

E. 蛛网膜下腔出血

78. 男性,40 岁。曾患风湿性心内膜炎,近日发热,白细胞计数增高,皮肤黏膜有出血点,住院治疗,医嘱绝对卧床休息。今晨患者自行起床,突感头痛,呕吐,左下肢麻木,倒地死亡。该患者最可能的死因是

A. 心肌梗死

B. 脑出血

C. 肺栓塞

D. 肺炎

E. 脑栓塞

79. 病毒性脑膜炎的高发季节是

A. 冬春季节

B. 夏秋季节

C. 秋冬季节

D. 春夏季节

E. 无规律,一年四季散发

80. 能明显缓解甲亢患者的交感神经兴奋症状,也能抑制 T_4 变为 T_3,但不引起粒细胞缺乏的药物是

A. 普萘洛尔

B. 甲硫氧嘧啶

C. 丙硫氧嘧啶

D. 甲巯咪唑

E. 卡比马唑

81. 女性,50 岁。身目黄染 40 天,神志不清 1 天,既往有慢乙肝病史 30 年。查体:嗜睡状态,皮肤黏膜重度黄染,皮肤瘀斑,肝界缩小,扑翼样震颤阳性,肌张力增强。TB 256 mmol/L, ALT 1 200 U/L,血氨 85 μmol/L。其诊断可能性最大的是病毒性肝炎(乙型)慢性(重型)合并

A. 肝性脑病 I 期

B. 肝性脑病 II 期

C. 肝性脑病 III 期

D. 肝性脑病 IV 期

E. 脑出血

82. 糖尿病性多发性周围神经病的临床表现中不常见的有

A. 慢性起病,逐渐进展

B. 感觉症状突出,常表现为肢体远端对称性疼痛、麻木等,可有手套-袜套样感觉减退或过敏

C. 自主神经症状较为突出

D. 肌萎缩

E. 肢体无力较轻或无,腱反射减弱或消失

83. 肺癌最可能出现的浅表淋巴结肿大是

A. 腹股沟淋巴结

B. 颌下淋巴结

C. 颈前淋巴结

D. 右锁骨上淋巴结

E. 左锁骨上淋巴结

84. 女性,55 岁,糖尿病病史 5 年,血糖控制不理想,晨起时突感左眼视物模糊,右侧肢体活动不灵,睡前症状消失,最可能的诊断是

A. 颈内动脉系统 TIA

B. RIND

C. 椎-基底动脉系统 TIA

D. Weber 综合征

E. Foville 综合征

85. 左侧偏瘫、右侧展神经麻痹和右面神经周围性麻痹时,病变部位在

A. 右内囊

B. 右中脑

C. 右脑桥

D. 右延髓

E. 左延髓

86. 急性感染性多发性神经炎的主要表现是

A. 弛缓性瘫痪,手套-袜套型感觉障碍

B. 弛缓性瘫痪,节段型感觉障碍

C. 弛缓性瘫痪,偏身型感觉障碍

D. 痉挛性瘫痪,手套-袜套型感觉障碍

E. 痉挛性瘫痪,节段型感觉障碍

87. 急性多发性神经根神经炎的脑脊液为

A. 淋巴细胞明显增多

B. 多核细胞明显增多

C. 糖、氯化物降低

D. 蛋白及细胞均增高

E. 蛋白增高而细胞正常或接近正常

88. 女性,40 岁,突然出现剧烈头痛、项枕部痛和呕吐 8 h,不发热。无高血压病史。体检:神清,血压轻度增高。右瞳孔散大,对光反射消失,右上睑下垂,眼球向上、向下、向内运动不能。颈强直,Kernig 征(＋)。脑 CT 扫描示脑正中裂、大脑外侧裂和基底池呈高密度影。首先考虑的诊断是

A. 脑实质出血

B. 脑膜癌病

C. 蛛网膜下腔出血

D. 脑膜炎

E. 脑瘤

89. 患儿,5 岁。阵发性头痛 3 个月,因突然剧烈头痛、反复呕吐半天急诊入院。检查:神志清醒,双瞳孔正常,颈项强直。0.5 h 后突然呼吸停止,心跳存在。其诊断是

A. 垂体腺瘤

B. 急性脑水肿

C. 急性脑膜炎

D. 枕骨大孔疝

E. 小脑幕切迹疝

90. 症状性癫痫的定义是指

A. 临床上不能分类的癫痫

B. 从婴儿起始的癫痫

C. 抗癫痫药物无法控制的癫痫

D. 脑部无病损或代谢异常的癫痫

E. 脑部有病损或代谢异常的癫痫

91. 男性,21 岁。右侧肢体抽搐 2 年。突然昏迷 1 h。查体:神志浅昏迷,左侧肢体偏瘫。CT 检查显示右额叶脑内血肿。临床诊断最可能是

A. 原发性癫痫

B. 脑动脉硬化

C. 脑动脉瘤

D. 脑血管畸形

E. 高血压脑出血

92. 男性,23 岁。4 h 内连续发生全身强直-阵挛性发作 5 次。既往有癫痫病史 15 年,长期服苯妥英钠治疗。入院检查:浅昏迷,体温 38℃,血压正常。入院后又发作 2 次。最初的处理不恰当的是

A. 血糖测定

B. 建立静脉通道

C. 血清苯妥英钠水平测定

D. 缓慢静脉注射地西泮

E. 肌内注射苯妥英钠

93. 女性,20 岁,阵发性意识丧失伴四肢抽搐半年,脑电图示癫痫样放电,神经系统检查无阳性体征,现拟用抗癫痫药治疗,首选

A. 卡马西平

B. 地西泮

C. 乙琥胺

D. 氯硝西泮

E. 扑米酮

94. 男性,30 岁,持续性头痛半年伴右侧肢体阵发性抽搐就诊。眼底检查发现其双侧视乳头水肿,左侧为甚。以下处理不合适的是

A. 给予卡马西平 0.1 g,每日 3 次

B. 头颅 CT 检查

C. 脑电图检查

D. 收住入院进一步检查

E. 腰椎穿刺查脑脊液

95. 惊厥性全身性癫痫持续状态必须从速控制发作,并保持不再复发的时间至少为
A. 6 h
B. 12 h
C. 24 h
D. 48 h
E. 72 h

96. 诊断癫痫通常主要依靠
A. 脑电图检查
B. 神经系统体检
C. 头颅 CT 检查
D. 临床表现
E. 脑脊液检查

97. 女性,25 岁。2 年以来和丈夫吵架或遇到不高兴的事后,即出现四肢强直和抽搐样表现。发作时能听清楚家人的呼唤但不予回答。无唇舌咬伤和大小便失禁,瞳孔无散大,对光反射存在。该患者最可能的诊断是
A. 癫痫
B. 创伤后应激障碍
C. 癔症
D. 神经衰弱
E. 适应性障碍

98. 惊厥性全身性癫痫持续状态静脉注射苯妥英钠时,每 1～2 min 注射速度最多不应大于
A. 10 mg
B. 20 mg
C. 50 mg
D. 70 mg
E. 100 mg

99. 节段型分布的痛温觉障碍,无深感觉和触觉障碍,病变部位在

A. 后根
B. 后角
C. 脊神经节
D. 脊髓丘脑侧束
E. 脊髓丘脑前束

100. 女性,30 岁。睁眼困难伴复视 2 年,晨轻暮重,休息后好转。下列检查有助于明确诊断,除外
A. 新斯的明试验
B. 疲劳试验
C. 胸部 CT 扫描
D. 乙酰胆碱受体抗体测定
E. 椎管造影

101. 胸椎结核患者,表现为截瘫,双侧 T_5 以下感觉障碍,其病变位于
A. T_2
B. T_3
C. T_4
D. T_5
E. T_6

102. 深反射亢进见于
A. 后根受损
B. 前角受损
C. 肌肉病变
D. 脑或脊髓损害
E. 后束受损

103. 浅感觉纤维在脊髓丘脑束中的排列是
A. 按骶、腰、胸、颈次序,由前向后
B. 按骶、腰、胸、颈次序,由后向前
C. 按颈、胸、腰、骶次序,由内向外
D. 按骶、腰、胸、颈次序,由内向外
E. 以上均不对

104. 颅内压增高进行代偿时,最主要的因素是
A. 脑组织移位
B. 脑血流减少

C. 脑脊液动力学改变

D. 颅腔容量增加

E. 颅骨密度改度

105. 某患者因外伤致使脊髓 L_1 节段右侧半横断,损伤平面以下会出现

A. 右侧痛温觉丧失

B. 右侧粗触觉丧失

C. 左侧本体感觉丧失

D. 右侧本体感觉丧失

E. 左侧肢体随意运动丧失

106. 对于检查所见不属于小脑病变时的体征

A. 指鼻试验不准

B. 轮替运动不灵活

C. 睁眼站立稳,闭眼时不稳

D. 跟膝胫试验不准

E. 辨距不良

107. 导致分离性感觉障碍(痛温觉消失,触觉存在)的病变部位在

A. 脊髓灰质前联合

B. 脊髓后索

C. 丘脑外侧核

D. 脊神经后根

E. 内囊后肢

108. 脊髓半侧损害综合征常见的病因是

A. 急性脊髓炎

B. 脊髓髓外肿瘤

C. 脊髓空洞症

D. 急性硬膜外脓肿

E. 脊髓髓内肿瘤

109. 女性,40 岁,进行性两下肢麻木及无力半年,伴背部疼痛就诊。体检:脐水平以下感觉减退,两下肢肌力 4 级,伴肌张力增高,腱反射亢进,病理征阳性。此时患者的首要处理是

A. 给予镇静药

B. 给予神经营养药

C. 加强功能锻炼

D. 尽快查明病因

E. 大剂量维生素、激素治疗

110. 有关癫痫持续状态,错误的是

A. 全面性强直-阵挛发作状态的病死率最高

B. 治疗的主要原则是迅速控制痫性发作

C. 降颅压治疗无意义

D. 最常见的原因是突然停用抗癫痫药

E. 任何类型的癫痫都有可能出现癫痫持续状态

111. 35 岁癫痫大发作患者,既往服苯妥英钠 0.1 g,每日 3 次,癫痫控制较好。近 1 周来发作次数较前增多,查苯妥英钠浓度 181 $\mu g/ml$(有效血浓度 10~20 $\mu g/ml$)。下列处理中不妥的是

A. 谨慎、小量地加用苯妥英钠,同时随访血浓度,并注意是否有苯妥英钠中毒反应

B. 停用苯妥英钠,改用丙戊酸钠

C. 加用丙戊酸钠,苯妥英钠逐渐减量

D. 继续原有治疗,嘱其注意排除诱发因素,门诊随访 2 周后再根据情况调整用药

E. 继续原有治疗,给予休息 2 周

112. 重症肌无力常见的首发症状为

A. 双上肢无力

B. 双下肢无力

C. 眼外肌麻痹

D. 吞咽困难

E. 尿便障碍

113. 鉴别中枢性与周围性瘫痪最有意义的体征是

A. 瘫痪程度分级及范围大小

B. 有无肌肉萎缩

C. 肌张力增高或减低

D. 腱反射亢进或消失

E. 有无病理反射

114. 女性,38岁,半月来头痛,患者于坐起后头痛明显加剧,平卧或头低位时头痛即可减轻。神经系统检查无异常,头颅CT及MRI平扫未见异常。为明确诊断应选择的检查为

A. 脑电图

B. 经颅多普勒超声

C. 腰椎穿刺

D. CT灌注成像

E. SPECT

115. 男性,22岁。近3日逐渐出现四肢瘫痪。查体:四肢肌张力降低,腱反射消失,双侧Babinski征(一)。此患者可能是

A. 上运动神经元瘫

B. 下运动神经元瘫

C. 上、下运动神经元同时损害

D. 锥体外系疾病

E. 小脑病变

116. 男性,43岁。近2个月来走路不稳,走路似踩棉花样,尤以夜间为重。查体:发现双下肢位置觉、振动觉消失,Romberg征阳性。肌力正常,双侧跟腱反射(一),跖反射无反应。其病变定位在

A. 前庭神经

B. 锥体外系统

C. 小脑

D. 脊髓后索

E. 皮质脊髓侧束

117. 男性,60岁。突发头痛、呕吐、视物旋转伴步态不稳2h。查体:一侧肢体共济失调、眼球震颤、构音障碍。最可能的诊断是

A. 脑栓塞

B. 小脑出血

C. 脑叶出血

D. 蛛网膜下腔出血

E. 壳核出血

118. 以下关于神经系统几类主要疾病临床特点的描述正确的是

A. 脑血管疾病通常起病较缓,症状逐渐加重

B. 变性疾病起病通常迅猛,呈进行性加重

C. 脱髓鞘疾病常慢性起病,有缓解和复发倾向

D. 中枢神经系统肿瘤通常起病缓慢,病情呈进行性加重,但也可以发展迅速,病程较短

E. 代谢和营养障碍性疾病常发病缓慢,不会急性发病

119. 高血压性脑出血的主要机制是

A. 脑内动脉外膜不发达,管壁较薄,易致破裂

B. 动脉硬化内膜粗糙,形成内膜溃疡,在高血压作用下而血管破裂

C. 在高血压基础上,合并脑内动静脉畸形,易出血

D. 高血压可使小动脉粥样硬化,玻璃样变,形成微动脉瘤,血压骤升时导致破裂

E. 实质上是脑内静脉循环障碍和静脉破裂

120. 低血钾型周期性瘫痪的临床表现,正确的是

A. 多见于中老年患者

B. 脑神经受损

C. 对称性弛缓性瘫痪

D. 腱反射亢进

E. 病理反射阳性

121. 急性小脑幕切疝,患侧瞳孔扩大的病理机

制是

A. 视神经受损

B. 动眼神经受刺激

C. 交感神经受刺激

D. 动眼神经损伤

E. 脑干受压

122. 位于延髓内的脑神经核是

A. 滑车神经核

B. 三叉神经运动核

C. 面神经核

D. 展神经核

E. 疑核

123. 运动神经元病病理改变的显著特征是

A. 神经元水肿

B. 神经元变细

C. 神经元选择性坏死

D. 神经元固缩

E. 神经元数目减少

124. 运动神经元病最不易受累的脑神经是

A. 舌下神经

B. 动眼神经

C. 舌咽神经

D. 迷走神经

E. 副神经

125. 运动神经元病最常见的类型是

A. 肌萎缩性侧索硬化

B. 进行性脊肌萎缩

C. 进行性延髓麻痹

D. 原发性侧索硬化

E. 慢性侧索硬化

二、A3/A4 型题

(126～129 题共用题干)

男性,58 岁。因"突发言语不能 2 h"来诊。2 h 前突发言语不利,表达困难,能理解,逐渐加重,伴右侧肢体无力。有高血压病史。查体:BP 145/85 mmHg,心律齐,意识清楚,言语不利,表达困难,仅能表达"我是……,我叫……",理解可,查体合作;右侧鼻唇沟浅,伸舌右偏,右侧肢体肌力 3 级,右侧病理征阳性,右侧肢体痛觉减退。

126. 为明确诊断,最需要的检查是

A. 血常规

B. 血糖

C. 心电图

D. 颅脑 CT

E. CT 血管造影

127. 首先考虑的诊断是

A. 心脏病

B. 颅内感染

C. 脑血管病

D. 脑出血

E. 伴皮质下梗死和白质脑病的常染色体显性遗传性脑动脉病(CADASIL)

128. 关于患者的失语,叙述正确的是

A. 为布罗卡失语(Broca's aphasia),多见于额中回后部受累

B. 为布罗卡失语,多见于额下回后部受累

C. 为韦尼克失语(Wernicke's aphasia),多见于颞上回后部受累

D. 为韦尼克失语,多见于颞中回后部受累

E. 为命名性失语(nominal aphasia),多见于颞中回后部受累

129. 关于患者的治疗,叙述正确的是

A. 无论梗死面积大小,必须尽快给予甘露醇脱水降低颅内压

B. 发病时间短于 6 h,颅脑 CT 排除脑出血,无论 CT 是否显示梗死灶,都应立即予溶栓治疗

C. 颅脑 CT 提示左侧额叶低密度影,如果不溶栓治疗,应立即予抗血小板治疗

D. 颅脑 CT 提示左侧额叶低密度影,如果不溶栓治疗,应立即予华法林抗凝治疗

E. 颅脑 CT 提示左侧额叶低密度影,建议患者绝对卧床

(130~132 题共用题干)

男性,20 岁。因"口角歪斜 1 天"来诊。1 天前午睡时受凉,醒后发现口角歪斜。今日右眼闭合困难,流泪,右耳后疼痛。查体:右侧额纹变浅,右侧眼睑闭合不全,右侧鼻唇沟变浅,示齿口角偏向左侧,右侧其他脑神经检查未见异常;四肢肌力、肌张力正常,巴宾斯基征(一)。

130. 最可能的诊断为
A. 急性炎症性脱髓鞘性多发性神经病
B. 急性脑血管病
C. 重症肌无力
D. 特发性面神经麻痹
E. 脑干脑炎

131. 通常不采用的治疗方案是
A. B 族维生素
B. 抗生素
C. 抗病毒药
D. 激素
E. 恢复期可行针灸、理疗

132. 为了判断恢复程度,应做的检查是
A. 脑脊液
B. 脑电图
C. 颅脑 MRI
D. 面神经传导速度
E. 面神经病理

(133~135 题共用题干)

女性,26 岁。既往体健,突发精神恍惚、癫发作。血压 100/60 mmHg,体温 39℃,颈强直,

Kernig 征阳性,余神经系统检查均为阴性;腰穿压力正常,脑脊液无色透明,WBC $20 \times 10^6/L$,均为淋巴细胞,糖及蛋白正常;头颅 MRI 检查显示右颞叶肿胀伴有出血。

133. 最可能的诊断是
A. 结核性脑膜炎
B. 单纯疱疹病毒性脑膜炎
C. 新型隐球菌脑膜炎
D. 吉兰-巴雷综合征
E. 神经 Lyme 病

134. 该病病原体进入中枢神经系统的途径是
A. 血源性感染
B. 直接感染
C. 局部扩散
D. 神经干逆行感染
E. 以上均不是

135. 下列药物对患者最有效的是
A. 干扰素
B. 转移因子
C. 利福平、异烟肼
D. 阿昔洛韦
E. 青霉素

(136~137 题共用题干)

凌晨,一位被汽车撞成重伤的少校军官被一位好心的老工人用三轮车送到某市医院急诊候诊室。被请出来的值班医师一见到刚刚苏醒过来的少校问:"带钱了吗?"少校摇了摇头,又赶紧吃力地说:"我是现役军人。能报销……"话未说完又昏迷过去。医师给当地部队打电话,未能搞清伤者身份,于是又回原房间睡觉去了。到早晨交接班时,发现少校军官已死于候诊室外长椅上。事后,某报记者走访了当事医师。他很委屈地说:"我多倒霉呀! 白受了个处分。半夜里,他既没钱又没有伴,我怎么能相信他的话呢? 医院里患者住院一分钱不交就溜走的还少吗? 你去试试,不先交钱就给你看病的

医院有哪家?"

136. 该值班医师出现过错的根源在于
    A. 没有正确处理好市场经济带来的负效
        应问题
    B. 没有正确处理好能不能做与应该不应
        该做的矛盾
    C. 没有正确适应医学模式转变的要求
    D. 没有正确适应高科技应用于医学的
        要求
    E. 以上都不是

137. 医师在接诊此类患者时的最佳伦理选择
    应该是
    A. 恪守先交钱,然后给予检查、处置、收
        入院、抢救的规定
    B. 先积极抢救,然后再恰当解决收费问
        题
    C. 只管抢救,收费是别人的事
    D. 把棘手患者推给上级医生
    E. 以上都不对

(138~139题共用题干)
    女性,26岁。1型糖尿病。今日因感冒食
欲减退、少食,常规注射胰岛素,家属发现神志
不清。

138. 该患者最可能的诊断为
    A. 高渗性昏迷
    B. 低血糖昏迷
    C. 酮症酸中毒昏迷
    D. 脑血管意外
    E. 尿毒症昏迷

139. 急诊处理应采用
    A. 胰岛素静脉注射
    B. 静脉滴注生理盐水
    C. 测血糖后予静脉葡萄糖输注
    D. 碳酸氢钠注射
    E. 氯化钾静滴

(140~142题共用题干)
    男性,54岁。因头痛、站立不稳、步态不稳
3个月入院。头颅MRI检查提示后颅窝占位。

140. 如患者表现为躯干性和下肢远端共济失
    调,行走时两腿远分,呈左右摇摆醉汉步
    态状,病变考虑位于
    A. 脑干
    B. 小脑幕
    C. 小脑半球
    D. 小脑蚓部
    E. 小脑脑桥角

141. 如病变位于小脑半球,眼部征象最常出现
    的是
    A. 水平性震颤
    B. 旋转性震颤
    C. 垂直性震颤
    D. 轻微性震颤
    E. 粗大性震颤

142. 如出现交叉性麻痹,病变可能位于
    A. 小脑半球
    B. 脑干
    C. 小脑蚓部
    D. 小脑幕
    E. 小脑脑桥角

(143~144题共用题干)
    女性,16岁。生气后未进早餐即去上学,
学习写字3h后突然出现右手间歇性抽搐并伴
有感觉异常,继之抽搐由肢体远端扩散至近端,
意识尚清,既往有类似发作病史2年。

143. 最可能的诊断是
    A. 低血糖抽搐
    B. 癔症发作
    C. 癫痫大发作
    D. 癫痫局限性发作

E. 电解质紊乱

144. 首先要进行的检查是
   A. 观察患者表情、休息和进食情况
   B. 心理学检查
   C. 头颅 CT 检查
   D. 血生化检查
   E. 脑电图检查

(145～147 题共用题干)

男性,66 岁。吸烟 30 年,因咳嗽、咳痰、喘息 10 年,加重伴心慌、尿少、双下肢水肿 3 天来诊。查体:口唇发绀,双肺散在干湿啰音,肝肋下 2 cm,双下肢凹陷性水肿。

145. 以下病史对诊断最有帮助的是
   A. 2 岁时患麻疹及支气管肺炎
   B. 40 年前患肺结核,治疗 1 年痊愈
   C. 吸烟 30 年
   D. 1 年前患气胸,治疗 1 个月后痊愈
   E. 父亲死于急性心肌梗死

146. 以下检查结果对诊断最有帮助的是
   A. 胸片示双下肺纹理增粗
   B. 胸片示双上肺陈旧结核病灶
   C. 心电图示紊乱性房性心律失常
   D. 血气分析 $PaCO_2$ 40 mmHg
   E. 肺功能示阻塞性通气功能障碍

147. 最可能出现的酸碱平衡紊乱为
   A. 代谢性碱中毒
   B. 呼吸性碱中毒＋代谢性酸中毒
   C. 呼吸性酸中毒
   D. 呼吸性碱中毒
   E. 代谢性酸中毒

(148～150 题共用题干)

女性,17 岁。因"肢体及躯干不自主抖动并偶有全身抽搐发作 5 年"来诊。既往体健,智力发育正常。颅脑影像学检查正常。应用卡马

西平(400 mg/d)后发作增多,脑电图呈现频繁的双侧性不规则棘慢波综合。

148. 患者的"抖动"最可能是
   A. 震颤
   B. 局灶运动性发作
   C. 肌阵挛发作
   D. 复杂部分性发作
   E. 失张力发作

149. 最适宜的处理是
   A. 卡马西平加量
   B. 停用卡马西平,替换为奥卡西平
   C. 停用卡马西平,替换为丙戊酸钠
   D. 继续卡马西平治疗,加用丙戊酸钠
   E. 继续卡马西平治疗,加用苯妥英钠

150. 患者停用卡马西平后,发作明显减少,脑电图癫痫样放电显著减少,应用丙戊酸钠后,发作消失。最可能的综合征诊断是
   A. 特发性局灶性癫痫
   B. 进行性肌阵挛癫痫
   C. 青少年肌阵挛癫痫
   D. 肌阵挛失神癫痫
   E. Lennox-Gastaut 综合征

三、X 型题

151. 关于感觉障碍的定位诊断价值,下列论述正确的是
   A. 内囊病损后出现对侧偏身的深、浅感觉障碍
   B. 脊神经节损害后表现为节段性分布的各种感觉障碍
   C. 后索损害:病灶水平以下同侧深感觉减退或消失
   D. 脊髓侧索损害产生病灶以下对侧的痛、温觉障碍
   E. 一侧脑干病变时典型表现为交叉性感觉障碍

152. 脑血管造影的分期包括

A. 动脉期

B. 静脉期

C. 毛细血管期

D. 窦期

E. 延迟期

153. 儿童正常脑电图的特征

A. 出生后第 2 个月或第 3 个月开始出现头后部节律性活动

B. 最初为节律性 δ 波,渐被 θ 波替代,3 岁时可见相当好的节律性的 θ 波

C. 6 岁以后 α 节律占优势,α 波的频率亦增加

D. 10 岁以后形成稳定的 α 节律

E. 18 岁以后形成稳定的 α 节律

154. 有助于周围神经病诊断的检查有

A. 肌电图

B. 脑电图

C. 脑干诱发电位

D. 神经传导速度

E. H 反射

155. 以下药物用于治疗痴呆患者的是

A. 改善脑循环和脑代谢的药物

B. 改善脑代谢的药物

C. 抗胆碱能药物

D. 兴奋性氨基酸受体拮抗剂

E. 胆碱酯酶抑制剂

156. 关于脊髓空洞症的诊断正确的是

A. 磁共振成像是确诊的首选检查方法

B. 脑脊液检查多正常

C. X 线可发现夏科关节

D. 如合并其他先天性畸形更支持诊断

E. 延迟 CT 扫描可显示空洞影像

157. 急性脊髓炎的临床表现有

A. 病前常有感染或疫苗接种史

B. 急性起病,较早出现脊髓休克

C. 损害平面以下传导束型感觉障碍

D. 脑脊液压力增高明显

E. 可有大小便功能障碍

158. 单纯疱疹病毒性脑炎的前驱期可以出现

A. 发热、全身不适

B. 头痛

C. 肌痛

D. 嗜睡

E. 腹痛和腹泻

159. 重症肌无力的诊断主要包括

A. 受累骨骼肌的病态性疲劳,症状波动

B. 家族遗传史

C. 疲劳试验、腾喜龙试验或新斯的明试验阳性

D. 对胆碱酯酶抑制剂药物的敏感性

E. 相关的实验室检查的阳性发现

160. TIA 需要与以下哪些疾病进行鉴别?

A. 癫痫

B. 梅尼埃病

C. 晕厥

D. 癔症样发作

E. 先兆性偏头痛

161. 下列脑出血与蛛网膜下腔出血表现相似的是

A. 壳核出血

B. 尾状核出血

C. 小脑出血

D. 脑室出血

E. 脑叶出血

162. 血管性痴呆诊断标准中必备的因素包括

A. 有脑血管病的临床证据

B. 符合痴呆诊断标准

C. 脑血管病与痴呆的相关性

D. 详细的各个认知领域功能评测

E. 分子影像学检查

163. 以下关于高血压和脑血管病的关系描述不正确的是

A. 高血压不是脑卒中的独立危险因素

B. 高血压是脑卒中最重要的危险因素

C. 只有收缩压的增高会增加脑卒中的发病率

D. 血压只和脑梗死的发病呈正相关

E. 血压只和脑出血的发病呈正相关

164. 为确定伴昏迷的重症脑卒中患者哪一侧瘫痪时可借助的检查方法为

A. 压迫眶上缘,观察哪一侧面肌无收缩反应

B. 观察呼气时,哪一侧面颊鼓起较明显并有漏气

C. 检查肌张力和病理征

D. 患者仰卧时,观察哪一侧下肢和足呈外旋位

E. 将患者两上肢提起,突然放手,看哪一侧坠落较快

165. 脑底异常血管网病可出现下列哪些临床症状?

A. 脑卒中

B. 头痛

C. 短暂性脑缺血发作

D. 癫痫发作

E. 智能减退

166. 椎动脉

A. 经枕骨大孔入颅

B. 在延髓脑桥沟处合成 1 条基底动脉

C. 分支布于额叶

D. 分支营养脊髓、延髓、脑桥和小脑

E. 发自颈总动脉

167. 大脑中动脉的中央支

A. 细而长

B. 分布于大脑皮质

C. 几乎以垂直方向进入脑实质

D. 分布于大脑髓质的浅部

E. 血压过高时,易破裂出血

168. 血管性痴呆(VD)的临床特点为

A. 具有脑血管病

B. 痴呆发生于卒中后 3 个月内

C. 痴呆发生于卒中后 3 个月后

D. 认知功能突然恶化

E. 认知功能呈波动性、渐进性发展

169. 下列哪些是 SAH 的诊断方法?

A. 头颅 CT

B. 头颅 MRI

C. 腰椎穿刺术

D. DSA

E. 胸腔穿刺术

170. 关于脊髓亚急性联合变性(SCD)的预后,描述正确的是

A. 补充维生素 B_{12} 后 8～14 天神经症状开始改善

B. 6 个月后可能缓慢恢复

C. 在 3 个月内早发现,早治疗,预后良好

D. 不治疗 2～3 年后可逐渐加重,甚至死亡

E. SCD 是一种不可治疗性疾病

171. 脊髓亚急性联合变性的病因包括

A. 维生素 B_{12} 缺乏及吸收不良

B. 血液中运钴胺蛋白缺乏或异常

C. 抗内因子抗体阳性

D. 麻醉中应用的氧化亚氮(N_2O)可使有活性的维生素 B_{12} 变成无活性

E. 抗胃壁细胞抗体阳性

172. 我国脑囊虫病主要流行于

A. 东北地区

B. 华北地区

C. 山东省

D. 西北地区

E. 华南地区

173. 感染 HIV 后,下列物质可能具有传染性的
是

A. 精液

B. 血液

C. 乳汁

D. 艾滋病患者的骨灰

E. 眼泪

174. 属于多发性硬化免疫调节治疗的药物有

A. 甲泼尼龙

B. β 干扰素

C. 醋酸格拉替雷

D. 米托恩醌

E. 环孢素

175. 在脱髓鞘疾病的病理诊断中,显示髓鞘脱
失的染色方法有

A. Bodian 染色

B. Holzer 染色

C. Luxol Fast Blue 染色

D. PTAH 染色

E. Weil 染色

第十八章

模 拟 试 卷 三

一、A1/A2 型题

1. 高科技应用在医学中所产生的伦理负效应主要表现为下列现象,但应除外的是
   A. 诊治依赖高科技手段
   B. 高技术低情感
   C. 高技术手段集中于"三级医院"中
   D. 滥用高科技手段,造成看病贵
   E. 医患关系的"物化"趋势

2. 在高科技时代强调医学伦理教育的必要性,最主要的原因在于医学高新技术
   A. 给患者带来了福音
   B. 促进了医学发展
   C. 应用中的双重效应提出了新的医德要求
   D. 在西方被严重滥用的教训
   E. 应用中出现了许多医德两难选择问题

3. 医学伦理学的研究对象除外以下
   A. 医际之间的关系
   B. 医务人员和社会的关系
   C. 政府行政部门之间的关系
   D. 医务人员和医学科学发展之间的关系
   E. 医务人员和患者的关系

4. 世界上第一部《医学伦理学》发表在
   A. 1913 年
   B. 1903 年
   C. 1883 年
   D. 1813 年
   E. 1803 年

5. 目前,我国医学伦理学主要的研究方向是
   A. 公民道德问题
   B. 临床医学问题
   C. 公共道德的学说和体系
   D. 生命科学的发展
   E. 医学实践中的道德问题

6. 某县级医院经济效益一直不好。在解决经济效益问题的院务会上,一位负责人提出,应该向市场经济靠拢,要求医师多给患者开检查项目,特别是 CT、MRI 等,在处方中也尽量开进口药,并提议将医师的开方情况作为发放奖金的依据,这一提议得到了许多与会者的赞同,但一位科室主任提出疑问,认为这样做是不道德的。下列分析最合乎医学伦理的是
   A. 在市场经济条件下,该医院重视经济效益是可以理解的
   B. 即使不是在市场经济条件下,医院也要重视经济效益
   C. 该医院应该把社会效益放在首位,正确处理社会效益和经济效益之间的关系
   D. 即使是在市场经济条件下,医院也不能

重视经济效益

E. 医院应该重视社会效益,重视经济效益必然影响医德的落实

7. 医学伦理学原则中的最高层次是
A. 不伤害患者
B. 有利于患者
C. 全心全意为人民身心健康服务
D. 尊重患者的自主性
E. 公正地对待患者

8. 临终患者的一般心理变化规律是
A. 否认期、愤怒期、妥协期、抑郁期、接受期
B. 否认期、妥协期、愤怒期、接受期、抑郁期
C. 愤怒期、否认期、妥协期、抑郁期、接受期
D. 否认期、愤怒期、妥协期、接受期、抑郁期
E. 愤怒期、否认期、抑郁期、妥协期、接受期

9. 患者术后的情绪反应属于
A. 焦虑
B. 恐惧
C. 愤怒
D. 内疚
E. 抑郁

10. 危重患者可能出现的心理反应不包括
A. 不同程度的焦虑
B. 失眠及睡眠紊乱
C. 性格改变
D. 抑郁、情绪低落
E. 自卑心理

11. 构成医疗事故的主观方面,应当是
A. 技术水平欠缺的技术过失
B. 违反卫生法规和诊疗护理规范、常规的

责任过失
C. 违反操作规程的过失
D. 疏忽大意的过失
E. 过于自信的过失

12. 属于构成医疗事故的主观方面的是
A. 技术水平欠缺的技术过失
B. 违反卫生法规和诊疗护理规范常规的责任过失
C. 违反操作规程的故意
D. 疏忽大意的过失
E. 过于自信的过失

13. 婚前医学检查,对确诊患有严重遗传病不宜生育者正确的处理方法是
A. 不能结婚
B. 可以结婚,但需要采取长效避孕措施或者实施结扎手术
C. 可以结婚,但需提交书面声明,保证不生育
D. 可以结婚,但必须符合晚婚规定
E. 《婚姻法》未明确规定禁止结婚的,可以结婚

14. 下列各项,不属于法定责任疫情报告人的是
A. 疾病预防控制机构
B. 医疗机构
C. 采供血机构
D. 执行职务的医疗卫生人员
E. 社会福利机构

15. 从脑干背面发出的脑神经是
A. 动眼神经
B. 滑车神经
C. 展神经
D. 面神经
E. 前庭蜗神经

16. 小脑延髓池位于

A. 小脑和中脑之间

B. 大脑与小脑之间

C. 小脑和延髓之间

D. 脑干与小脑之间

E. 硬脊膜外隙的下端膨大

17. 皮质脊髓束

A. 上运动神经元在中央前回下 1/3 部

B. 经内囊膝部到脑干

C. 管理躯干同侧的骨骼肌运动

D. 在锥体交叉全部交叉至对侧

E. 下运动神经元大多数在对侧的脊髓前角

18. 对脑积水的描述,正确的是

A. 出血后高压性脑积水常在 1 周出现

B. 高压性脑积水,坐位不可缓解

C. 正压性脑积水的主要症状是步态不稳、智能障碍、尿失禁

D. 儿童脑脊液每日分泌量与成人不相同

E. 脑室—腹腔分流术最常见的并发症是感染

19. 下列颅内结构对疼痛不敏感的是

A. 颅内静脉窦

B. 颈内动脉近端部分及邻近 Willis 环的分支

C. 脑蛛网膜

D. 颅底硬脑膜

E. 脑干中脑导水管周围灰质

20. 女性,37 岁。睡眠障碍 5 年,主要表现为在卧室里入睡困难,每到入睡时间时感觉越兴奋或焦虑,但看电视或看书时可轻松入睡,在旅馆可轻松入睡,晨起后头脑不清楚,感焦虑、急躁和情感压抑,常表现消极和精力不足,多导睡眠图提示睡眠潜伏期和 NREM 睡眠 1 期延长,觉醒次数增多。该患者失眠的类型为

A. 抑郁障碍相关性失眠

B. 焦虑障碍相关性失眠

C. 睡眠调节性障碍

D. 睡眠卫生习惯不良

E. 心理生理性失眠

21. 不符合孟德尔遗传定律的是

A. 脊肌萎缩症

B. 唐氏综合征

C. 脆性 X 综合征

D. 多发性硬化

E. 结节性硬化

22. 多发性硬化的临床表现,错误的是

A. 发病年龄多在 20～40 岁

B. 男性发病率高于女性

C. 若出现核间性眼肌麻痹则高度提示多发性硬化

D. 可出现自主神经损害

E. 上运动神经元受损的症状多见

23. 男孩,9 岁。午餐时突发神志丧失,手中持碗失落,碗打碎后即醒。脑电图示 3 周/秒棘慢波规律性和对称性发放。最可能的诊断是

A. 复杂部分发作

B. 部分性发作

C. 杰克逊(Jackson)癫痫

D. 失神发作

E. 不能分类的癫痫发作

24. 脊髓亚急性联合变性是由于下列哪种物质缺乏?

A. 维生素 C

B. 维生素 E

C. 多种维生素

D. 维生素 B_{12}

E. 维生素 D

25. 以下不是帕金森病的发病原因的是

A. 年龄老化

B. 环境因素

C. 遗传因素

D. 感染

E. 以上均不是

26. 关于脊髓亚急性联合变性的临床表现错误的是

A. 贫血

B. 手套、袜套样感觉减退

C. Lhermitte 征阳性

D. 小脑性共济失调

27. 下列治疗措施中不适合急性脊髓炎急性期治疗的为

A. 糖皮质激素

B. B 族维生素

C. ATP

D. EACA 静脉滴注

E. 加强护理,防治并发症

28. 男性,50 岁。有高血压病史 3 年,近 6 个月有时右手发麻,今晨安静状态下出现右手活动不灵,右腿无力,随后数小时症状逐渐加重,意识一直清楚,无其他不适,首先考虑以下哪种诊断?

A. 脑血栓形成

B. 脑出血

C. 脑栓塞

D. 短暂性脑缺血发作

E. 蛛网膜下腔出血

29. 颈内动脉短暂性脑缺血发作的临床表现最常见的症状是

A. 运动障碍

B. 感觉障碍

C. 意识障碍

D. 视觉丧失

E. 失语发作

30. 诊断蛛网膜下腔出血最可靠的证据是

A. 一侧瞳孔散大

B. 双侧瞳孔散大并双眼外展不能

C. 脑膜刺激征阳性

D. 剧烈头痛、呕吐并肢体抽搐

E. 腰穿发现均匀一致的血性脑脊液流出

31. 有心房颤动和短暂性脑缺血发作病史的患者容易发生

A. 脑血栓形成

B. 脑栓塞

C. 蛛网膜下腔出血

D. 脑出血

E. 多发性腔隙性脑梗死

32. 病灶侧单眼一过性黑矇、失明见于

A. 椎-基底动脉系统短暂性脑缺血发作

B. 颈内动脉系统短暂性脑缺血发作

C. 大脑中动脉血栓形成

D. 大脑前动脉血栓形成

E. 大脑后动脉血栓形成

33. 女性,66 岁。以"晨起发现复视,左侧肢体活动不灵 3 天"来诊。既往高血压病史 8 年。查体:血压 150/95 mmHg,右眼睑下垂,眼球向上、下和内活动受限,左侧肢体肌力 1 级,住院 3 日无明显好转。诊断考虑

A. 基底节区脑出血

B. 短暂性脑缺血发作

C. 脑栓塞

D. 椎-基底动脉系统血栓形成

E. 颈内动脉系统血栓形成

34. 男性,58 岁。高血压病史 10 年,左偏身痛觉减退 1 周来诊,头颅 CT 扫描示右基底节区小低密度灶(0.5 cm)。诊断考虑为

A. 腔隙性脑梗死

B. 短暂性脑缺血发作

C. 高血压脑病

D. 壳核出血

E. 脑栓塞

35. 女性,48 岁。以"晚饭后聊天时突然出现头昏、头痛、呕吐 1 次"为主要表现来急诊。查体:血压 170/105 mmHg,神清语利,左侧鼻唇沟浅,伸舌偏左,无舌肌萎缩,左侧肢体肌力 2 级、左侧偏身痛觉消失,颈强直(+)。诊断考虑为
   A. 蛛网膜下腔出血
   B. 脑出血
   C. 脑梗死
   D. 高血压脑病
   E. 短暂性脑缺血发作

36. 脑卒中指
   A. 各种脑血管病变
   B. 颅内出血
   C. 脑梗死
   D. 急性起病、迅速出现脑功能缺损的脑血管病变
   E. 短暂性脑缺血发作

37. 右侧特发性面神经麻痹表现为
   A. 右眼闭合不全
   B. 右眼球活动障碍
   C. 右瞳孔扩大
   D. 右侧针尖样瞳孔
   E. 右眼睑下垂

38. 阿尔茨海默病的诊断主要依靠
   A. CSF 检查
   B. EEG 检查
   C. CT、MRI 检查
   D. 基因诊断
   E. 排除诊断

39. 诊断运动神经元病最重要的辅助检查手段为
   A. 血生化及肌酶谱检查
   B. 脑脊液检查

C. 脑电图、体感诱发电位及听觉诱发电位
   D. 肌电图
   E. 脑与脊髓 MRI

40. 运动神经元病是一组病因未明的慢性进行性变性疾病,不侵犯
   A. 脊髓前角细胞
   B. 脊髓交感神经节细胞
   C. 脑干运动神经元
   D. 皮质椎体细胞
   E. 锥体束

41. 下列不属于单纯疱疹病毒性脑炎确诊依据的是
   A. 双份血清和脑脊液检查发现 HSV 特异性抗体有显著变化趋势
   B. 脑组织活检或病理发现组织细胞核内含有疱疹病毒的颗粒和抗原的包涵体
   C. 口唇或生殖道疱疹史,或本次发病有皮肤,黏膜疱疹
   D. CSF 的 PCR 检测发现 HSV-DNA
   E. 脑组织或 CSF 标本培养出 HSV

42. 下列不属于单纯疱疹病毒性脑炎临床诊断依据的是
   A. CSF 红、白细胞数增多,糖和氯化物正常
   B. EEG 以颞、额区损害为主的脑弥漫性异常
   C. 头颅 CT 或 MRI 检查发现颞叶局灶性出血性脑软化灶
   D. 口唇或生殖道疱疹史,或本次发病有皮肤、黏膜疱疹
   E. 亚急性或慢性起病,常以人格改变和智能减退起病

43. 艾滋病最常见的机会性中枢神经系统感染是
   A. 脑囊虫病
   B. 脑弓形体病

C. 单纯疱疹病毒性脑炎

D. 化脓性脑膜炎

E. 新型隐球菌脑膜炎

44. 梅毒性脑膜脑炎最常见的症状是

A. 痴呆

B. 肢体瘫痪

C. 抽搐

D. 精神异常

E. 躯体感觉异常

45. 女性,20岁。1个月前发现每晚视物成双,清晨醒来消失,半个月来每日下午起视物有双影,5天来下午睁眼困难、不发热、检查:双瞳孔2mm,对光反应正常,双眼上睑下垂,左眼球上视、外展和下视无力,右眼上下视、内收及外展均无力,向各方向注视均有复视,其余神经系统未见异常。最可能的诊断是

A. 双眶上裂综合征

B. 动脉瘤

C. 海绵窦血栓形成

D. 重症肌无力

E. 肌营养不良

46. 重症肌无力患者出现危象,瞳孔缩小,分泌物增多,腹泻,多汗,应

A. 肌内注射新斯的明

B. 做腾喜龙试验

C. 保持呼吸道通畅,必要时行气管切开,准备人工呼吸器,肌内注射阿托品

D. 加强肢体的活动

E. 加强呼吸肌活动

47. 反复发作的周期性瘫痪应做哪项检查?

A. 胸部X线片

B. 血T_3、T_4检查

C. 头颅CT

D. 尿常规

E. 血糖测定

48. 有关帕金森病的临床表现,下列不正确的是

A. 慌张步态

B. 意向性震颤

C. 步行时上肢不摆动

D. 面具脸

E. 便秘

49. 小舞蹈病三联征是指

A. 舞蹈样动作、肌张力减低、共济失调

B. 舞蹈样动作、肌强直、共济失调

C. 舞蹈样动作、偏瘫、共济失调

D. 舞蹈样动作、痴呆、共济失调

E. 舞蹈样动作、吞咽困难、共济失调

50. 女性,29岁,已婚。近3周来无明显诱因出现情绪低落,晨重夕轻,兴趣缺乏,精力减弱,言语减少,动作迟缓,自觉脑子笨,觉得前途暗淡,悲观失望,早醒,食欲缺乏,便秘,性欲减退,自责,自罪,多次自杀未遂。该患者最可能的诊断为

A. 神经衰弱

B. 反应性精神障碍

C. 抑郁性神经症

D. 抑郁发作

E. 隐匿性抑郁发作

51. 典型的原发型肺结核,X线胸片表现为

A. 哑铃状阴影

B. 片状模糊阴影

C. 团状影

D. 散在点状阴影

E. 阴影伴有空洞

52. 胸片上所示的密度减低阴影是指病变密度低于

A. 肺组织

B. 胸大肌

C. 胸壁软组织

D. 肋骨

E. 心脏

53. 胸片上双侧肺门影增大可见于
   A. 大叶性肺炎
   B. 慢性肺源性心脏病
   C. 慢性纤维空洞型肺结核
   D. 法洛四联症
   E. 肺隔离症

54. 侧位胸片上,右叶中央型肺癌伴有右中叶、右下叶不张时,形成的征象称为
   A. 饼征
   B. 双翼征
   C. 膈上半月征
   D. 龟背征
   E. 膈角移位征

55. 支气管扩张的胸片表现正确的是
   A. 纤维素条状阴影
   B. 团块状阴影
   C. 空洞
   D. 斑片状阴影、肺纹理增强
   E. 肺纹理增强蜂窝状阴影

56. 男性,30 岁,CT 检查示双侧听神经鞘瘤,右侧脑室三角区脑膜瘤。可诊断为
   A. 神经纤维瘤病Ⅴ型
   B. 神经纤维瘤病Ⅲ型
   C. 神经纤维瘤病Ⅰ型
   D. 神经纤维瘤病Ⅱ型
   E. 神经纤维瘤病Ⅳ型

57. CT 脊髓造影示神经根袖闭塞,硬膜囊变窄不规则,最大可能是
   A. 星形细胞瘤
   B. 先天变异
   C. 蛛网膜炎
   D. 神经纤维瘤病
   E. 先天性硬膜囊变异

58. 男性,55 岁,心电图检查显示胸导联 T 波直立而 U 波倒置,多提示
   A. 无临床意义
   B. 冠心病
   C. 肺源性心脏病
   D. 心包积液
   E. 低钾血症

59. 关于正常婴幼儿心电图特征的描述,不正确的是
   A. aVR 导联 R 波常>0.5 mV
   B. Ⅰ导联 R 波振幅较低
   C. V_1 导联 R/S 比值>1
   D. V_5、V_6 导联 S 波较深
   E. 额面 QRS 心电轴常<+10°

60. 关于左心室肥大心电图表现的描述,正确的是
   A. 面向左心室的导联 QRS 波群电压增高
   B. QRS 波群时限延长,但一般不超过 0.11 s
   C. QRS 波群电轴左偏,常超过-30°
   D. 左胸前导联可出现 ST 段下移及 T 波倒置
   E. 如果兼有 QRS 波群电压增高和 ST - T 改变,则左心室肥大的诊断很少有假阳性

61. 关于 rS 型右心室肥大心电图特征的表述,不正确的是
   A. 常见于肺心病
   B. V_1～V_6 导联均表现为 rS 型,不会出现 QS 型
   C. 肢体导联 QRS 波群低电压
   D. 可出现"肺型 P 波"
   E. 额面 QRS 心电轴右偏

62. 男性,52 岁。高血压病史 20 年,近来活动后气喘。心电图如下图所示,应诊断为
   A. 前间壁心肌梗死
   B. 左束支阻滞

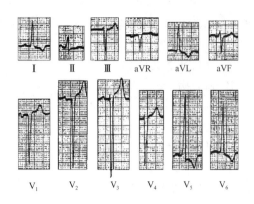

C. 左心室肥大伴继发性 ST‐T 改变

D. 左前分支阻滞

E. 双侧心室肥大

63. 女性,15 岁。先天性心脏病。心电图如下图所示,应诊断为

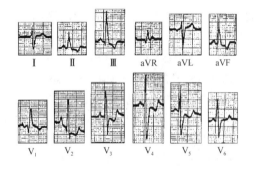

A. 完全性右束支传导阻滞

B. 右心室肥大

C. 前间壁心肌梗死

D. 预激综合征

E. 左后分支阻滞

64. 男性,47 岁,风湿性心脏病,二尖瓣狭窄,心电图如下图所示,应诊断为

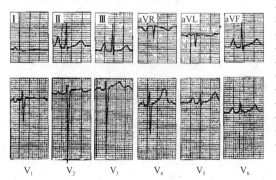

A. 右心室肥大

B. 左心室肥大

C. 右心房肥大

D. 左心房肥大

E. 双侧心房肥大

65. 男性,65 岁,慢性咳嗽史 30 余年,心电图如下图所示,提示

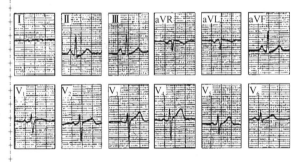

A. 风湿性心脏病,二尖瓣狭窄

B. 慢性肺源性心脏病

C. 心包积液

D. 心肌病

E. 以上都不对

66. 男性,66 岁,高血压病史 10 年,自觉心悸、胸闷 3 天就诊,心电图如下图所示,应诊断为

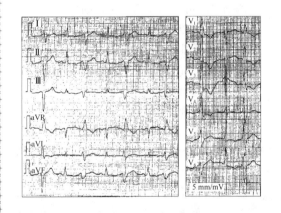

A. 左心房肥大,左心室肥大,室性期前收缩

B. 双侧心房肥大,双侧心室肥大,室性期前收缩

C. 右心房肥大,右心室肥大,室性期前收缩

D. 左心房肥大,右心室肥大,室性期前收缩

E. 不完全性左束支阻滞,室性期前收缩

67. 男性,44岁,高血压史20余年,胸闷10天就诊,心电图如下图所示,应诊断为

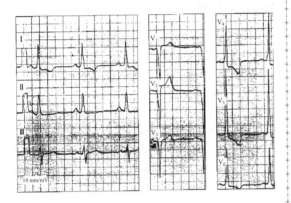

A. 左束支阻滞

B. 前间壁心肌梗死

C. 右心房肥大,前间壁心肌梗死

D. 左心房肥大,左心室肥大

E. 显性预激

68. 下列疾病不能在胸片上看到"支气管充气征"的是

A. 肺泡性肺水肿

B. 细支气管肺泡癌

C. 阻塞性肺炎

D. 大叶性肺炎

E. 肺出血

69. 肺静脉高压在胸片上最早表现为

A. 上肺静脉扩张

B. 下肺静脉扩张

C. 上肺静脉收缩

D. 下肺静脉收缩

E. 间质性肺水肿

70. 男性,71岁,消瘦、咳嗽、胸痛,结合胸片和CT检查,最可能的诊断是

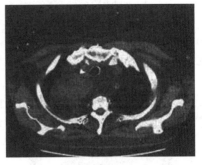

图1

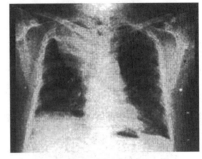

图2

A. 脂肪肉瘤

B. 心包脂肪垫

C. 脂肪蓄积症

D. 胸腺脂肪瘤

E. 胸腺囊肿

71. 10个月婴儿,发热、咳嗽、气喘1周。查体:嗜睡,皮肤有猩红热样皮疹,呼吸急促,鼻扇颤动及三凹征(+),两肺散在中小水泡音。实验室检查:WBC 25×10^9/L,N 0.85。X线胸片示:两肺点片状阴影,右肺第4后肋以下呈致密片状阴影,气管向左侧移位。考虑诊断为

A. 肺炎双球菌肺炎

B. 金黄色葡萄球菌肺炎

C. 腺病毒肺炎

D. 呼吸道合胞病毒肺炎

E. 肺炎支原体肺炎

72. 下列疾病脱髓鞘病变不包括
　A. 肾上腺脑白质营养不良
　B. 中心性脑桥髓鞘溶解
　C. 急性播散性脑脊髓炎
　D. 多发性硬化
　E. 渗透性髓鞘溶解

73. 男性,17 岁。发现颈部肿块 1 个月,胸片、CT 检查如下图所示。最可能的诊断为

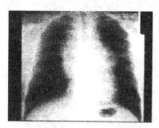

图 1

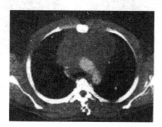

图 2

　A. 胸腺瘤
　B. 畸胎瘤
　C. 淋巴瘤
　D. 胸内甲状腺瘤
　E. 囊状淋巴管瘤

74. 面部皮脂腺瘤最常见于下列哪种疾病?
　A. 先天愚型
　B. 神经纤维瘤病
　C. 结节性硬化症
　D. 脑面血管瘤病
　E. 共济失调毛细血管扩张症

75. 女性,50 岁。突发眩晕、视物旋转、恶心、呕吐 2 天。血压 200/110 mmHg,眼震(+),听力粗测(−),四肢肌力 5 级,病理征

(−)。无上呼吸道感染史。最可能的诊断是
　A. 前庭神经元炎
　B. 脑梗死
　C. 梅尼埃病
　D. 椎基底动脉供血不足
　E. 脑出血

76. 有关第 Ⅷ 对脑神经损害的描述,不正确的是
　A. 传导性耳聋常见于外耳道和中耳疾病,神经性耳聋可由耳蜗或蜗神经病变引起
　B. 低音性耳鸣提示传导通路病变,高音性耳鸣提示感音器病变
　C. 前庭周围性病变所引起的眩晕常较重,起病突然或周期性发作
　D. 眼球震颤可见快慢两个相反方向的运动,通常规定慢相的方向为眼球震颤的方向

77. 男者,54 岁。活动中突然出现眩晕、呕吐、左枕部剧烈疼痛,不能走路。查体发现:意识清,水平性眼球震颤,右手指鼻不准,颈强直。无肢体瘫痪。病理征未引出。患者既往有高血压病史。你认为该患者最可能的诊断是
　A. 脑栓塞
　B. 小脑下后动脉血栓形成
　C. 小脑出血
　D. 脑桥出血
　E. 脑室出血

78. 女性,62 岁。晨起出现讲话不清,右侧肢体无力,2 天后病情渐加重。血压 148/80 mmHg,意识清,Broca 失语,右侧偏瘫。可完全排除的诊断是
　A. 脑栓塞
　B. 动脉粥样硬化性脑梗死
　C. TIA

D. 脑出血

E. 腔隙性梗死

79. 患者,80岁,有高血压史10年。突发睡眠增多,口角歪,右上下肢无力,入院。查体:左上睑下垂,左眼向上视、下视及内收不完全。右中枢性面舌瘫,右上、下肢肌力0级,双侧 Babinski 征阳性。右面及右半身痛觉减退。头 MRI 扫描示左中脑及双侧丘脑异常信号。对该患者最可能的诊断是

A. 脑出血

B. 基底动脉尖综合征

C. Wallenberg 综合征

D. 蛛网膜下腔出血

E. TIA

80. 脑出血与蛛网膜下腔出血的主要区别是

A. 发病年龄

B. 高血压病史

C. 血性脑脊液浓度

D. 头痛的严重度

E. 发病后偏瘫、失语等定位体征

81. 艾滋病的表现中错误的是

A. 神经系统症状

B. 体质性疾病

C. 免疫缺陷所致感染

D. 免疫缺陷所致肿瘤

E. 顽固性休克

82. 下列不是肝性脑病的诱发因素的是

A. 明显低钾、低钠血症

B. 低蛋白饮食

C. 消化道大出血

D. 合并感染

E. 大量放腹水

83. 男性,42岁。呕吐、腹泻两天,意识模糊、烦躁不安半天。神志欠清,巩膜中度黄染,颈部可见数枚蜘蛛痣,腹软,脾肋下3 cm,上肢穿刺部位有瘀斑。Hb 90 g/L, WBC 3.2×10⁹/L。以下诊断肝性脑病最有价值的检查是

A. 血气分析

B. 血氨

C. 肝功能

D. 凝血功能

E. 腹部 CT

84. 2002年1月16日,14岁患者寒战高热、头痛、喷射性呕吐持续5 h,精神萎靡,面色苍白,血压46/30 mmHg,心率120次/分。急诊时重点行哪项检查?

A. 神经系统检查

B. 注意观察全身皮肤有无散在性瘀点、瘀斑

C. 有无角弓反张

D. 肺部有无炎症体征

E. 腹部有无压痛及肌紧张、肿块

85. 判定脊髓横贯性损害平面主要依据

A. 括约肌功能

B. 感觉障碍平面

C. 脊髓休克

D. 总体反射

E. 病理反射

86. 糖尿病的神经系统并发症的发病机制不包括

A. 糖代谢异常破坏髓鞘和轴索

B. 神经低灌注

C. 神经营养因子对神经营养支持作用减少

D. 分子模拟

E. 炎症反应导致周围神经传导速度减慢

87. 男性,35岁。急性双下肢活动不能3天,肌力0级,躯干乳突平面以下感觉消失,大小便潴留,双侧 Babinski 征(+)。该患者感觉障碍的类型是

A. 神经干型感觉障碍

B. 脊髓横贯型感觉障碍

C. 脊髓后索型感觉障碍

D. 脊髓前联合型感觉障碍

E. 皮质型感觉障碍

88. 男性,72 岁。发现患者倦息,头痛,逐渐唤之无反应 1 天,糖尿病史 3 年,高血压病史 2 年,体检：呼之无反应,皮肤弹性差,Kussmaul 呼吸,瞳孔对光反射灵敏,四肢坠落试验对称,双侧 Babinski 征(—)。该患者昏迷最可能的原因是

A. 高渗性昏迷

B. 酮症酸中毒

C. 低渗性昏迷

D. 脑出血

E. 肝性昏迷

89. 关于周围神经疾病的描述不正确的是

A. 传导束型感觉障碍

B. 运动障碍

C. 腱反射减弱或消失

D. 自主神经功能障碍

E. 肌萎缩

90. 重症肌无力患者,以溴吡斯的明治疗过程中出现呼吸肌无力,血氧分压下降,新斯的明试验(—),阿托品试验(＋)。以下处理措施错误的是

A. 加大溴吡斯的明剂量

B. 肌内注射阿托品

C. 停用溴吡斯的明

D. 气管切开

E. 吸痰

91. 男性,10 岁。左眼上睑下垂半月余,朝轻暮重。体检：左眼裂 10 mm,右眼裂 14 mm。下一步最适宜的检查是

A. 头颅 CT 检查

B. 阿托品试验

C. 新斯的明试验

D. 肌电图检查

E. 胸部 X 线摄片

92. 女性,25 岁。四肢无力 2 周,朝轻夕重,疲劳加重,新斯的明试验(＋),胸部 CT 提示胸腺增生,诊断为重症肌无力。首选的治疗措施应为

A. 泼尼松治疗

B. 胸腺切除

C. 溴吡斯的明治疗

D. 胸腺放射治疗

E. 环磷酰胺治疗

93. 对重症肌无力诊断没有帮助的检查项目是

A. 疲劳试验

B. 腾喜龙试验

C. 新斯的明试验

D. 神经重复频率刺激检查

E. 脑脊液检查

94. 重症肌无力常与哪一种疾病同时存在？

A. 甲状腺肿瘤

B. 甲亢

C. 胸腺肿瘤或胸腺增生

D. 系统性红斑狼疮

E. 多发性神经炎

95. 女性,29 岁,患 Graves 病,突然出现双下肢不能动。检查：双下肢膝腱反射减退,无肌萎缩。血钾测定 2.2 mmol/L,你认为最可能是下列哪种情况？

A. 慢性甲亢性肌病

B. 周期性瘫痪

C. 周围神经炎

D. 重症肌无力

E. 癔症

96. 用左旋多巴或 M 受体阻断剂治疗帕金森病,不能缓解的症状是

A. 肌肉强直

B. 随意运动减少

C. 动作缓慢

D. 面部表情呆板

E. 静止性震颤

97. 可有痉挛性斜颈表现的病是

A. 帕金森病

B. 锥体系损害

C. 舞蹈病

D. 脑干疾病

E. 肌张力障碍

98. 颅内压增高的三主征是

A. 血压升高、脉搏细弱、呼吸微弱

B. 头痛、呕吐、视乳头水肿

C. 意识不清、呕吐、步态不稳

D. 头昏、头痛、呕吐

E. 血压下降、脉搏缓慢、呼吸微弱

99. 一患者需强烈刺激或反复高声呼唤才能唤醒,醒后表情茫然,反应迟钝,只能作简单的回答,这种意识状态是属于

A. 嗜睡

B. 浅昏迷

C. 昏睡

D. 意识模糊

E. 以上均不是

100. 运动性失语患者与闭锁综合征患者都是不能说话,能理解别人说的话,他们之间主要的区别在于

A. 前者发音器官肌肉无瘫痪,后者则瘫痪

B. 前者一侧偏瘫,后者双侧偏瘫

C. 前者可用手势表达,后者用眼球上下运动表达思想

D. 一人清醒,另一人昏迷

E. 以上都不是

101. 脑脊液每小时分泌量约

A. 10 ml

B. 5 ml

C. 15 ml

D. 20 ml

E. 25 ml

102. 谵妄状态的主要特征为

A. 意识障碍,且昼轻夜重

B. 幻觉

C. 记忆减退

D. 错觉

E. 注意涣散

103. 下列不属枕骨大孔疝的常见症状的是

A. 剧烈头痛、呕吐

B. 颈项强直

C. 早期出现一侧瞳孔散大

D. 意识障碍

E. 呼吸骤停发生早

104. 女性,60 岁。有喘息性支气管炎病史 20 余年,近 2 年有下肢水肿。5 天前受凉,咳嗽加重,彻夜不眠,意识模糊伴躁动不安。尿常规检查正常。血气分析显示:pH 7.14,PaO_2 48 mmHg,$PaCO_2$ 85 mmHg,HCO_3^- 30 mmol/L。符合

A. 原发性代谢性酸中毒,失代偿

B. 原发性呼吸性酸中毒＋原发性代谢性酸中毒,失代偿

C. 原发性呼吸性酸中毒＋原发性代谢性酸中毒

D. 原发性呼吸性酸中毒＋原发性代谢性碱中毒

E. 原发性代谢性酸中毒,代偿

105. 男性,28 岁。3 个月来头痛,10 天来呕吐。检查:双侧视乳头水肿,CT 见左顶叶有一圆形低密度病灶,其直径约 3.5 cm,其周围出现厚度均匀的强化环,左侧脑室受

压,中线向对侧移位。最可能的诊断是

A. 脑肿瘤

B. 脑梗死

C. 脑炎

D. 脑脓肿

E. 脑囊虫病

106. 发病 1 h 内,脑出血与蛛网膜下腔出血的主要鉴别依据是

A. 有无剧烈头痛

B. 有无脑水肿

C. 有无高血压病史

D. 有无神经系统定位体征

E. 头颅 MRI 表现

107. 男性,80 岁,以"头痛、呕吐、意识不清 1 h"为主诉入院。查体：血压 210/120 mmHg,浅昏迷,右侧瞳孔大,左侧偏瘫。此时最主要的治疗为

A. 外科手术

B. 降压治疗

C. 应用激素

D. 应用脱水剂

E. 应用止血剂

108. 女性,60 岁,以"做饭时突然剧烈头痛、呕吐 1 h"为主诉来诊。查体：神清,语利,四肢活动自如,颈强直(＋),Kernig 征(＋)。辅助检查：腰椎穿刺脑脊液压力 290 mmH$_2$O,呈均匀一致血性。最重要的检查是

A. 脑电图

B. 头颅 MRI

C. 头颅 CT

D. 全脑血管造影

E. 复查腰椎穿刺

109. 男性,56 岁,因"右侧肢体无力伴头痛、呕吐 3 h,意识不清 1 h"来急诊。查体：血压 192/100 mmHg,左侧瞳孔散大,右侧肢体

瘫痪,双侧 Babinski 征(＋)。首要的治疗措施为

A. 补充血容量

B. 立即给降压药

C. 给血管扩张药

D. 迅速给脱水药、降低颅压

E. 胞磷胆碱静脉滴注

110. 联系左、右大脑半球的纤维束是

A. 内囊

B. 胼胝体

C. 皮质核束

D. 皮质脊髓束

E. 内侧丘系

111. 下列关于内囊的叙述中,不正确的是

A. 内囊位于丘脑、尾状核和豆状核之间

B. 经内囊前肢投射的纤维主要有额桥束和丘脑前辐射

C. 经内囊膝部的投射纤维主要有皮质核束

D. 经内囊后肢的投射纤维主要有皮质脊髓束、皮质红核束和顶桥束

E. 内囊受损时会出现同侧偏身感觉障碍、偏瘫和偏盲的"三偏"症状

112. 不是上运动神经元瘫痪的特点的是

A. 肌张力增高

B. 腱反射增强

C. 肌萎缩明显

D. 有病理反射

E. 瘫痪以整个肢体为主

113. 女性,25 岁。数月来每日连续地出现剧烈头痛,有时呕吐。检查血压正常,神经系统无特殊所见,仅见双侧视神经乳头边缘不清,视网膜有出血。还应做何检查?

A. 甲状腺功能检查

B. 血液学检查

C. 肾上腺功能检查

D. 头颅 X 线平片

E. 头颅 CT 扫描

114. 女性,29 岁。上睑下垂伴复视。体检:右上睑下垂,眼球外展正常,向内、上及下方活动均受限,瞳孔直径右 4 mm、左 2.5 mm。为确诊下列检查最有意义的是
    A. 脑干诱发电位
    B. 局部脑血流量检查
    C. 脑电图
    D. 脑血管造影
    E. 腰穿检查脑脊液

115. 男性,60 岁,近几个月来出现明显的站立不稳,手脚麻木也逐渐加重,现上肢反射及膝反射亢进,跟腱反射消失,双侧 Babinski 征阳性,双下肢震动觉、位置觉减退,痛、温觉呈末梢型减退。该患者做哪项检查有助于诊断?
    A. 脊髓碘油造影
    B. 脊椎 X 线平片
    C. 肌电图
    D. CT 和 MRI
    E. 糖耐量试验

116. 内囊后肢前 2/3 的供血动脉是
    A. 大脑前动脉
    B. 大脑中动脉
    C. 大脑后动脉
    D. 脉络膜前动脉
    E. 后交通动脉

117. 血管性痴呆和阿尔茨海默病相比功能损害较重的是
    A. 时间及地点定向
    B. 记忆
    C. 命名
    D. 复述
    E. 执行功能

118. 下列检测有助于鉴别阿尔茨海默病和血管性痴呆的是
    A. MMSE
    B. BBS
    C. WEBSTER
    D. CDR
    E. HIS

119. 男性,36 岁,突然高热、寒战、头痛、呕吐,烦躁不安,意识障碍。查体:T 37.6℃,P 100 次/分,BP 75/60 mmHg,心肺未见异常,皮肤可见瘀点和瘀斑。需要首先处置是
    A. 抗生素
    B. 补充血容量及纠正酸中毒
    C. 肾上腺皮质激素
    D. 升压药
    E. 脱水治疗

120. 产褥期妇女。头痛、呕吐 3 周,伴发作性意识丧失、四肢抽搐,共发作 4 次,每次发作持续 4 min 可缓解。近 3 天出现双下肢无力、二便障碍。其最可能的诊断是
    A. 脑血栓形成
    B. 脑出血
    C. 脊髓炎
    D. 上矢状窦血栓形成
    E. 蛛网膜下腔出血

121. 一患者急性起病,头痛、恶心、呕吐。查体:眼底水肿,右耳流脓,右乳突压痛(+)。腰穿检查:压力>300 mmH$_2$O,白细胞及蛋白增高。诊断应考虑
    A. 上矢状窦血栓形成
    B. 海绵窦血栓形成
    C. 乙状窦血栓形成
    D. 直窦血栓形成
    E. 大脑深静脉血栓形成

122. 女性,32 岁,出现剧烈头痛和呕吐 24 h,经

过检查诊断为蛛网膜下腔出血。下述不
是该病常见临床表现的是

A. 无明显的偏瘫和偏身感觉障碍

B. 明显的偏瘫和偏身感觉障碍

C. 有脑膜刺激征

D. 血性脑脊液

E. 可以出现意识障碍

123. 患者反复头痛,突发上睑下垂,眼球不能
向上、向内运动,向下运动也受到很大限
制。出现复视、瞳孔散大。最可能的诊断
是

A. 面神经麻痹

B. 动眼神经麻痹

C. 展神经麻痹

D. 眼神经麻痹

E. 以上均不是

124. 男性患者,生气后突然出现头痛、呕吐、左
侧肢体偏瘫。既往高血压病史 10 年,未
规律服药。诊断考虑

A. 脑出血

B. 脑梗死

C. 蛛网膜下腔出血

D. 脑肿瘤

E. 化脓性脑膜炎

125. 一老年患者突然出现头痛、呕吐、右肢力
弱、言语不能。病前曾有脑外伤史。诊断
首先考虑

A. 硬膜下出血

B. 脑肿瘤

C. 脑梗死

D. 脱髓鞘

E. 脑出血

二、A3/A4 型题

(126~130题共用题干)

　男性,32 岁。头部外伤 15 h,当时昏迷

20 min,3 h 前开始出现神志渐差。查体:刺痛
可以睁眼,语言含糊不清,双瞳孔等大、等圆,光
反应(＋),刺痛可以定位,但左侧肢体力弱,左
侧病理征(＋)。

126. 此患者 Glasgow 昏迷评分为

A. 12 分

B. 10 分

C. 8 分

D. 6 分

E. 4 分

127. 最可能的诊断是

A. 脑震荡

B. 脑干损伤

C. 左侧硬膜下血肿

D. 左侧硬膜外血肿

E. 右侧硬膜外血肿

128. 首先要进行的检查是

A. 头颅 CT

B. 头颅 X 线摄片

C. 头颅 MRA

D. 腰穿

E. 脑电图

129. 一般救治措施中,错误的是

A. 快速静滴甘露醇

B. 加用呋塞米

C. 吸氧

D. 腰穿

E. 保持呼吸道通畅

130. 明确诊断后,应尽快采取的治疗措施是

A. 脱水治疗

B. 糖皮质激素治疗

C. 止血药物治疗

D. 手术治疗

E. 维持体液代谢平衡

（131～134题共用题干）

女性，38岁。突然剧烈头痛3 h，伴多次呕吐。体检：T 37.4℃，BP 140/85 mmHg，颈部抵抗感明显，Kernig征（＋），其他神经系统体征阴性。

131. 诊断应首先考虑
    A. 脑出血
    B. 脑炎
    C. 偏头痛发作
    D. 脑栓死
    E. 蛛网膜下腔出血

132. 该病最常见的原因为
    A. 先天性动脉瘤
    B. 脑血管畸形
    C. 高血压动脉硬化性动脉瘤
    D. 颅内肿瘤
    E. 脑血管炎

133. 下列检查结果对诊断具有特异性的是
    A. 颈项抵抗
    B. 眼底检查发现玻璃体下片状出血
    C. 偏瘫体征
    D. 失语症
    E. Babinski征（＋）

134. 该病治疗后曾一度好转，但发病7天后又出现意识障碍，临床考虑最可能的原因为
    A. 再出血
    B. 脑血管痉挛
    C. 脑积水
    D. 发生低钠血症
    E. 脑血栓形成

（135～138题共用题干）

患者男性，67岁。高血压史2年，某日晨起时感觉左耳后疼痛，次日晨洗脸、漱口时发现左口角流口水，味觉减退，听觉过敏。查体：左眼闭合不全，左侧额纹消失，口角偏向右侧，余神经系统检查未见异常。

135. 病变部位可能在
    A. 面神经
    B. 三叉神经
    C. 神经肌肉接头处
    D. 皮质延髓束
    E. 前庭蜗神经

136. 诊断考虑为
    A. 左耳大神经痛
    B. 右侧特发性面神经麻痹
    C. 左侧特发性面神经麻痹
    D. 多发性硬化
    E. 脑桥病变

137. 鉴别诊断应考虑
    A. 糖尿病
    B. 乳突炎
    C. 中耳炎
    D. 小脑脑桥角肿瘤
    E. 以上均是

138. 该患者应首先给予哪一项治疗？
    A. 手术治疗
    B. 康复治疗
    C. 尽早使用皮质类固醇激素
    D. 碘离子透入治疗
    E. 抗感染治疗

（139～141题共用题干）

女性，24岁。因"发热、头痛1个月，加重伴呕吐3天"入院。病程中患者乏力、食欲缺乏、盗汗，1个月内体重下降5 kg。其弟患肺结核，正行抗结核治疗。查体：体温38.4℃，神清，双眼外展、内收均不到位，颈项强直，Kernig征阳性，Brudzinski征阳性。胸片未见异常。

139. 该患者首选检查为
    A. 头颅CT

B. 头颅 MRI

C. 脑电图

D. 腰穿

E. 血细菌培养

140. 若腰穿检查：脑脊液压力 330 mmH$_2$O,脑脊液微黄,糖 1.9 mmol/L,氯化物 110 mmol/L,蛋白 1.4 g/L,白细胞计数 385×10^6/L,中性粒细胞 39%,淋巴细胞 48%,单核细胞 13%。考虑哪种疾病可能性大?

A. 化脓性脑膜炎

B. 结核性脑膜炎

C. 新型隐球菌脑膜炎

D. 病毒性脑膜炎

E. 单纯疱疹病毒性脑炎

141. 应选用何种治疗?

A. 抗病毒

B. 使用广谱抗生素

C. 抗结核治疗

D. 营养神经

E. 抗真菌治疗

(142～144 题共用题干)

男性,58 岁,突然头痛、呕吐,伴意识丧失 30 min。查体神志清楚,颈部抵抗,克氏征阳性。右侧眼睑下垂,右侧瞳孔 4 mm,光反应消失。

142. 最可能的诊断是

A. 脑梗死

B. 蛛网膜下腔出血

C. 高血压脑出血

D. 脑动静脉畸形出血

E. 颅脑肿瘤

143. 最好的诊断措施是

A. 腰椎穿刺

B. 脑电图

C. 视力检查

D. 头颅 CT

E. 视神经孔像

144. 引起患者右侧眼睑下垂,右侧瞳孔散大的最可能原因是

A. 面神经麻痹

B. 动眼神经麻痹

C. 小脑幕切迹疝

D. 糖尿病眼底病

E. 右侧视神经损害

(145～147 题共用题干)

陕西某高校一位副教授因高热住进职工医院,经 B 超、CT、胃镜、抽血、骨髓化验等检查后,难以确诊。医师恐延误病情,于是给予高级抗生素治疗,但病情不好转。第 16 天,该院请某市医院会诊,仍依据上述理化数据而诊断为病毒性感冒,给予相应治疗后仍无济于事。患者在这两家医院里诊治达 20 多天,花费近万元,仍无明确诊断。后来,医院只好请上级医院某教授会诊。该教授并未盲目用理化检验手段,而是仔细问诊查体,当在患者身上发现了 3 个极易被忽视的小红点时,病情很快得到确诊:原来是患者在不久前游览西双版纳时被蚊虫叮咬,导致斑疹伤寒。确诊后,患者家属遵医嘱到药店花 1.2 元钱买了 20 片四环素,患者口服后痊愈。

145. 前两家医院的医师出现误诊误治的原因是

A. 服务态度不好

B. 过分依赖技术手段

C. 患者病情太复杂

D. 诊断仪器不够档次

E. 医生学术水平太低

146. 某教授能为患者很快确诊的根本原因是

A. 他对患者负责

B. 他医术高明

C. 患者病情十分简单

D. 前两家医院为他提供了充分的理化数据

E. 正确看待诊疗仪器的作用,不做它们的奴隶

147. 医疗仪器,尤其是高科技手段大量进入临床,要求临床医师注意防范的伦理问题应除外

A. 盲目购进,不能充分利用

B. 仪器检查代替医师问诊

C. 仪器检查代替医师查体

D. 仪器检查代替医德责任心

E. 滥开检查单,不能合理利用

(148~150题共用题干)

男性,70岁,咳嗽、咳痰伴喘息20余年,加重1周,2天来高热、嗜睡。查体:嗜睡,球结膜水肿,皮肤红润,唇发绀不显著,BP 170/97 mmHg,呼吸30次/分,脉搏120次/分,无颈静脉怒张,双肺可闻干湿啰音,心脏不大,肝脾未触及,双下肢轻度凹陷性水肿,双侧腱反射减弱。WBC $12.8 \times 10^9/L$,N 82%。

148. 神志障碍最可能的原因是

A. 脑血管意外

B. 低血糖昏迷

C. 感染中毒性脑病

D. 高血压脑病

E. 肺性脑病

149. 为明确诊断应尽快进行以下哪项检查?

A. 头颅 CT

B. 血气分析

C. 血培养

D. 脑电图

E. 腰穿

150. 以下处理不正确的是

A. 通畅气道

B. 低浓度持续吸氧

C. 抗感染治疗

D. 尽早使用利尿剂减轻脑水肿

E. 应用呼吸兴奋剂

三、X 型题

151. 关于静脉窦闭塞,叙述正确的有

A. CT 扫描显示脑实质密度减低

B. 静脉窦闭塞初始脑内静脉压即升高

C. MRI 扫描可显示静脉窦流空影消失

D. 后期可见脑室增大和室旁水肿

E. 静脉窦闭塞全程血-脑屏障一直保持完好

152. 关于亚急性期脑梗死,叙述正确的有

A. 一般来说脑梗死后 72 h～10 天为亚急性期

B. 此期坏死脑组织开始吸收

C. CT 上梗死区域密度逐渐升高

D. 脑水肿一直加重直至慢性期

E. 此期有时可见"迷雾效应"

153. 伴中央颞区棘波儿童良性癫痫的脑电图特点是

A. 发作间期脑电图背景活动正常

B. 发作间期脑电图背景活动异常

C. 在中央颞区可见单个的或成簇出现的尖波或棘波

D. 异常放电与睡眠密切相关

E. 异常放电与睡眠无密切相关

154. 周围神经系统的组成包括

A. 从大体上看是脑干和脊髓软膜以外的神经组织

B. 从大体上看是颅骨与脊柱以外的神经组织

C. 从组织学上看是由神经膜细胞包绕的神经组织

D. 神经肌肉接头

E. 锥体束以外的全部神经结构

155. 下列辅助检查有助于明确痴呆类型的是
    A. 血液和脑脊液检查
    B. 神经电生理检查
    C. 神经影像学检查
    D. 神经心理学检查
    E. 病理学检查

156. 脊髓空洞症的临床表现包括
    A. 分离性感觉障碍
    B. 自发疼痛
    C. 肌肉萎缩
    D. 腱反射活跃
    E. 脑脊液糖、氯低,蛋白高

157. 脊髓蛛网膜炎的脑脊液表现包括
    A. 初脑脊液压力低
    B. 呈草黄色
    C. 淋巴细胞数增多
    D. 蛋白升高
    E. 髓鞘碱性蛋白升高

158. 单纯疱疹病毒性脑炎常累及的部位是
    A. 颞叶
    B. 额叶
    C. 基底节
    D. 边缘系统
    E. 小脑

159. 对单纯疱疹病毒性脑炎患者进行头颅 CT 扫描可出现
    A. 完全正常
    B. 肯定有异常发现
    C. 局灶性低密度区
    D. 低密度病灶区出现点状高密度影
    E. 病变区不会有高密度影

160. 下列检查有助于重症肌无力的诊断的是
    A. 肌肉疲劳试验

B. 血清中 AChR-Ab
C. 低频神经重复电刺激
D. 腾喜龙或新斯的明试验
E. 胸部 CT

161. 怀疑蛛网膜下腔出血的患者,可进行的检查包括
    A. 脑脊液
    B. 心电图
    C. 经颅多普勒
    D. 头颅 CT
    E. 头颅 MRI

162. 以下不适宜进行溶栓治疗的脑血栓形成患者是
    A. 年龄在 75 岁以上
    B. CT 显示右额顶叶大面积低密度影并昏迷状
    C. 有胃溃疡病史多年
    D. 发病已 8 h,但病情仍在逐渐加重
    E. 血压为 220/105 mmHg,并且呕吐咖啡样胃内容物

163. 关于出血性脑梗死的叙述正确的是
    A. 常发生在大面积脑梗死之后
    B. 和面积无关,主要和梗死位置有关
    C. 风湿性心脏病伴发的梗死易发生该病
    D. 接近皮质的梗死易发生该病
    E. 在 CT 上可见混杂密度改变

164. 腰椎穿刺脑脊液检查是诊断蛛网膜下腔出血的重要依据,对发病早期患者脑脊液的描述正确的是
    A. 可见均匀一致的血性脑脊液
    B. 压力多无增高
    C. 糖和氯化物多正常
    D. 红白细胞比例大约是 700∶1
    E. 蛋白质含量多升高

165. 少量桥脑出血可能的临床表现是

A. 可无意识障碍

B. 病灶侧周围性面瘫

C. 病灶对侧偏瘫

D. 两眼向病灶侧凝视麻痹

E. 失语

166. 脑出血常见的并发症包括

A. 应激性溃疡

B. 脑疝

C. 继发感染

D. 水、电解质紊乱

E. 中枢性高热

167. 运动神经元病常需和下列哪些疾病鉴别?

A. 脊髓肌萎缩症

B. 颈椎病

C. 脊髓空洞症

D. 特发性震颤

E. 良性肌束震颤

168. 关于运动神经元病正确的有

A. 常侵犯运动神经元和锥体束

B. 可同时有上、下运动神经元受损的体征

C. 可有肌无力和肌萎缩

D. 常累及括约肌

E. 颈髓前角细胞是最常受累的部位

169. 多巴胺神经元与下列病理有密切关系的是

A. 帕金森病

B. 精神分裂症

C. 药物依赖

D. 药物成瘾

E. 酒精中毒

170. 对于帕金森病下列治疗有效的是

A. 左旋多巴

B. 金刚烷胺

C. 苯海索

D. 利血平

E. 硝苯地平

171. 多发性肌炎可合并下列哪些疾病?

A. 红斑狼疮

B. 类风湿关节炎

C. 硬皮病

D. 干燥综合征

E. 肺癌

172. 下列疾病属肌肉疾病的是

A. 进行性肌营养不良症

B. 周期性瘫痪

C. 重症肌无力

D. 多发性肌炎

E. 强直性肌营养不良症

173. 一患者 10 天来出现低热、头痛、呕吐。查体:眼底水肿,脑膜刺激征(+)。你认为应选择的检查有

A. 血常规

B. 胸片正侧位

C. 腰穿检查

D. 头颅 CT

E. PPD 试验

174. 有关 TIA 的临床表现,下列描述正确的是

A. 起病突然

B. 反复发作,每次发作症状大致相似

C. 发作间歇期常遗留局灶性神经功能缺失

D. 大多无意识障碍及颅内高压征

E. 症状持续时间不超过 24 h

175. 癫痫有以下什么特点?

A. 各个年龄组都有发病

B. 临床有多种发作类型

C. 都有家族遗传病史

D. 多数有脑外伤的病史

E. 全身性强直-阵挛发作,醒后对抽搐全无记忆

参 考 答 案

第一章　神经系统基础知识

1. B　脊髓上端与颅内的延髓相连；下端呈圆锥形，随个体发育而有所不同，成人终于第 1 腰椎下缘或第 2 腰椎上部(初生儿则平第 3 腰椎)。

2. E　在大脑半球内侧面看不到角回。

3. A　在成人，一般的推算方法为：上颈髓节(C_1～C_4)大致与同序数椎骨相对应，下颈髓节(C_5～C_8)和上胸髓节(T_1～T_4)与同序数椎骨的上 1 节椎体平对，中胸部的脊髓节(T_5～T_8)约与同序数椎骨上 2 节椎体平对，下胸部的脊髓节(T_9～T_{12})约与同序数椎骨上 3 节椎体平对，全部腰髓节约平对第 10～12 胸椎，全部骶、尾髓节约平对第 1 腰椎。

4. D　髓至脑的主要上行传导束有锥体束构成的锥体。交叉的纤维下行束叫皮质脊髓侧束，不交叉的纤维下行束叫皮质脊髓前束，主要管理躯干和四肢骨骼肌的运动。

5. A　大脑中动脉的中央支称外侧豆纹动脉，可分内、外穿动脉两组。它们穿前穿质布于豆状核壳、尾状核头与体内内囊前肢、后肢的 2/3。大脑中动脉的中央支是供应纹状体和内囊的主要动脉，易破裂出血，故又名"出血动脉"。

6. E　头面部的痛、温度和粗略触觉传导通路：口鼻腔黏膜的浅部感受器—周围突三叉神经的感觉支—第一级神经元(三叉神经节)。

7. C　单侧节段性分离性感觉障碍见于后角型脊髓损害，多见于一侧后角病变如脊髓空洞症。双侧对称性节段性分离性感觉障碍见于前连合型脊髓损害，多见于脊髓中央部病变如髓内肿瘤早期、脊髓空洞症、脊髓中央管积水或出血等疾病。

8. C　躯干、肢体的深感觉传导通路第一级神经元的细胞体也位于脊神经节内，其树突分布于肌肉、肌腱及关节内，轴突随脊神经根进入脊髓后，在同侧后索内上行组成薄束和楔束，终止于延髓的薄束核和楔束核。痛觉、温觉为浅感觉，故与深感觉传导通路的薄束、楔束无关。

9. D　每一脊神经后根的输入纤维支配一定的区域，这种节段性支配现象在胸段明显。体表标志是乳头平面为 T_4、肋弓平面为 T_8、脐平面为 T_{10}、腹股沟平面为 T_{12} 及 L_1 支配。其他部位神经分布比较复杂，在颈部自耳前线至锁骨和胸骨上缘由 C_2～C_4 分布，上肢为 C_5～T_2，下肢前面为 L_1～S_3，肛周鞍区为 S_4～S_5 分布。

10. C　脑干损害：一侧病变时，典型表现为"交叉性感觉障碍"，系因传导对侧躯体深浅感觉的脊髓丘脑束受损，出现对侧躯体深浅感觉障碍；同时尚未交叉的传导同侧颜面感觉的三叉神经传导通路也受损，因此出现同侧颜面的感觉特别是痛觉障碍。

11. D　大脑两半球极度严重的损害或功能障碍所造成的自觉的思维活动能力的丧失，但间脑与脑干的功能有充裕的保留,因此一些自主神经反射与运动反射都有保存,并可有正常的睡眠-觉醒周期。

12. C 无动性缄默为脑干上部或丘脑的网状激活系统及前额叶-边缘系统损害所致。

13. A 谵妄状态的特征:①意识水平降低,有定向障碍;②常有精神运动性兴奋;③有幻觉或错觉,尤以幻视较多见。谵妄的临床特征中以注意的缺陷、意识水平低下、知觉紊乱以及睡眠-觉醒周期的紊乱为主要症状。

14. E 闭锁综合征(locked-in syndrome)又称闭锁症候群,即去传出状态,系脑桥基底部病变所致。

15. A 意识可以分成2个组成部分,即意识的"内容"和"开关"系统。意识的"内容",即高级神经活动,包括定向力、感知觉、注意、记忆、思维、情感、行为等,使人体和外界环境保持完整的联系;意识的"开关"系统则指各种传入神经活动激活大脑皮质,使其维持一定水平的兴奋性,使机体处于觉醒状态。双侧大脑皮质是意识"内容"的所在部位,即各种高级神经活动。

16. C

17. C 核间性眼肌麻痹是内侧纵束损害引起的特殊临床现象。常为多发性硬化,偶尔为脑干肿瘤的早期症状。

18. D 延髓背外侧综合征(Wallenberg syndrome)病变位于延髓上段的背外侧区。常见的原因为小脑后下动脉或椎动脉血栓形成。表现为交叉性偏身感觉障碍,即同侧面部痛、温觉缺失(三叉神经脊束及脊束核损害),对侧偏身痛、温觉减退或丧失(脊髓丘脑束损害)。

19. A 肌束颤动指肌束发生的短暂性不自主收缩,肉眼可以辨认但不引起肢体运动,见于脊髓前角或后根的损害。

20. D 脑诱发电位包括:脑干听觉诱发电位,事件相关电位,视觉诱发电位,体感诱发电位。运动单位动作电位属于肌电检查的内容,主要用于周围神经检测。

21. E 额叶病损时主要引起随意运动、言语、脑神经、自主神经功能及精神活动等方面的障碍。

22. B 后索综合征(posterior cord syndrome):是脊髓不完全损伤的特有的表现,它主要伤及脊髓后部,造成损伤平面以下本体感觉丧失,而运动和痛温觉存在。此患者双下肢位置觉、震动觉消失为本体感觉丧失,运动觉存在,故可定位在脊髓后索。

23. C 小脑损害出现锥体外系反应,无锥体束征。

24. C 病理反射是指锥体束损害时,失去了对脑干和脊髓的抑制功能而出现踝和趾背伸的现象,又称锥体束征。只有在锥体束损害时才会出现锥体束征。

25. E 动眼神经损害表现为上睑下垂,眼球外斜,向上外、上内、下内、同侧方向运动障碍,瞳孔散大,对光反应及调节反应消失,头向健侧歪斜。完全性瘫痪多为周围性,而不完全性多为核性。

26. B 展神经损害表现为眼内斜视,不能外展,并有复视。

27. B 病理反射是指锥体束损害时,失去了对脑干和脊髓的抑制功能而出现踝和趾背伸的现象,又称锥体束征。患者巴宾斯基征阳性,可推断神经损伤位于锥体束。

28. B 锥体束损害时,失去了对脑干和脊髓的抑制功能而出现踝和趾背伸,深反射增高的现象,又称锥体束征。

29. B 洋葱皮样感觉障碍是三叉神经脊束核,上部损害表现为面部口鼻周围痛温觉障碍,下部损害时表现为面部周边区及耳郭区域痛温觉障碍。

30. C 小脑半球损伤后,患者随意动作的力量、方向、速度和范围均不能很好地控制,同时肌张力减退、四肢乏力。患者不能完成精巧动作,肌肉在完成动作时抖动而把握不住动作的方向(称为意向性震颤),行走摇晃呈酩酊蹒跚状,如动作越迅速则协调障碍也越明显。患者不能进行拮抗肌轮替快复动作(例如,上臂不断交替进行内旋与外旋),但当静止时则看不出肌肉有异常的运动。

31. C 锥体束在内囊部受损伤后出现内囊性偏瘫,内囊性偏瘫表现为病灶对侧出现包括下部面肌、舌肌在内的上下肢瘫痪的偏瘫、偏身感觉障碍、同向偏盲的"三偏"症状。

32. C 脑干病变引起的偏瘫多表现为交叉性偏瘫,即一侧颅神经麻痹和对侧上下肢瘫痪。

33. B 脊髓圆锥综合征系指脊髓圆锥损伤和椎管内腰神经根损伤后的表现而言。两下肢多无明显的运动功能障碍,肛门与会阴部有鞍状感觉障碍,性功能障碍(阳痿或射精不能);大小便失禁或潴留,肛门等反射消失。偶尔可以保留球-肛门反射和排尿反射。

34. B 脊髓亚急性联合变性是维生素 B_{12} 缺乏引起的神经系统变性疾病,其临床表现以脊髓后索和侧索损害出现深感觉缺失、感觉性共济失调及痉挛性瘫痪为主,常伴周围神经损害而出现的周围性感觉障碍。

35. A

36. B 患者有发热、颅内高压症状、意识障碍、脑膜刺激征及神经系统局灶定位体征,考虑中枢神经系统感染,首先需了解脑脊液细胞数＋生化。

37. A 颅脑 CT 扫描对颅内肿瘤确诊率较高。

38. E 脑干诱发电位中枢性损害可表现Ⅲ波分化不良。

39. D 压颈试验(queckens test)又称奎肯试验,指腰穿时压迫颈部观察脑脊液压力的变化。压迫颈静脉可使颅内静脉压升高,而脑脊液回流受阻,导致颅内压升高。仅适用于脊髓病变或疑有横窦阻塞者。

40. E 颈内动脉系统主要供应眼部和大脑半球前 3/5 部分。

41. B 急性缺血时大脑皮质可发生出血性脑梗死,白质易发生缺血性梗死。

42. C 缺血、缺氧性损害耐受性最高的部位是脑干运动神经核。

43. E Willis 环是颅内最重要的侧支循环途径,将两侧半球和前、后循环联系起来。大脑动脉环由两侧大脑前动脉始段、两侧颈内动脉末端、两侧大脑后动脉借前、后交通动脉连通而成。

44. B 45. A 46. D 47. B

48. B 神经传导速度和肌电图主要用于对周围神经疾病的诊断。

49. B 面神经麻痹多表现为病侧面部表情肌瘫痪,前额皱纹消失、眼裂扩大、鼻唇沟平坦、口角下垂。

50. C 膝状神经节带状疱疹临床特征:①患侧耳痛及头痛作为初发症状;②耳甲部的带状疱疹,外耳道、鼓膜及软腭,舌根和舌前 2/3 的舌缘上的疱疹;③患侧 hunt 区(是中间神经支配区的耳甲、外耳道、鼓膜等)的发作性或持续性疼痛,亦称中间神经痛;④患侧外耳道、舌前 2/3 的感

觉迟钝等。

51. A

52. E 肌电图检查不用于中枢神经疾病病变定位。

53. D 顺向变性是指在神经纤维受各种外伤断裂后,远端神经纤维发生的一系列变化,1850 年 Waller 首先观察到。

54. B 周围神经病变在体征方面有:①跟腱反射、膝腱反射减弱或消失;②震动觉减弱或消失;③位置觉减弱或消失,尤以深感觉减退为明显。

55. E 周围神经病理改变为:华勒变性(顺向变性)、轴突变性、神经元变性、节段性脱髓鞘。

56. A 脑电图(electroencephalogram, EEG)是通过电极记录下来的脑细胞群的自发性、节律性电活动。对周围神经病变诊断无意义。

57. C EEG 是癫痫诊断和治疗中最重要的一项检查工具,尽管高分辨率的解剖和功能影像学在不断地发展,但在癫痫的诊治中 EEG 始终是其他检测方法所不可替代的。

58. A

59. E 周围神经病变主要临床表现为:①运动障碍:弛缓性瘫痪,肌张力降低,肌肉萎缩;②感觉障碍:局部麻木、灼痛、刺痛,感觉过敏,实体感缺失等;③反射障碍:腱反射减弱或消失;④自主神经功能障碍:局部皮肤光润、发红或发绀,无汗、少汗或多汗,指(趾)甲粗糙、脆裂等。

60. A 据周围神经分布上肢近端肌群无力伴或不伴感觉障碍——可能有 $C_5 \sim C_6$ 根丛病变,故选择高颈髓段。

61. A 因为脊髓圆锥受损时,运动障碍因位于 S_3 以下,故双下肢感觉,肌力和反射都正常;而马尾损伤时损伤平面一般高达 L_3 神经根,故有双下肢瘫痪。

62. C 继发性肌张力障碍是纹状体、丘脑、蓝斑、脑干网状结构等病变所致,如肝豆状核变性、胆红素脑病、神经节苷脂沉积症、苍白球黑质红核色素变性、进行性核上性麻痹、特发性基底核钙化、甲状旁腺功能低下、中毒、脑卒中、脑外伤、脑炎等;另外,药物(左旋多巴、吩噻嗪类、丁酰苯类、甲氧氯普胺)也可诱发。较少累及大脑皮质。

63. B 运动障碍疾病(movement disorders)又称锥体外系疾病(extrapyramidal diseases),主要表现随意运动调节功能障碍,肌力、感觉及小脑功能

不受影响。本组疾病源于基底核功能紊乱,通常分为肌张力增高-运动减少和肌张力降低-运动过多两大类,前者以运动贫乏为特征,后者主要表现为异常不自主运动。

64. E　基底节又叫基底核,是埋藏在两侧大脑半球深部的一些灰质团块,是组成锥体外系的主要结构。它主要包括尾状核、豆状核(壳核和苍白球)、屏状核以及杏仁复合体。

65. C　基底节纤维联系不包括大脑皮质-脑桥-小脑环路。

66. B　大脑皮质运动区占位性病变导致对侧肢体抽搐发作是神经结构受病变刺激产生过度兴奋表现,故选择 B。

67. B　据周围神经分布上肢近端肌群无力伴或不伴感觉障碍——可能有 $C_5 \sim C_6$ 根丛病变,故选择颈膨大。

68. D　脑血管造影的适应证:①颅内血管性疾病,如颅内动脉瘤、动静脉畸形、动静脉瘘、动脉栓塞等;②颅内占位性病变,如颅内肿瘤、脓肿、囊肿、血肿等;③颅脑外伤引起的脑外血肿;④手术后观察手术效果及脑血循环状态。故选择 D。

69. C　患者高度怀疑颅内血管病变,故选择头颅CT 扫描。

70. A　患者头痛、嗜睡,颈抵抗多考虑蛛网膜下腔出血,故行腰穿脑脊液检查。

71. C　此患者为后索综合征:是脊髓不完全损伤的特有的表现,它主要伤及脊髓后部,造成损伤平面以下本体感觉丧失,而运动和痛温觉存在。

72. C　锥体外系主要功能是调节肌张力、肌肉的协调运动与平衡。锥体外系病变可出现肌张力增高、面容呆板、动作迟缓、肌肉震颤、流涎等帕金森综合征样症状。

二、A3/A4 型题

73. C　高血压危象(hypertensive crisis)是指原发性和继发性高血压在疾病发展过程中,在某些诱因作用下,使周围小动脉发生暂时性强烈痉挛,引起血压急剧升高,病情急剧恶化以及由于高血压引起的心脏、脑、肾等主要靶器官功能严重受损的并发症。此外,若舒张压高于 140~150 mmHg 和(或)收缩压高于 220 mmHg,无论

有无症状亦应视为高血压危象。

74. B　75. A

76. C　患者收缩压较高,故为收缩期高血压。

77. C　单纯性收缩期高血压多发生于 60 岁以上的老年人,所以又叫老年性单纯性收缩期高血压,简称老年性收缩期高血压,多于大动脉弹性减退,顺应性降低有关。

78. B　口服降压药后突然起立出现头晕、短暂黑朦,多为机体反射性调节血压功能减退,脑供血不足所致。

79. E　尿酸 400 $\mu mol/L$,肌酐 115 $\mu mol/L$,均偏高,需要治疗。

80. C　患者有失眠史,血压偏高,硝苯地平控释片降压的同时扩张脑血管,改善脑供血。

三、X 型题

81. ABC

82. ABCD　硬脑膜形成结构主要有:①大脑镰形如镰刀,呈矢状位伸入大脑半球之间的纵裂内。②小脑幕呈半月形伸入大脑和小脑之间,前缘游离称小脑幕切迹,其前有中脑通过。③鞍隔位于蝶鞍的上方,附着在前床突、鞍结节至鞍背和后床突之间,形成蝶鞍的顶,中央有漏斗通过。④硬脑膜窦是硬脑膜在某些部位分为两层而构成的含静脉血腔隙。主要有位于大脑镰上缘内的上矢状窦,位于大脑镰下缘的下矢状窦,位于大脑镰与小脑幕连接处的窦汇(由上矢状窦与直窦在枕内隆突处会合而成),位于小脑幕后外缘内成对的横窦,位于乙状沟内成对的乙状窦,以及位于颅中窝蝶鞍两侧的海绵窦等。

83. BC　颈内动脉(internal carotid artery)经颈总动脉发出后垂直上升至颅底,经过颈动脉管入颅腔,分支分布于视器和脑。

84. ABCD　视神经由特殊躯体感觉纤维组成,传导视觉冲动。动眼、滑车、展神经具有支配眼球眼外肌运动的功能,常称为眼球运动神经。

85. BCD

86. AC　第 1 级神经元为位于背根神经节的脊神经节细胞,其周围突分布于躯干、四肢皮肤内的感受器;第 2 级神经元胞体主要位于脊髓后角Ⅱ板层,第 3 级神经元的胞体在背侧丘脑的腹后外

侧核。

87. BCD　锥体束是下行运动传导束,包括皮质脊髓束和皮质核束。锥体束在离开大脑皮质后,经内囊和大脑脚至延髓(大部分神经纤维在延髓下段交叉到对侧,而进入脊髓侧柱),终于脊髓前角运动细胞。

88. AD　脊髓前索位于前外侧沟的内侧,主要为下行纤维束,如皮质脊髓(锥体)前束、顶盖脊髓束(视听反射)、内侧纵束(联络眼肌诸神经核和项肌神经核以达成肌肉共济活动)和前庭脊髓束(参与身体平衡反射)。两侧前索以白质前连合相互结合。

89. ACE　脑干自下而上由延髓、脑桥、中脑3部分组成。

90. ACDE　动眼神经副核、上泌涎核属于脑干内的脑神经核。薄束核位于延髓背面的薄束结节内,接受薄束的纤维。疑核位于延髓内,下橄榄核的

背外侧。外侧膝状体位于丘脑后外侧的下方。

91. ADE

92. BCD　下丘脑又称丘脑下部。通常将下丘脑从前向后分为3个区:视上部位于视交叉上方,由视上核和室旁核所组成;结节部位于漏斗的后方;乳头部位于乳头体。

93. ABCE　在半球表面有各种走向的沟即大脑沟,由其主要的沟或裂把每一半球分为额叶、顶叶、枕叶、颞叶和岛叶。

94. AB　脉络丛,是脑部的解剖结构,位于脑室的一定部位,由软脑膜及其上的血管与室管膜上皮共同构成脉络组织,其中有些部位血管反复分支成丛,连同其表面的软脑膜和室管膜上皮一起突入脑室而形成脉络丛,为产生脑脊液的主要结构。

95. ABCE

第二章　脑血管疾病

一、A1/A2 型题

1. A　动脉粥样硬化是脑梗死的基本病因,常伴高血压、糖尿病和高脂血症。动脉壁炎症、真性红细胞增多症、血高凝状态为其少见病因。

2. E　基底节区出血为脑出血最常见类型。临床表现主要表现为对侧偏身瘫痪、偏身感觉障碍及同向性偏盲("三偏")。

3. E　脑出血临床表现:运动障碍以偏瘫为多见,言语障碍主要表现为失语和言语含糊不清。呕吐、眩晕、嗜睡或昏迷,瞳孔不等大、头痛、头晕。蛛网膜下腔出血表现为:突然发生的剧烈头痛、恶心、呕吐和脑膜刺激征,眼底检查可见视网膜出血、视乳头水肿。所以主要的临床鉴别点在于有无神经系统定位诊断。

4. B

5. C　偏头痛是临床最常见的原发性头痛类型,临床以发作性中重度、搏动样头痛为主要表现,头痛多为偏侧,一般持续4～72 h,可伴有恶心、呕吐,光、声刺激或日常活动均可加重头痛,安静环

境、休息可缓解头痛。该患者出现阵发性偏侧头痛多年,持续数小时可以缓解,检查神经系统未见异常,伴有眼前有暗点,亮光,且在月经期间发作,初步诊断为偏头痛-月经性偏头痛。

6. C　TIA 临床表现不会出现神经系统定位改变。

7. B　大脑中动脉闭塞可出现对侧偏瘫、偏身感觉障碍和同向性偏盲,可出现双眼向病灶侧凝视,优势半球受累可出现失语,非优势半球病变可有体象障碍。由于闭塞引起大面积的脑梗死,患者多有不同程度的意识障碍,脑水肿严重时可以导致脑疝形成,甚至死亡。患者老年女性,出现偏瘫,偏深感觉障碍,同向性偏盲,初步诊断为左侧大脑中动脉闭塞。

8. D　烟雾病脑血管造影的典型表现是颈内动脉虹吸上段和大脑前、中动脉起始部狭窄,脑底烟雾状异常血管网和广泛的侧支循环形成。

9. E

10. E　70%的高血压脑出血发生在基底节区。

11. E

12. A　传统的短暂性脑缺血发作定义时限为 24 h

内恢复。

13. C　多数患者就诊时临床症状已经消失,故诊断主要依靠病史。中老年人突然出现局灶性脑损害症状,符合动脉系统及其分支缺血后表现,持续数分钟或数小时后恢复,应高度怀疑为 TIA。

14. A

15. B　安静状态下逐渐发病,提示脑血栓形成。脑出血一般在活动中发病,而脑栓塞发病更快。

16. C　颈内动脉完全闭塞可以没有任何症状,或引起包括前 2/3 大脑的巨大脑梗死,闭塞的速度、部位、脑底动脉环的功能和侧支循环是其决定因素。当眼动脉缺血时,有同侧眼一过性失明,伴对侧偏瘫、偏深感觉障碍或同向性偏盲等(大脑中动脉缺血),优势半球受累伴失语症,非优势半球可有体象障碍。颈动脉搏动减弱或血管杂音,亦可出现晕厥发作或痴呆。患者反复发作性左眼失明 1 月余,每次持续 5 min 左右,初步判断为眼动脉供血不足,病症呈慢性进展,考虑因血栓形成阻塞血管所致。患者右利手,右侧优势半球未受累,2 天前出现语言障碍伴有左侧头痛,右侧肢体运动障碍,综合判断,初步诊断为左侧颈内动脉血栓形成。

17. A　脑血栓与脑出血的鉴别诊断如下表。

	脑血栓形成	脑出血
发病年龄	各年龄组均可见,老年人居多	50~65 岁中老年多见
常见病因	动脉粥样硬化	高血压及动脉硬化
起病状态	多在静态时	动态起病
起病缓急	较缓	急
意识障碍	无或轻度	多见、可持续
头痛	多无	多见
呕吐	少见	多见
血压	正常或增高	明显增高
瞳孔	多正常	患侧可增大
眼底	动脉硬化	动脉硬化,可见视网膜出血
偏瘫	多见	多见
脑膜刺激征	无	可有
脑脊液	多正常	压力增高,含血
CT 检查	脑内低密度灶	脑内高密度灶

18. E　脑梗死是由脑血管栓塞所引起,按血管供血区分布。

19. C　高血压按起病的缓急和病程进展分为缓进型和急进型两类。急进型高血压是血压突然升高,并伴有视网膜病变。如呈Ⅳ级眼底,有视乳头水肿,则称为恶性高血压。缓进型高血压起病隐匿,病情发展缓慢,病程较长,可达数十年,多见于 40 岁以上的人群,早期可无任何症状。高血压脑病,可发生于急进型或严重缓进型高血压病患者,由于动脉压突发急骤升高,导致脑小动脉痉挛或脑血管调节功能失控,产生严重脑水肿的一种急性脑血管疾病,可表现为剧烈头痛、眩晕、恶心、呕吐、失语等一系列神经系统体征。

20. C　脑出血的临床表现有:①运动和语言障碍。运动障碍以偏瘫较为多见;言语障碍主要表现为失语和言语含糊不清。②呕吐。约一半的患者发生呕吐,可能与脑出血时颅内压增高、眩晕发作、脑膜受到血液刺激有关。③意识障碍。表现为嗜睡或昏迷,程度与脑出血的部位、出血量和速度有关。在脑较深部位的短时间内大量出血,大多会出现意识障碍。④眼部症状。瞳孔不等大常发生于颅内压增高的患者;还可以有偏盲和眼球活动障碍,如脑出血患者在急性期常常两眼凝视大脑的出血侧。⑤头痛、头晕。头痛是脑出血的首发症状,常常位于出血一侧的头部;有颅内压力增高时,疼痛可以发展到整个头部。头晕常与头痛伴发,特别是在小脑和脑干出血时。

21. B 脑边缘带的供血动脉是终末血管,在体循环低血压和有效循环血量减少时,边缘带最先发生缺血性改变。CWSI是在脑动脉狭窄的基础上,发生血流动力学异常。

22. D 患者老年女性,既往有高血压病史,结合患者症状及临床表现,初步诊断为右颈内动脉闭塞。

23. A

24. B 心房颤动最容易导致血栓形成、脱落,合并TIA时最容易形成脑栓塞。

25. C 急性脑梗死后一般24 h出现脑水肿,3～5天脑水肿达到高峰。

26. A 在脑梗死早期,如果患者血糖增高并超过11.1 mmol/L时,应给予胰岛素治疗,将血糖控制在7～10 mmol/L。

27. D 患者突发头部剧烈疼痛,出现意识丧失,伴抽搐,呕吐,查体瞳孔不等大,眼底出血,血压高,初步诊断蛛网膜下腔出血。

28. B 为保持颅内压平衡和基础代谢,一般输液量为尿量+500 ml。

29. A 患者剧烈活动后出现爆裂样头痛、喷射性呕吐,四肢无明显受限,并未有脑神经定位症状,初步诊断为蛛网膜下腔出血。

30. E 大脑中动脉是颈内动脉的直接延续,在颈内动脉的分支最为粗大。大脑中动脉在视交叉外下方向外横过前穿质进入大脑外侧沟,再向后外,在岛阈附近分支。分为皮质支和中央支。主干闭塞引起对侧偏瘫、偏身感觉障碍、偏盲和双眼向对侧注视障碍,在优势半球可有完全性失语,因广泛脑水肿常有昏迷。上部皮质支闭塞可出现中枢性面瘫舌瘫,上肢重于下肢的偏瘫,优势半球可有运动性失语;下部皮质闭塞可有感觉性失语;偏盲或上象限盲等。中央支闭塞可有偏瘫、偏身感觉障碍和失语或构音障碍。结合患者临床表现及检查,符合左侧大脑中动脉阻塞诊断。

31. D 根据患者的临床表现可以确定为脑出血,再对不同部位脑出血的症状进行对比,该患者符合脑室出血的诊断。

32. C 患者有剧烈头痛伴呕吐,并出现脑膜刺激

征,判断有蛛网膜下腔出血。血管造影见有梨形影,可以判断有动脉瘤或者动脉夹层形成。结合选项可以做出判断。

33. B 脑梗死急性期脑水肿严重,在使用药物时要注意控制颅内压,防止因脑水肿严重造成脑疝,危及生命。

34. C TIA或脑梗死患者大多原因是脑动脉粥样硬化,阿司匹林可以调节血脂,延缓动脉粥样硬化,预防再次形成血栓,造成血管阻塞。

35. C 通常认为,在TIA之后约1/3的患者缓解,1/3的患者反复发作,1/3的患者进展为卒中。

36. E 脑梗死患者不会出现脑膜刺激征。

37. B 脑梗死患者在梗死后24 h后,因脑组织出现水肿,CT检查开始出现改变,表现为低密度影,在3～5天时,因水肿达到高峰,CT密度更低。在发病2周左右,水肿减轻和吞噬细胞浸润可与周围正常脑组织等密度,CT上难以分辨,称为"模糊效应"。

38. B Moyamoya是一种原因不明、慢性进行性的脑血管闭塞性疾病,主要表现为单侧或双侧颈内动脉远端大脑中动脉和大脑前动脉近端狭窄或闭塞伴脑底部和软脑膜烟雾状、细小血管形成。临床表现主要有脑缺血、脑出血及癫痫等。而Moyamoya病脑梗死病灶多位于皮质及皮质下动脉。

39. A 动脉粥样硬化是脑梗死的主要原因,而动脉粥样硬化性脑梗死是造成梗死性痴呆的主要原因。

40. A 脑循环储备力失代偿,CBF达电衰竭阈值以下,神经元的功能出现异常,机体通过脑代谢储备力来维持神经元代谢的稳定。星形细胞足板明显肿胀并造成脑局部微血管受压变窄或闭塞,局部微循环障碍。灌注成像可见TTP、MTT延长,CBF和CBV下降。

41. E CTP是超早期(发病6 h)脑梗死定性诊断中无创、安全且最容易操作的检查。

42. A 该患者有动脉瘤病史,经过对症治疗好转,后又出现意识障碍,瞳孔扩大,对光反射迟钝,肌张力下降,并出现脑膜刺激征,可以判断患者为脑动脉瘤破裂,出血后对脑组织造成压迫,造成颅内压增高。

43. B 腔隙性脑梗死是指大脑半球或脑干深部的

小穿通动脉,在长期高血压的基础上,血管壁发生病变,导致管腔闭塞,形成小的梗死灶。一般症状有头晕头痛、肢体麻木、眩晕、记忆力减退、反应迟钝、抽搐、痴呆,无意识障碍,精神症状少见。主要临床体征为舌僵、说话速度减慢,语调语音变化,轻度的中枢性面瘫,偏侧肢体轻瘫或感觉障碍,部分锥体束征阳性,而共济失调少见。

44. C

45. D 在影像检查中,与 CT 相比,MRI 可以发现脑干、小脑等小的梗死灶,功能性 MRI 如 DWI 和 PWI,可以在发病后数分钟内检测到缺血性改变。

46. B

47. D 根据患者 CT 检查可以诊断为急性硬膜下血肿,对脑组织造成挤压,使颅内压升高。硬膜下血肿在影像学检查上可以观察到在硬膜下出现一新月形高密度影,沿脑表面分布。硬膜外血肿由于受颅骨板限制,在脑表面呈双凸镜形密度增高影。

48. E

49. C 脑出血后 6～8 h,由于缺血、血红蛋白和凝血酶等细胞毒性物质释放,兴奋性氨基酸释放增加,细胞内离子平衡破坏,钠离子大量聚集,引起细胞毒性水肿。出血后 4～12 h,血脑屏障开始破坏,血浆成分进入细胞间液,引起血管源性水肿。出血后血管降解形成的渗透性物质和缺血产生的代谢产物积聚,使组织间渗透压增加,加重脑水肿。脑水肿一般在 24～48 h 达高峰,3～5 天逐渐消退。而出血及占位性改变最严重在 2 周左右,可持续 3～6 个月。

50. B 腔隙性脑梗死最常发生于基底核区和丘脑区。

51. A 急性出血在 CT 平扫下为高密度影。

52. A 颈内动脉海绵窦瘘是由于颈内动脉或颈外动脉分支与海绵窦之间的异常交通而引起的神经-眼科综合征。

53. B 烟雾病又称颅底动脉环闭塞症,是一组以颈内动脉狭窄或闭塞,脑底出现异常毛细血管网为特点的脑血管病。

54. E 星形细胞瘤不按血管支配区分布而脑梗死按血管支配区分布。

55. B 分水岭脑梗死指两条动脉供血区之间边缘带部位的缺血性损害,主要发生在半球的表浅部位,可以发生在大脑半球的单侧,也可以发生在大脑半球的双侧;前分水岭脑梗死指梗死带位于大脑前动脉、中动脉之间的表浅区域;后分水岭脑梗死指梗死带位于大脑中动脉和大脑后动脉之间的表浅层;皮质下分水岭脑梗死,梗死位于大脑中动脉深浅之间;基底节分水岭脑梗死,即基底节区各组动脉血管之间的缺血梗死。

56. E 脑梗死 CT 表现为等密度或低密度改变,其梗死区域与其动脉供血区域一致,呈楔形或扇形,同时累及灰质和白质,CT 增强后病灶呈脑回样强化。

57. E 吸收后,软化灶均呈低密度表现。

58. A 左侧颞叶扇形异常信号,CT 低密度影,伴基底节回避,T2WI 较高信号,T2WI 高信号,ADC 低信号,结合病史,考虑为左侧大脑中动脉梗死。

59. D 海绵状血管瘤是血管畸形的一种。镜下主要由缺少肌层和弹力层的薄壁状海绵状组织组成。血管之间无正常神经组织,常伴钙化。常见于脑实质内,也可见于脑膜。

60. B 脑脓肿患者一般具有 3 类临床症状:急性感染症状、颅内高压症状和脑局灶性症状,病灶可以是单发、多发或多房性的。CT 平扫显示脓肿中央为低密度影,周边显示完整或不完整规则或不规则的等密度或略高密度环;增强扫描显示脓肿内仍为低密度,脓肿壁轻度强化,表现为完整但不规则的浅淡环状强化,环壁可厚可薄,厚薄均匀或不均匀。外壁边缘模糊。脓肿周围可见低密度水肿带。

61. D 高血压使动脉壁疝出或内膜破裂,导致微动脉瘤或者微夹层动脉瘤。血压骤然升高时血液自血管壁渗出或动脉瘤壁破裂,形成脑内血肿。高血压引起远端血管痉挛,导致小血管缺氧坏死、血栓形成、斑点状出血及脑水肿,可继发脑水肿。脑动脉壁肌层细胞薄弱,外膜结缔组织少且缺乏弹力层,豆纹动脉等穿支动脉自大脑中动脉近端呈垂直分出,受高压血流冲击容易产生粟粒状动脉瘤。

62. D 在进行"3H"治疗时,血容量增加,前负荷增加,回心血量增加,可能会出现心脏功能失代偿而发生心力衰竭。

63. E 脑出血的预后主要与出血的部位、出血量以及出血后伴发的并发症有关。

64. B 脑出血后首先应当降颅压,降颅内压首先选择脱水剂,如甘露醇、呋塞米、果糖等。

65. D

66. B 患者突发意识不清,查 CT 表现为高密度影,可以诊断为急性脑出血。

67. E 脑桥出血可分为被盖出血及被盖基底出血。脑桥被盖少量出血,患者意识清楚,病前常无征兆或偶有头痛,突然发病,出现对侧轻偏瘫或共济失调性偏瘫,伴有同侧面神经或展神经麻痹,两眼向病灶侧凝视或有核间性眼部肌肉麻痹。双侧被盖与基底部大量出血累及整个脑桥,压迫第四脑室,引起梗阻性脑积水,可出现昏迷,四肢瘫,双侧病理征,中枢性发热,双侧针尖样瞳孔,光反射存在,角膜反射消失,眼水平运动消失。

68. A 可逆性缺血性神经功能缺失是粥样动脉硬化性脑梗死的临床类型之一,发病后神经缺失症状较轻,持续 24 h 以上,但可于 3 周内恢复。

69. D TIA 的预防性用药主要包括:①抗血小板聚集药——阿司匹林、氯吡格雷、双嘧达莫等;②抗凝药物——肝素、华法林等;③扩张血管药物;④进行适当扩容。

70. C 单侧颈内动脉闭塞可以经脑底动脉环建立侧支循环起到代偿作用。

71. E

72. C 脑血栓形成最常见的病因是动脉粥样硬化。

73. E 蛛网膜下腔出血在有颅内动脉瘤和脑(脊髓)血管畸形处多见。

74. D 蛛网膜下腔出血常见病因为颅内动脉瘤或脑(脊髓)血管畸形破裂出血。

75. B 以起病后第 1 周内开始,多在 2 周内达到高峰,可有短暂性局限性定位体征、进行性意识障碍、明显的脑膜刺激征和脑血管造影示血管痉挛变细。

76. D 脑梗死患者梗死后 24 h 开始出现脑水肿,3 天左右达到高峰,可以持续 2 周。该患者脑梗死后 3 日出现意识不清,血压升高,出现偏瘫,腰穿颅内压升高,诊断为脑梗死后脑水肿。处理方式多采用脱水降颅压方式,一般采用甘露醇、果糖,肝肾功能正常者可以用呋塞米静脉滴注,防止脑疝形成危及生命。

77. B 患者查有心房颤动,出现肢体活动不灵,语言障碍,偏瘫,偏身感觉障碍,可以确定为心脏微血栓脱落导致脑梗死。

78. A 该患者慢性起病,临床症状表现神志清楚,语利,肢体肌力 5 级,感觉正常,仅右侧同向性偏盲,而无神经系统定位诊断,初步诊断为脑血栓形成。

79. A 该患者既往有高血压病史,今突然出现头痛、呕吐、偏身肢体活动不便,初步诊断为脑出血,结合查体诊断为脑出血-小脑切迹疝形成。当幕上一侧的占位病变增长不断引起颅内压增高时,患侧大脑半球内压力高于其他部位,可使颞叶内侧的海马回和钩回向下移位,挤入小脑幕裂孔,压迫小脑幕切迹内的中脑、动眼神经、大脑后动脉和中脑导水管,中脑急性受压,发生变形、水肿、缺血,甚至出血,脑干内网状结构上行激活系统受损,产生不同程度的意识障碍;同侧大脑脚(锥体束)和动眼神经受压,造成同侧瞳孔散大、对侧肢体上运动神经元瘫痪症状和体征;大脑后动脉受压狭窄,其供血区域发生梗死,加重脑水肿,且疝出的脑组织如不能及早获得还纳,可因血液回流障碍发生充血、水肿以致引起嵌顿、出血、水肿和坏死,更严重压迫脑干;中脑导水管部分或完全受压,产生急性脑积水,使颅内压增高,脑疝演变更加严重。故此时该患者当及时脱水降颅压对症治疗。

80. E 该患者突然发病,出现意识障碍、呕吐,瞳孔对光反射存在,脑膜刺激征阳性,可以初步诊断为蛛网膜下腔出血。

81. D 颅内占位性病变是导致颅内压升高的主要原因。

82. B 心源性脑栓塞是指栓子来源于心脏,一般在大脑中动脉最常见。

83. B 依据视物旋转伴行走不稳,一侧肢体共济失调,眼球震颤,构音障碍,定位于小脑半球,依据老年男性,急性起病,伴头痛、呕吐,定性为出血性脑血管病,故诊断小脑出血。

84. B 脑血栓形成数小时至数天达高峰,脑栓塞数秒至数分钟达高峰,腔隙性脑梗死数分钟至数小时达高峰,脑出血数分钟至数小时达高峰,蛛网膜下腔出血数分钟达高峰,故脑栓塞起病最急。

85. B ICA 为眼部和大脑半球前 3/5 部分供血,包括额叶、颞叶、顶叶皮质及深部白质,基底节及间脑。

86. B Willis 环的组成主要为双侧大脑前动脉、颈内动脉、大脑后动脉、前交通动脉、后交通动脉 5 条大动脉。

87. C 该患者慢性起病,症状呈进行性加重,CT 检查发现低密度影,初步诊断为脑血栓形成,该病应该与脑栓塞鉴别。

88. B 患者高血压,临床症状进行性加重,运动性失语,右侧肢体肌力 2 级,右侧偏身痛觉减退,但意识清楚,初步诊断为左侧大脑中动脉血栓形成。

89. A

90. C 脑桥出血通常为突然起病的深昏迷而无任何预感或头痛,可在数小时内死亡。双侧锥体束征和去脑强直常见。早期表现病灶侧面瘫,对侧肢体瘫痪,称为交叉性瘫痪。脑桥出血两眼向病灶侧凝视。脑桥出血常阻断丘脑下部对体温的正常调节而使体温持续增高。由于脑干呼吸中枢的影响常出现不规则呼吸,可在早期出现呼吸困难。结合患者症状,可以诊断。

91. A 小脑出血起病突然,数分钟内出现头痛、眩晕、频繁呕吐、枕部剧烈头痛和平衡障碍等,但无肢体瘫痪。病处意识清楚或轻度意识模糊,轻症表现一侧肢体笨拙、行动不稳、共济失调和眼球震颤。大量出血可在 12~24 h 内陷入昏迷和脑干受压征象,如周围性面神经麻痹、两眼凝视病灶对侧(脑桥侧视中枢受压)、瞳孔缩小而光反映存在、肢体瘫痪及病理反射等;晚期瞳孔散大,中枢性呼吸障碍,可因枕骨大孔疝死亡。结合患者症状,可以诊断。

92. C

93. A 结合患者症状,可以诊断为高血压脑出血。

94. E 患者肢体感觉运动障碍持续存在,除外 C。头颅 CT 检查未见异常,除外脑出血。无栓子来源,除外 B。而 D 无肢体活动障碍。

95. C 传统的短暂性脑缺血发作定义时限为 24 h 内恢复。

96. D 基底节区是高血压脑出血的好发部位。

97. B 内囊和基底节为基底节区,是高血压脑出血最易发生的部位。

98. D

99. E DSA 适应证:①颅内血管性疾病,如颅内动

脉瘤、动静脉畸形、动静脉瘘、动脉栓塞等。②颅内占位性病变,如颅内肿瘤、脓肿、囊肿、血肿等。③颅脑外伤引起的脑外血肿。④手术后观察手术效果及脑血循环状态。DSA 是检查脑血管病的最有效方法之一。它是通过将含碘造影剂注入颈内动脉或椎动脉,使脑血管显影,来了解脑血管本身的形态和病变,以及病变的性质和范围。脑疝晚期、脑干功能衰竭者在使用造影剂可能加重病情进展,应当禁用。

100. B 小脑的供血动脉主要有基底动脉、小脑上动脉、小脑后下动脉及小脑前下动脉。小脑后下动脉供应小脑扁桃体及深部齿状核,小脑前下动脉供应小脑半球前下面及小脑下脚,小脑上动脉供应小脑半球上面。

101. A 患者男性,有高血压病史,突发头痛、呕吐、肢体运动障碍,初步诊断为脑出血;而患者出现右半身偏瘫,左侧瞳孔放大,对光反射消失,且有昏迷,考虑脑出血后形成脑疝并且定位诊断在左侧,故最可能的诊断为脑出血,左侧颞叶沟回疝。

102. E 椎基底动脉又称后循环,沿途发出脊髓动脉、小脑后下动脉、小脑前下动脉、迷路动脉、脑桥支和小脑上动脉,主要供应大脑半球后 2/5 部分、丘脑、脑干和小脑。供血不足可能会出现前庭系统症状如眩晕,常伴有共济失调,但无耳鸣及听力下降;视觉症状有视力模糊、复视、单眼及双眼同侧视野缺损,出现黑矇,甚至失明;大脑症状中头痛为常发症状,为跳痛,有时呈炸裂痛,多位于枕部,伴有神智迟钝,晕厥或跌倒,构语障碍,言语含糊不清,记忆力减退等;锥体束症状有面部及四肢麻木,感觉异常、麻痹等。

103. D 多数脑梗死病例于发病后 24 h 内 CT 不显示密度变化。24~48 h 后逐渐显示与闭塞血管供血区一致的低密度梗死灶。

104. D 颈内动脉系统又称前循环,主要分支有眼动脉、脉络膜前动脉、后交通动脉、大脑前动脉和大脑中动脉。主要供应眼部和大脑半球前 3/5 部分(额叶、颞叶、顶叶和基底节)的血液。临床可出现霍纳综合征,对侧偏瘫,偏身感觉障碍,双眼对侧同向性偏盲,双眼向病灶对侧凝视,优势半球受累可出现失语,非优势半

球受累可出现体象障碍。深穿支受累会出现对侧面、舌瘫及上肢轻瘫。患者有高血压、糖尿病、颈动脉粥样硬化伴斑块形成等病史,并出现眼前黑矇2天,言语不流利,右侧中枢性面、舌瘫,右侧肢体肌力Ⅳ级,右侧腱反射较左侧活跃,右侧巴宾斯基征(+)等神经系统检查可以初步诊断为左侧大脑前动脉梗死。

105. B 基底动脉尖端分出两对动脉——大脑后动脉和小脑上动脉,供血区域包括中脑、丘脑、小脑上部、颞叶内侧和枕叶。

106. D

107. E 颈动脉系统动脉粥样硬化斑块是大脑微小血栓的主要来源。

108. B

109. B 动脉粥样硬化容易发生在动脉分支附近,如颈动脉窦部及虹吸部、大脑中动脉近端及椎动脉近段。

110. D 意识障碍为中脑的网状结构和(或)丘脑的非特异性核团——板内核、网状核受损所引起,两者均为非特异性投射系统的一部分。板内核是丘脑的起搏器,控制大脑皮质的电活动;网状核修改和调整丘脑皮质间的冲动。

111. D Moyamoya病又名烟雾病,是一组以Willis环双侧主要分支血管(颈内动脉虹吸段及大脑前、中动脉),有时也包括大脑后动脉起始部慢性进行性狭窄或闭塞,继发出现侧支异常的小血管网为特点的脑血管病。因脑血管造影时呈现许多密集成堆的小血管影,似吸烟时吐出的烟雾,故名烟雾病。临床分为"TIA型"和"非TIA型"。TIA型最多见,非TIA型包括梗死型、癫痫型、出血型。非TIA型病程复杂多变,预后较差,多表现为混合型,无论何种类型,4岁以前起病者预后较差。此外,临床症状及其严重程度决定于侧支循环的代偿效果,如果能够维持足够的脑血流灌注,则可能不出现临床症状,或只有短暂的TIA型发作,或头痛。如果不能保持脑血流灌注,则症状严重,引起广泛脑损伤。

112. B 小脑后下动脉闭塞临床症状为非特异性的,包括头痛、眩晕、恶心、构音障碍和步态不稳。大脑中动脉闭塞引起对侧偏瘫、偏身感觉障碍、偏盲和双眼向对侧注视障碍,在优势半球

可有完全性失语,因广泛脑水肿常有昏迷。上部皮质支闭塞可出现中枢性面瘫舌瘫,上肢重于下肢的偏瘫,优势半球可有运动性失语;下部皮质闭塞可有感觉性失语;偏盲或上象限盲等。中央支闭塞可有偏瘫、偏身感觉障碍和失语或构音障碍。脊髓前动脉闭塞多见于中胸段或下胸段,临床表现为突发病变水平的相应节段根性疼痛或弛缓性瘫痪,脊髓休克期过后转为痉挛性瘫痪,痛温觉消失,深感觉存在,二便障碍较明显。小脑下前动脉闭塞以旋转性眩晕、病灶同侧的小脑共济失调、耳聋耳鸣、周围性面瘫、面部痛温觉障碍、霍纳综合征以及病灶对侧的躯体痛温觉障碍为典型的临床表现。大脑前动脉闭塞引起对侧下肢重于上肢的偏瘫,偏身感觉障碍,一般无面瘫。可有小便难控制。通常单侧大脑前动脉闭塞,由于前交通动脉的侧支循环的代偿,症状表现常不完全。偶见双侧大脑前动脉由一条主干发出,当其闭塞时可引起两侧大脑半球面梗死,表现为双下肢瘫,尿失禁,有强握等原始反射及精神症状。

113. D 多发性脑梗死性痴呆临床表现无特异性,患者有多次缺血性脑卒中事件病史,脑梗死局灶性定位体征,如中枢性面舌瘫、偏瘫、偏身感觉障碍、肌张力增高、锥体束征、假性延髓麻痹、感觉过度和尿便失禁等。可急性起病,阶段性进展,智能损害往往呈斑片状缺损,精神活动障碍与血管病变损及脑组织的部位和体积有直接关系。认知功能障碍表现为近记忆力和计算力减退,表情淡漠、焦虑、少语、抑郁或欣快,不能胜任以往熟悉的工作和进行正常的交往,外出迷路,不认家门,穿错衣裤,最终生活不能自理。

114. E 患者出现失明,右上肢无力,初步分析眼动脉受累,神志清楚,而出现不完全运动性失语。右侧中枢性面、舌瘫,右侧肌张力减低,偏身感觉障碍,判断病变在左侧优势半球,而选项中,只有椎动脉闭塞会出现双眼同侧性偏盲,而眼动脉受累后会出现单眼一过性失明或偶然为永久性失明。

115. E 多发性脑出血通常继发于凝血系统病变、烟雾病、脑淀粉样血管病、脑血管畸形、血管炎性改变等。

116. C 颈内动脉系统主要供应眼部和大脑半球前3/5部分(额叶、颞叶、顶叶和基底节)的血液。

117. C 大脑后动脉起自基底动脉,皮质支供应枕叶、颞叶底部,深穿支供应脑干、丘脑、海马、膝状体。

118. A 血管性痴呆不是单一的疾病实体而是一大类疾病的总称,临床表现可因血管病变的性质、数量、大小以及部位不同而复杂多样。通常将血管性痴呆分为 6 种类型:①多梗死性痴呆;②关键部位梗死性痴呆;③小血管病变引起的痴呆;④低灌注性痴呆;⑤出血性痴呆;⑥混合性痴呆。

119. D HIS 评分:≥5 分可以诊断;3～4 分为可疑;≤2 分可以排除。

临床特征	评分
急性起病	2
卒中病史	1
神经系统局灶性症状	1
神经系统局灶性体征	1
脑局灶性病灶	
孤立性	2
多发性	3

120. A 抑郁是血管性痴呆患者最常见的伴随症状。

121. D 血管性痴呆的一级防治:控制脑血管疾病的危险因素,如降压治疗、血糖管理和调脂治疗,减少卒中的发生。血管性痴呆的二级防治:在严格控制危险因素的基础上,及时进行合理的药物治疗。

122. A 脊髓前动脉综合征又称 Beck 综合征、Davison 综合征、脊髓前动脉闭塞综合征等。临床特点为脊髓前动脉分布区域受累,引起肢体瘫痪、痛温觉障碍和直肠膀胱括约肌障碍等。一般不出现位置觉障碍,震动觉可呈轻度损害。患者查体发现双下肢肌张力减低,T_6 以下痛温觉等浅感觉消失,深感觉存在,有尿潴留等症状,结合年龄和发病时的患者感觉,初步诊断为脊髓前动脉综合征。

123. B 头部的痛敏结构包括:①头皮、皮下组织、帽状腱膜和骨膜;②头部的血管和肌肉;③颅底动脉及其分支、硬脑膜动脉、颅内大静脉窦及其主要分支;④三叉、舌咽、迷走神经及其神经节和 C_2～C_3 神经。脑组织本身无感觉神经。所以硬脑膜动脉对痛觉敏感而大脑白质无疼痛感觉。

124. B 原发性高血压可出现心、脑、肾等靶器官受损的表现,其中以脑卒中最常见,为心肌梗死的 5 倍。

125. B 高血压脑病见于高血压患者,由于血压急骤升高,导致脑小动脉痉挛或脑血管调节功能失控,产生严重脑水肿的一种急性脑血管疾病。该患者"生气"后血压升高,引起上述症状。

126. B 非外伤性蛛网膜下腔出血最常见的原因是颅内动脉瘤破裂出血,占 35%～75%。

127. C 首次血管造影发现不了出血来源,可能是 SAH 后血管痉挛或动脉瘤血栓阻止造影剂充盈,使得造影结果阴性,这种情况可于 2 周后再次造影,因为 2 周以后脑水肿消退,血管痉挛缓解,可发现 1%～2% 的病变。

128. E 绝大部分原发烟雾病病因尚不清楚,多见于儿童和青壮年,临床表现为缺血或出血性脑卒中,脑血管造影表现为颈内动脉床突上段的狭窄或闭塞,不宜行血管内支架置入术。

129. D 病情逐渐进展的脑出血是外科手术治疗的主要适应证。

130. C 小脑出血的手术指征较明确,昏迷的患者常在数小时内病情恶化,因此越早手术效果越好,多数情况下认为血肿 10 ml 以下,症状恶化也应尽早手术。

131. D 对于脑出血性疾病 DSA 是诊断脑出血血管定位的重要手段。

132. A 患者突发头痛、呕吐,伴有脑膜刺激征,CT检查提示前纵裂池积血,若因颅内动脉瘤破裂所致,最有可能为前交通动脉瘤。大脑前动脉在视交叉外侧,由颈内动脉向前近直角发出,左右大脑前动脉中间以横支相连,称为前交通动脉。大脑前动脉为颈内动脉的终支,在视交叉上方折入大脑纵列,在大脑半球内侧面延伸。大脑前动脉是颈内动脉的主要分支之一,位于大脑纵裂内,由前向后行,起始段与对侧同名动脉在中线上借前交通动脉相连。结合检查可以判断出血部位。

133. B 小脑幕切迹疝又称颞叶钩回疝,由于颅内占位性病变可使颞叶内侧的海马回和钩回向下移位挤入小脑幕裂孔,压迫小脑幕切迹内的中脑、动眼神经等结构,导致脑干内网状上行激活系统和锥体束受损,产生不同程度的意识障碍及肢体瘫痪;同侧动眼神经受压,造成同侧瞳孔散大,对光反射迟钝或消失。小脑幕切迹疝时,瞳孔和意识障碍出现较早,延髓生命中枢功能受累表现出现在后,而枕骨大孔疝生命体征和循环障碍出现较早,而瞳孔变化和意识障碍出现较晚。

134. A

135. C　发病1 h内脑水肿尚不明显,不是鉴别脑出血与蛛网膜下腔出血的主要依据;高血压病史和剧烈头痛两者都可能伴有;头颅 MRI 在出血性疾病的超早期诊断中并无优势。

二、A3/A4 型题

136. C　急性脊髓炎急性起病,常先有脊背部疼痛、胸腹部束带感及下肢麻木感,后迅速出现脊髓受损平面以下运动、感觉及大小便功能障碍,多在数小时至数天内达高峰。患者发病前有低热,症状快速加重,伴剑突以下深、浅感觉障碍,双下肢弛缓性瘫痪、尿潴留等,符合脊髓炎临床表现。

137. C　患者剑突下深浅感觉障碍,伴下肢瘫痪,结合脊髓炎节段性特点,病变部位可能在脊髓上胸段 T_4 左右。

138. C

139. D　患者有慢支、肺气肿 20 年,本次发病以呼吸困难加重入院,查体有意识障碍(浅昏迷),呼吸困难,口唇发绀,球结膜轻度水肿,BP 170/110 mmHg,双肺散在干啰音,中下部湿啰音,可以得出呼吸衰竭诊断。又因出现昏迷,伴有脑缺氧症,诊断为肺性脑病。

140. D　在患者出现呼吸衰竭时应急查动脉血气,明确缺氧程度及酸碱失衡和电解质紊乱程度。

141. A　应注意保持呼吸道通畅,高流量吸氧。

142. A　该患者经过抢救后一度清醒,后又出现谵语、躁动,为二氧化碳在体内蓄积引起酸中毒加重。

143. D

144. E　患者 3 月前外伤,1 周前发病,出现头痛、头

昏,视力下降,神志呈嗜睡状态,语言吐词不清,瞳孔等大,对光反射灵敏。眼底水肿,右侧下肢锥体束征阳性,结合症状及发病过程,可以诊断为慢性硬膜下水肿。

145. E　首选影像学检查为头颅 CT。

146. C　首选外科手术处理,颅骨钻孔冲洗引流减压。

147. C　问诊时要注意询问是否有高血压、冠心病、动脉粥样硬化等脑血管疾病高危险因素存在。

148. C　为准确定性,体检重点在运动神经系统定位检查。

149. B　患者既往无高血压病史,结合症状,最有可能的诊断为蛛网膜下腔出血。

150. D　颅脑 CT 检查作为首选。

151. E　DSA 是诊断脑血管出血性疾病的"金标准"。

152. B　颅内动脉瘤是脑出血最常见的病因。

153. D　患者 CT 增强扫描后发现鞍旁右侧有一小圆形高密度影,周围无明显水肿,结合临床可诊断动脉瘤。

154. A　脑血管造影是脑血管疾病定性诊断的"金标准"。

155. C　结合之前诊断是动脉瘤,应行脑动脉瘤夹闭手术,减轻颅内压,防止破裂出血。

156. C　根据患者临床表现及 CT 检查,并无出血性表现,可排除脑出血可能。

157. A　患者出现头晕、偏身肌张力减低,CT 检查有低密度影,初步诊断为脑梗死。

158. E　根据以上诊断处理原则为扩张血管、改善微循环。

159. E　急性发病,头颅 CT 检查显示高密度影,可以诊断脑出血。

160. C　急性脑出血患者颅内压升高,当立即使用脱水剂控制脑水肿,降低颅内压,防止脑疝形成。

161. E　脱水、血钠高为高渗表现。此患者最可能的诊断是糖尿病高渗性昏迷。尿酮体阴性可除外酮症酸中毒。

162. D　高渗性昏迷首选大量补液加小剂量胰岛素。

163. D　患者头痛、步态不伴呕吐,眼底视乳头水肿,右下肢共济失调 Romberg 征(+),往右侧

倾倒,定位诊断在右侧小脑半球。

164. E　根据患者症状及查体,首选的检查为头颅 MRI 检查。

165. E　患者小脑半球囊性占位,伴梗阻性脑积水,增强扫描囊内结节均匀强化,边界清晰,囊壁无强化,周围有水肿,可以判断为血管性病变,结合症状,诊断为血管网织细胞瘤。

166. D　治疗上应行开颅切除瘤结节。

三、X 型题

167. BCDE　多发性脑出血多见于溶栓剂的应用、脑淀粉样血管病、原发性血液疾病、外伤性颅内出血、原发性脑室内出血、脑肿瘤出血、真菌性动脉瘤、脑紫癜、血液病、血管炎性疾病、脑动静脉瘤体破裂、脊髓源性出血等。

168. ABCE　构音障碍-手笨拙综合征是内囊膝部梗死的表现。

169. ABCD

170. ABCD　DWI 在临床上主要用于超早期脑缺血诊断的应用:急性脑缺血缺氧造成的主要是细胞毒性水肿,在 DWI 上表现为高信号,与常规 SE 序列相比,能更早地发现梗死区的信号异常。需要鉴别注意的是有些脑组织病变在 DWI 上也表现为高信号,如多发硬化的活动病灶、部分肿瘤、血肿、脓肿等。

171. ABCDE　蛛网膜下腔出血并发症有脑水肿、脑积水、高颅压性脑疝、压迫脑血管形成脑梗死、血管痉挛等。

172. ABDE

173. ABCDE　囊状动脉瘤是蛛网膜下腔出血最常见的病因,其他 4 项也可引起。另外,垂体卒中、脑血管炎、颅内静脉系统血栓等也可引起蛛网膜下腔出血。长段动脉膨胀为动脉硬化性"动脉瘤",也是蛛网膜下腔出血的病因之一。

174. ABCE　大量的小脑出血可以出现昏迷,暴发性发病可立刻出现昏迷。

175. ABCE　细菌性脑膜炎发病与本病无明确关系。

176. ABCE　短暂性脑缺血发作,时间定义为 24 h 内,症状无神经系统定位诊断,各种症状持续时间短,发作频率低,长时间发作可以进展成为脑

梗死,最常见临床表现为运动障碍,CT 检查可没有变化。

177. AC　椎动脉分支包括延髓动脉和小脑后下动脉。

178. ABCDE　　**179.** ABCD　　**180.** ABCDE

181. ACE

182. ACDE　自发性脑出血的最常见原因是高血压,其他常见的病因为淀粉样变性血管病、先天性血管瘤、动静脉畸形、凝血障碍和各种原因的占位。其他还有 Moyamoya 病、结节性多动脉炎、抗凝剂和抗血小板聚集剂的应用和某些药物的使用等。

183. AC

184. ABCDE　血管性痴呆病理类型包括:多梗死性痴呆、关键部位梗死性痴呆、小血管性痴呆、低灌注性痴呆等。小血管性痴呆包括腔隙状态、脑淀粉样血管病、皮质下动脉硬化性白质脑病、CADASIL 及 CARASIL 等。

185. ADE　　**186.** BCE

187. ABCD　小脑梗死常见症状有头晕、步态不稳、恶心呕吐、偏瘫、肌张力降低、腱反射降低或消失、意向性震颤、共济失调等。

188. BC

189. ABC　脑出血后最严重的并发症为出血灶阻塞脑脊液回路,造成阻塞性脑水肿,颅内压升高,未及时降颅压治疗,可能造成脑疝形成,最终危及生命。

190. ABC

191. ABCDE　脑血栓形成的治疗原则包括早期溶栓治疗、对症治疗(降颅压、改善酸中毒)、病因治疗(针对不同病因采用不同的治疗方式)、抗栓治疗(抗凝、溶栓、降纤溶、抗血小板治疗)、溶栓治疗、脑保护治疗等。

192. CD　延髓背外侧综合征病变位于延髓上段的背外侧区。常见的原因为小脑后下动脉或椎动脉血栓形成。

193. BD　蛛网膜下腔出血临床表现:突然起病,以数秒钟或数分钟速度发生的头痛是最常见的起病方式。患者常能清楚地描述起病的时间和情景。发病前多有明显诱因,如剧烈运动、情绪激动、用力、排便、咳嗽、饮酒等;少数可在安静情况下发病。约 1/3 患者动脉瘤破裂前数日或

数周有头痛、恶心、呕吐等症状。尾状核出血临床表现：较少见，表现头痛、呕吐及轻度脑膜刺激征，无明显瘫痪，颇似蛛网膜下腔出血，有时可见对侧中枢性面舌瘫。脑室出血临床表现：①发病急骤，迅速发生深度昏迷，少数神志清楚。②呕吐、呕血。③出现双侧病理反射。④四肢肌张力增高，早期出现周期性的自发性肌紧张，去大脑痉挛或去大脑强直发作，后期四肢变成弛缓状态。⑤双侧瞳孔缩小，眼球浮动，分离性斜视。⑥常有丘脑下部受损症状，表现体温升高，心率、脉搏先慢后快，面部充血出汗，血糖与白细胞增高。早期发生肺水肿与呼吸节律和频率的改变。⑦脑脊液压力高，呈血性。

壳核出血临床表现：主要是豆纹动脉外侧支破裂，通常引起对侧肢体运动功能缺损，持续性同向性偏盲，可出现双眼向病灶对侧凝视不能，主侧半球可有失语。脑叶出血临床表现：常出现头痛、呕吐、失语症、视野异常及脑膜刺激征、癫痫发作较常见，昏迷较少见。顶叶出血最常见，可见偏深感觉障碍、空间构象障碍；额叶可见偏瘫、Broca 失语、摸索等；颞叶可见 Wernicke 失语、精神症状；枕叶出现对侧偏盲。

194. ABCD　在减轻脑水肿、降低颅内压的治疗中，常用的药物为甘露醇、甘油果糖，查无肾功能损害时可以家用呋塞米，加用白蛋白加快脑水肿的吸收。

第三章　脊髓疾病

一、A1/A2 型题

1. E　上、下运动神经元瘫痪的区别有 5 点：①肌张力，前者增高，后者降低；②腱反射，前者活跃亢进，后者减弱；③病理反射，前者阳性，后者阴性；④肌萎缩，前者无，后者明显；⑤瘫痪特点，前者以肢体为主，后者以肌群为主。

2. C

3. B　锥体外系统是运动系统的一个组成部分，包括锥体系统以外的运动神经核和运动传导束，由基底神经节（新纹状体——尾状核、壳核，旧纹状体——苍白球、黑质）和丘脑底核、红核、网状结构等组成，主要调节肌张力、肌肉的调节运动和平衡。锥体外系统损害，可出现肌张力的改变，不自主多动，如帕金森综合征、舞蹈样手足抽动症和扭转性痉挛等。

4. E　急性脊髓炎的临床表现为急性起病，起病时可有低热、病变部位神经根痛、肢体麻木乏力和病变节段束带感；亦可无其他任何症状而直接发生瘫痪。大多在数小时或数日内出现受累平面以下运动障碍、感觉缺失及膀胱、直肠括约肌功能障碍，运动障碍早期为脊髓休克表现，一般持续 2～4 周后，肌张力逐渐增高，腱反射活跃，出现病理反射。脊髓休克期的长短取决于脊髓损害

严重程度和有无发生肺部感染、尿路感染、压疮等并发症。脊髓损伤严重时，常导致屈肌张力增高，下肢任何部位的刺激或膀胱充盈，均可引起下肢屈曲反射和痉挛，伴有出汗、竖毛、尿便自动排出等症状，称为总体反射，常提示预后不良。随着病情的恢复，感觉平面逐渐下降，但较运动功能的恢复慢且差。自主神经功能障碍早期表现为二便潴留，后随着脊髓功能的恢复，可形成反射性神经源性膀胱。

5. C　锥体系统是指上运动神经元，是运动系统的一部分。上运动神经元起自大脑皮质中央前回，传出纤维（锥体束）通过内囊、大脑脚、脑桥至延髓末端交叉（锥体交叉）后成为皮质脊髓侧束，最后终止于脊髓前角的下运动神经元。由前角细胞发出纤维（脊神经）将冲动传至随意肌，支配肌运动，维持肌肉张力和反射活动；并传送神经营养冲动，维持肌肉正常代谢。踝阵挛属于病理反射且由锥体系损伤导致的，故本题答案选 C。

6. B

7. A　小脑蚓部肿瘤临床主要表现为躯干性共济失调。

8. A　脑脊液蛋白增高见于中枢神经系统感染、脑肿瘤、脑出血、脊髓压迫症、吉兰-巴雷综合征、听神经瘤、糖尿病性神经根病、黏液性水肿和

全身性感染等。多发性神经病一般蛋白含量正常。

9. C　结合患者临床表现,考虑患者为缺血性脑梗死,SPECT 通过检查脑血流灌注情况了解阻塞血管部位及程度。

10. B　股外侧皮神经炎多见于 20～50 岁较肥胖的男性。表现为股前外侧下 2/3 区感觉异常,如麻木、蚁行感、刺痛等,以麻木最多见。查体可有程度不等的浅感觉减退或缺失,主要是痛觉与温度觉减退而压觉存在。少数患者可有色素减退或沉着。部分患者腹股沟外侧压痛,无肌无力和肌萎缩等运动神经受累症状。本病通常为单侧性,少数双侧发病。慢性病程,时轻时重,常数月至多年不愈。结合本病例,故选 B。

11. D　急性炎症性脱髓鞘性多发性神经病(AJDP)又称吉兰-巴综合征(GBS),是一种自身免疫介导的周围神经病。常累及脑神经,主要病理特征是周围神经及神经根脱髓鞘和小血管周围淋巴细胞、巨噬细胞反应。本病一般认为是神经系统由体液和细胞共同介导的单相性自身免疫性疾病。主要病变为神经根周围神经广泛的炎症性脱髓鞘,有时也累及脊膜、脊髓及脑部,临床特征以发展迅速的四肢对称性无力伴腱反射消失为主。

12. E　根据表现诊断为吉兰-巴雷综合征,又称急性感染性多发性神经根神经炎。多有蛋白增高而细胞数正常或接近正常的蛋白-细胞分离现象,为本病的另一特征。脑脊液蛋白常在发病后 7～10 天开始增高(增高的幅度不等),4～5 周后达高峰,6～8 后逐渐下降。脑脊液蛋白含量增高的幅度与病情并无平行关系,少数患者肢体瘫痪恢复后,脑脊液蛋白含量仍偏高,有些患者的蛋白含量始终正常。脑脊液和血液免疫学检查常有异常。

13. B　脊髓前角受压时可出现节段性下运动神经元性瘫痪症状,表现为由受损前角支配范围内的肢体或躯干肌肉萎缩、无力、肌肉纤颤。

14. C　一侧锥体束受压可以出现同侧相对椎体平面的运动和感觉障碍。

15. E　脊髓短暂性缺血发作出现脊髓间歇性跛行或下肢远端发作性无力,不会出现脑脊液的改变。

16. B　结合患者临床表现,有阶段性改变,判断出病变部位在颈膨大。

17. D

18. B　急性脊髓炎常急性起病,先有脊背部疼痛、胸腹部束带感及下肢麻木感,后迅速出现脊髓受损平面以下运动、感觉及大小便功能障碍,多在数小时至数天内达高峰,70%～75% 见于胸髓,其次为颈髓、腰髓,骶髓最少见。病初常表现为脊髓休克,瘫痪呈弛缓性,3～4 周后变为痉挛性,肌力开始由远端至近端渐恢复。感觉障碍呈传导束型,病变水平以下各种感觉均减退或消失,部分在感觉消失区上缘有 1～2 个节段的感觉过敏区或束带样感觉异常。本病早期即出现大小便潴留。休克期主要为充溢性尿失禁,后随脊髓功能恢复,膀胱逼尿肌出现节律性收缩,50% 在 2～3 周内恢复排尿功能。部分脊髓损害可自较低位节段迅速向高位进展,瘫痪在数小时至数天内自双下肢开始,依次累及腰、胸、颈部,最后影响延髓出现呼吸困难、饮水呛咳及言语不能,称为上升性脊髓炎,预后差。患者两周前有感冒病史,10 天前出现背部疼痛,继之出现肢体麻木,双下肢瘫痪,尿潴留等症状,经查体双下肢肌力 1 级,T_2 节段平面以下深浅感觉消失,双侧 Babinski 征(＋),符合急性脊髓炎临床表现,诊断为急性脊髓炎。

19. B　患者出现间歇性跛行,持续数分钟后缓解,神经系统检查无阳性体征,初步诊断为脊髓短暂性缺血发作。脊髓短暂性缺血发作与 TIA 相似,典型临床表现为脊髓间歇性跛行或下肢远端发作性无力。

20. C　急性脊髓炎是指脊髓的一种非特异性炎性病变,多发生在感染之后,炎症常累及几个髓节段的灰白质及其周围的脊膜,并以胸髓最易受侵而产生横贯性脊髓损害症状。部分患者起病后,瘫痪和感觉障碍的水平均不断上升,最终甚至波及上颈髓而引起四肢瘫痪和呼吸肌瘫,并可伴高热,危及患者生命安全,称为上升性脊髓炎。吉兰-巴雷综合征(Guillain-Barrés syndrome,GBS),又称急性感染性多发性神经根神经炎,是由病毒感染或感染后以及其他原因导致的一种自身免疫性疾病。其主要病理改变为周围神经系统的广泛性炎性脱髓鞘。临床上以四肢对称性弛缓性瘫痪为其主要表现。急性上升性脊髓炎感觉障碍表现为出现传导束型感觉障碍,病变节段以下深、浅感觉缺失,痛温觉损害突出,震动觉及本体感觉损害较轻,但重症损害者,各种感觉全部消失。感觉障碍常为首发症状,以主观感觉障碍为主,多从四肢末端的麻木、针刺感开始。检查时牵拉神经根常可使疼痛加剧(如 Kernig 征阳性),肌肉可有明显压痛(尤其是双侧腓肠肌)。客观检查可有手套、袜套样和(或)三叉神经支配区的感觉减退,也可无感觉障碍。感觉障碍比运动障碍轻,是本病特点。综合比较,感觉障碍的形式不同是两者的鉴别点。

21. D　急性脊髓炎没有椎管梗阻的表现,脊髓肿瘤会出现脊髓占位性改变。

22. E　脊髓前动脉综合征又称 Beck 综合征、Davison 综合征、脊髓前动脉闭塞综合征等。本病征临床特点为脊髓前动脉分布区域受累,引起肢体瘫痪、痛温觉障碍、直肠膀胱括约肌障碍。患者出现 T_4 水平痛温觉消失,结合其他临床症状及体征,可以诊断为脊髓前动脉综合征,胸段动脉血栓形成。

23. D　患者出现胸段水平以下浅感觉障碍,判断病损应该在胸段水平,查体不会出现交叉性瘫痪的症状。

24. C　脊髓空洞症常易侵犯脊髓灰质前连合。

25. D　脊髓空洞症经典的临床特征是颈肩及上肢节段性分离性感觉确实,即痛温觉减退或缺失,触觉保存;手及上肢节段性无痛性肌无力和肌萎缩;上肢腱反射减弱或消失;早期常见颈肩至上肢自发性疼痛,节段性痛温觉消失,痛温觉可以逐渐扩展至两上肢及胸背呈短上衣样分布。

26. D　脊髓亚急性联合变性简称亚急性联合变性(SCD),是由维生素 B_{12} 的摄入、吸收、结合、转运或代谢障碍导致体内含量不足而引起的中枢和周围神经系统变性的疾病。在神经症状出现前,多数出现贫血表现,部分胃酸缺乏患者合并轻度或严重贫血,出现倦怠、无力、心慌、头昏、腹泻、轻微舌炎及水肿等,部分患者神经症状可早于贫血。伴胃肠道疾病时患者食欲缺乏、便秘或腹泻、黏膜苍白等。神经症状常表现手指及足趾对称的感觉异常(刺痛、麻木及灼烧感,呈持续性,下肢较重),感觉异常可向上延伸至躯干,肢

端感觉客观查体多正常,少数患者有对称的手套、袜套样感觉减退。脊髓后索受损逐渐出现肢体动作笨拙、易跌倒、走路踩棉花感、闭目或在黑暗中行走困难。查体可见双下肢音叉振动觉及关节位置觉减退或消失、走路不稳、步态蹒跚、步基增宽、Romberg 征阳性等。部分患者屈颈时出现由脊背向下肢放射针刺感(Lhermitte 征)。运动障碍通常较感觉障碍出现晚,双下肢可呈不完全性痉挛性截瘫,查体可见双下肢无力、肌张力增高、腱反射亢进及病理征阳性。如周围神经病变较重时,则表现为肌张力减低、腱反射减弱,但病理征常为阳性。尿失禁等括约肌功能障碍出现较晚。

27. B　**28.** E

29. E　颈髓前角细胞是运动神经元的集合部,损伤后出现运动神经病。

30. A

31. E　中央动脉综合征为脊髓缺血性疾病,属脊髓梗死的一种。病变水平相应节段的下运动神经元瘫痪肌张力减低,肌萎缩,多无锥体束损害和感觉障碍。

32. B　患者进行性双下肢无力,出现双下肢完全瘫痪,胸水平以下感觉丧失,尿潴留,不能排便,但是腰椎穿刺脑脊液压力正常,压颈试验通畅,白细胞正常,淋巴细胞升高,蛋白轻度升高,初步诊断为急性脊髓炎。

33. E　**34.** D

35. D　约12%的重症肌无力母亲的新生儿于出生48 h 内出现吸吮困难、哭声无力、肢体瘫痪及呼吸功能不全等症状,母亲、患儿均可检出 AChR-Ab,持续数日至数周,症状逐步改善直至消失,抗体滴度降低。严重呼吸功能不全患儿可以用血浆交换疗法、呼吸机支持和营养治疗等。

36. D　多系统萎缩大体标本可见小脑、脑干和脊髓萎缩、变细;镜下上述特定部位的神经细胞变性脱失,胶质细胞增生和有髓纤维脱髓鞘。病理改变的主要部位在脑桥桥横纤维、脑桥基底部核、延髓下橄榄核、迷走神经背、蓝斑,小脑中、下脚,小脑齿状核及半球,中脑黑质和基底核的苍白球、尾状核、壳核,脊髓中间外侧柱细胞、前角细胞等部位的神经元丧失和胶质增生;皮质脊髓束变性、鞘脱失。周围神经主要为脱髓鞘

37. E　脊髓损伤后不论轻重立即出现损伤平面以下的肢体弛缓性瘫痪，肌张力消失，感觉丧失，各种反射消失，括约肌功能丧失，尿潴留，这种现象称为脊髓休克。

38. C　脊髓压迫症是由椎管内占位性病变，如肿瘤等，对脊髓、脊神经根及其供应血管的压迫而造成脊髓神经功能障碍所产生的临床综合征。

39. D　患者出现双手肌肉萎缩，节段性分离性感觉障碍，颈椎 MRI 检查提示脊髓空洞，增强脊髓空洞内均匀强化，综合考虑，诊断脊髓室管膜瘤。

40. A

41. D　运动神经元病临床特征为上、下运动神经元受损症状和体征并存，表现为肌无力、肌萎缩与锥体束征不同的组合。

42. B　为明确诊断，应该补充肌电图检查。

43. C　患者年轻女性，大量运动后电解质丢失，今起双下肢无力，午后双上肢亦无力，四肢肌力 2 级，肌张力低，腱反射减弱，血钾 2.8 mmol/L，初步判断低钾血症，最恰当的处理原则为补钾。

44. C　患者因大脑前动脉主干闭塞出现对侧中枢性面舌瘫及偏瘫，又出现尿急症状，最可能原因为旁中央小叶受损。

45. C　急性脊髓炎急性期应该使用大量皮质类固醇激素进行冲击疗法。

46. E　圆锥部很少见急性横贯性脊髓炎的发生。

47. A

48. E　脊髓半切综合征是脊髓病损等原因引起病损平面以下同侧肢体上运动神经元瘫，深感觉消失，精细触觉障碍，血管舒缩功能障碍，对侧肢体痛温觉消失，对侧深感觉存在，双侧触觉保留的临床综合征，主要发生于颈椎。脊髓症状：损伤平面以下同侧肢体的运动及深感觉消失，对侧肢体痛觉和温觉消失是其临床特点。常见的原因包括外部的压迫和脊髓内部的病变。

49. A　脊髓压迫症是一组具有占位效应的椎管内病变。脊髓受压后的变化与受压迫的部位、外界压迫的性质及发生速度有关。随着病因的发展和扩大，脊髓、脊神经根及其供应血管受压并日趋严重，一旦超过代偿能力，最终会造成脊髓水肿、变性、坏死等病理变化，出现脊髓半切或横贯性损害及椎管阻塞，引起受压平面以下的肢体

运动、感觉、反射、括约肌功能以及皮肤营养功能障碍，严重影响患者的生活和劳动能力。患者出现左胸电击样疼痛，夜间加重，左下肢进行性无力，右下肢后也出现无力，并有排尿困难，双上肢正常，双下肢腱反射亢进，双侧 Babinski 征（＋），T_4 以下感觉减退，均符合脊髓压迫症表现。

50. E　患者出现双下肢无力，伴有腰部有束带感，小便功能障碍，检查有胸段棘突叩击痛，T_{10} 平面以下深浅感觉障碍，且 1 周前有腹泻病史，均符合急性脊髓炎的临床表现及体征，初步诊断为急性脊髓炎。

51. C

52. E　星形细胞瘤是儿童常见的脊髓肿瘤，常发生在颈胸段。

53. C　结合患者的节段性功能障碍及出现下肢功能障碍，可以判断患者的肿瘤大概位置在右 C_8、T_1 水平髓外。

54. E　主要的鉴别点在于腰穿压颈实验脑脊液是否通畅。

55. C　脊髓亚急性联合变性是由于维生素 B_{12} 缺乏引起的神经系统变性疾病，其临床表现以脊髓后索和侧索损害出现深感觉缺失、感觉性共济失调及痉挛性瘫痪为主，常伴周围神经损害而出现的周围性感觉障碍。

56. A　患者出现双下肢无力、行走困难，双下肢肌力 0 级，肌张力减低，腱反射（＋），双侧 Babinski 征（一），但深浅感觉无障碍，符合脊髓中央动脉综合征临床表现。

57. D

58. A　内囊后肢有皮质脊髓束、丘脑辐射和视放射及听放射，其损伤时表现为三偏征——对侧肢体运动障碍、感觉障碍及同向性偏盲。

59. B　急性脊髓炎休克期指脊髓突然横断失去与高位中枢的联系，断面以下脊髓暂时丧失反射活动能力进入无反应状态，出现弛缓性瘫痪，节段性感觉障碍，尿潴留。

60. D　脊髓半切综合征表现为病变节段以下，同侧上运动神经元性瘫痪及触觉、深感觉的减退，对侧病变平面2～3个节段以下的痛温觉丧失。脊髓外肿瘤进行性生长，体积增大，压迫而损害脊髓和神经根，脊髓受到挤压而逐渐出现脊髓传导束受压的症状。常见于脊髓部分受压期，腰髓

以下一侧病变不引起此综合征。

61. A 脊髓亚急性联合变性常见精神症状:易激惹、抑郁、幻觉、精神混乱和类偏执狂倾向,认知功能减退,甚至痴呆。少数患者视神经萎缩及中心暗点,提示大脑白质与视神经广泛受累,很少波及其他脑神经。

62. E 脊髓亚急性联合变性出现双下肢不完全痉挛性瘫痪,表现为肌张力增高、腱反射亢进和病理征;如周围神经病变较重可见肌张力减低,腱反射减弱,但病理征常为阳性,有些患者屈颈时出现 Lhermitte 征(由脊背向下肢放射的针刺感),晚期可出现括约肌功能障碍。

二、A3/A4 型题

63. E 64. C

65. D 磁共振成像(MRI)为非侵袭性检查,能清晰地显示脊髓受压部位及范围、病变大小、形状及与椎管内结构关系,必要时可增强扫描推测病变性质。

66. C 根据病变部位和病变性质决定手术方法,如病变切除术、去椎板减压术及硬脊膜囊切开术等。病因治疗为首选的治疗。

67. D 为明确诊断,需进一步做腰穿行脑脊液检查。

68. B 多发性硬化是以中枢神经系统白质脱髓鞘病变为特点,遗传易感个体与环境因素作用发生的自身免疫性疾病。临床首发症状包括一个或多个肢体局部无力麻木、刺痛感或单肢不稳,单眼突发视力丧失或视物模糊(视神经炎),复视,平衡障碍,膀胱功能障碍(尿急或尿流不畅)等,某些患者表现急性或逐渐进展的痉挛性轻截瘫和感觉缺失。结合患者症状及体征,符合多发性硬化。

69. D 首选皮质激素冲击治疗,首次大剂量是至关重要的。静脉给予大剂量甲泼尼龙(500 mg/d,3~5 天),后口服较大剂量泼尼松能有效地缓和急性或亚急性 MS 以及视神经炎,缩短其病程。

70. C 患者出现双下肢痉挛时应选用巴氯芬降低骨骼肌肌张力。

71. D 结合患者出现节段性功能障碍或减退,初步判断病变位于脊髓。

72. C 结合患者体征可判断病变部位在皮质脊髓束及脊髓丘脑束。

73. B

74. D 运动神经元疾病为一组原因不明,选择性地损害脊髓前角、脑干运动神经核,缓慢进展的神经系统变性疾病。临床表现为肢体的上、下运动神经元瘫痪共存,而不累及感觉系统、自主神经和小脑功能。故不会引起伴有胸节水平感觉障碍的截瘫。

75. C 患者出现右背痛,右下肢逐渐无力,伴左足麻木,右下肢肌力 3 级,肌张力增高,腱反射(+++)、左侧 T_4 以下痛温觉消失,运动觉及振动觉消失,右侧 Babinski 征(+),腰椎穿刺椎管不全梗阻,脑脊液蛋白 0.65 g/L,判断病变在右侧髓外硬膜内。

76. B 除上述症状外,患者背痛夜间明显,呈烧灼样,于咳嗽时脑压增高而加剧,腰椎穿刺椎管不全梗阻,可以诊断为脊髓压迫症。

77. E 通过眼底检查,观察患者视乳头以及动静脉可以判断患者是否存在高颅压。

78. C 患者既往有头颅外伤史,先出现脑神经受损表现,为明确诊断,当行头颅 CT 检查。

79. B 结合患者 CT 检查及临床体征,可以诊断为左侧额颞顶部慢性硬膜下血肿。

80. D 注意区别硬膜下与硬膜外血肿的特点。最佳治疗方法为颅骨钻孔硬膜下血肿冲洗引流术。

81. C 结合患者症状及有相关呼吸道感染病史,诊断为吉兰-巴雷综合征,损伤的神经结构为脊神经运动根。

82. B 首先应控制异常免疫反应,消除免疫反应对神经的损伤,促进神经再生。首选免疫球蛋白静滴。

83. C 患者 3 天后出现呼吸困难,口唇发绀,痰多咳不出,此时应当保证患者血氧饱和度稳定,防止缺氧造成的神经系统不可逆损伤。最好的处理方法为气管切开、吸痰及辅助机械通气。

84. D 结合患者症状及体征,诊断为急性脊髓炎。

85. C 患者查体发现 T_4 以下痛、温觉及深感觉障碍,病损一般在节段上下 1~2 个脊髓水平,故病损应该在上胸髓 T_2~T_6 这个节段内。

86. B 87. D

88. D　患者腰背疼痛，双下肢麻木、无力进行性发展，麻木由下肢向上发展，现出现大小便障碍，符合髓外肿瘤表现。

89. D　患者出现剑突以下感觉减退，粗测病变在 T_6 水平上下 1～2 个脊髓节段，故为了进一步明确诊断，应该行胸髓 MRI 检查。

90. A　确诊后应该及早手术去除压迫。

91. E　应检查患者是否有躯体某一平面下各种感觉减退或消失。

92. C　查体患者出现脐以下深浅感觉消失，结合神经节段分布，初步判断病损应该在 T_{10} 上下 1～2 个脊髓节段。

93. B　结合患者症状及体征，初步诊断为急性脊髓炎。

94. E　本病属于自身免疫反应所致的急性横贯性脊髓炎性改变，主要以药物治疗为主，无手术治疗指征。

三、X 型题

95. ABCDE

96. ABD　上运动神经元瘫痪的特征：瘫痪分布以整个肢体为主（单瘫、偏瘫、截瘫），肌张力增高，腱反射亢进，有病理反射，无肌萎缩或轻度废用性萎缩，无肌束性颤动，肌电图神经传导正常，无失神经电位。

97. ABCDE　此题属记忆性试题。①皮质：局限性病变仅损伤其一部分，故多表现为一个上肢、下肢或面部瘫痪，称单瘫。当病变为刺激性时，对侧肢体相应部位出现局限性抽搐（常为阵挛性），皮质病变多见于肿瘤的压迫、皮质梗死、动静脉畸形等。②内囊：锥体束纤维在内囊部最为集中，此处病变易使一侧锥体束全部受损而引起对侧比较完全的偏瘫，即对侧中枢性面、舌瘫和肢体瘫痪，常合并对侧偏身感觉障碍和偏盲，称为"三偏"征。③脑干：一侧脑干病变既损害同侧该平面的脑神经运动核，又可累及尚未交叉至对侧的皮质脊髓束及皮质延髓束，因此引起交叉性瘫痪，即一侧脑神经下运动神经元瘫痪和对侧肢体上运动神经元瘫痪。④脊髓：横贯性损害可累及本平面脊髓前角细胞和双侧锥体束，故高颈髓（$C_1 \sim C_4$）病损，产生四肢上运动神经元瘫，伴有呼吸肌障碍。颈膨大（$C_5 \sim T_2$）病损产生上肢下运动神经元瘫痪，下肢上运动神经元瘫痪。胸髓病损产生双下肢上运动神经元瘫痪。腰膨大病损（$L_1 \sim S_2$）产生双下肢下运动神经元瘫痪。

98. BCE　脊髓髓内传导束层次排列：皮质脊髓束——自内而外为 C-Th-L-S。后索——自内而外为 S-L-Th-C。脊髓丘脑束——自内而外为 C-Th-L-S。

99. ABCDE　患者痛、温度觉障碍自上向下发展，伴有排尿困难，是髓内与髓外肿瘤的主要鉴别点之一，故可以判断为髓内肿瘤，针刺觉减退的平面在平乳头水平，平第 4 脊神经平面，但是在脊髓病变中，脊髓损害平面往往在体征平面上下 1～2 水平。综合上述患者症状及体征，有可能损害的有脊髓丘脑束、皮质脊髓束及脊神经根受压的可能。

100. ABDE　SEP 可检测周围神经、神经根、脊髓、脑干、丘脑及大脑的功能状态，主要用于 GBS、颈椎病、腰骶椎病、亚急性联合变性、多发性硬化及脑血管病。而脊髓前角损伤不能检测出。

101. ABC

102. ABCE　脊髓前角损伤会出现分离性运动障碍。

103. ABCD　脊髓前动脉起源于两侧椎动脉颅内部分，在延髓腹侧合并成一支，沿脊髓前正中裂下行，每 1 cm 左右分出 3～4 支沟联合动脉，不规则左右交替地深入脊髓，供应脊髓横断面前 2/3 区域，包括脊髓前柱、侧柱、中央灰质、侧索、皮质脊髓束及前索。

104. ABCD　累及脊髓前角细胞的疾病主要有脊髓灰质炎、副肿瘤性脊髓病、脊髓压迫症、脊髓空洞症、肌萎缩侧索硬化、进行性脊肌萎缩症、原发性侧索硬化和进行性延髓麻痹等。

105. ABCDE　脊髓半切综合征以损伤平面以下同侧肢体的运动及深感觉障碍、对侧肢体痛觉和温觉障碍、大小便功能障碍。

106. ABCDE

107. BE　锥体外系统是运动系统的一个组成部分，主要调节肌张力、肌肉的调节运动和平衡。锥体外系统损害，可出现肌张力的改变，不自主多动，如帕金森综合征、舞蹈症、舞蹈样手足抽动症和扭转性痉挛等。综合考虑,不会出现折刀样肌张力增高及传导束型感觉障碍。

108. ABCDE 急性脊髓炎常见的并发症在早期主要是肺部感染、泌尿道感染、压疮。所有严重疾病均可以伴随出现抑郁症,而此病后期多数出现的后遗症是关节挛缩。

109. BD 脊髓半切综合征,是脊髓病损等原因引起病损平面以下同侧肢体上运动神经元瘫痪,深感觉消失,精细触觉障碍,血管舒缩功能障碍,对侧肢体痛温觉消失,双侧触觉保留的临床综合征,主要发生于颈椎。

110. ABC 上运动神经元瘫痪,亦称中枢性瘫痪,是由皮质运动投射区和上运动神经元径路(皮质

脊骨髓束和皮质脑干束)损害而引起。因瘫痪肌的肌张力增高,故又称痉挛性瘫痪或硬瘫。

111. BCDE 帕金森病表现为肌力降低,肌张力增高。其他都会出现肌张力减低。

112. ABDE 小脑病变突出的特征为肌张力降低、运动失调及震颤。

113. ABCE 分离性感觉障碍,是指同一部位的痛觉、温觉、粗略触觉或深感觉、精细触觉部分丧失,而其他感觉保存。当深、浅感觉传导通路上一部分受损而另一部分相对保留时即出现分离性感觉障碍。脊髓后根受损不会出现分离性感觉障碍。

第四章　中枢神经系统感染性疾病

一、A1/A2 型题

1. B 脱髓鞘疾病常慢性起病,反复发作,可呈现复发和缓解交替进行。

2. C 本题属记忆题,考查学生对乙脑病毒特点的认识。常见错误:选答"E",说明未掌握乙型脑炎病毒常用的分离方法。乙脑病毒的抵抗力不强,对温度、乙醚及酸均很敏感。

3. E 本题属记忆、理解题,考查学生对乙型脑炎流行病学特点的认识。常见错误:选答"D"。虽然人对乙脑病毒普遍易感,但母亲通过胎盘屏障传递的抗体对新生儿有一定的保护作用,从而使新生儿不易感染。人感染乙脑病毒后多数呈隐性感染,而且感染后可获得较持久的免疫力,所以乙型脑炎集中暴发少,在家庭成员中罕见多人同时发病,呈高度散发性。

4. C 本题属记忆、理解题。考查学生对乙型脑炎临床表现,尤其是严重症状的认识。常见错误:选"E",说明未掌握乙型脑炎少出现循环衰竭表现的特点。高热、抽搐和呼吸衰竭是乙脑极期的严重症状,尤其以呼吸衰竭常为患者死亡的主要原因。

5. E 本题属记忆、理解题。考查学生对乙型脑炎临床表现的认识。常见错误:选答"C"或"D"。

乙型脑炎以急起的高热、意识障碍、抽搐、呼吸衰竭、颅内高压表现为特征。典型的乙型脑炎患者,不会出现皮肤瘀点。临床上可依据皮肤有无瘀点,帮助医师对乙型脑炎与流行性脑脊髓膜炎进行鉴别诊断。

6. B 本题属记忆、理解题。考查学生对乙型脑炎治疗的认识。常见错误:选答"C",说明不了解目前无针对乙型脑炎病毒的特效抗病毒药物。临床上以积极对症治疗,重点处理好高热、抽搐和呼吸衰竭等危重症状为乙型脑炎治疗中最重要的治疗方法。

7. D 流行性乙型脑炎的病理改变为神经细胞不同程度的变性、肿胀、坏死。血管内淤血,附壁血栓及出血灶,血管套形成,胶质细胞增生。蛛网膜下腔有脓性渗出物是化脓性脑膜炎的病理改变。

8. C 蛛网膜下腔有脓性渗出物是化脓性脑膜炎的病理改变。

9. D 普通型流脑的诊断主要依据流行病学资料(冬春季发病,儿童多见)、临床症状(剧烈头痛、频繁呕吐、皮肤黏膜瘀点)、体征(脑膜刺激征)、实验室检查(白细胞总数和中性粒细胞明显升高)及细菌性脑脊液改变(颅压升高,脑脊液外观混浊,白细胞升高为 $1 \times 10^9/L$,以多核细胞增高为主,蛋白质含量增高,糖和氯化物降低),细菌

学检查阳性即可确定。

10. E　流行性脑脊髓膜炎是由脑膜炎球菌引起的化脓性脑膜炎。一般可表现为3个临床类型,即普通型、暴发型和慢性败血症型。潜伏期1～7天,一般为2～3天。普通型发展过程,可分为上呼吸道感染期、败血症期和脑膜炎期3个阶段。上呼吸道感染期大多数患者并不产生任何症状,部分患者有咽喉疼痛、鼻咽部黏膜充血及分泌物增多。败血症期患者常无前驱症状,有寒战、高热、头痛、呕吐、全身乏力、肌肉酸痛、食欲缺乏及神志淡漠等毒血症症状。脑膜炎期的症状可以和败血症同时出现,有时则出现稍晚,多数于发病后24 h左右即较明显。患者高热及毒血症持续,全身仍有瘀点、瘀斑,但中枢神经系统症状加重。因颅内压增高而头痛欲裂,呕吐频繁,血压可增高而脉搏减慢,常有皮肤感觉过敏、怕光、狂躁及惊厥。脑膜的炎症表现为颈后疼痛、颈项强直、角弓反张、Kernig 征及 Brudzinski 征阳性。1～2天后患者可进入谵妄昏迷状态,此时病情已甚严重,可出现呼吸或循环衰竭或其他并发症。少数患者起病急骤,病势凶险,如不及时抢救,常于24 h内甚至在6 h内即可危及生命,称为暴发型。慢性脑膜炎球菌败血症:此型罕见,较多见于成人,病程常迁延数月之久。患者常有间歇性发冷、寒战、发热发作,每次发热历时约12 h后消退,相隔1～6天又有发作。结合患者临床表现及实验室检查,初步诊断为流行性脑脊髓膜炎,普通型。

11. E　头颅CT检查是诊断脑囊虫病首选的检查方法。

12. E　脑囊虫病根据临床症状和病变部位综合分型:癫痫型、颅内高压型、脑膜炎型、脑室型、混合型。单纯根据病变部位分:脑实质型、蛛网模型、脑室型、脊髓型。

13. B　患者病原学检查血清猪囊虫抗体(＋),有神经系统症状,初步诊断为脑囊虫病。囊虫在脑脊液中,阻碍脑脊液环流和吸收,或突然阻塞正中孔使脑脊液环流受阻,出现颅内高压,引起突发性头痛、眩晕、呕吐、眼球震颤和意识障碍等,结合患者临床表现,最终诊断为脑室型囊虫病。

14. E　患者诊断为脑囊虫病癫痫发作,首选吡喹酮和阿苯达唑,经过前瞻性比较,优选阿苯达唑。

15. B　乙型脑炎是由乙脑病毒引起的自然疫源性疾病,经蚊媒传播,流行于夏秋季。潜伏期一般为10～15天,可短至4天,长至21天。感染乙脑病毒后,症状相差悬殊,大多无症状或症状较轻,仅少数患者出现中枢神经系统症状,表现为高热、意识变化、惊厥等。典型的病程可分为下列4期。①初期:病初3天,即病毒血症期。起病急,一般无明显前驱症状,可有发热、神萎、食欲缺乏、轻度嗜睡,体温在39℃左右,持续不退,此时神经系统症状及体征常不明显,少数患者出现神志淡漠、激惹或颈项轻度抵抗感。②极期:病程3～10天。此期患者除全身毒血症状加重外,突出表现为脑损害症状明显。③恢复期:此时患者体温可在2～5天逐渐下降及恢复正常,意识障碍开始好转,昏迷患者经过短期的精神呆滞或淡漠而渐转清醒,神经系统病理体征逐渐改善而消失。④后遗症期:后遗症与乙脑病变轻重有密切关系。后遗症主要有意识障碍、痴呆、失语及肢体瘫痪等。实验室检查:白细胞总数增高,一般在$(10～20)×10^9/L$左右,个别可达$40×10^9/L$。这与大多数病毒感染不同。白细胞分类中可见中性粒细胞高达80%以上,并有核左移,2～5天后淋巴细胞可占优势,部分患者血象始终正常。结合患者临床症状及实验室检查,诊断为流行性乙型脑炎。

16. E　虚性脑膜炎,又称假性脑膜炎。为急性感染性发热时并发的脑膜刺激状态,通常见于小儿特异性发热和肺炎,亦见于成人伤寒。一般认为在急性感染性发热时,血液被稀释,形成相对的低渗性,液体迅速经脉络膜丛滤入脑脊液中,导致脑压增高。在急性热病的初期或中期,突然出现头痛、颈强直、Kernig 征阳性等脑膜刺激征,严重时可发生抽搐和昏迷。脑脊液检查除压力增高外,其他成分正常,没有病原菌发现,偶尔可有蛋白质轻微增高。治疗原发病,给予降压脱水剂,并针对原发病护理,常于几天内恢复。而患者腰穿脑脊液压力增高,白细胞计数正常,蛋白轻度增高,糖和氯化物正常,不符合虚性脑膜炎表现,可以排除。

17. C　18. D

19. B　患儿男,免疫系统尚未完全建立,又有夏天南方停留史,结合临床表现及实验室检查,初步诊断为脑型疟疾。

20. C　**21.** B　**22.** A　**23.** B

24. C　急性化脓性脑膜炎又称脑膜炎,是化脓性细菌所致的软脑膜、蛛网膜、脑脊液及脑室的急性炎症反应,脑及脊髓表面可轻度受累,常与化脓性脑炎或脑脓肿同时存在。多呈暴发性或急性起病。成人与儿童急性期常表现为发热、剧烈头痛、呕吐、全身抽搐、意识障碍或颈项强直等脑膜刺激征阳性等。实验室检查:急性期周围血象白细胞计数明显增高,以中性粒细胞为主,可出现不成熟细胞。脑脊液压力增高,外观浑浊、脓样,白细胞计数在(1~10)×10⁹/L,少数病例更高,以中性粒细胞为主,可占白细胞总数的 90% 以上。有时脓细胞集积呈块状物,此时涂片及致病菌培养多呈阳性。偶有首次腰穿正常,数小时后复查变为脓性。蛋白升高,可达 1.0 g/L 以上。糖含量降低,可低于 0.5 mmol/L 以下。氯化物含量亦降低。患者头痛、呕吐、寒战、高热,脑膜刺激征阳性,查血白细胞升高、中性粒细胞升高,腰椎穿刺脑脊液压力升高,外观浑浊、糖、氯化物含量降低,蛋白含量升高,综合考虑,初步诊断为急性化脓性脑膜炎。

25. B　单纯疱疹病毒性脑炎任何年龄和季节均可发病(40 岁以上多见),多急性起病,潜伏期 2~21 天(平均 6 天),前驱症状可有发热、全身不适、头痛、肌痛、嗜睡、腹痛和腹泻等,有口唇疱疹史(1/4 患者),病程数日至 1~2 个月。临床常见症状:头痛、颈强直、呕吐、轻度意识障碍和人格改变,记忆丧失,嗅觉缺失,失语,轻偏瘫,偏盲,共济失调,多动(震颤、舞蹈样动作、肌阵挛)和脑膜刺激征等;1/3 患者出现全身性、部分性癫痫发作;精神症状突出(虚构、淡漠、欣快、烦躁不安和幻觉等)。病情在数日内快速进展,多有意识障碍(嗜睡、昏迷或去皮质状态),早期也可出现昏迷。重症者脑实质广泛坏死和脑水肿引起颅内压增高、脑疝形成而死亡。该患者突发头痛、呕吐、高热,之后出现癫痫、昏迷,病理检查出现血性坏死、细胞核内包涵体,诊断为单纯疱疹病毒性脑炎。

26. D

27. C　急性播散性脑脊髓炎(ADE)是广泛累及脑和脊髓白质的急性炎症性脱髓鞘疾病,也称为感染后、出疹后或疫苗接种后脑脊髓炎。与病毒感染有关,尤其是麻疹或水痘病毒。脑脊髓炎也见于狂犬病、天花疫苗接种后,偶有出现在破伤风抗毒素注射后。病理特点为广泛散在于脑、脊髓大量脱髓鞘灶,部分情况病灶仅限于小脑和脊髓。本病需与乙型脑炎、单纯疱疹病毒性脑炎鉴别。乙型脑炎有明显流行季节,ADE 则为散发性;脑炎与脊髓炎同时发生可与病毒性脑炎鉴别。

28. B　患者持续高热,增加脑细胞耗氧量,加重患者的脑缺氧。脑缺氧和脑水肿可引起频繁惊厥或抽搐,这又进一步加重脑缺氧形成恶性循环。乙脑患者较长时间的脑缺氧、脑水肿还可导致中枢性呼吸衰竭,严重的脑水肿引起脑疝,可引起迅速的中枢性呼吸衰竭。昏迷患者呼吸道分泌物不易咳出,严重者可引起外周性呼吸衰竭。所以 B 选项正确。乙脑患者很少出现循环障碍。

29. E　此题属于流行性乙型脑炎的内容,考查该病的传染源问题。作为传染源的条件是必须体内有病原体生长、繁殖并能排出病原体的人或动物,因此必须是感染了流行性乙型脑炎病毒的猪才有可能成为传染源,但是经过乙脑流行季节的猪不一定感染了流行性乙型脑炎病毒的猪,故答案 E 的叙述是错误的。注意此题要求找出错误的流行性乙型脑炎传染源的叙述,所以答案 E 是最佳答案。答案 B、C、D 是答案 A 的原因。

30. E　此是关于流行乙型脑炎的流行因素的内容。预测乙型脑炎的疫情,要抓住对该病流行过程具有决定性影响的环节和因素进行分析。影响乙型脑炎流行的因素有:传染源——猪的自然感染时间和感染率;传播途径——主要媒介昆虫(蚊)季节消长带毒蚊出现的早晚(受气象条件的影响);人群易感性——人群对乙型脑炎的免疫水平,可见,预测乙型脑炎的疫情不需病原体变异或变迁的信息,因此,答案 E 是错误的,符合题意,为最佳答案。

31. D　患者有发热、头痛、呕吐,腰穿颅压升高,外观混浊,细胞数 2 000×10⁶/L,糖和氯化物明显降低,蛋白含量明显升高,脑脊液直接涂片检菌阳性,符合流行性脑脊髓膜炎诊断,但患者脑膜刺激征阳性,最终诊断为脑膜炎性流脑。

32. C　结核性脑膜炎是结核病中最严重的肺外结核病型,也是小儿结核病致死的主要原因。常在初染结核 1 年内发生,尤其是在初染结核 3~6 个月内发病最高。临床表现多呈亚急性,少数呈急性或慢性起病。但在婴儿可见起病较急及以惊厥为首现症状,而被误诊为手足搐搦症。早期低热、全身无力、头痛并伴喷射性呕吐,进而高热、头痛加剧、烦躁、精神错乱。颈部强硬及克氏征较早出现,晚期脑神经障碍、偏侧轻瘫、抽搐及眼底视盘水肿。脑脊液检查压力升高,外观可呈毛玻璃状,放置数小时可见白色纤维薄膜形成,该膜抗酸染色直接涂片较易发现结核杆菌。白细胞数十个至数百个,多呈混合型,以单核细胞占优势,约占 85%。蛋白含量轻、中度升高,氯化钠及葡萄糖多降低。该患儿结合症状及相关检查,诊断为结核性脑膜炎。

33. D　该患者既往有腮腺炎病史,后出现癫痫,考虑由腮腺炎病毒引起颅内感染导致的癫痫发作。

34. E　患儿突然发热,出现剧烈头痛、喷射状呕吐、颈强直等颅内压增高症状与体征,且脑脊液混浊,判断为脑膜炎。脑脊液镜检可见细胞内有革兰氏阴性双球菌,结合选项,只能选择脑膜炎奈瑟菌性化脓性脑膜炎。

35. E　**36.** D　**37.** E　**38.** A

39. E　人对脑膜炎奈瑟菌(脑膜炎球菌)有较强的抵抗力,感染后只有 2%~3% 发病,故流行期间虽正常人携带率较高,但发病率较低。6 个月以内的婴儿因从母体获得被动免疫力而很少患病。儿童对脑膜炎奈瑟菌的抵抗力相对较弱,故发病较多。

40. C　其他细菌引起的化脓性脑膜炎,皮肤很少出现瘀点和瘀斑。

41. D　流行性乙型脑炎时,脑脊液检查压力增高,呈非化脓性炎症改变,外观清亮,蛋白轻度增高,糖与氯化物正常;结核性脑膜炎脑脊液外观呈毛玻璃样,白细胞分类以淋巴细胞为主,糖及氯化物含量减低,蛋白可增加。

42. D

43. A　流行病学资料加上临床表现:起病急、发热、头痛,不同程度的意识障碍,可视为疑似病例。

44. C

45. E　患儿发热、头痛、呕吐,神志恍惚,皮肤上有大小不等的瘀斑,可以诊断为流行性脑脊髓膜炎。

46. C　结核性脑膜炎脑脊液上层表面可出现纤细的网膜状凝固物。

47. B　α 球蛋白升高主要见中枢神经系统感染早期。

48. D　选项中除病毒性脑膜炎糖浓度没有改变外,其他疾病脑脊液糖浓度降低。

49. C

50. A　神经系统感染在脑脊液检查中可以发现淋巴细胞或单核细胞的增多。

51. E

52. B　皮样囊肿也是起源于神经外胚层,好发于后颅窝。临床症状与体征主要决定于肿瘤的部位与大小。平扫 CT 表现为低密度肿块,CT 值多为 40~100Hu,圆形或椭圆形。边缘锐利,无瘤周水肿,有较厚的囊壁,有时可见囊壁的钙化;增强扫描瘤体及囊壁均无强化,偶尔可见囊壁强化。

53. C　脑囊虫病多发小囊型。CT 平扫在半球区有多发散在小圆形或卵圆形低密度影,其内可见小结节状致密影,为囊虫头节,一般无强化。

54. B　病毒性脑炎和病毒性脑膜炎均是指多种病毒引起的颅内急性炎症。一般来说,病毒性脑炎的临床经过较脑膜炎严重,重症脑炎更易发生急性期死亡或后遗症。病毒性脑膜炎常急性起病,或先有上感或前驱传染性疾病。主要表现为发热、恶心、呕吐、软弱、嗜睡。烦躁不安,易激惹。一般很少有严重意识障碍和惊厥。可有颈项强直等脑膜刺激征,但无局限性神经系统体征。病程大多在 1~2 周。病毒性脑炎常起病急,但其临床表现因主要病理改变在脑实质的部位、范围和严重程度而有不同。病毒性脑炎病程大多 2~3 周。病毒性脑炎和病毒性脑膜炎周围白细胞计数正常或轻度升高。脑脊液检查外观无色透明,压力正常或稍高,白细胞轻至中度升高,一般在 (25~250)×10^6/L。发病后 48 h 内中性多核白细胞为主,但迅速转为单核细胞占优势。蛋白轻度增加,糖正常,氯化物偶可降低。涂片和培养无细菌发现。病毒学检查部分患者脑脊液病毒培养及特异性抗体测试阳性。结合患者临床表现及检查,可以诊断为病毒性脑膜炎。

55. D　脑脊液为均匀一致的血性或粉红色见于蛛网膜下腔出血

56. B　细菌性和真菌性脑膜炎均可使脑脊液氯化物含量减低,尤以结核性脑膜炎最为明显。

57. B　患者脑膜炎后遗留癫痫,首选卡马西平。

58. D　无症状性神经梅毒患者一般无症状,个别患者仅有瞳孔异常。诊断主要依据血清和脑脊液检查梅毒相关抗体阳性,脑脊液细胞数>5×10^6/L。头颅 MRI 扫描可见脑膜强化。

59. A　神经梅毒首选治疗药物是青霉素。

60. D　患者有与家畜接触史,现在反复出现抽搐,间期如常,CT 检查可见散在大小不等的圆形或类圆形低密度和高低混杂密度影及数个钙化灶,初步诊断为脑囊虫病。

61. B　皮质-纹状体-脊髓变性不会出现炎性反应。

62. B　新型隐球菌脑膜炎患者治疗时以抗真菌治疗为主。两性霉素 B 是目前药效最强的抗真菌药物,但因其不良反应多且严重,主张与 5-氟胞嘧啶联合治疗,以减少其用量。用量 0.5～1 mg/(kg·d),按成年人体重 60 kg,每天成人用量在 30～60 mg。综合考虑选项 B 最合适。

63. A　神经梅毒包括无症状性神经梅毒、脑膜梅毒、脑膜血管梅毒、麻痹性神经梅毒、脊髓痨性神经梅毒、脊髓梅毒、梅毒性视神经萎缩、梅毒性神经性耳聋、先天性神经梅毒等。最常见的是无症状型、脑膜型和血管型。

64. A

65. D　病毒所致的神经系统损伤因病毒的种类及感染条件而异,同一病毒因结构不同可引起不同的神经系统疾病,如麻疹病毒可引起急性病毒性脑炎,而 M 蛋白缺陷性麻疹病毒则引起亚急性硬化性全脑炎。

66. A　结核性脑膜炎早期由于脑膜、脉络丛和室管膜炎性反应,脑脊液生成增多,蛛网膜颗粒吸收下降,形成交通性脑积水;晚期蛛网膜、脉络丛粘连,可形成完全或不完全性梗阻性脑积水。

67. B

68. C　脑囊虫病患者,如第四脑室内由孤立的囊肿漂浮于脑脊液中,头位改变时可突然阻断第四脑室正中孔和(或)侧孔,导致颅内压突然升高,引起眩晕、呕吐、意识障碍和跌倒,称为 Brun 综合征。

69. B　两者从临床症状上很难区别。血清学特异性 IgM 有助于鉴别诊断。巨细胞病毒性脑炎常见于 AIDS 或长期使用免疫抑制剂的患者,体液检查可找到典型的巨细胞,PCR 检查脑脊液巨细胞病毒阳性,约 25% 的患者 MRI 扫描可有弥漫性或局灶性白质异常。

70. D　巨细胞病毒性脑炎主要见于婴幼儿,可以引起婴幼儿先天性畸形和智力障碍。一般在出生后短期或者数年后出现。

71. D　在病毒性脑炎中单纯疱疹病毒性脑炎的病死率较高,早期诊断和治疗 HSE 是降低本病死亡率的关键,所以对临床疑诊又无条件作脑脊液病原学检查的病例可用阿昔洛韦进行诊断性治疗。

72. A

73. C　脑血吸虫病是血吸虫卵在脑组织中沉积所引起的虫卵性肉芽肿和炎性反应。血吸虫的中间宿主为钉螺。本病临床上可分为急性和慢性两型,均多见于年轻人。急性型多在感染后 6 个月左右发病,表现为脑膜脑炎症状:发热、意识障碍、瘫痪、抽搐及腱反射亢进、脑膜刺激征、锥体束征等。慢性型多见于慢性早期血吸虫病患者,主要症状为癫痫发作,以局限性癫痫多见,也有患者以颅内压增高伴定位体征为主要表现。临床多见慢性型。在药物治疗方面首选吡喹酮。

74. A　脑型肺吸虫病通常是在食用生的或未煮熟的水生贝壳类后而致病,所以多见于我国华北、华东、西南、华南等地区。

75. C　头颅 CT 扫描对脑囊虫病的诊断有重要意义,可以看到脑囊虫的位置、大小、数目、脑水肿、脑积水及脑室形态。

76. D　因脑囊虫导致的梗阻性脑积水,最佳的治疗方案是开颅囊虫摘除术＋吡喹酮。

二、A3/A4 型题

77. D　患者产后出现头痛、嗜睡等脑缺氧状态,结合颈强直、双侧巴宾斯基征(＋)等可以判断为在高凝状态下颅内静脉窦血栓形成。

78. D　患者为静脉窦血栓形成,无须检查 MRA。

79. C　处理正确的是肝素抗凝。

80. C　依据患者症状以及目前检查,需进行腰穿,进行脑脊液检查。

81. E　结合患者临床症状以及各项检查,脑脊液检查压力稍高,白细胞中度升高,蛋白轻度增加,糖正常,氯化物降低。单核细胞及淋巴细胞增多,可以诊断为病毒性脑炎。

82. C　病毒性脑炎最主要的治疗是抗病毒治疗,常首选阿昔洛韦。

83. C　结合患者临床症状,可以确定为单纯疱疹病毒性脑炎。

84. E　患者出现脑膜刺激征,为明确诊断需进行腰椎穿刺,查脑脊液。

85. C　结合患者临床表现,有肾病综合征、膜性肾病病史,再结合患者腰穿脑脊液检查结果,符合新型隐球菌脑膜炎诊断。

86. C　该病与结核性脑膜炎最相似,在临床诊断上注意区别。

87. D　选择抗真菌治疗。两性霉素 B 是目前药效最强的抗真菌药物,是隐球菌性脑膜炎首选治疗用药。

88. C　结合患者症状及脑脊液、CT 等相关检查,符合结核性脑膜炎表现,初步诊断为结核性脑膜炎。

89. E　因隐球菌性脑膜炎在临床上与结核性脑膜炎非常相似,故次选诊断为隐球菌性脑膜炎。

90. E　脑脊液病原学检测有助于诊断。

91. B　患者发热、头痛、恶心,脑膜刺激征阳性,口周有疱疹,初步判断为病毒性脑膜炎。

92. B　为明确诊断,应进行腰椎穿刺,检查脑脊液。

93. ACFG　结合症状及相关检查,最终诊断为单纯疱疹病毒性脑炎。治疗当抗病毒病因治疗及对症治疗结合。抗病毒治疗一般首选阿昔洛韦,免疫治疗选择干扰素,降低颅内压选择甘露醇,对症支持治疗早期短程选择皮质类固醇激素类泼尼龙冲击治疗。

94. A　患者高热、头痛、频繁呕吐,伴发冷和寒战,所在学校有类似患者发生,皮肤散在少量出血点,咽充血(＋),颈有抵抗,有病理征阳性,初步可以诊断为流行性脑脊髓膜炎。

95. D　为明确诊断,可以行胸片、头颅 CT、血培养或皮肤瘀点涂片及腰穿脑脊液检查,而没必要做脑电图检查。

96. E　治疗方面应尽早应用细菌敏感及能透过血脑脊液屏障的抗菌药物,首选青霉素类。对症治疗方面患者出现高颅压当选择降颅压治疗,首选甘露醇;对于高热患者可以采用物理与药物的方法进行降温,保护脑神经功能。

97. E　结合患者症状,初步判断为流行性脑脊髓膜炎。

98. E　流行性脑脊髓膜炎的并发症包括:①继发感染:以肺炎最为常见,尤多见于老年和婴幼儿。其他有压疮、角膜溃疡,因尿潴留而引起的尿路感染等。②化脓性迁徙性病变:有化脓性关节炎(常为单关节性)、全眼炎、中耳炎、肺炎、脓胸、心包炎、心内膜炎、心肌炎、睾丸炎、附睾炎等。③脑及周围组织因炎症或粘连而引起的损害:有动眼肌麻痹、视神经炎、听神经及面神经损害、肢体运动障碍、失语、大脑功能不全、癫痫、脑脓肿等。④变态反应疾病:在病程后期可出现血管炎、关节炎及心包炎等。

99. A　流行性脑脊髓膜炎治疗首选青霉素。

100. C

101. C　本例的流行病学、临床表现和实验室检查结果都符合脊髓灰质炎的诊断。

102. B　本病尚无特效药物治疗,只能加强护理、对症治疗、防止并发症。病程 1～2 年后,如瘫痪肢体未能恢复造成严重畸形时可考虑行手术矫正。

103. C　患儿有发热、头痛及脑膜刺激征表现,结合 8 月份发病,为乙脑的流行季节,考虑乙脑可能性较大。

104. E　为进一步确诊,需找到血清特异性 IgM 抗体。

105. A　患儿有意识障碍,伴颅内高压且并发脑疝,因此重要的抢救措施是立即应用脱水剂,降低颅内压力,减轻脑水肿。

106. D　该患儿夏季发病,有发热、头痛、恶心、呕吐的症状,查体有脑膜刺激征,故考虑患儿颅内高压可能性大。脑脊液特点为病毒性脑炎特点,但血常规白细胞增高,符合流行性乙型脑炎的特点,诊断考虑为流行性乙型脑炎。中毒型菌痢多见于儿童,以严重毒血症、休克和中毒性脑病为主要特点,胃肠道症状轻微,一般无脑膜刺激征,脑脊液检查多正常;流行性脑脊髓膜炎流行季节为冬、春季,且脑脊液外观混浊,白细胞明显升高明显,以多核细胞为主;结核性脑膜炎脑脊液外观黄绿色,以单核细胞升高为主;化脓性脑膜炎为混浊的脑脊液,白细胞也是明显升高的。因此诊断的可能性最大是D。

107. A　患者7月发病,出现发热、头痛、意识障碍等中枢受损表现,结合脑脊液化验结果,高度提示为流行性乙型脑炎。

108. A　最有助于确诊的检查是血清特异性IgM抗体。

三、X型题

109. CD　预防乙脑的关键是抓好灭蚊、人群免疫及动物宿主的管理。

110. ABCDE　莱姆病侵犯多个系统,临床症状体征复杂,与特发性面神经麻痹、无菌性脑膜炎、多发性硬化、心肌炎、关节炎等有类似表现,早期症状缺乏特异性,临床上应加强区别。

111. ABCDE　**112.** ACDE

113. ACD　脑型疟疾易与流行性乙型脑炎、中毒性痢疾、中暑、散发性脑炎等相混淆。通常要仔细反复查找疟原虫。中毒性痢疾还应做粪常规、培养。一时弄不清可先用抗疟药治疗以等待结果。

114. ABCE　脑型疟疾治疗中应该用到甘露醇脱水、止痉镇静、盐酸奎宁静脉滴注抗疟原虫、维持水电解质和酸碱平衡。

115. ABCDE　钩体病脑膜脑炎患者常在感染后1~2周突然发病。早期即钩体血症期出现感染中毒症状,如咳嗽、发热、头痛、胸痛与腹痛、全身乏力、眼结膜充血、腓肠肌压痛和浅表淋巴结肿大等。中期即钩体血症极期及后期,脑膜炎症状为主,表现为剧烈头痛、频繁呕吐、颈强直和脑膜刺激征、嗜睡、意识模糊、烦躁不安、肢体瘫痪、抽搐发作,以致谵妄。后期即后发症期,钩体血症已经消失,除部分患者恢复外,部分患者出现各种神经系统并发症。实验室检查血白细胞升高,脑脊液蛋白升高,培养可以分离出钩端螺旋体。

116. ABDE　氯喹吸收快且安全,服后1~2h血浓度即达高峰,半衰期120h,疗程短,毒性较小,

是目前控制发作的首选药。部分患者服后有头晕、恶心。过量可引起心脏房室传导阻滞、心律失常、血压下降。禁忌不稀释静注及儿童肌内注射。所以在使用时严禁静注。

117. ABCD

118. ABCD　病毒性脑膜炎脑膜刺激征明显,而很少出现脑实质损害的表现。

119. ACDE　病毒性脑膜炎是一种自限性疾病,我国北方地区主要是夏秋季节高发,某些地区可终年保持高发病率,多见于儿童患者,治疗当抗病毒与对症治疗结合。

120. CE　儿童不易了解视神经毒性作用,不选择乙胺丁醇;因吡嗪酰胺有严重的药疹及胃肠功能紊乱的并发症,在治疗结核性脑膜炎时不选择给小儿使用。

121. ABCDE

122. ABCDE　首发症状常为间歇性头痛、恶心及呕吐,伴低热、周身不适、精神不振等非特异性症状。随病情发展,头痛渐加重转为持续性、精神异常、躁动不安,脑膜刺激征阳性,严重者出现不同程度意识障碍。

123. ACE　新型隐球菌性脑膜炎是由新型隐球菌感染脑膜或脑实质所致。由于其症状的不典型性及治疗的不规范,误诊率及病死率仍较高。近年来,随着广谱抗生素、激素、免疫抑制药的广泛或不适当应用,以及免疫缺陷性疾病及器官移植患者的增加,该病罹患率亦呈增长趋势。在治疗上两性霉素B是目前公认的首选药,它能选择性地与真菌细胞膜上的麦角甾醇结合,增加细胞膜的通透性,使菌体内物质外渗,导致真菌死亡。但是两性霉素B使用不良反应比较大,常见不良反应有低血钾、贫血、皮疹、心肌及肝、肾功能损害等,故应定期作血清钾、肝、肾功能、血常规和心电图等检查。本病目前仍有较高死亡率,死亡原因主要为脑疝。早期被误诊、用药剂量或疗程不足、合并多种基础疾病、脑脊液压力过高、应用激素或抗生素时间过长者,预后差,可遗留脑神经瘫痪、肢体瘫痪、脑积水等后遗症。

124. BD　病毒性脑膜炎脑脊液为无色透明,压力正常或增高,细胞数轻度增加,可达$(10\sim1~000)\times10^6$/L,早期以多形核细胞为主,8~48h后以

淋巴细胞为主,糖和氯化物含量正常,蛋白略升高,涂片和培养无细菌发现。

125. ABCDE　莱姆病是近年来被认识的一种由伯氏疏螺旋体感染所致人畜自然疫源性、累及人体多个器官的蜱媒传染病。约15%和8%的患者分别出现明显的神经系统症状和心脏受累的征象。神经系统可表现为脑膜炎、脑炎、舞蹈病、小脑共济失调、脑神经炎、运动及感觉性神经根炎以及脊髓炎等多种病变,但以脑膜炎、脑神经炎及神经根炎多见。病变可反复发作,偶可发展为痴呆及人格障碍。血及CSF中有特异性IgM、IgG抗体,一般在发病后4～6周逐步达到高峰,约至10周随抗生素治疗滴度下降。目前,我国对Lyme病的治疗方案尚未统一。伯氏疏螺旋体对四环素类、青霉素类、第三代头孢菌素及红霉素类敏感。

第五章　中枢神经系统脱髓鞘疾病

一、A1/A2 型题

1. B

2. E　脑白质营养不良是一组罕见的以脑组织脱髓鞘为特征的疾病。

3. A　复发-缓解型是多发性硬化最常见的临床分型,占80%～85%。

4. A　多发性硬化表现为反复发作神经功能障碍,多次缓解复发,病情每况愈下,神经功能障碍最终表现为不可逆转。

5. E

6. D　30%的患者急性期脑脊液细胞数增多显著($>50×10^6$/L)。仅复发型视神经脊髓炎患者的脑脊液蛋白含量显著高于单相病程患者,蛋白电泳可检出寡克隆区带,但阳性率为20%～40%,明显低于MS。脊髓MRI显示脊髓内条索状的长T1、长T2信号,脊髓纵向融合病变超过3个脊柱节段。多数患者有视觉诱发电位异常。

7. C　急性播散性脑脊髓炎CSF蛋白轻-中度增高,以IgM增高为主,可发现寡克隆区带。

8. A　急性播散性脑脊髓炎以儿童和青年人多见。

9. E

10. B　同心圆硬化病变分布及临床特点与多发性硬化(MS)相似,通常被认为是MS的一种变异型。

11. E　脑白质营养不良预后差,在发病后2～4年内病情呈进行性恶化直至死亡,一般不超过9年。

12. D　脑桥中央髓鞘溶解症影像学检查典型表现为MRI发现脑桥基底部蝙蝠翅膀样边界清楚的脱髓鞘病灶。

13. E　脑桥中央髓鞘溶解症及时治疗,症状可逐渐改善甚至完全恢复,但多数患者预后较差。

14. D　MS常有前驱感染症状,MS早期包括一个或多个肢体局部无力麻木、刺痛感或单肢不稳、单眼突发视力丧失或视物模糊(视神经炎)、复视、平衡障碍、膀胱功能障碍(尿急或尿流不畅)等,某些患者表现急性或逐渐进展的痉挛性轻截瘫和感觉缺失。

15. B　病毒感染可能与急性炎症性脱髓鞘性多发性神经病有关。

16. E　急性炎症性脱髓鞘性多发性神经病罕见出现括约肌功能障碍。

17. B　急性炎症性脱髓鞘性多发性神经病若累及肋间肌和膈肌可导致呼吸肌麻痹,病情危急。

18. C　急性炎症性脱髓鞘性多发性神经病出现自主神经功能损害时有出汗、皮肤潮红等症状,但发热不明显。

19. D　急性炎症性脱髓鞘性多发性神经病血钾正常。

20. E　急性炎症性脱髓鞘性多发性神经病出现了呼吸肌麻痹应做气管切开、吸痰及辅助机械呼吸。

21. A　22. B　23. D

24. B　多发性硬化最有诊断价值的检查是脑脊液检查出现IgG寡克隆带。

25. B　急性炎症性脱髓鞘性多发性神经病的脑脊液为蛋白增高而细胞正常或接近正常,糖和氯化物均正常。

26. E

27. B　CIDP 多无前驱因素,AIDP 多有前驱症状。

28. A　**29.** D　**30.** E　**31.** A

32. E　慢性炎症性脱髓鞘性多发性神经病无前驱感染症状,不应使用抗生素抗感染治疗。

33. D　神经元变性是神经元胞体变性坏死继发的轴突及髓鞘破坏。

34. D　脱髓鞘性疾病是以髓鞘损害,轴突及神经元相对少的受累的疾病。

35. C　结节性硬化临床特征是面部皮脂腺瘤、癫痫发作和智能减退。

36. B　轴突变性是中毒代谢性神经病最常见的病理改变。中毒或营养障碍使胞体蛋白质合成障碍或轴浆运输阻滞,远端轴突不能得到必需的营养,轴突变性和继发性脱髓鞘均自远端向近端发展,称逆死性(dying back)神经病。

37. A　**38.** E　**39.** A

40. D　急性炎症性脱髓鞘性多发性神经病常有:①前驱感染史,呈急性起病,进行性加重,多在 2 周左右达高峰;②对称性肢体和延髓支配肌肉、面部肌肉无力,重症者可有呼吸肌无力,四肢腱反射减低或消失;③可伴轻度感觉异常和自主神经功能障碍;④脑脊液出现蛋白-细胞分离现象;⑤电生理检查提示远端运动神经传导潜伏期延长、传导速度减慢、F 波异常、传导阻滞、异常波形离散等;⑥病程有自限性。

41. A　**42.** C　**43.** E

44. D　多发性肌炎是一种以肌无力、肌痛为主要表现的自身免疫性疾病,主要临床表现以对称性四肢近端、颈肌、咽部肌肉无力,肌肉压痛,血清肌酸激酶与乳酸脱氢酶在病情活动时明显增高为特征的弥漫性肌肉炎症性疾病。

45. D

46. D　视神经脊髓炎是视神经与脊髓相继或同时受累的急性或亚急性中枢神经系统脱髓鞘性疾病。水通道蛋白 4 抗体的发现为视神经脊髓炎诊断提供了实验室依据,其敏感性为 33%～91%。本题的考点是 5 个血清学指标的诊断意义,IgG 24 h 鞘内合成率对炎性脱髓鞘疾病,如多发性硬化(MS)、吉兰-巴雷综合征、播散性脑脊髓炎、散发性脑炎等,患者脑脊液(CSF)中 IgG 水平常有改变,确定鞘内是否有 IgG 合成对这些疾病的诊断具有重要的价值。寡克隆区带常用于中枢神经系统体液免疫异常性疾病早期诊断。髓鞘碱性蛋白(MBP)增高主要见于多发性硬化症。抗糖脂抗体与周围神经病关系密切。

47. B　患有急性炎症性脱髓鞘性多发性神经病,约 2/3 的患者在发病前数日到数周有上呼吸道或消化道感染史。

48. E

49. D　急性炎症性脱髓鞘性多发性神经病是一种髓鞘的破坏、崩解和脱失的疾病,表现为四肢对称性软瘫、多有对称性轻型的肢体末端感觉减退,累及面神经表现周围性面瘫,三叉神经的损害较少见。

50. C　吉兰-巴雷综合征表现为一种由前驱细菌或病毒感染所触发的自限性自身免疫疾病,其中空肠弯曲菌(Campylobacter jejuni, CJ)是最常见的前驱感染病原。CJ 菌株的脂多糖(lipopolysaccharide, LPS)在分子结构上与人类神经节苷脂表位之间具有分子模拟现象,从而导致机体对两者的交叉反应产生抗神经节苷脂自身抗体,可能是 GBS 的发病机理。

51. B　腓肠神经活检发现炎症性节段性脱髓鞘,有典型"洋葱头"样改变应高度提示 CIDP。运动传导速度明显异常,F 波潜伏期延长。

52. A

53. A　亚急性硬化性全脑炎是由麻疹病毒引起的慢性神经系统疾病,进行性发展,无有效的治疗方法,预后不良。

54. D　肌萎缩性侧索硬化选择性侵犯脊髓前角细胞、脑干运动神经核及锥体束,中枢神经系统其他部位很少受到影响,所以不会出现痴呆。

55. E　重症肌无力可以通过辅助检查如疲劳试验、新斯的明试验来进行确诊,重症肌无力呈缓慢进展,症状有波动性,多数患者晨起表现肌力正常或肌无力症状较轻,而在下午或傍晚明显加重,称为"晨轻暮重"现象。

56. C　该病可出现疼痛,但是否出现疼痛及其疼痛程度与预后没有相关性。

二、A3/A4 型题

57. C

58. B　根据神经原发受损部位可分类为：神经轴索变性、节段性脱髓鞘和神经元病变。轴索变性最常见和典型。

59. A　原因有中毒(铅、砷、农药等)、感染(麻风、结核、细菌性痢疾、白喉等)、营养代谢障碍(慢性腹泻、糖尿病、贫血等)、结缔组织疾病(播散性红斑狼疮、类风湿关节炎等)、疫苗接种、外伤、肿瘤、家族史等。

60. C　多发性神经病检查包括血生化、CSF、免疫相关抗神经抗体、肌肉和神经活检、基因检测。毒物筛查可排除各种毒物中毒。颈椎 MRI 可排除肿瘤等病因。鞘糖脂和髓鞘相关蛋白(MAG)被认为是免疫介导的周围神经病的相关抗原。

61. C

62. C　AIDP 脑脊液中 IgG、IgA 升高,并出现寡克隆 IgG。

63. E　血浆置换对儿童 AIDP、CIDP 诱导期以及重症肌无力等疾病疗效肯定。

三、X 型题

64. ABCE

65. ABDE　本病发病与人种有关,与经济状况无关。

66. BC　①病程中两次发作,一处病变临床证据,CSF OB/IgG(+);②病程中一次发作,两个分离病灶临床证据,CSF OB/IgG(+);③病程中一次发作,一处病变临床证据和另一病变亚临床证据,CSF OB/IgG(+)。

67. ABCD　本病病变多在白质,且病灶为斑片状,大脑皮质区大片状楔形长 T1 长 T2 信号不符合本病特点。

68. ABCD　多发性硬化可选用的神经电生理检查包括视觉诱发电位(VEP)、脑干听觉诱发电位(BAEP)、磁刺激运动诱发电位(MEP)和体感诱发电位(SEP)等,50%～90% 的 MS 患者可有一项或多项异常。

69. ABCD　炎性脱髓鞘性周围神经病的肌电图检查其改变与病情严重程度及病程有关。急性期(病后 2 周内)常有运动单位电位减少,波幅降低,运动神经传导速度可正常,部分可有末潜时延长,但常有 F 波(近端运动纤维传导)潜伏期延长或波形消失。也可通过运动诱发电位(MEP)测定,了解神经根及周围神经近端损害程度,异常率可达 74.1%。2 周后逐渐出现失神经电位。

70. ABE

第六章　神经系统变性疾病

一、A1/A2 型题

1. A　该题是基础理论记忆题,重点在于考查考生对于神经变性疾病的临床特点的把握。神经系统变性疾病与遗传性和环境因素两者都有关,往往选择性损害一定解剖部位的一个或几个系统的神经元,病灶常呈对称性,实验室检查一般变化较少,也没有特异性。其病理改变包括神经元的萎缩或消失、胶质细胞的增生和肥大等,而没有炎性细胞的浸润。因此答案应该是 A。

2. D

3. B　血管性痴呆有不同程度的近记忆力减退、表情淡漠、反应迟钝、计算困难、定向力障碍、强哭

强笑、假性球麻痹、运动及感觉障碍、病理征等中枢神经损害的症状和体征。该患者有既往高血压 7 年,有脑梗死病史,结合临床表现,可诊断为血管性痴呆。

4. E

5. E　运动神经元病和肌病均只累及运动系统,所以感觉障碍检查无意义。

6. D　患者逐渐出现记忆力减退,逐渐加重,头颅 MRI 显示脑萎缩,神经系统检查未见局灶性神经系统体征,根据 NINCDS-ADR-DA 的国际标准,可诊断为可能性大的 Alzheimer 病。

7. D　阿尔茨海默病临床上以记忆障碍、失语、失用、失认、视空间技能损害、执行功能障碍以及人

格和行为改变等全面性痴呆表现为特征。该患者可诊断为阿尔茨海默病。

8. B 9. A

10. E 路易体痴呆病程为缓慢进展,经过数年后最终呈全面痴呆。在早期,大部分病例的认知功能为颞顶叶型,表现为记忆、语言和视觉空间技能损害,尿失禁不属于此病临床表现。

11. D 该患者近记忆力减退明显,而远记忆力相对保留,语言、视空间、执行、计算及理解判断力均测试正常,可诊断为遗忘型轻度认知障碍。

12. E

13. C 多发性神经炎患者肌力减退、肌张力低下、腱反射减弱或消失,晚期有以肢体远端为主的肌肉萎缩。该患者肢远端无力,双肘下和双膝下痛觉和触觉均减退,四肢腱反射未引出、可能诊断为多发性神经炎。

14. C 15. B 16. E 17. C

18. D 朊蛋白病是一类由具传染性的朊蛋白所致的散发性中枢神经系统变性疾病,主要累及皮质、基底节和脊髓,很少累及脑膜,且无炎症反应,所以不会出现脑膜刺激征。

19. C 帕金森病(PD)应与帕金森综合征(Parkinsonism)区别,PD指黑质DA能神经元变性所致的震颤麻痹,帕金森综合征包括有明确病因的继发性PD以及其他神经变性疾病引起的症状性PD。另外,PD的发病率随年龄增长而增高,两性分布差异不大。

20. B 用于治疗阿尔茨海默病的药物中,不属于胆碱酯酶抑制剂的是占诺美林。

21. A 22. D 23. E 24. C

25. E 肝豆状核变性为一种常染色体隐性遗传性疾病,是先天性铜代谢障碍性疾病。

26. A 27. B 28. A

29. D 该题是基础理论记忆题,备选答案中包括了神经变性疾病的各种基本病理改变。神经系统变性疾病是由遗传性和环境因素造成的进行性神经元变性和继发性脱髓鞘性疾病,星形胶质细胞反应性增生肥大,微胶质细胞增生为棒状细胞。而格子细胞缺如并无炎性细胞的浸润,因此答案应该是D。

30. E 31. D 32. D 33. C

34. E 路易体痴呆病程为缓慢进展,经过数年后最终呈全面痴呆。在早期,大部分病例的认知功能为颞顶叶型,表现为记忆、语言和视觉空间技能损害。该患者行脑电图未见异常,头颅MRI检查未见颞叶、脑干、小脑萎缩。可诊断为路易体痴呆。

35. B 多发性硬化是以中枢神经系统白质炎性脱髓鞘病变为主要特点的自身免疫病。本病最常累及的部位为脑室周围白质、视神经、脊髓、脑干和小脑,主要临床特点为中枢神经系统白质散在分布的多病灶与病程中呈现的缓解复发。该患者MRI检查示脑部和脊髓白质部分均有多处脱髓鞘病变,视觉诱发电位和体感诱发电位均异常,CSF寡克隆带(＋)。可诊断为多发性硬化。

36. C

37. C 根据年龄及临床表现,考虑为运动神经元病,应进行肌电图检查。

38. D

39. D 克-雅病是一种慢性进行性发展的中枢神经系统变性疾病,常规脑脊液检查正常,蛋白质含量偶见增高,免疫荧光检测CSF中14-3-3蛋白、血清S100蛋白可呈阳性。

40. D 阿尔茨海默病临床上以记忆障碍、失语、失用、失认、视空间技能损害、执行功能障碍以及人格和行为改变等全面性痴呆表现为特征。该患者神经系统检查未见明确阳性体征,可诊断为阿尔茨海默病。

41. B

二、A3/A4型题

42. C 该患者四肢肌肉萎缩、痉挛,有肌束颤动,腱反射活跃,巴宾斯基征(＋),损伤部位可能位于脊髓前角。

43. D 运动神经元病临床以上、下运动神经系统受累为主要表现,包括肌肉无力、肌肉萎缩、肌束震颤及肌张力增高、腱反射亢进、病理征阳性。一般无感觉异常及大小便障碍。其中肌肉无力、肌肉萎缩、肌束震颤为下运动神经系统受累表现;肌张力增高、腱反射亢进、病理征阳性为上运动神经系统受累的主要表现。

44. B 根据该患者检查可诊断为运动神经元病。

运动神经元病患者血清维生素 B_{12} 水平降低。

45. C　患者出现四肢无力,麻木,四肢末端烧灼感,走路不稳,吐字不清,首先应做脑脊液检查。

46. A　若以上检查均正常,应再做腓肠神经活检。

47. C　根据以上的情况以及检查,可诊断为慢性吉兰-巴雷综合征。

48. D　慢性吉兰-巴雷综合征首选皮质类固醇治疗。

49. E　导致患者双下肢软瘫的直接原因可能是血钾异常。

50. E　为进一步明确诊断,首选的检查项目为血电解质测定及甲状腺功能测定。

51. B　该患者的急诊处理为纠正电解质紊乱。

三、X 型题

52. AE　**53.** ABCE　**54.** ABCD　**55.** ABCDE

56. ABCDE　　**57.** ABCDE　　**58.** ABDE

59. ABCDE　**60.** BDE　**61.** ABCDE

62. ABC　吉兰-巴雷综合征的脑脊液多表现为蛋白-细胞分离现象,但蛋白不会高到如此程度。运动神经元病脑脊液中蛋白含量一般在正常范围。

第七章　周围神经疾病

一、A1/A2 型题

1. C　行走不稳尤其是黑暗时加重,双目注视地面,跨步大,举足高,踏步作响等应首先考虑为感觉性共济失调。

2. D　继发性三叉神经痛有神经系统阳性体征。

3. A　卡马西平为三叉神经痛的首选药物。

4. E　常规检查可表现为起病后第 3 周蛋白明显增高。

5. D　急性炎症性脱髓鞘性多发性神经病患者病情严重时会出现延髓和呼吸肌麻痹而危及生命。

6. D　原发性三叉神经痛的治疗原则首先应该以止痛治疗为目的。

7. A　A 型肉毒毒素注射是目前治疗偏侧面肌痉挛最安全有效、简便易行的首选方法。此药已用于多种局限性肌张力障碍性疾病的治疗,被认为是近年来神经科治疗领域的重要进展之一,为局限性肌肉痉挛提供了一个新的治疗方法。

8. A　目前应用最广泛、最有效的药物是卡马西平。本药可以使 70%~80% 的患者完全止痛,近 20% 的患者得到缓解。

9. E　继发性三叉神经痛又称症状性三叉神经痛,是由颅内、外各种器质性疾病引起的三叉神经痛。出现类似于原发性三叉神经痛在颜面部疼痛发作的表现,但其疼痛程度较轻,疼痛发作的持续时间较长,或者呈持续性痛,阵发性加重。因

此继发性三叉神经痛患者有神经系统阳性体征。

10. B　三叉神经感觉根切断术由 Dandy 首先提倡使用,又名 Dandy 手术。从止痛效果来看目前首选三叉神经感觉根部切断术。

11. D　射频电极针通常加热至 65~75℃。

12. E　冲击疗法由于是在短期内大剂量给药,大量的激素作用可导致机体原有的代谢功能紊乱,而出现一过性高血压、高血糖、心动过速、电解质紊乱、严重的感染,甚至死亡。因此大剂量激素冲击治疗不适用于治疗原发性三叉神经痛的治疗。

13. E　三叉神经痛常局限于三叉神经一或两支分布区,以上颌支、下颌支多见。发作时表现为以面颊上下颌及舌部明显的剧烈电击样、针刺样、刀割样或撕裂样疼痛,持续数秒或 1~2 min,突发突止,间歇期完全正常。患者口角、鼻翼、颊部或舌部为敏感区,轻触可诱发,称为扳机点或触发点。严重病例可因疼痛出现面肌反射性抽搐,口角牵向患侧即痛性抽搐。病程呈周期性,发作可为数日、数周或数月不等,缓解期如常人。患者主要表现为因恐惧疼痛不敢洗脸、刷牙、进食,面部口腔卫生差、面色憔悴、情绪低落。因此 E 选项不属于。

14. B　继发性三叉神经痛与原发性三叉神经痛的最重要鉴别点是有其他神经系统体征。

15. D　患者口角、鼻翼、颊部或舌部为敏感区,轻触可诱发,称为扳机点或触发点。

16. B 疼痛由面部、口腔或下颌的某一点开始扩散到三叉神经某1支或多支,以第2支、第3支发病最为常见,第1支者少见。

17. B 第2、3支发生率最高。

18. E **19.** E **20.** C

21. E 偏侧面肌痉挛的病因可能为面神经易位兴奋或伪突触传导所致。近年来,国内外报道,颅后窝探查发现大部分患者面神经进入脑干处被微血管襻压迫,行减压术可获治愈,提示与三叉神经痛有类似的发病基础;少数患者由脑桥小脑角肿瘤或椎动脉瘤引起。因此E不属于偏侧面肌痉挛的病因。

22. B 三叉神经痛常误诊为牙痛,往往将健康牙齿拔除,甚至拔除全部牙齿仍无效,方引起注意。牙病引起的疼痛是持续性疼痛,多局限于齿龈部,局部有龋齿或其他病变,X线及牙科检查可以确诊。

23. A 原发性三叉神经痛首选药物治疗,无效或失效时选用其他疗法。

24. C 首选药物为卡马西平,当疼痛停止后可考虑逐渐减量。不良反应可见头晕、嗜睡、口干、恶心、消化不良等。出现皮疹、共济失调、再生障碍性贫血、昏迷、肝功能受损、心绞痛、精神症状时需立即停药。

25. E 口角、鼻翼、颊部或舌部为敏感区。

26. E **27.** B

28. E 继发性三叉神经痛的诊断方法有脑脊液、X线颅底摄片、CT扫描、MRI、DSA乃至鼻咽部活组织检查等。

29. C 面神经麻痹以一侧面部表情肌突然瘫痪,同侧前额皱纹消失,眼裂扩大,鼻唇沟变浅,面部被牵向健侧为主要特征。眼睑下垂不属于特发性面神经麻痹后遗症。

30. B 除苯妥英钠或卡马西平等药对一些轻型患者可能有效外,一般中枢镇静药、抑制剂和激素等均无显著疗效。常选用卡马西平治疗。

31. E 入睡后面肌痉挛会消失。

32. E 面神经的出脑干区存在压迫因素是HFS产生的主要原因。E除外。

33. D 重症肌无力(眼肌型)主要有4种症状:上睑下垂、眼球转动障碍、斜视、复视。

34. A 原发性三叉神经痛治疗应首选卡马西平。

35. A 本例为老年男性患者,病程已2月。临床主要表现为左侧三叉神经运动支和感觉支都有损害,多见于占位病变压迫或癌肿转移引起。应该积极查找病因,以免贻误诊治。原发性三叉神经痛一般仅累及三叉神经感觉支,以1~2支受累多见,运动支功能不受影响,即不会出现咀嚼肌无力。因此,针对原发性三叉神经痛的处理是不适当的。

36. D Bell征见于特发性面神经麻痹,也称为Bell麻痹,是茎乳孔内面神经非特异性炎症导致的周围性面瘫。

37. E 病侧不能作皱额、蹙眉、闭目、鼓腮等动作;用力闭目时,因眼球向上外方,露出角膜下缘巩膜,称为Bell现象。故为左眼闭合不全。

38. B **39.** D

40. B 张口时下颌歪斜不属于特发性面神经麻痹急性期的体征。

41. C

42. B 患者表情肌瘫痪,可见额纹消失,不能皱额蹙眉,眼裂变大,不能闭合或闭合不全,闭眼时眼球向上外方转动,显露白色巩膜,称为Bell征。

43. C **44.** E **45.** A

46. B 急性炎症性脱髓鞘性多发性神经病最主要的临床表现是肢体对称性弛缓性瘫痪,通常自双下肢开始,近端常较远端明显,多于数日至2周达到高峰。感觉症状通常不如运动症状明显,但较常见,震动觉和关节运动觉不受累。少数病例可出现Kernig征、Lasegue征等。少数患者出现脑神经麻痹,可为首发症状,常见双侧面神经瘫,其次为球麻痹。自主神经功能紊乱症状较明显。

47. B

48. C 同侧面神经病变时会出现直接反射消失、间接反射存在的现象。

二、A3/A4型题

49. B 原发性三叉神经痛患者神经系统检查一般无阳性体征。

50. D

51. E 根据临床表现可知受累神经为三叉神经上颌支。

52. A 原发性三叉神经痛治疗应首选卡马西平。

53. C

54. B 对脑部进行 MRI 检查,可观察脑部有无病变,能明确该患者是否由脑结构改变所致。MRI 对脑内低度星形胶质细胞瘤、神经节、神经胶质瘤、动静脉畸形和血肿等的诊断确认率极高。

55. E　56. C

57. C 三叉神经鞘瘤最常见的症状为同侧面部感觉障碍,通常为麻木,也可有疼痛或感觉异常,但 3 支均为完全性感觉缺失者常提示半月神经节受到恶性侵犯。其他症状包括头痛,单侧面肌痉挛,听觉障碍,局灶性癫痫,偏瘫,步态异常,颅内压增高,耳咽管阻塞,耳痛,突眼,第 3、4、6 对脑神经麻痹及小脑症状。

58. D 本病起源于三叉神经半月节,居颅中窝的硬膜外,生长缓慢,可向海绵窦及眶上裂扩展。

59. B 手术治疗——肿瘤切除术为首选治疗方法。

三、X 型题

60. AC　61. ABDE

62. ABCD 劳累、紧张、讲话、注意力集中均可加重面肌痉挛。

63. ABCD 特发性面神经麻痹、脑干脑炎、外伤、桥脑小脑角肿瘤均可引起面肌痉挛。

64. ABCDE

65. ABC 急性炎症性脱髓鞘性多发性神经病、上升性脊髓炎、上位颈髓肿瘤均可以引起呼吸肌麻痹。

66. ABCDE　67. ABCDE　68. ABDE　69. ABE

第八章　运动障碍性疾病

一、A1/A2 型题

1. D 左旋多巴为多巴胺(DA)的前体药物,本身无药理活性,通过血脑屏障进入中枢,经多巴脱羧酶作用转化成 DA 而发挥药理作用,只有透过血脑屏障在脑内变成多巴胺才能产生抗帕金森病作用。

2. B 东莨菪碱为颠茄中药理作用最强的一种生物碱,可用于阻断副交感神经,也可用作中枢神经系统抑制剂。它的作用类似颠茄碱,但作用较强且较短暂。临床使用的一般是它的氢溴酸盐,可用于麻醉镇痛、止咳、平喘,对晕动症有效,也可用于控制帕金森病的僵硬和震颤。东莨菪碱具有抗晕动病及抗帕金森病。

3. C 金刚烷胺抗病毒的机制似与阻止甲型流感病毒穿入呼吸道上皮细胞,剥除病毒的外膜以及阻止病毒释放核酸进入宿主细胞有关。对已经穿入细胞内的病毒亦有影响病毒初期复制的作用。故金刚烷胺是具有抗病毒作用的抗帕金森病药物。

4. C 慌张步态患者的头部和颈部向前弯曲,上肢屈曲僵硬地在身体两侧展开;手指绷直;膝盖和臀部生硬弯曲。走路时,这种姿态使得身体的重心前移造成身体失去平衡,导致不自主的快速小步向前移动(慌张步态)、不自主向前移动(前冲步态)或向后移动(后退步态),起步慢、止步难。常见于帕金森病。

5. D 脑脊液检查对结核性脑膜炎的定性诊断有重大意义。

6. A

7. E 肝豆状核变性临床表现:神经症状以锥体外系损害为突出表现,以舞蹈样动作、手足徐动和肌张力障碍为主,并有面容怪异、张口流涎、吞咽困难、构音障碍、运动迟缓、震颤、肌强直等。角膜色素环是本病的重要体征,出现率达 95% 以上。K-F 环位于巩膜与角膜交界处,呈绿褐色或暗棕色,宽约 1.3 mm,是铜在后弹力膜沉积而成。因此,根据患者状况可诊断为肝豆状核变性。

8. C 角膜 K-F 环是肝豆状核变性的临床表现。

9. A 前列腺增生患者不能用苯海索。

10. D

11. A 帕金森病起病隐袭,进展缓慢。首发症状通常是静止性震颤,进而累及对侧肢体。

12. E

13. B 根据患者症状可诊断为帕金森病。

14. A　帕金森病患者在肢体主动运动时震颤减弱。

15. E　帕金森病一般不会出现偏瘫症状。

16. D　肝豆状核变性血清铜氧化酶活力降低。

17. A　帕金森病突出的病理改变是中脑黑质多巴胺(dopamine, DA)能神经元的变性死亡、纹状体DA含量显著性减少以及黑质残存神经元胞质内出现嗜酸性包涵体,即路易小体(Lewy body)。出现临床症状时黑质多巴胺能神经元死亡至少在50%以上,纹状体DA含量减少在80%以上。

18. E　震颤、强直、运动不能(或运动减少)与姿势和平衡障碍为帕金森患者主要表现。

19. A　**20.** C

21. C　戒酒综合征表现有震颤、谵妄、抽搐、意识混乱、精神运动和自主神经过度兴奋。该患者心率90次/分,呼吸20次/分,血压160/80 mmHg,戒酒半个月,因此可诊断为戒酒综合征。

22. B　慌张步态是帕金森病常见的步态。

23. B　小舞蹈病多见于5～15岁女童,表现为不自主、无规律的急速舞蹈动作,肌张力降低和精神障碍,表现为挤眉、弄眼、噘嘴、吐舌、扮鬼脸,上肢各关节交替伸屈、内收,下肢步态颠簸,精神紧张时加重,睡眠时消失。根据患者情况可诊断为小舞蹈病。

24. A　青光眼患者禁用苯海索。

25. B　**26.** D　**27.** B　**28.** E

29. A　奥氮平不同于氯氮平,不会发生粒细胞缺乏症,无迟发性运动障碍和严重的精神抑制症状产生,较少引起继发性肌张力障碍。

30. C　运动性抽动是抽动秽语综合征早期的主要临床症状,一般首发于面部,表现为眼、面肌迅速、反复不规则的抽动,如眨眼、鼻子抽动、"扮鬼脸",以后出现其他部位的运动性抽动,同时有模仿语言和强迫性亵渎语言。该患者神经系统体检无阳性体征,因此可诊断为抽动秽语综合征。

31. D　帕金森病目前应用的治疗手段只能改善症状,不能阻止病情的进展,也无法治愈疾病。

32. E　该患者3个月来发作性右上肢抽搐,每次持续5～20 s,一日可发作5～10次。可能诊断为单纯运动性发作。

33. D　国际亨廷顿病协作研究组克隆出该病的致病基因IT15,该病致病基因又称为Huntington基因,位于4号染色体的上部。

34. B　在确诊本病后,无论病症轻重,均需应用抗链球菌治疗,目的在于最大限度地防止或减少小舞蹈病复发及避免心肌炎、心瓣膜病的发生。一般应用青霉素,1～2周为一个疗程。

35. A　亨廷顿病的遗传方式为常染色体显性。

36. B　小舞蹈病患者约1/3可伴其他急性风湿热表现,如低热、关节炎、心瓣膜炎、风湿结节等。

37. E

38. B　肝豆状核变性(WD)是一种常染色体隐性遗传的铜代谢障碍性疾病。

39. B

40. C　肝豆状核变性以铜代谢障碍引起的肝硬化、基底节损害为主的脑变性疾病为特点。

41. A

42. C　D-青霉胺是本病的首选药物,为强效金属螯合剂,在肝脏中可与铜形成无毒复合物,促使其在组织沉积部位被清除,减轻游离状态铜的毒性。

43. C

44. B　亨廷顿病患者脑内GABA减少,胆碱能活动受抑制,而多巴胺活动过度。

45. B

46. A　亨廷顿病多发生于中年人,偶见于儿童和青少年,男女均可患病。发病隐匿,呈缓慢进行性加重,平均生存期10～20年。临床主要表现为舞蹈样不自主动作、精神障碍和进行性痴呆,称为"三联征"。中年期发病者主要以舞蹈样动作为主,逐渐出现痴呆和精神障碍;儿童和青少年期发病者多以肌张力障碍为主,常伴癫痫和共济失调。

47. D　确诊为帕金森病,每次服药后1～2 h出现手足徐动样不自主运动,考虑为异动症。

48. A　诊断为帕金森病,年龄大于65岁,首选治疗为左旋多巴。

49. D　帕金森病不能服用利舍平,因其可阻止多巴胺的再摄取。

50. A

二、A3/A4 型题

51. B　**52.** C　**53.** C

54. B　帕金森病患者最应该采用的治疗方法是药物治疗。

55. B

56. A　帕金森病药物治疗应首选多巴丝肼,因此为药物选择不合理。

57. A　见上题。

58. E　早期即选用低剂量复方左旋多巴治疗的患者,至中期阶段症状控制不理想时应适当加大剂量或添加 DA 受体激动剂。

59. A　患者为老年男性,出现缓慢发生并逐渐进展的静止性震颤、肌张力增高和运动减少,无智能和感觉障碍,无锥体束损害征,帕金森病诊断明确。

60. B　左旋多巴可通过血脑屏障,用于替代治疗为首选。

61. C　帕金森病的治疗主要是改善症状。

62. C　根据患者临床表现可诊断为 Huntington 舞蹈病。

63. E　该患者脑内生化检查应显示 GABA、ACh 及其合成酶显著减少,DA 含量升高。

64. D　本病确诊须依靠基因诊断。

65. C　特发性震颤在注意力集中、精神紧张、疲劳、饥饿时加重,多数病例在饮酒后暂时消失,次日加重,这也是特发性震颤的临床特征。因此可诊断为特发性震颤。

66. D　普萘洛尔对特发性震颤疗效较好,因此可选用此药治疗。

67. B　特发性震颤的特点是姿势性震颤,运动时加重。

三、X 型题

68. ABCDE

69. ABCE　溴隐亭对下丘脑-垂体多巴胺通路的受体有激动作用,故不选 D。

70. ABCDE　**71.** ABCDE　**72.** BCD　**73.** ACDE

74. ABCDE　**75.** BCE

76. ACD　帕金森病包括的基因突变有 *UCH - L*、*α-synuclein*、*Parkin*。

77. ABCE　左旋多巴、托卡朋、司来吉兰、普拉克索均可用于治疗帕金森病。

78. AC　**79.** AD

80. ACDE　亨廷顿病患者的 GABA、乙酰胆碱、P 物质、脑啡肽会减少。

81. ABCDE　帕金森病、痴呆、AD、脑缺血、多发性硬化均可导致抑郁症状。

82. ABDE　用脑立体定向技术治疗原发性帕金森病时最常针对的和最有效的核团有丘脑腹外侧核、丘脑腹中间核、苍白球、丘脑底核。

第九章　神经-肌肉接头和肌肉疾病

一、A1/A2 型题

1. D　重症肌无力患者发病初期往往感到眼或肢体酸胀不适,或视物模糊,容易疲劳,天气炎热或月经来潮时疲乏加重。随着病情发展,骨骼肌明显疲乏无力,其主要的临床征兆是呼吸肌无力,不能维持正常换气功能。

2. A　地西泮、卡那霉素、庆大霉素、四环素均可诱发重症肌无力危象。

3. B　重症肌无力患者慎用的抗生素类药物有庆大霉素、链霉素、卡那霉素、四环素、土霉素、杆菌肽、多黏菌素、妥布霉素、喹诺酮类、大环内酯类等。

4. C　高血钾型周期性瘫痪为常染色体显性遗传,表现为肌无力、肌强直,部分患者伴有手肌、舌肌和眼睑肌的痉挛,血钾和尿钾偏高,但发作持续时间短,30～60 min 或数小时。

5. B　甲亢性肌病一般血钾正常。

6. B　低血钾型周期性瘫痪任何年龄均可发病,最常见。

7. E　诊断重症肌无力的辅助检查方法有腾喜龙或新斯的明试验、疲劳试验、血 AchR 抗体、神经重复电刺激等。

8. D　腰椎病变不会引起四肢瘫。

9. E　进行性肌营养不良症是一组遗传性骨骼肌变

性疾病,临床上以缓慢进行性发展的肌肉萎缩、肌无力为主要表现,部分类型还可累及心脏、骨骼系统。肌电图呈现典型肌源性改变的特征,轻收缩时运动单位电位时限缩短,波幅降低。因此 E 选项错误。

10. D 多发性肌炎患者血沉和血清肌酶明显增加。

11. E 多发性肌炎是以对称性四肢近端、颈部、咽部肌肉无力,肌肉压痛,血清酶增高为特征的弥漫性肌肉炎症性疾病,严重者呼吸肌无力,危及生命。一般不累及眼外肌。

12. E 抗肌萎缩蛋白缺陷型肌营养不良,又分为 Duchenne 型和 Becker 型。前者发病率约为 1/3 500,后者发病率较低,约 1/20 000。其他因抗肌萎缩蛋白缺陷引起的肌病包括 X 连锁扩张型心肌病、肌痛肌痉挛综合征、女性肌营养不良症等。肌无力和肌萎缩多为对称性。

13. A 14. B

15. D 进行性肌营养不良症的主要临床表现为缓慢进行性加重的对称性肌无力和肌萎缩。

16. B 进行性肌营养不良症可表现为肌肉对称性的无力,近端重于远端,肌电图示肌源性改变,多伴肌酶升高,但无肌肉疼痛。肌炎患者可出现肌肉疼痛。

17. D 失张力发作患者全身或个别肌群的肌张力短暂的降低或消失,以致不能保持正常姿势而出现下颌松弛、头下垂或全身肌张力丧失而倒地。跌倒时常有头面部受伤,同时伴有短暂意识障碍,又称跌倒发作。发作时间较短,往往可立即恢复原态。脑电图大多呈现单个或短暂的多棘慢波,继之短程的弥散性慢活动。因此诊断为失张力发作。

18. E 急性炎症性脱髓鞘性多发性神经病患者多数有四肢远端无力,感觉减退。根据该患者病情诊断为急性炎症性脱髓鞘性多发性神经病。

19. E 20. A

21. C 静脉注射依酚氯铵可区分重症肌无力危象与其他危象。

22. C 23. A

24. C 胆碱酯酶抑制剂是对症治疗的药物。

25. C 出现不良反应时可给予阿托品。

26. D 重症肌无力危象是患者在病程中由于某种原因突然出现病情急剧恶化,呼吸困难,危及生命的危重现象。因此其主要表现是呼吸肌无力。

27. D

28. E 重症肌无力患者中有 65%～80%有胸腺增生,10%～20%伴发胸腺瘤。

29. C 重症肌无力患者全身骨骼肌均可受累,可有如下症状:①眼皮下垂,视力模糊,复视,斜视,眼球转动不灵活。②表情淡漠,苦笑面容,讲话"大舌头",构音困难,常伴鼻音。③咀嚼无力,饮水呛咳,吞咽困难。④颈软,抬头困难,转颈、耸肩无力。⑤抬臂、梳头、上楼梯、下蹲、上车困难。

30. C 周期性瘫痪发作与甲亢的严重程度有关。

31. A 饱餐是低钾型周期性瘫痪的常见诱因。

32. D 33. C 34. B 35. B 36. D

37. C 该病特征是肢体近端肌群无力和易疲劳,患肌短暂用力收缩后肌力反而增强,持续收缩后呈病态疲劳。

38. D 成年人一般用新斯的明 1～1.5 mg 肌注。

39. C 出现屈颈,抬头无力,四肢疲软,说明该患者属于重症肌无力中的全身型。

40. A 该重症肌无力患者不能服用氯丙嗪。

41. C

42. D 治疗重症肌无力首选新斯的明。

43. B 多发性肌炎一般以肢体近端进行性肌无力为主要表现,结合肌酶、肌电图和肌活检特点进行确诊。出现发热、颜面尤其眼睑红斑、肌肉疼痛及肌无力者应当考虑皮肌炎可能。肌电图检查提示肌源性和神经源性病变共同存在,可见自发纤颤电位和正相尖波增多。肌肉活检可发现肌纤维变性、坏死、肌萎缩与再生,肌纤维间质炎性细胞浸润,小血管阻塞,毛细血管内皮增生等病理改变。根据临床表现诊断为多发性肌炎。

44. C 皮肌炎临床上以对称性四肢肌、颈肌及咽肌无力为特征,常累及多种脏器,亦可伴发肿瘤和其他结缔组织病。极少数患者急性起病,在数日内出现严重肌无力,甚至横纹肌溶解、肌球蛋白尿和肾衰竭。患者可有晨僵、乏力、食欲缺乏、体重减轻、发热(中低度热,甚至高热)、关节疼痛,少数患者有雷诺现象。因此可诊断为皮肌炎。

45. D 46. B

47. B 重症肌无力常合并甲状腺功能亢进。

48. E 重症肌无力患者腾喜龙试验呈阳性。

49. C　重症肌无力患者新斯的明试验呈阳性。

50. D

51. E　抗生素对重症肌无力无效。

52. E　多发性肌炎一般不侵犯眼外肌。

53. B　多发性肌炎和皮肌炎是一种自身免疫性疾病,皮质类固醇激素为首选药物。

54. B　周期性瘫痪可有骨骼肌弛缓性瘫痪、腱反射减弱,血清钾可高、低或正常,脑脊液正常,无大小便障碍。

55. B　周期性瘫痪表现为四肢及躯干弛缓性瘫痪,四肢肌受累早且重。程度可轻可重,肌无力常由双下肢开始,后延及双上肢,两侧对称,近端较重。因此可能是周期性瘫痪。

56. B　患者四肢不能活动,有既往甲亢病史6年,体检突眼(±),眼睑及眼球活动自如,甲状腺Ⅱ度肿大,双下肢腱反射减退,无感觉障碍及肌萎缩,所以推断为甲亢伴周期性瘫痪。

57. C　本病例为成年起病,亚急性病程,定位于骨骼肌病变,定性考虑多发性肌炎可能。临床特点及肌电图不符合A和B;D项的激素治疗未证实有效。

58. 吉兰-巴雷综合征首发症状为肌无力,多于数日至2周发展至高峰,常见类型为上升性麻痹,首先出现对称性两腿无力,典型者在数小时或数天后无力从下肢上升至躯干、上肢或累及脑神经。感觉障碍一般比运动障碍为轻,表现为肢体远端感觉异常如烧灼、麻木、刺痛和不适感等,以及手套袜子样感觉减退,可先于瘫痪或与之同时出现,也可无感觉障碍。约30%的患者可有肌痛,尤其是腓肠肌的压痛。约50%的患者出现双侧面瘫,后组脑神经也常受累,造成延髓支配的肌肉无力,并导致清除分泌物及维持气道通畅的困难。根据患者症状诊断为吉兰-巴雷综合征。

二、A3/A4型题

59. A　患者神经传导测定显示上下肢周围神经损害,双侧正中神经、尺神经、腓总神经、胫后神经复合肌肉动作电位明显下降,运动传导速度正常,双侧正中神经、尺神经、腓肠神经、腓总神经感觉传导测定正常。因此可能诊断为吉兰-巴雷

综合征。

60. D

61. B　静脉注射免疫球蛋白是吉兰-巴雷综合征首选的治疗方案。

62. D　吉兰-巴雷综合征临床上表现为进行性上升性对称性麻痹、四肢软瘫,以及不同程度的感觉障碍。四肢弛缓性瘫痪是本病的最主要症状,一般从下肢开始逐渐波及躯干、双上肢和脑神经,肌张力低下,近端常较远端重。该患者脑神经正常,四肢肌力3～4级,感觉正常,双侧腱反射引不出,病理征阴性,血钾3.5 mmol/L。最可能的诊断为吉兰-巴雷综合征。

63. B　患者出现呼吸困难,最可能的原因是呼吸肌麻痹。

64. A　吉兰-巴雷综合征典型的脑脊液检查结果为蛋白质增加而细胞数正常,又称蛋白-细胞分离现象。

65. E

66. D　本病若病变累及呼吸肌可致死,因此抢救呼吸肌麻痹是治疗重症GBS的关键。

67. E　该患者呼吸频率24次/分,呼吸动度减弱,口唇轻度发绀,双肺可闻湿啰音。左侧眼裂减小,无复视,但有吞咽困难和构音障碍,抬头不能,四肢肌力4级。当地医院已经给予溴吡斯的明口服,剂量达到每日480 mg,仍然感到呼吸困难。可诊断为重症肌无力Ⅳ型—晚期重症型。

68. C

69. D　使用呼吸兴奋剂有可能加重目前患者病情,故不能采用。

70. E　激素冲击疗法为该患者首选的治疗。

71. B　该患者右眼睑下垂,眼球各方向运动均受限,两侧瞳孔等大,对光反射正常,令其反复做睁闭眼动作后,上睑下垂加重。根据情况可诊断为重症肌无力眼肌型。

72. A　溴吡斯的明口服是该患者首选的治疗。

73. A　合并肺部感染应首选青霉素。忌用氨基糖苷类抗生素。

74. E　Lambert-Eaton综合征的特征是肢体近端肌群无力和易疲劳,患肌短暂用力收缩后肌力反而增强,持续收缩后呈病态疲劳。

75. D　神经重复刺激最有助于明确诊断。

76. B　该患者6岁,双下肢无力,近端为主,腓肠肌

肥大。最可能的诊断为抗肌萎缩蛋白病。

77. D 肌肉活检是为了对神经肌肉疾病进行诊断或鉴别诊断,取出身体某些部位的肌肉(黄豆粒大小)进行显微镜或电镜下检查,不可能见到破碎红纤维。

78. C 79. C

80. D 肌电图＋神经传导速度检查能支持上述诊断。

81. E 静脉应用丙种球蛋白是上述可采用的最佳治疗。

三、X型题

82. AC 高钾型周期性瘫痪、正常钾型周期性瘫痪属于钠通道疾病。

83. ABE Lambert-Eaton综合征、多发性肌炎、重症肌无力均属自身免疫性疾病。

84. ABCDE 85. ACDE

86. BCE 包涵体肌炎、多发性肌炎、皮肌炎属炎性肌病。

87. ACD 周期性瘫痪包括低钾型周期性瘫痪、高钾型周期性瘫痪和正常钾型周期性瘫痪。

88. ABCDE 89. ABCDE 90. ABCDE

91. ABCE

92. ABDE 胆碱能危象是抗胆碱酯酶药物过量,过多的乙酰胆碱堆积在神经-肌接头所致。激动M受体产生苍白、多汗、恶心、呕吐、流涎、腹绞痛、瞳孔缩小等表现,激动N受体产生肌束震颤。

93. ABCDE

94. AE 重症肌无力受累肌肉组可见于颈肌、延髓肌、眼外肌、咀嚼肌、面肌。

95. ABCDE

第十章　癫痫

一、A1/A2型题

1. A 本例为年轻女性,可诊断癫痫大发作,应该给予抗癫痫药物治疗,首选卡马西平。该药为广谱抗痫药物,对大发作效果良好,能做血浓度监测,患者较易耐受,不良反应相对较轻,可长期口服。地西泮宜在发作时使用,一般需静脉给药;扑米酮可用于大发作的备选药,其余药物不考虑。

2. E 本例病情为右侧肢体阵发性抽搐,提示继发性局限性运动性癫痫发作,病变位于左侧大脑半球,结合有持续头痛、视乳头水肿,说明左侧颅内病变较明显,已引起颅内压增高,需进一步查找病因及治疗。在颅内压增高情况下,作腰穿有引起脑疝的危险。

3. D 癫痫与晕厥都有短暂的意识丧失,在临床上有时易混淆。多数患者借助脑电图上有无痫性放电或尖波、棘-慢波可鉴别。晕厥患者抽搐发生在意识丧失之后10 min以上时,形式为全身痉挛,持续时间短。癫痫大发作与体位改变和情境无关,不分场合时间。而疼痛、运动、排尿、情绪刺激、特殊体位等诱发的意识丧失往往提示晕厥。伴有出汗和恶心等症状的发作性意识丧失往往提示晕厥而非癫痫。癫痫发作后常有意识模糊状态,少则几分钟,多则几小时。部分患者发作后嗜睡或精神错乱。晕厥发作后意识恢复多较快,少有精神紊乱。因此诊断为晕厥。

4. D 短暂性脑缺血发作是颈动脉或椎-基底动脉系统发生短暂性血液供应不足,引起局灶性脑缺血,导致突发的、短暂性、可逆性神经功能障碍。发作持续数分钟,通常在30 min内完全恢复,超过2 h常遗留轻微神经功能缺损表现,或CT及MRI显示脑组织缺血征象。发病突然,多在体位改变、活动过度、颈部突然转动或屈伸等情况下发病。发病无先兆,有一过性的神经系统定位体征。一般无意识障碍,历时5～20 min,可反复发作,但一般在24 h内完全恢复,无后遗症。因此诊断为短暂性脑缺血发作。

5. B

6. A 杰克逊癫痫是大脑神经放电,导致部分神经中枢短路,影响身体的某部分的运动型的癫痫发作。可能表现为手舞足蹈,一般首先影响上肢的扭动,逐渐扩展为全身。因此最可能的诊断为杰克逊癫痫发作。

7. E　癫痫发作时可有瞳孔散大、对光反射消失等自主神经改变,假性癫痫发作时则无。

8. D　继发性癫痫又称症状性癫痫。

9. B　**10.** B

11. E　患者及时进食可预防或缩短晕厥时间,提示该患者可能是低血糖晕厥,而且多次出现空腹血糖低,依据选项,诊断可能为内源性胰岛素分泌过多所致的胰岛 B 细胞疾病中的胰岛素瘤。而胃泌素瘤、癫痫、脑血管疾病、心血管疾病均不会出现低血糖。

12. D　颈内动脉系统 TIA 最常见的症状是黑矇或失明,对侧偏瘫及感觉障碍(眼动脉交叉瘫),同侧 Horner 征,对侧偏瘫(Horner 征交叉瘫),对侧同向性偏盲(大脑中-后动脉皮质支分水岭区缺血颞-枕交界区受累所致),优势半球受累还可出现失语。因此考虑的诊断为颈内动脉系统短暂性脑缺血发作。

13. A　癫痫持续状态的治疗关键是终止癫痫的发作。

14. C　最常见的癫痫类型是隐源性癫痫。

15. C　抗癫痫药物应根据癫痫发作类型和癫痫综合征类型来选择。

16. E　抗癫痫药物不良反应的严重程度在不同的个体有很大的差异,因此需要监测肝、肾功能及血、尿常规。

17. E　儿童良性癫痫伴有中央颞部棘波是儿童期最常见的癫痫类型之一。5～10 岁发病最为多见。大多数病例仅在睡眠中发作,并且发作稀疏,为部分性运动或者感觉发作,主要累及一侧口面部、舌部以及上肢,偶尔全面化。EEG 的特征为一侧或双侧中央颞部棘波,多为双相形态,并且在睡眠中频繁出现。因此可诊断为伴中央-颞部棘波的良性儿童癫痫。

18. C　颞叶癫痫发作是脑功能障碍的结果,常有意识障碍,多见于复杂部分发作。本型的发作特点在于有意识障碍,表现为在感觉、运动等症状的基础上有更为复杂的症状,如意识障碍、精神症状等,这些症状可单独或相继出现,也可扩散形成大发作而终止。根据症状诊断本例为颞叶癫痫。

19. B　根据引起癫痫的病因不同,可以分为特发性癫痫综合征、症状性癫痫综合征以及可能的症状性癫痫综合征。

20. C　癫痫是慢性反复发作性短暂脑功能失调综合征,以脑神经元异常放电引起反复痫性发作为特征。

21. C　短暂性脑缺血发作(TIA)是指一条或多条脑血管缺血导致该供血区局灶性脑功能障碍,出现局灶性神经系统症状体征并持续数分钟至数小时,过去的观点认为,TIA 发作持续不超过 24 h。若临床出现的症状和体征在发病后 24 h 以内消失,则考虑 TIA 的诊断。

22. D　脑电图是诊断癫痫最重要的辅助检查方法。

23. C

24. C　癫痫持续状态(SE)或称癫痫状态,是癫痫连续发作之间意识未完全恢复又频繁再发,或发作持续 30 min 以上,不自行停止。

25. B

26. C　癔症多在精神刺激或不良暗示后发病,可呈现精神、神经和躯体方面的种种症状,症状有鲜明的情感色彩。

27. C　难治性癫痫指的是治疗 2 年以上,血药浓度在正常范围内,每月仍然有 4 次以上的癫痫发作。

28. E

29. E　非酮症高渗性糖尿病昏迷多见于 50～70 岁的中老年人。多数患者无糖尿病史或仅有轻度糖尿病症状。起病时有多尿,多食不明显。以后失水情况逐渐加重,逐渐出现神经精神症状,如嗜睡、幻觉、定向障碍、偏盲、上肢拍击样粗震颤、癫痫样抽搐,终至昏迷。实验室检查突出表现为血糖明显增高,常达 33.3 mmol/L(600 mg/dl)以上,血钠升高可达 155 mmol/L,血尿素氮及肌酐升高,血浆渗透压显著增高,一般在 350 mmol/L 以上。尿糖强阳性,但无酮症或较轻。

30. D

31. E　扩血管药物可增加脑血流量,促进神经细胞代谢,诱发脑出血。

二、A3/A4 型题

32. C　发作性四肢对称强直伴躯体前倾5年,其发作期的脑电图表现最可能是快棘波节律。

33. B　非典型失神发作其临床表现为短暂的失神,此时呼之不应,两眼发直,有时伴眨眼或轻度自动症动作。一般持续几秒或十几秒,1天可发作十几次或几十次。脑电图在发作间歇期可见不规则的每秒3次的棘-慢复合波节律,发作时为双侧对称同步每秒3次的棘-慢复合波节律,常呈爆发出现。

34. D　清醒时表现为连续性棘-慢波发放(多为非典型性失神发作),入睡后表现为阵发性快波节律(多为强直性发作)。因此诊断为 Lennox-Gastaut 综合征。

35. B　根据病情描述该患者脑电图检查最可能的特征性表现是睡眠中持续颞区为著的癫痫样放电。

36. D　Landau-Kleffner 综合征(LKS)又称获得性癫痫失语,是儿童期一种以获得性失语、癫痫发作为主要特征并伴有脑电图癫痫样放电的综合征。根据症状诊断为 Landau-Kleffner 综合征。

37. B

38. B　应用经颅多普勒超声(TCD)可筛查出不少临床可疑或不曾想到的烟雾病患者。TCD能够发现更多缺血性和表现为非典型血管病临床症状的成年烟雾病患者。根据临床表现诊断为烟雾病。

39. C　根据患者临床表现及既往粪便中曾有白色节片,考虑诊断为脑囊虫继发癫痫。

40. A　该病采用的急诊治疗措施是静注地西泮。

41. A　地西泮是成人或儿童各型癫痫持续状态的首选药。

42. A　癫痫持续状态是癫痫连续发作之间意识未完全恢复又频繁再发,或发作持续30 min以上不自行停止。全身性发作的癫痫持续状态常伴有不同程度的意识、运动功能障碍,严重者更有脑水肿和颅压增高表现。

43. B　清醒后应询问近期服药情况,嘱正规服药。

44. D

45. B　患者首先考虑癫痫,应进一步查脑电图明确诊断。

46. E　治疗癫痫的首选药物是抗癫痫药。

47. C　长期酗酒者在突然停止饮酒或减少酒量后可发生4种不同的戒断反应:①单纯性戒断反应,表现为震颤、失眠、兴奋、心动过速、血压升高、出汗、恶心等;②酒精性幻觉反应,表现为意识清醒,定向力完整,出血幻听、幻视等;③戒断性惊厥,可在单纯性戒断反应后出现癫痫大发作;④震颤谵妄,在停止饮酒24~72 h出现精神错乱,全身肌肉粗大震颤。

48. A

49. C　食生菜、排节片史、皮下有活动性结节和免疫学检测抗体阳性只能作为诊断的参考依据,确诊应以病原学检查即活检皮下结节为猪囊尾蚴为准。

50. B　患者有排节片史提示体内有猪带绦虫寄生,通过自身体外或自身体内感染的方式又得了囊尾蚴病。

51. A　临床上将脑囊尾蚴病分为5型,即癫痫型、高颅压型、脑膜脑炎型、精神障碍型和脑实质型,以癫痫型最多见。寄生在中枢神经系统的囊尾蚴以大脑皮质为多,是临床上癫痫发作的病理基础。

52. A　癫痫系多种原因引起脑部神经元群阵发性异常放电所致的发作性运动、感觉、意识、精神、自主神经功能异常的一种疾病。根据上述描述情况可诊断为癫痫发作。

53. E　抗癫痫药的原则为单一用药,无效时才考虑合用,一般不超过3种。

54. D　Rasmussen 脑炎(综合征)是一种散发的起病于儿童期的病因未明的疾病。它的特点为频繁的癫痫发作,大部分为简单部分性发作,并经常以 EPC 的形式出现。神经功能障碍表现为进行性轻偏瘫,偏盲,认知障碍和失语(如果语言主侧半球受影响),平均病程8个月。之后患者到达后遗症期,表现为持久的不可逆的神经功能障碍及癫痫发作,癫痫发作的频率较急性期减少。因此可能的诊断为 Rasmussen 脑炎(综合征)。

55. D

56. E　药物治疗效果不佳后应选择手术治疗。

三、X 型题

57. CDE　短暂性全面遗忘症因颞叶海马、海马旁回和穹隆缺血导致,发作时对时间和地点有定向障碍,但谈话、书写和计算能力保存。

58. ABCE　癫痫是慢性反复发作性短暂脑功能失调综合征。

59. ABCD　癫痫、癫痫综合征的国际分类中包括:全身性癫痫、与部位有关(局灶性、部分性)癫痫、不能确定为局灶性或全身性癫痫的综合征痫样发作、特殊的综合征。

60. ABCD　典型失神发作的预后较非典型失神发作的预后好。

61. ABC

62. ACD　进行性肌阵挛癫痫、获得性失语癫痫、Dravet 综合征禁忌外科切除术。

63. ABC

64. ABCDE　苯妥英钠(phenytoin sodium)对大脑皮质运动区有高度选择性抑制作用,一般认为系通过稳定脑细胞膜的功能及增加脑内抑制性

神经递质 5-羟色胺(5-HT)和 γ-氨基丁酸(GABA)的作用,来防止异常放电的传播而具有抗癫痫的作用。抗神经痛的作用机制可能与本品作用与中枢神经系统,降低突触传递或降低引起神经元放电的短暂刺激有关。还可对心房与心室的异位节律有抑制作用,也可加速房室的传导,降低心肌自律性,具有抗心律失常作用。用药过量可出现视力模糊或复视等。久用骤停可使癫痫加剧或诱发癫痫持续状态。

65. ACDE　**66.** ABCD

67. ABCDE

68. BCDE　癫痫的治疗原则之一是单一药物无效或控制不好时才联合用药,所以选择 BCDE。

69. ABD　特发性癫痫全身性强直-阵挛发作,发作较频繁,应服用抗癫痫药,首选丙戊酸钠,待癫痫完全控制 2~5 年后才可考虑停药。

第十一章　头痛

一、A1/A2 型题

1. A　内分泌障碍会引起妇科子宫内膜异位症、月经量不规律、痛经、月经不调等妇科内分泌的疾病,还有一些乳腺疾病也和内分泌失调有关。

2. A　麦角胺常用其酒石酸盐,作用机制主要是通过对平滑肌的直接收缩作用,使扩张的颅外动脉收缩,或与激活动脉管壁的 5-羟色胺受体有关,使脑动脉血管的过度扩张与搏动恢复正常,从而使头痛减轻。活动期溃疡病、冠心病、严重高血压、甲状腺功能亢进、闭塞性血栓性脉管炎、肝功能损害、肾功能损害以及对本药过敏者均禁用。

3. A　典型偏头痛的最显著的特点就是头痛发作之前有先兆症状:患者双侧视野可出现闪光幻觉,闪光的形状不定,如星状、环状等。有些患者眼前出现黑矇,常见为单眼黑矇,多呈一过性,或见视物变形、视物变大或变小,或形状改变等。

4. E　丛集性头痛发作时无先兆,头痛固定于一侧眼及眼眶周围。发作多在晚间,初感一侧眼及眼眶周围胀感或压迫感,数分钟后迅速发展为剧烈

胀痛或钻痛,并向同侧额颞部和顶枕部扩散,同时伴有疼痛侧球结膜充血、流泪、流涕、出汗、眼睑轻度水肿,少有呕吐。大部分患者发作时病侧出现 Horner 征。头痛时患者十分痛苦,坐卧不宁,一般持续 15~180 min,此后症状迅速消失,缓解后仍可从事原有活动。

5. A　腰穿后头痛为低颅压头痛,咳嗽、喷嚏或站立时症状加重。

6. B

7. C　脑出血后脑水肿约在 48 h 达到高峰,维持 3~5 天后逐渐消退,可持续 2~3 周或更长。脑水肿可使颅内压增高,并致脑疝形成,是影响脑出血死亡率及功能恢复的主要因素。应用脱水剂(如甘露醇),积极控制脑水肿,降低颅内压是脑出血急性期治疗的重要环节。

8. C　头颅 CT 是最方便和常用的脑结构影像检查。在超早期阶段(发病 6 h 内),CT 可以发现一些细微的早期缺血改变。同时头颅 CT 可用于鉴别脑出血。

9. D

10. C　头颅MRI标准的MRI序列(T1、T2和Flair相)可清晰显示缺血性梗死、脑干和小脑梗死、静脉窦血栓形成等,但对发病几小时内的脑梗死不敏感。弥散加权成像(DWI)可以早期(发病2 h内)显示缺血组织的大小、部位,甚至可显示皮质下、脑干和小脑的小梗死灶。结合表观弥散系数(ADC),DWI对早期梗死的诊断敏感性达到88%～100%,特异性达到95%～100%。

11. E　脑血栓形成发病前可有肢体发麻、运动不灵、言语不清、眩晕、视物模糊等征象。常于睡眠中或晨起发病,患肢活动无力或不能活动,说话含混不清或失语,喝水呛咳。多数患者意识清楚或轻度障碍。面神经及舌下神经麻痹,眼球震颤,肌张力和腹反射减弱或增强,病理反射阳性,腹壁及提睾反射减弱或消失。

12. A　脑出血通常一般表现为不同程度的突发头痛、恶心呕吐、言语不清、小便失禁、肢体活动障碍和意识障碍。颞叶钩回疝的典型症状:①意识障碍进行性加重,由嗜睡转入半昏迷状态,眼球内斜,对呼唤已无反应,但强刺激尚有反应;②瞳孔改变,脑疝同侧的瞳孔明显散大,对光反射消失,此时对侧瞳孔大小仍可正常,但对光反射多已减弱,眼球尚能左右摆动;③生命体征出现Cushing反应,呼吸深而慢,脉搏慢而有力,血压升高,体温稍上升;④锥体束征,由于同侧大脑脚受压,出现对侧上下肢瘫痪,包括中枢性面瘫、肌张力高、腱反射亢进和病理反射阳性。有时由于脑干背推挤向对侧移位,致使对侧大脑脚与对侧小脑幕游离缘相挤,造成脑疝同侧的偏瘫。

13. C　14. E　15. E

16. C　有先兆偏头痛多位于一侧,逐渐加重至中、重度,常在先兆开始消退时出现。疼痛多始于一侧眶上、眶后部或额颞区,逐渐加重而扩展至半侧头部,甚至整个头颅及颈部。头痛为搏动性、呈跳痛或者钻凿样,程度逐渐加重,发展成为持续性剧痛,常伴有恶心、呕吐、畏光、畏声。有的患者面部潮红、大量出汗、结膜充血;有的患者面色苍白、焦虑、乏力、易激惹、精神萎靡、出现厌食症状。一次发作可持续1～3日,通常睡觉后头痛可有明显缓解。

17. B　5-HT在偏头痛的发病中具有重要作用,中脑5-HT神经元受到刺激时可出现CBF的增加,偏头痛发作期血浆中5-HT水平降低,许多5-HT的拮抗剂具有预防偏头痛作用。

18. C　除晚发型偏头痛可于45岁以后发病外,大多数偏头痛在儿童和青年期(10～30岁)发病,女性多见。

19. E　丛集性头痛的病因及发病机制可能与下丘脑功能障碍有关,发作时影响到交感神经径路,出现Horner征。

20. D　紧张性头痛属于慢性头痛,一般呈轻-中度发作性或持续性疼痛,所以疼痛期间的日常生活不受影响,不伴恶心、呕吐。

21. B　病毒性脑膜炎是一组由各种病毒感染引起的软脑膜(软膜和蛛网膜)弥漫性炎症综合征,主要表现为发热、头痛、呕吐和脑膜刺激征,是临床最常见的无菌性脑膜炎。大多数为肠道病毒感染,包括脊髓灰质炎病毒、柯萨奇病毒A和B、埃可病毒等,其次为流行性腮腺炎病毒、疱疹病毒和腺病毒感染,疱疹性病毒包括单纯疱疹病毒及水痘带状疱疹病毒。脑脊液无色透明,有以淋巴细胞为主的白细胞增多,糖和氯化物正常。病程呈良性,多在2周以内,一般不超过3周,有自限性,预后较好。

22. A　23. B

24. E　典型偏头痛分3期:先兆期、头痛期和头痛后期。普通偏头痛缺乏典型的先兆。

25. B　虽然有先兆的偏头痛发作典型,在教科书中所占篇幅较多,但无先兆的偏头痛约占偏头痛患者的80%,是偏头痛最常见的类型。

26. D　偏头痛分为:有先兆的偏头痛、无先兆的偏头痛、特殊类型的偏头痛。前两者发作后一般不遗留神经系统阳性体征,但某些特殊类型的偏头痛,如眼肌麻痹型偏头痛多次发作后可有神经系统阳性体征(眼肌麻痹)。

27. C　偏头痛分为典型偏头痛、普通偏头痛、特殊类型偏头痛(偏瘫型、基底型、复杂型、眼肌麻痹型、偏头痛等位症)。普通型偏头痛是临床最常见类型,约占偏头痛患者的80%。

28. C　偏头痛如合并有心脏病、周围血管病或妊娠期偏头痛,则可给予哌替啶治疗以终止偏头痛急性发作。

29. E

30. A　紧张性头痛又称为肌收缩性头痛,是一种最为常见的原发性头痛,占头痛患者的 70%～80%。表现为头部的紧束、受压或钝痛感,更典型的是具有束带感。作为一过性障碍,紧张性头痛多与日常生活中的应激有关。

31. E　低颅压性头痛见于各种年龄,特发性多见于体弱女性,继发性无明显性别差异。头痛以枕部或额部多见,呈轻-中度钝痛或搏动样疼痛,缓慢加重,常伴恶心、呕吐、眩晕、耳鸣、颈僵和视物模糊等。头痛与体位有明显关系,立位时出现或加重,卧位时减轻或消失,头痛多在变换体位后 15 min 内出现。

32. B　痛性眼肌麻痹又叫 Toloas-Hunt 综合征,是发生在海绵窦、眶上裂的特发性炎症,是一种可以缓解和复发的一侧性第 Ⅲ、Ⅳ、Ⅵ 对脑神经之一或同时受累,而造成眼肌麻痹,并伴有眼眶部疼痛的综合征,是以疼痛发病的全眼肌麻痹,考虑是病毒感染性眶上裂炎症所致。疼痛是因为累及三叉神经。疼痛性眼肌麻痹对皮质类固醇的治疗反应较好,但有复发倾向。各个年龄段均可发病,男、女发病率相似。也有人认为这是一种原因不明、发生在颅内的炎性假瘤,为一种免疫性疾病。

33. C　典型偏头痛是一种常见的慢性神经血管性疾病,其病情特征为反复发作、一侧或双侧搏动性的剧烈头痛且多发生于偏侧头部,可合并自主神经系统功能障碍如恶心、呕吐、畏光和畏声等症状,约 1/3 的偏头痛患者在发病前可出现神经系统先兆症状。

34. B　用于预防偏头痛发作的药物主要有以下几种:①普萘洛尔:开始口服剂量为 20 mg 每天,逐渐增加至 60～160 mg 每天,分 2～3 次服用。②丙戊酸钠:每次 200～400 mg,一日 2～3 次。③氟桂利嗪:口服剂量为 5 mg 每天。④维拉帕米:40～380 mg,一日 3 次。⑤阿米替林:一日 25～75 mg,睡前服用。

35. B　丛集性头痛(cluster headache)又称组胺性头痛,临床较少见。表现为一系列密集的、短暂的、严重的单侧钻痛。头痛部位多局限并固定于一侧眼眶、球后和额颞部。起病突然而无先兆,发病时间固定,持续 15 min～3 h,发作从隔天 1 次到每日 8 次。剧烈疼痛,常疼痛难忍,并出现面部潮红、结膜充血、流泪、流涕、鼻塞,多不伴恶

心、呕吐,少数患者头痛中可出现 Horner 征。

36. A　偏头痛是临床最常见的原发性头痛类型,临床以发作性中重度、搏动样头痛为主要表现,头痛多为偏侧,一般持续 4～72 h,可伴有恶心、呕吐,光、声刺激或日常活动均可加重头痛,安静环境、休息可缓解头痛。

37. A　眼肌麻痹型偏头痛主要累及动眼神经支配的肌肉(约占 90%),尤其是以上睑下垂最多见。也可影响滑车神经、展神经及三叉神经。

38. C　丛集性头痛(cluster headache)又称组胺性头痛,临床较少见。表现为一系列密集的、短暂的、严重的单侧钻痛。发病年龄常较偏头痛晚,平均 25 岁,男女之比约 4∶1。

39. E　麦角胺咖啡因合剂可治疗某些中重度的偏头痛发作(Ⅲ级证据)。要注意合用的咖啡因会增加药物依赖、成瘾及药物过量性头痛的危险。

40. D　偏头痛发作期治疗药物包括非特异性止痛药如非甾体抗炎药(NSAIDs)和阿片类药物,特异性药物如麦角类制剂和曲普坦类药物。

41. D　慢性头痛指头痛频繁发作每月超过 15 天,每天头痛持续 4 h 以上。分原发性与继发性两种,原发性慢性头痛指每月头痛超过 15 天而没有器质性或系统性疾病,包括偏头痛、紧张性头痛和丛集性头痛,其中以丛集性头痛最为常见。

42. E

43. E　典型偏头痛可分为几种特殊类型:①伴有典型先兆的偏头痛;②伴有延长先兆的偏头痛(复杂性偏头痛);③基底型偏头痛;④不伴头痛的偏头痛;⑤先兆偏瘫型偏头痛;⑥眼肌麻痹型偏头痛。

44. D　普通型偏头痛最为常见,多为发作性头痛,伴恶心、呕吐或者畏光、畏声,往往影响患者的日常活动。体力活动可使头痛加剧。发作开始时仅为轻到中度钝痛或不适感,数分钟到数小时后达到严重的搏动性痛或跳痛。约 2/3 的患者为单侧头痛,也可为双侧头痛,有时疼痛放射至上颈部及肩部。头痛一般持续 4～72 h,睡眠后常见缓解,发作间有明确的正常间歇期。典型偏头痛又称经典型偏头痛。常有疲劳、紧张、焦虑、恼怒或进食巧克力等诱因,头痛发作前常有典型视觉先兆,如闪光、暗点、视物模糊、视野缺损,甚至视物变形等,或者一侧肢体或面部麻

木等感觉先兆。头痛开始为一侧额颞或眶后部搏动性疼痛,逐渐加重并可扩展至半侧头部或全头部,并伴恶心、呕吐、腹痛、畏光、畏声等;一般持续 2~3 h,甚至 1~2 天;常于入睡后缓解,醒后消失。

45. B 眼肌麻痹性偏头痛是一种以反复发作以眼外肌麻痹和偏头痛为主要特征的综合征。眼肌麻痹性偏头痛(OM)原发于眼部,且与神经系统有关。有典型的单侧悸痛或跳动性头痛,发作时间为数小时至数天偏头痛发作前或发作中出现眼肌麻痹。眼睑下垂,眼球偏外下方,眼球向上、下、内运动明显受限,伴有瞳孔散大;亦可累及第 Ⅵ 对脑神经,很少侵犯第 Ⅳ 对脑神经。头颅 CT、MRI 及颈动脉造影多无异常发现。因此诊断为眼肌麻痹性偏头痛。

二、A3/A4 型题

46. D 偏头痛是临床最常见的原发性头痛类型,临床以发作性中重度、搏动样头痛为主要表现,头痛多为偏侧,一般持续 4~72 h,可伴有恶心、呕吐,光、声刺激或日常活动均可加重头痛,安静环境、休息可缓解。

47. C 重度头痛可直接选用偏头痛特异性治疗药物如麦角类制剂和曲普坦类药物,以尽快改善症状。麦角胺能终止偏头痛的急性发作。

48. A 氟桂利嗪可预防头痛发作。

49. C 嗜铬细胞瘤多见于青壮年,高发年龄为 30~50 岁,患者性别间无明显差别。心血管系统表现:由于大量的儿茶酚胺间歇地进入血液循环,使血管收缩,末梢阻力增加,心率加快,心输出量增加,导致血压阵发性急骤升高,收缩压可达 200 mmHg 以上,舒张压也明显升高。发作时可伴心悸、气短、胸部压抑、头痛、面色苍白、大量出汗、视力模糊等,严重者可出现脑出血或肺水肿等高血压危象。

50. C 嗜铬细胞瘤的定性及定位的诊断一旦明确,应立即用药物控制,以防出现高血压急症。主要用药为长效 α 受体阻滞药,包括酚苄明和哌唑嗪。不可用普萘洛尔。

51. D 一般实验室检查无特异性。通常将血、尿儿茶酚胺及代谢产物的测定作为特异性检查,有

助于诊断。

52. A **53.** B

54. B 肾上腺 CT 扫描为首选。做 CT 检查时,由于体位改变或注射静脉造影剂可诱发高血压发作,应先用 α 肾上腺素能受体阻断剂控制高血压,并在扫描过程中随时准备酚妥拉明以备急需。

55. C 脑脊液耳漏常为颅中窝骨折累及鼓室所致,因岩骨位于颅中、后窝交界处,无论岩骨的中窝部分或后窝部分骨折,只要伤及中耳腔,则皆可有血性脑脊液进入鼓室。耳鼓膜有破裂时溢液经外耳道流出;鼓膜完整时脑脊液可经耳咽管流向咽部,甚至由鼻后孔反流到鼻腔再自鼻孔溢出,酷似前窝骨折所致的鼻漏,较易误诊,应予注意。

56. E 患者应注意休息,不要大声地咳嗽,更不要大声说话,周围环境一定要安静,平卧位,头歪向有漏出的那一面,尽量让它自己流着,一般可以自己愈合的出现脑脊液耳漏以后,千万不要让脑脊液回流,同时应用抗生素预防颅内感染。外耳道冲洗会引起感染,故不能自行外耳道清洗。

三、X 型题

57. CD 静脉窦血栓的临床症状:①进行性颅内压增高。②突然发病的神经系统局灶性损害,酷似动脉性卒中但无癫痫发作。③神经系统局灶性损害有或无癫痫发作和颅内压增高病情在数天内进展。④神经系统局灶性损害,有或无癫痫发作和颅内压增高病情在数周或数月内进展。⑤突然起病的头痛,类似蛛网膜下腔出血. 或短暂性脑缺血发作。⑥意识障碍是预后差的最主要预测因素。

58. ABCE 动脉粥样硬化性脑梗死多见于中老年,动脉炎所致者以中青年多见。常在安静或睡眠中发病,部分病例有 TIA 前驱症状,如肢体麻木、无力等局灶性体征。多在发病后 10 余小时或 1~2 天达到高峰。患者意识清楚或有轻度意识障碍。通常无头痛,发病 24 h 内头颅 CT 可为正常。

59. ABCD 壳核出血为豆纹动脉外侧支破裂所致。豆纹动脉自 MCA 近端呈直角分出,管腔受高压

血流冲击易发生粟粒状动脉瘤而破裂出血。临床特征是：①壳核出血常见对侧偏瘫、偏身感觉缺失及患侧凝视麻痹，为内囊后肢前2/3受压所致，如视放射受累可出现对侧同向性偏盲。②优势侧壳核出血出现皮质下失语，非优势侧出现左侧视觉忽视、结构运用障碍，锥体外系下行投射受累出现同侧肢体震颤。③壳核大量出血可出现意识障碍，同侧瞳孔异常、同侧凝视麻痹及病理征，与脑疝或脑干受压有关；如出血破入脑室可出现头痛、脑膜刺激征等。

60. ABCD　基底型偏头痛有明确起源于脑干或者双侧枕叶的先兆症状，如失明、双眼颞侧和鼻侧视野的视觉症状，构音障碍、眩晕、耳鸣、听力减退、复视、共济失调、双侧性感觉性异常、双侧轻瘫或精神错乱等。多在数分钟至1小时内，继而出现双侧枕区搏动性头痛。间歇期一切正常。

61. ABCDE　偏头痛是一种常见的慢性神经血管性疾病，其病情特征为反复发作、一侧或双侧搏动性的剧烈头痛且多发生于偏侧头部，可合并自主神经系统功能障碍如恶心、呕吐、畏光和畏声等症状，约1/3的偏头痛患者在发病前可出现神经系统先兆症状。我国偏头痛的患病率为9.3%，女性与男性之比约为3∶1，发病多始于青春期，大多数有偏头痛的家族史。

62. ABCDE　先兆多表现为完全可逆的局灶性神经症状，视觉症状最为常见，如畏光、眼前闪光、火花或者复杂视幻觉，继而双眼症状。另外，还可出现偏身麻木、轻偏瘫、言语障碍等的缺损或者刺激症状。先兆持续5～20 min，不同先兆可以接连出现。

63. BCDE　偏头痛的预防性治疗药物有：①钙通道阻滞剂：非特异性钙通道阻滞剂氟桂利嗪对偏头痛的预防性治疗证据充足。②抗癫痫药物：托吡酯是已获得研究证据支持的抗癫痫药物，对发作性及慢性偏头痛有效，并可能对药物过量性头痛有效。③β受体阻滞剂：β受体阻滞剂在偏头痛预防性治疗方面效果明确，有多项随机对照试验结果支持。其中证据最为充足的是普萘洛尔和美托洛尔。④抗抑郁药：在抗抑郁药物中，阿米替林和文拉法辛预防偏头痛的有效性已获得证实，另外最新研究发现，阿米替林在感觉神经元离子通道中具有阻断作用，为其在偏头痛中

的应用提供了更为合理的理论依据。阿米替林尤其适用于合并有紧张型头痛或抑郁状态的患者，主要不良反应为镇静。文拉法辛疗效与阿米替林类似，但不良反应更少。⑤其他药物：抗高血压药物赖诺普利及坎地沙坦各有一项对照试验结果显示对偏头痛预防治疗有效，但仍需进一步证实。

64. BCDE

65. BE　偏头痛是一种常见的有家族发病倾向的慢性神经血管性疾病，临床表现为反复发作的搏动性头痛、自主神经功能障碍以及其他神经系统症状的不同组合，头痛发作时常伴有恶心、呕吐及畏光，经一段间歇期后可再次发作，患者在安静环境下休息或睡眠后头痛可以得到缓解。

66. ABCDE　67. ABCE

68. CDE　发作时可口服麦角胺1～2 mg，或者在每天发作前服用，预防发作或减轻发作时的症状，连服10～14天。舒马普坦是5-HT受体激动药，与5-HT受体结合，从而抑制5-HT的扩血管作用，使血管收缩达到治疗目的，可以口服、滴鼻、皮下或静脉注射，1～2 mg/次，每天不超过6 mg，用药后如出现胸闷、胸部发紧应立即停用。丛集发作时口服泼尼松，20～40 mg/d，或甲泼尼龙静脉滴注，200 mg/d，至丛集发作停止后停药。发作时面罩吸氧或高压氧治疗，对部分患者有效。

69. BCDE　紧张型头痛又称肌收缩型头痛。头痛部位较弥散，可位前额、双颞、顶、枕及颈部。头痛性质常呈钝痛，头部有压迫感、紧箍感。头痛常呈持续性，头痛持续时间0.5～7 h，部分病例也可表现为阵发性、搏动性头痛。很少伴有恶心、呕吐。多数患者头皮、颈部有压痛点，按摩头颈部可使头痛缓解。多见于青、中年女性，情绪障碍或心理因素可加重头痛症状。

70. CE

71. AB　紧张型头痛急性发作期可用对乙酰氨基酚、阿司匹林等非类固醇抗炎药，尼莫地平、麦角胺或二氢麦角胺等亦有效。对于频发性和慢性紧张型头痛，应采用预防性治疗，可选用三环类抗抑郁药如阿米替林、多塞平等，选择性5-羟色胺重摄取抑制剂如舍曲林或氟西汀等，或肌肉松弛剂如盐酸乙哌立松、巴氯芬等。伴失眠者可

给予苯二氮䓬类药如地西泮口服。

72. BCD Tolosa-Hunt综合征的临床表现有:①持续性眼球后疼痛、头痛,一般出现于眼肌麻痹前,少数疼痛出现于眼肌麻痹后;②全眼外肌麻痹,眼球固定;③一般经数日或数周好转,但可复发。

73. ABDE 单纯疱疹病毒性脑炎的临床常见症状包括头痛、呕吐、轻微的意识和人格改变、记忆丧失、轻偏瘫、偏盲、失语、共济失调、多动(震颤、舞蹈样动作、肌阵挛)、脑膜刺激征等。约1/3的患者出现全身性或部分性癫痫发作。部分患者可因精神行为异常为首发或唯一症状而就诊于精神科,表现为注意力涣散、反应迟钝、言语减少、情感淡漠、表情呆滞、呆坐或卧床、行动懒散,甚至生活不能自理;或表现木僵、缄默;或有动作增

多、行为奇特及冲动行为等。

74. ABCDE 需要与偏头痛鉴别的疾病有丛集性头痛、高血压头痛、蛛网膜下腔出血头痛、颅内压增高引起的头痛、紧张型头痛,症状性偏头痛、药物过量使用性头痛等。

75. ABCDE 本病多见于儿童和青年,发病于10岁前为占半数病例,11~40岁约40%,常见TIA、脑卒中、头痛和癫痫发作等。患儿常见TIA或缺血性卒中,出现短暂或持续性偏瘫、偏身感觉障碍或偏盲,主侧半球受损出现失语,非主侧半球可有失用或忽视,两侧可交替出现轻偏瘫或反复发作;部分病例有智能减退和癫痫发作,头痛较常见。

第十二章 眩晕

一、A1/A2型题

1. C 心动过速发作突然开始与终止,持续时间长短不一,症状包括心悸、焦虑不安、眩晕、晕厥、心绞痛,甚至发生心力衰竭与休克,体检时心尖区第一心音强度恒定,心律绝对规则为阵发性室上性心动过速的典型表现。

2. D

3. C 临床上一般将小脑梗死分为3种类型:良性型、假肿瘤型和昏迷型,无论哪一型小脑梗死发病时都会有头晕、步态不稳、恶心呕吐等临床表型,但后两种除了小脑症候群外还可以合并偏瘫甚至出现昏迷,少数会伴有脑干受压症状和颅内压增高症状。

4. E

5. E 小脑后下动脉(Wallenberg)综合征:引起延髓背外侧部梗死,出现眩晕、眼球震颤、病灶侧舌咽、迷走神经麻痹,小脑性共济失调及Horner征,病灶侧面部对侧躯体、肢体感觉减退或消失。

6. E 椎基底动脉供血不足:①前庭系统症状。眩晕为常见症状,多为旋转性眩晕,眩晕发作常于2~5 min内达高峰,维持2~15 min,常伴有共济失调,但多无耳鸣及听力下降。②视觉症状。因

脑干及大脑缺血可引起视力模糊、复视、单眼及双眼同侧视野缺损,出现黑矇,甚至失明。③大脑症状。头痛为常发症状,为跳痛,有时呈炸裂痛,多位于枕部,弯腰或憋气时加重,常伴有神智迟钝,昏厥或跌倒,构语障碍,言语含糊不清,记忆力减退等。④锥体束症状。面部及四肢麻木,感觉异常等。

7. D

8. D 眩晕是机体空间定向和平衡功能失调所产生的一种运动性幻觉。临床上可分为前庭系统性眩晕(真性眩晕)和非前庭系统性眩晕(头昏),病因较复杂,临床上以良性发作性位置性眩晕最为常见。

9. E 良性发作性位置性眩晕在临床上最为常见,多就诊于耳鼻咽喉科。表现为眩晕与头位有关,起病突然,开始为持续性眩晕,数天后缓解,转为发作性眩晕。但当头处于某一位置时即出现眩晕,可持续数十秒,转向或反向头位时眩晕可减轻或消失。可见显著眼震,其眩晕持续时间差别很大,发病后多数在几小时或数日内自行缓解或消失。

10. D

11. C 听神经瘤的临床表现:①早期耳部症状:肿

瘤体积较小时出现一侧耳鸣、听力减退及眩晕，少数患者时间稍长后出现耳聋、耳鸣，可伴有发作性眩晕或恶心、呕吐。②中期面部症状：肿瘤继续增大时，压迫同侧的面神经和三叉神经，出现面肌抽搐及泪腺分泌减少，或有轻度周围性面瘫。三叉神经损害表现为面部麻木、痛、触觉减退，角膜反射减弱，颞肌和咀嚼肌力差或肌萎缩。③晚期小脑-桥脑角综合征及后组脑神经症状：肿瘤体积大时，压迫脑干、小脑及后组脑神经，引起交叉性偏瘫及偏身感觉障碍，小脑性共济失调、步态不稳、发音困难、声音嘶哑、吞咽困难、饮食呛咳等。发生脑脊液循环梗阻则有头痛、呕吐、视力减退、视乳头水肿或继发性视神经萎缩。

12. A **13.** E

14. C 颈内动脉系统的 TIA 最常见的症状为单瘫、偏瘫、偏身感觉障碍、失语、单眼视力障碍等，亦可出现同向性偏盲等。主要表现：单眼突然出现一过性黑矇，视力丧失，白色闪烁，视野缺损或复视，持续数分钟可恢复。对侧肢体轻度偏瘫或偏身感觉异常。优势半球受损出现一过性的失语、失用、失读或失写，或同时面肌、舌肌无力。偶有同侧偏盲。其中单眼突然出现一过性黑矇是颈内动脉分支眼动脉缺血的特征性症状。短暂的精神症状和意识障碍偶亦可见。

15. B

16. D 椎-基底动脉系统血栓形成的表现有：(1)小脑后下动脉(Wallenberg)综合征：引起延髓背外侧部梗死，出现眩晕、眼球震颤，病灶侧舌咽、迷走神经麻痹，小脑性共济失调及 Horner 征，病灶侧面部对侧躯体、肢体感觉减退或消失。(2)旁正中央动脉：甚罕见，病灶侧舌肌麻痹对侧偏瘫。(3)小脑前下动脉：眩晕、眼球震颤，两眼球向病灶对侧凝视，病灶侧耳鸣、耳聋，Horner 征及小脑性共济失调，病灶侧面部和对侧肢体感觉减退或消失。(4)基底动脉：高热、昏迷、针尖样瞳孔、四肢软瘫及延髓麻痹。急性完全性闭塞时可迅速危及患者生命，个别患者表现为闭锁综合征。(5)大脑后动脉：表现为枕顶叶综合征，以偏盲和一过性视力障碍如黑矇等多见，此外还可有体象障碍、失认、失用等。如侵及深穿支可伴有丘脑综合征，有偏身感觉障碍及感觉异常以及锥体外系等症状。(6)基底动脉供应桥

脑分支。可出现下列综合征：①桥脑旁正中综合征(Foville 综合征)。病灶侧外展不能，两眼球向病灶对侧凝视，对侧偏瘫。②桥脑腹外综合征(Millard-Gubler 综合征)。病灶侧周围性面瘫及外直肌麻痹，伴病灶对侧偏瘫，可有两眼向病灶侧凝视不能。③桥脑被盖综合征(Raymond-Cestan 综合征)。病灶侧有不自主运动及小脑体征，对侧肢体及轻瘫及感觉障碍，眼球向病灶侧凝视不能。

17. C 可逆性神经功能障碍(RIND)发病似卒中，临床表现与 TIA 相似，但神经功能障碍时间超过 24 h，一般在 1 周左右恢复正常。头颅 CT 或 MRI 扫描可发现脑内有小梗死灶。

18. E 小脑出血约占脑出血的 10%，发病后可出现小脑功能受损表现如眩晕，共济失调，频繁呕吐，后枕部剧烈疼痛等，一般不会出现肢体偏瘫症状，小脑出血量较大时可出现脑桥受压，影响呼吸功能。

19. C 引起眩晕的疾病种类很多，大约有上百种疾病可以引起眩晕，不同的疾病的原因也是不一样的。按照病变部位的不同，大致可以分为周围性眩晕和中枢性眩晕两大类。周围性眩晕：由内耳迷路或前庭部分、前庭神经颅外段(在内听道内)病变引起的眩晕为周围性眩晕，包括急性迷路炎、梅尼埃病等。(1)周围性眩晕特点为：①眩晕为剧烈旋转性，持续时间短，头位或体位改变可使眩晕加重明显；②眼球震颤：眼震与眩晕发作同时存在，多为水平性或水平加旋转性眼震，通常无垂直性眼震，振幅可以改变，数小时或数日后眼震可减退或消失，向健侧注视时眼震更明显，头位诱发眼震多为疲劳性，温度诱发眼震多见于半规管麻痹；③平衡障碍：多为旋转性或上下左右摇摆性运动感，站立不稳，自发倾倒，静态直立试验多向眼震慢相方向倾倒；④自主神经症状：如恶心、呕吐、出汗及面色苍白等；⑤常伴耳鸣、听觉障碍，而无脑功能损害。(2)中枢性眩晕：中枢性眩晕是指前庭神经核、脑干、小脑和大脑颞叶病变引起的眩晕。特点：①眩晕程度相对较轻，持续时间长，为旋转性或向一侧运动感，闭目后可减轻，与头部或体位改变无关；②眼球震颤粗大，可以为单一的垂直眼震和(或)水平、旋转型，可以长期存在而强度不变；眼

震方向和病灶位置不一致,自发倾倒和静态直立试验倾倒方向不一致;③平衡障碍:表现为旋转性或向一侧运动感,站立不稳,多数眩晕和平衡障碍程度不一致;④自主神经症状不如周围性明显;⑤无半规管麻痹、听觉障碍等;⑥可伴脑功能损害,如脑神经损害、眼外肌麻痹、面舌瘫、延髓性麻痹、肢体瘫痪、高颅压等。

20. D **21.** A

22. E　眩晕是前庭系统病变的最常见表现,也可能是患者的唯一表现,为位向(空间定向感觉)自觉体会错误。患者感到外界旋转,自身旋转或运动,有时也感到外界景物向一侧移动,摇晃感或上升下降感。眩晕常为发作性,突然出现,每次发作时间可自数分钟、数小时至数天。发作时患者为稳定自己,避免跌倒,常需抓住周围物体,甚至卧床不敢翻身。如果仍能行走,则显著的偏向一侧,有时可突然倾倒。眩晕常伴有恶心、呕吐,并可伴有面色苍白,血压下降等血管运动紊乱的症状。

23. E

24. B　此题是记忆题,考查考生对哌唑嗪不良反应的了解。哌唑嗪主要不良反应为部分患者首次服用药物后出现"首剂现象",表现为在用药30~90 min出现严重的直立性低血压、眩晕、晕厥及心悸等反应,这可能是由于药物阻断内脏交感神经的收缩血管作用,使静脉舒张,回心血量显著减少所致。

25. D　短暂性脑缺血发作是由颅内血管病变引起的一过性或短暂性、局灶性脑或视网膜功能障碍。以反复发作的短暂性失语、瘫痪或感觉障碍为特点,每次发作持续数分钟,通常在60 min内完全恢复。

26. C

27. B　癫痫发作临床表现复杂多样,一般根据其发作的程度将其临床表现分为4型:①大发作:以突然意识丧失和全身抽搐为特征,又称为全身强直-阵挛性发作,约占50%,包括原发性和继发性两种。发作前大多无任何先兆症状,少数患者先感到短暂不适、头痛、头晕等。典型的发作开始即意识丧失、大叫一声跌倒,接着四肢及躯干出现伸性强直或角弓反张,持续约10~20 s后转成间歇的痉挛,约1~2 min后突然停止,患者

由发作中的呼吸暂停、面色苍白转为发绀、瞳孔散大、对光反射消失,伴有大小便失禁。发作后意识和呼吸逐渐恢复,但仍感乏力、全身酸痛和昏睡。②小发作:以短暂意识障碍为特征,又称失神性发作。多见于2~3岁以后的儿童。发作时意识突然丧失,静止、不语、双眼凝视,过后无记忆。③局灶性发作:无明显的意识障碍,主要表现为局部症状,如口角、眼睑、指趾的阵挛性抽搐等。有时患者以局部感觉障碍为主,如局部感觉麻木、针刺及触电感等。④精神运动性发作:以精神症状为主要特征,表现为各种各样的精神运动性或精神感觉性失常。在以上4型中,最为危险的当属大发作。

28. B　小脑后下动脉或椎动脉闭塞综合征也称延髓背外侧综合征、Wallenberg综合征,是脑干梗死最常见类型。导致眩晕、呕吐、眼球震颤(前庭神经核),交叉性感觉障碍(三叉神经背束核及对侧交叉的脊髓丘脑束受损),同侧Horner征(下行交感神经纤维受损),饮水呛咳、吞咽困难和声音嘶哑(疑核受损),同侧小脑性共济失调(绳状体或小脑受损)。

二、A3/A4型题

29. C

30. C　脑出血属于神经科急诊,需要在短时间内立刻明确诊断,目前辅助检查主要分为实验室检查和影像学检查两种,随着目前医疗水平的逐渐提高,影像学检查因为其具有时间短、无创、结果准确等优点,已逐渐成为首选的检查方法。临床疑诊脑出血时首选CT检查,可显示圆形或卵圆形均匀高密度血肿,发病后即可显示边界清楚的新鲜血肿,并可确定血肿部位、大小、形态,是否破入脑室,血肿周围水肿带和占位效应等。

31. A　脑出血的治疗:①一般治疗。安静休息,一般卧床休息2~4周。保持呼吸道通畅,防止舌根后坠,必要时行气管切开,有意识障碍、血氧饱和度下降的患者应予以吸氧。危重患者应予以心电监测,进行体温、血压、呼吸等生命体征的监测。②控制血压。脑出血患者血压会反射性升高,而过高的血压则会引起出血增加,而过低的

血压又会影响到健康脑组织的血供,所以对于脑出血患者,应该选用较为有效的降压药物将血压控制在发病之前的基础血压水平。③控制脑水肿,降低颅内压。颅内压的升高可引起患者较为明显的症状如恶心、呕吐等,严重的还会引起脑疝导致生命危险。所以降低颅内压、控制脑水肿是脑出血治疗的主要措施。发病早期可用甘露醇,并辅助以呋塞米进行脱水,同时注意监测患者肾功能,注意复查血电解质情况,防止水电解质紊乱。④预防并发症。可预防性使用抗生素以及降低胃酸分泌的药物防止肺部感染及上消化道应激性溃疡的发生。早期可行胃肠减压,一来可观察是否存在应激性溃疡,二来可减轻患者胃肠道麻痹引起的腹胀,避免因呕吐而发生吸入性肺炎。

32. D　延髓梗死最常见的是 Wallenberg 综合征(延髓背外侧综合征),表现为眩晕,眼球震颤,吞咽困难,病灶侧软腭及声带麻痹,共济失调,面部痛温觉障碍,Horner 综合征,对侧偏身痛温觉障碍。患者右侧面部及左侧半身痛觉消失,可判断部位在右侧延髓。

33. B　34. A

三、X 型题

35. ABCE　36. ABCD

37. ABCDE　卡马西平片常用于癫痫以及三叉神经痛等疾病的治疗,多需要长期用药,要注意观察药物的不良反应。常见的有头晕、头痛、共济失调、嗜睡、疲劳、复视、恶心、呕吐、皮肤过敏等,其他的还可以有肝肾功能损伤等,要注意复查肝功能和肾功能。

38. CE　颈内动脉系统的 TIA 最常见的症状为单瘫、偏瘫、偏身感觉障碍、失语、单眼视力障碍等,亦可出现同向性偏盲等。

39. ABCDE　导致眩晕的发生的原因:①高血压病。高血压所致的眩晕多数是由于情绪变化、精神紧张或受精神刺激等因素的影响,使血压产生波动而引起的。也有因滥用降压药,使血压突然大幅下降而发生眩晕。②低血压症。低血压眩晕也是非常多见的,特别是年轻人,容易反复发作。姿势性低血压眩晕则多见于中老年人,在起立或起床时突然眩晕,旋即消失,再做同样动作时又觉眩晕。③动脉粥样硬化症。动脉粥样硬化造成脑血栓附着可诱发脑缺血发作。这种脑缺血如果来自颈内动脉,就可出现浮动性眩晕和眼前发黑。④脑瘤。发生在中枢前庭系的小脑、脑干肿瘤易发生旋转性眩晕。脑瘤引起的眩晕一方面是由于颅内压增高,另一方面则是由于脑瘤的压迫而致血循环障碍,使前庭神经核区及其通路直接或间接受损而造成眩晕。⑤脑血栓。轻度的脑血栓可引起眩晕,这是因为动脉硬化造成动脉管腔内膜病变出现狭窄后,其远端部分仍可通过自动调节,使血管阻力减低,并建立侧支循环而维持"正常"的血流量,暂时不使脑血栓形成。但是患者仍可出现头晕或眩晕。一侧肢体麻木或无力等症状。⑥贫血。贫血容易引起脑缺氧而出现眩晕,恶性贫血眩晕尤为明显,患者可因中枢神经系统缺氧,导致神经系统的器质性变化。因此,患者的运动或位置感及下肢震动感均可丧失,眩晕加重。⑦甲状腺功能减退。本病患者血压低、心脏输出血量减少、血流迟缓而致前庭系缺氧出现眩晕。此外,新陈代谢较低,血中乳酸聚集波及内耳,也可引起眩晕。⑧内耳疾病。耳源性眩晕常见者有梅尼埃综合征、迷路炎、前庭神经炎等。⑨某些药物服药期的不良反应。

第十三章　神经系统常见危重症

一、A1/A2 型题

1. C　CT 显示左基底节有一高密度影,则为出血。当颅腔内某一分腔有占位性病变时,该分腔的压力比邻近分腔的压力高,脑组织从高压区向低压区移位,从而引起一系列临床综合征,称为脑疝。

2. D　癫痫小发作首选乙琥胺,次选丙戊酸钠。

3. D　闭锁综合征是指患者虽然意识清楚,但却不能说话,不能活动的一种特殊表现。因患者不说不动,貌似昏迷,所以又叫假性昏迷。这种综合征多因桥脑底部血栓所致。

4. D　颅底骨折时外耳道中有血性或清亮液体流出。

5. D　患者有枕部外伤史,提示有颅内血肿的可能。伤后昏迷,提示硬膜下血肿。"右侧瞳孔散大,光反射正常,左侧肢体偏瘫",考虑颅内血肿引起颅压增高发生了脑疝。

6. A　当颅腔内某一分腔有占位性病变时,该分腔的压力比邻近分腔的压力高,脑组织从高压区向低压区移位,从而引起一系列临床综合征,称为脑疝。其引起严重症状和体征的是疝入的脑组织压迫脑干。

7. A　嗜睡是最轻的意识障碍,是一种病理性倦睡,患者陷入持续的睡眠状态,可被唤醒,并能正确回答和做出各种反应,但当刺激去除后很快又再入睡。昏睡是接近于人事不省的意识状态。患者处于熟睡状态,不易唤醒。虽在强烈刺激下可被唤醒,但很快又再入睡,醒时答话含糊或答非所问。昏迷是严重的意识障碍,表现为意识持续的中断或完全丧失。谵妄是一种以兴奋性增高为主的高级神经中枢急性活动失调状态,是在意识清晰度降低的同时,表现有定向力障碍,包括时间、地点、人物定向力及自身认识障碍,并产生大量的幻觉、错觉。幻觉以幻视多见,内容多为生动、逼真而鲜明的形象,如看到昆虫、猛兽、鬼神、战争场面。意识模糊是意识水平轻度下降,较嗜睡为深的一种意识障碍。患者能保持简单的精神活动,但对时间、地点、人物的定向能力发生障碍。

8. C　患者神志清楚,血肿<60 ml,比较适合采用钻孔引流＋尿激酶法治疗硬膜外血肿。

9. C　下列情况应考虑手术:①基底节出血。中等量出血(壳核出血≥30 ml,丘脑出血≥15 ml)可根据病情、出血部位和医疗条件,在合适时机选择微创穿刺血肿清除术或小骨窗血肿清除术,及时清除血肿。大量出血或脑疝形成者,多需外科行去骨瓣减压血肿清除术,以挽救生命。②小脑出血。易形成脑疝,出血量≥10 ml,或直径≥

3 cm,或合并脑积水,应尽快手术治疗。③脑叶出血。高龄患者常为淀粉样血管病出血,除血肿较大危及生命或由血管畸形引起需外科治疗外,多行内科保守治疗。④脑室出血。轻型的部分脑室出血可行内科保守治疗;重症全脑室出血(脑室铸形),需脑室穿刺引流加腰椎放液治疗。

10. C　痫性发作是癫痫的特征性临床表现,由于放电起源可累及不同脑区,神经元放电时可表现出与相应脑功能有关的发作形式。痫性发作的神经元异常放电源于大脑的局灶部位,称为局灶性发作。全面性发作放电起源于双侧大脑半球,并在发作时伴有意识障碍。

11. C　脑电图检查可以支持临床诊断,只是明确诊断的一种方法,但不能否定临床诊断。

12. E　脑电图是癫痫诊断最有效的辅助诊断工具。据统计80％左右的癫痫患者都有脑电图异常,而只有5％～20％的癫痫患者发作间歇期脑电图可表示正常。若能重复检查,使用适当的诱发试验和特殊电极,其阳性率可达90％～95％。故脑电图检查对癫痫的诊断、定位定性、判断类型及疗效观察,都具有十分重要的意义。凡在脑电图上出现棘波、尖波、棘-慢波、尖-慢波及多棘-慢波,统称痫样波,也称痫性放电或痫样波发放,亦可称发作波。

13. B　硬脑膜外血肿典型特征为原发昏迷清醒后,经过一段中间清醒期后,进入继发昏迷。

14. D　典型的流行性乙型脑炎患者,不会出现皮肤瘀点,临床上可依据皮肤的瘀点,帮助医师对乙脑与流行性脑脊髓膜炎进行鉴别诊断。

15. E　颅内压增高导致脑疝是脑出血的主要死因。

16. C

17. E　腰穿的禁忌证:①颅内压明显升高,或已有脑疝迹象,特别是怀疑后颅窝存在占位性病变;②穿刺部位有感染灶、脊柱结核或开放性损伤;③明显出血倾向或病情危重不宜搬动;④脊髓压迫症的脊髓功能处于即将丧失的临界状态。故答案为E。

18. C

19. D　当发生颅内血肿、严重脑水肿、脑脓肿及肿瘤等占位性病变时,颅内压不断增高达到一定程度时,就会迫使一部分脑组织通过自然孔隙,向压力较低处移位形成脑疝。

20. B　急性及亚急性脑内血肿是指外伤后脑实质内出血形成的血肿,呈急性(症状在伤后3天内出现)或亚急性发病者(症状在伤后4天～3周内出现)。

21. D　颅内各分腔存在压力差是脑疝形成的根本条件。

22. D　颅内血肿是颅脑损伤中常见且严重的继发性病变。最需紧急处理的是并发脑疝形成。

23. B　硬膜外血肿临床表现有意识障碍、神经系统症状、颅内压增高,多因头部受外力直接打击,产生受力点处的颅骨变形或骨折,伤及血管所致。出血积聚于硬膜与颅骨内板分离处,并随血肿的增大而使硬膜进一步分离。如血肿持续增大,引起脑疝时,则可表现出患侧瞳孔散大、对侧肢体瘫痪等典型征象。需与硬膜下血肿呈梭形高密度鉴别。

24. C　急性硬膜下血肿临床症状较重,并迅速恶化。中间清醒期较少见,昏迷程度逐渐加深。颅内压增高症状出现较早,脑疝症状出现较快,局灶症状如偏瘫、失语多见。左枕着地,对侧受到冲击力,继以右瞳散大。

25. E　其两者不同在于瘤卒中水肿程度重,后者水肿程度轻。

26. C　催眠不能进行各种疾病的治疗。

27. A　新斯的明是重症肌无力首选药。

28. E　过度通气可以降低颅内压,补充过多钠盐会加重脑水肿,继而引发脑疝。

29. C　本病主要侵犯儿童,特别是学龄儿童,乙脑不仅病死率高,而且后遗症严重,约30%的患者病后残留不同程度的后遗症。因此,乙脑是严重威胁人体健康的一种急性传染病。主要分布于亚洲和东南亚地区,临床上急起发热,出现不同程度的中枢神经系统症状,重症者病后常留有后遗症。

30. A　Horner综合征是以患侧眼球内陷、瞳孔缩小、上睑下垂、血管扩张及面颈部无汗为特征的一组交感神经麻痹综合征。

31. A

32. E　蛛网膜下腔出血临床上以起病急骤,剧烈头痛(多为撕裂样或剧烈胀痛),频繁呕吐,脑膜刺激征阳性为主要临床特征。部分患者有烦躁不安、谵妄、幻觉等精神症状,或伴有抽搐及昏迷

等,一般不引起肢体瘫痪。早期脑CT扫描可见蛛网膜下腔或脑室内有高密度影,腰穿检查为均匀一致血性脑脊液,压力增高。蛛网膜下腔出血是神经科最常见的急症之一。

33. B　Miller-Fisher综合征是一种多发性神经炎疾病,为吉兰-巴雷综合征的一种变异型,主要表现为共济失调、腱反射减退、眼外肌麻痹,有时可出现瞳孔改变、吞咽困难。该病预后良好。

34. E　控制脑水肿,预防脑疝是内科治疗脑出血最重要的措施。

35. D　面神经炎需要用激素治疗,而不是抗生素。

36. D　重症肌无力可见于任何年龄,我国患者发病年龄以儿童期较多见,20～40岁发病者女性较多,中年以后发病者多为男性,伴有胸腺瘤的较多见。女性患者所生新生儿,其中约10%经过胎盘转输获得烟碱型乙酰胆碱受体抗体,可暂时出现无力症状。少数有家族史。眼肌型重症肌无力通常晨轻暮重,亦可多变,后期可处于不全瘫痪状态;全身肌肉并非平均受累,眼外肌最常累及,为早期症状,亦可长期局限于眼肌。轻者睁眼无力,眼睑下垂,呈不对称性分布,额肌代偿性地收缩上提。眼球运动受限,出现斜视和复视,重者眼球固定不动。眼内肌一般不受影响,瞳孔反射多正常。

37. A　肌无力危象为疾病本身肌无力的加重所致,此时胆碱酯酶抑制药往往药量不足,加大药量或静脉注射腾喜龙后肌力好转。常由感冒诱发,也可发生于应用神经-肌肉阻滞药(如链霉素)、大剂量皮质类固醇和胸腺放射治疗或手术后。

38. C　对诊断明确的患者,凡能影响神经肌肉传导功能的药物应避免应用,如降低肌膜兴奋性类药物——奎宁、奎尼丁、普罗卡因等。此外禁用苯妥英钠、普萘洛尔。

39. B　全身型,累及一组以上延髓支配的肌群,病情较Ⅰ型重,累及颈、项、背部及四肢躯干肌肉群。据其严重程度可分为Ⅱa与Ⅱb型。Ⅱa型:轻度全身型,常伴眼外肌无力,无咀嚼、吞咽及构音障碍,下肢无力明显,登楼抬腿无力,无胸闷或呼吸困难等症状。对药物反应好,预后较好。Ⅱb型:中度全身型,明显全身无力,生活尚可自理,伴有轻度吞咽困难,时有进流质不当而呛咳,感觉胸闷,呼吸不畅。

40. B　重症肌无力是乙酰胆碱受体抗体介导的、细胞免疫依赖的和补体参与的神经-肌肉接头处传递障碍的自身免疫性疾病,病变主要累及 NMJ 突触后膜上乙酰胆碱受体。本病应称为获得性自身免疫性重症肌无力,通常简称重症肌无力。本病可见于任何年龄,我国患者发病年龄以儿童期较多见,20～40 岁发病者女性较多,中年以后发病者多为男性,伴有胸腺瘤的较多见。女性患者所生新生儿,其中约 10% 经过胎盘转输获得烟碱型乙酰胆碱受体抗体,可暂时出现无力症状。少数有家族史,起病隐袭,也有急起暴发者。

41. D　浅昏迷:随意活动消失,对疼痛刺激有反应,各种生理反射(吞咽、咳嗽、角膜反射、瞳孔对光反应等)存在,体温、脉搏、呼吸多无明显改变,可伴谵妄或躁动。中度昏迷:对痛刺激的反应消失,生理反应存在,生命体征正常。深昏迷:随意活动完全消失,对各种刺激皆无反应,各种生理反射消失,可有呼吸不规则、血压下降、大小便失禁、全身肌肉松弛、去大脑强直等。

42. D

43. E　应用渗透性利尿剂以减少脑细胞外液量和全身性水分,常用药物有甘露醇。

44. D　头颅 CT 检查是神经系统疾病最常见的检查,有助于颅内病变的诊断,可以明确颅内血肿、中线移位、脑水肿等。

45. E　谵妄状态属以意识内容改变为主的意识障碍,不仅意识清晰度明显降低,同时产生大量的错觉和幻觉。幻觉以生动、丰富、逼真、形象的视幻觉为主,语言性幻听较少。

46. B　颅内压增高的患者腰穿最易引起脑疝。

47. D　脑疝是腰穿最常见的致命风险。

48. B　预防脑栓塞再发是脑栓塞治疗的正确目标。

49. D　基底节出血典型表现可见三偏体征(病灶对侧偏瘫、偏身感觉缺失和偏盲等),大量出血可出现意识障碍,也可穿破脑组织进入脑室,出现血性 CSF。直接穿破皮质者不常见。

50. B

51. D　对颅内压增高患者行腰穿放液易诱发脑疝。

二、A3/A4 型题

52. B　慢性呼吸衰竭是在原有肺部疾病基础上发生的,最常见病因为 COPD,早期可表现为 Ⅰ 型呼吸衰竭,随着病情逐渐加重,肺功能越来越差,可表现为 Ⅱ 型呼吸衰竭。慢性呼吸衰竭稳定期,虽有 PaO_2 降低和 $PaCO_2$ 升高,但患者通过代偿和治疗,可稳定在一定范围内,患者仍能从事一般的工作或日常生活活动。一旦由于呼吸道感染加重或其他诱因,可表现为 PaO_2 明显下降,$PaCO_2$ 显著升高,此时可称为慢性呼吸衰竭的急性发作,这是我国临床上最常见的慢性呼吸衰竭类型。

53. C

54. E　处理措施为氧疗＋呼吸兴奋剂。

55. D　**56.** C　**57.** E　**58.** A　**59.** E

60. C　从防止胃腔定植菌角度考虑,预防和治疗应激性溃疡不主张使用 H_2 受体阻滞剂,目前推荐使用硫糖铝,不仅止血效果相仿,而且可以减少黏附细菌定植和削弱细菌活力。

三、X 型题

61. ABCE

62. ABD　重症肌无力患者不能使用的药物有多黏菌素、庆大霉素、普罗帕酮。

63. BCD　重症肌无力是一种由神经-肌肉接头处传递功能障碍所引起的自身免疫性疾病,临床主要表现为部分或全身骨骼肌无力和易疲劳,活动后症状加重,经休息后症状减轻。随着病情发展,骨骼肌明显疲乏无力,显著特点是肌无力于下午或傍晚劳累后加重,晨起或休息后减轻,此种现象称之为"晨轻暮重"。

64. BE　重症肌无力不累及的肌肉有瞳孔括约肌、膀胱括约肌。

65. ABCDE

第十四章　神经系统遗传性疾病及其他临床常见病

一、A1/A2 型题

1. D 小脑损害时的体征有共济失调、爆发语言、辨距不良或尺度障碍、轮替动作障碍、协同障碍、反击征、眼球震颤、肌张力变化等。

2. D　3. A

4. C 闭目难立征(Romberg 征)阳性提示感觉性共济失调。

5. A 根据共济失调、构音障碍、锥体束征等典型共同症状,以及伴眼肌麻痹、锥体外系症状及视网膜色素变性等表现,结合 MRI 检查发现小脑、脑干萎缩,排除其他累及小脑和脑干变性病可予临床确诊。

6. A 脑性瘫痪最常见的临床类型为痉挛型。

7. E 颞叶损害不会引起共济失调。

8. A 癫痫、脱髓鞘疾病、脑卒中、脑炎均是急性起病。

9. B 不安腿综合征的临床表现有:①不安;②感觉异常,在休息尤其清晨与夜间时大腿深部有爬行样不适,常为双侧受累,迫使患者要经常活动其双腿;③睡眠中周期性腿动,为刻板地屈曲运动;④醒时的不自主腿动,在卧位或坐位休息时常发生下肢的不自主屈曲运动;⑤睡眠障碍,由于感觉异常和腿动,常导致患者失眠;⑥夜间加重,尽管白天休息时也可有异常、腿动和不安症状,但夜间有明显的加重趋势。

10. A 一般于老年前期发病,散发性,隐袭发病,缓慢逐渐进展,以帕金森综合征为首发症状,在此背景上同时累及中枢神经系统其他部位。患者逐渐出现运动减少、运动不能、强直、肢体和躯干屈曲、表情呆板、姿势异常和步态变化、构音障碍、吞咽困难和翻身困难等,约 2/3 患者在病程中可观察到震颤,但震颤并不显著,且 75%～100% 患者锥体外系症状表现为非对称性的。一般发病较早,并且对左旋多巴治疗无反应或反应极小,推测是由于携带多巴胺受体的纹状体神经元减少造成的,Gonzalez 等的研究认为与 SND 患者壳核多巴胺 D2 受体明显减少有关。

也有对左旋多巴疗效显著者,此类患者更易误诊为帕金森病,但病后症状进展较帕金森病快。

11. D OPCA 在锥体外系受损的基础上可出现小脑性共济失调症状,或者先于帕金森综合征症状出现,但多较晚且轻。表现为平衡不稳,共济失调等。

12. D PD 常见的症状不包括共济失调。

13. E　14. D

15. B 该患者为少年男性,言语不清伴流涎,加重伴智能减退 3 个月。既往有肝炎病史。应首先考虑遗传性疾病。

16. E 血压 160/95 mmHg,有心肌梗死,故为高血压病 2 级,极高危。

17. D

18. A 肺炎支原体肺炎大环内酯类抗菌药物为首选,如红霉素、罗红霉素和阿奇霉素。氟喹诺酮类如左氧氟沙星、加替沙星和莫西沙星等,四环素类也用于肺炎支原体肺炎的治疗。疗程一般 2～3 周。因肺炎支原体无细胞壁,青霉素或头孢菌素类等抗菌药物无效。

19. B 青霉素适用于溶血性链球菌、肺炎链球菌、对青霉素敏感(不产青霉素酶)金黄菌等革兰氏阳性球菌所致的感染,包括败血症、肺炎、脑膜炎、咽炎、扁桃体炎、中耳炎、猩红热、丹毒等,也可用于治疗草绿色链球菌和肠球菌心内膜炎,以及破伤风、气性坏疽、炭疽、白喉、流行性脑脊髓膜炎、李斯特菌病、鼠咬热、梅毒、淋病、回归热、钩端螺旋体病、放线菌病等。

20. D 磺胺嘧啶治疗立克次体引起的斑疹伤寒无效。

21. A 氧氟沙星主要用于敏感菌所致的呼吸系统、泌尿系统、胆道系统、皮肤软组织及盆腔感染等。

22. D 强心苷对伴有心房扑动、颤动的心功能不全疗效最好。对心脏瓣膜病、先天性心脏病及心脏负担过重(如高血压)引起的心功能不全疗效良好。对甲状腺功能亢进、严重贫血及维生素 B 缺乏引起的心力衰竭疗效较差,因为这些疾病主要由于心肌收缩所需能量的产生或储存发生障碍,强心苷对此很难奏效。对肺源性心脏病、活动性心肌炎以及严重心肌损害引起的心功能不全,疗效也较差,因为这些情况下,心肌伴有严重缺氧,能量产生有障碍。对机械性阻塞如缩窄性心包炎、重度二尖瓣狭窄等引起的心力衰竭,强心苷疗效很差或无效,因为这些情况主要矛盾是心室舒张受到限制,心肌收缩力虽可增加,但心输出量仍少,不能改善心力衰竭的症状,应进行手术治疗。对急性心力衰竭或伴有肺水肿的患者,宜选用作用迅速的毒毛花苷K或毛花苷C静脉注射。待病情稳定后改用口服地高辛维持。

23. D

24. E 血管扩张药扩张血管,降低外周阻力,使心率增快,心肌收缩力增强,心输出量增加,改善微循环,从而有利于重要器官的血液供应而治疗休克。

25. E 主要用于过敏性与自身免疫性炎症性疾病,如结缔组织病、严重的支气管哮喘、皮炎等过敏性疾病、溃疡性结肠炎、急性白血病、恶性淋巴瘤等。此外,本药还用于某些肾上腺皮质疾病的诊断-地塞米松抑制试验。

26. C 喷他脒对肺孢子虫有致死作用。

27. A 乙型脑炎的并发症以支气管肺炎最常见。

28. E 高血容量综合征:流行性出血热少尿期水钠潴留引起血容量升高,表现为心慌、头痛、血压增高、脉压增大、心音亢进,此时易出现肺水肿、充血性心力衰竭、脑水肿等,是肾综合征出血热的严重并发症。

29. B 正常情况下,左右心的排血量保持相对平衡,但在某些病理状态时,如回心血量及右心输出量急剧增多或左心输出量突然严重减少,造成大量血液积聚在肺循环中,使得肺毛细血管静脉压急剧上升,当升高至超过肺毛细血管内胶体渗透压时,一方面毛细血管内血流动力学发生变化,另一方面肺循环淤血,肺毛细血管壁渗透性增高,液体通过毛细血管壁滤出,形成肺水肿。临床上由高血压性心脏病、冠心病及风湿性心脏瓣膜病所引起的急性肺水肿占心源性肺水肿的绝大部分,心肌炎、心肌病、先天性心脏病及严重的快速心律失常等也可以引起。

30. E 4个疾病都有发热、咳嗽、咳痰、头痛、关节痛、周身乏力等症状,需鉴别。

31. B ARDS临床特征包括呼吸频速和窘迫,进行性低氧血症,X线呈现弥漫性肺泡浸润。

32. E 溶血性尿毒综合征是以非免疫性溶血性贫血、血小板减少和急性肾衰竭三联征为主要表现的一组临床症候群。最常见的主诉是黑便、呕血、无尿、少尿或血尿。

33. C 暴发型流脑以循环衰竭和脑实质严重损害为特征,表现为感染中毒症状、瘀点瘀斑、休克和呼吸衰竭。

34. B 普通型占全部流脑患者的90%左右。按其发病过程分为3个阶段:①上呼吸道感染期:脑膜炎双球菌在鼻咽部繁殖,大多数人无症状,少数人觉咽喉疼痛、流涕等。大多数患者此期间能自愈,但此时传染性很强。②败血症期:病菌侵入了机体,当侵入血循环发生全身感染时称败血症,此期间患者高热,头痛,恶心,呕吐,70%的患者皮肤黏膜有瘀点或瘀斑,大小约1 cm。③脑膜炎期:病原菌随血流到脑脊髓膜引起炎症反应。脑膜充血水肿,头痛剧烈,呕吐频繁,颈项强直,进一步严重就会神志不清,抽搐。

35. E

36. C 流行性脑脊髓膜炎以带菌者和患者为传染源,病原菌借咳嗽、喷嚏、说话等由飞沫直接从空气中传播。传染性非典型性肺炎以SARS患者为主要传染源,经直接接触患者呼吸道分泌物传播。在我国,黑线姬鼠为野鼠型出血热的主要宿主和传染源,褐家鼠为城市型或家庭型出血热的主要传染源。传播途径:接触传播,呼吸道传播,消化道感染,虫媒传播,垂直传播。霍乱以患者和带菌者为传染源,经粪-口途径传播。细菌性痢疾以患者和带菌者为传染源,经粪-口途径传播。

37. D 艾滋病的临床表现:急性感染期,表现为发热、乏力、咽痛及全身不适等类似上呼吸道感染。个别有头痛、皮疹、脑膜脑炎或急性多发性神经炎。无症状感染期:患者无任何临床症状。艾滋病前期:①淋巴结肿大。②全身症状:患者常有全身不适,肌肉疼痛,周期性或持续性发热、盗汗,体重常减轻,头痛,抑郁或焦虑,感觉末梢病变,反应性精神错乱等。③各种感染,如严重的脚癣、大疱性脓疱疮、单纯疱疹或带状疱疹,尖锐湿疣和寻常疣病毒感染、口腔白色念珠菌感染、口腔毛状白斑、非链球菌性咽炎、急性和慢性鼻窦炎和肠道寄生虫病等。艾滋病期：患者出现各种严重的综合病症，直至死亡。机会感染以卡氏肺孢子虫肺炎多见，播散性分枝杆菌感染、隐球菌性脑膜炎等也常见。恶性肿瘤以卡波西肉瘤最常见。艾滋病患者典型表现无出血症状。

38. D

39. E　支气管肺炎最常见，为麻疹重要的并发症，多见于 5 岁以下患儿，占麻疹死因 90% 以上。

40. C　传染性非典型肺炎的密切接触者应隔离观察 14 天。

41. A　伤寒的特点是高热，血象偏低，嗜酸性粒细胞消失，骨髓象中有伤寒细胞可临床确诊。

42. E　白喉最常见的并发症是中毒性心肌炎。

43. E

44. D　钩端螺旋体病早期以全身中毒症状为特点，主要为发热头痛、全身乏力、眼结膜充血、腓肠肌疼痛及全身淋巴结肿大，持续 1～3 周；中期为器官损伤期，可损及肺、肾、脑。

45. C　按照心身医学的观点，消化性溃疡属于心身疾病。

46. E　肾综合征出血热少尿期的常见并发症为：心衰肺水肿、大出血和严重继发感染。

47. C　肺孢子虫肺炎起病缓慢，先有厌食、腹泻、低热，以后逐渐出现咳嗽、呼吸困难，症状呈进行性加重，未经治疗病死率为 20%～50%。儿童-成人型(现代型)起病较急，开始时干咳，迅速出现高热、气促、发绀，肺部体征甚少，可有肝脾肿大。从起病到诊断，典型的为 1～2 周，接受大剂量激素治疗者，病程短促，可于 4～8 天死亡。并发AIDS 患者病程较为缓慢，渐进，先有体重下降、盗汗、淋巴结肿大、全身不适，继而出现上述呼吸道症状，可持续数周至数月。未经治疗者全部死于呼吸衰竭。本病症状严重，但肺部体征较少，多数患者肺部听诊无异常，部分患者可闻及散在湿啰音。

48. C　肠穿孔临床表现：①原发疾病的相关表现，如肠伤寒、肠结核、克罗恩病等。②腹痛、腹胀。腹痛常突然发生，呈持续性刀割样疼痛，并在深呼吸与咳嗽时加重。疼痛范围与腹膜炎扩散的程度有关。③全身感染中毒症状，如发热、寒战、心率加快、血压下降等中毒性休克表现。

49. B　急性心梗可用肝素抗凝。

50. A　**51.** E

52. B　人体感染肠道出血型大肠埃希菌(EHEC)后，会发生严重的痉挛性腹痛和反复发作的出血性腹泻，同时伴有发热、呕吐等表现，多为EHEC 产生的毒素所致。某些严重感染者毒素随血行播散造成溶血性贫血，红细胞、血小板减少；肾脏受到波及时还会发生急性肾衰竭甚至死亡。

53. E

54. E　缩窄性心包炎(constrictive pericarditis)是由于心包的壁层及脏层的慢性炎症病变，引起心包增厚、粘连，甚至钙化，使心脏的舒张期充盈受限，从而降低心脏功能，造成全身血液循环障碍的疾病。强心苷对此无效。

55. C　伤寒最常见的临床并发症是中毒性肝炎。

56. E　铜绿假单胞菌败血症多继发于大面积烧伤、白血病、淋巴瘤、恶性肿瘤、气管切开、静脉导管、心瓣膜置换术及各种严重慢性疾病等的过程中。本菌引起的败血症约占革兰氏阴性杆菌败血症 7%～18%，居第 3 或第 4 位，病死率则居首位。患者可有弛张或稽留热，常伴有休克、成人呼吸窘迫综合征(ARDS)或弥散性血管内凝血(DIC)等，早产儿及幼儿可无发热症状。皮肤可出现特征性坏疽性深脓疱，周围环以红斑，皮疹出现后 48～72 h，中心呈灰黑色坏疽或有溃疡，小血管内有菌栓，将渗液涂片革兰氏染色或培养易找到细菌。皮疹可发生于躯体任何部位，但多发于会阴、臀部或腋下，偶见于口腔黏膜，疾病晚期可出现肢端迁徙性脓肿。

57. E　本病按病情轻重可分为 4 型。①轻型：体温 39℃ 以下，中毒症状轻，有皮肤黏膜出血点，尿蛋白(＋)～(＋＋)，无少尿和休克。②中型：中毒症状较重，球结膜水肿明显，皮肤黏膜有明显瘀斑，有低血压和少尿，尿蛋白(＋＋)～(＋＋＋)。③重型：体温 40℃ 以上，有中毒和外渗症状，或出现神经症状，可有皮肤瘀斑和腔道出血，有明显休克，少尿达 5 天或无尿 2 天以内。④危重型：在重型基础上出现难治性休克、重要脏器出血、严重肾损害(少尿 5 天以上，无尿 2 天以上)或其他严重并发症如心衰、肺水肿、继发严重感染、脑水肿或脑出血等。

58. A 硝普钠可降低血压,减轻心脏的前、后负荷,从而减轻心肌负荷,降低心肌氧耗量,能使衰竭的左心室输出量增加,属于非选择性血管扩张药,作用迅速,维持时间短,不降低冠脉血流、肾血流及肾小球滤过率。一般予静脉滴注,调整滴速和剂量,使血压控制在一定水平。

59. A 快速大量静注甘露醇可引起体内甘露醇积聚,血容量迅速大量增多(尤其是急、慢性肾衰竭时),导致心力衰竭(尤其有心功能损害时)、稀释性低钠血症,偶可致高钾血症。

60. C 患者严重腹泻、呕吐,丢失大量水分,结合有频繁咳嗽、极度呼吸困难、咳粉红色泡沫样痰、双肺满布大中水泡音伴哮鸣音等肺水肿症状,诊断为急性左心衰。

61. C

62. B 本病与A型溶血性链球菌感染有关,约30%的病例在风湿热发作或多发性关节炎后2～3个月发病。通常无近期咽痛或发热史,部分患者咽拭子培养A型溶血性链球菌阳性;血清可检出抗神经元抗体,与尾状核、丘脑底核等部位神经元抗原起反应;抗体滴度与本病转归有关,提示可能与自身免疫反应有关。

63. C 急性左心衰时会出现肺水肿,患者无法平卧。

64. A 颈静脉怒张提示静脉压增高,常见于右心衰竭、缩窄性心包炎、心包积液或上腔静脉阻塞综合征。

65. B 第一心音增强可见于:①二尖瓣狭窄时心室充盈减少,心室开始收缩时二尖瓣位置低垂,瓣叶须经过较长距离到达闭合位置,振动幅度增大,致第一心音增强。其次,由于瓣口狭窄,左心室充盈减少,收缩时间缩短;左心室内压迅速上升,二尖瓣关闭速度加快,振动增大,使第一心音增强。此时增强的第一心音音调高而清脆,称之为"拍击性"第一心音。但若瓣叶显著增厚、僵硬或纤维化、钙化时,瓣膜活动明显受限,则第一心音反而减弱。②PR间期缩短时,左心室充盈减少,瓣膜位置低,使第一心音增强。③心动过速或心室收缩力加强时,如运动、发热、甲状腺功能亢进等,舒张期变短、充盈不足,瓣膜在舒张晚期处于低垂状态,致第一心音增强。

66. C 心包摩擦音:正常的心包膜表现光滑,且壁层和脏层之间有少量液体起润滑作用,因此两层不会因摩擦而发出声音。心包炎症或其他原因发生纤维蛋白沉着而变得粗糙,在心脏搏动时两层粗糙的表面互相摩擦可产生振动。听诊特点是性质粗糙呈搔抓样,声音呈三相,即心房收缩-心室收缩-心室舒张均出现摩擦音,但有时只在收缩期听到。与心跳一致,与呼吸无关,屏气时仍存在。心肌梗死是指心肌的缺血性坏死,为在冠状动脉病变的基础上,冠状动脉的血流急剧减少或中断,使相应的心肌出现严重而持久地急性缺血,最终导致心肌的缺血性坏死。发生急性心肌梗死的患者,在临床上常有持久的胸骨后剧烈疼痛、发热、白细胞计数增高、血清心肌酶升高以及心电图反映心肌急性损伤、缺血和坏死的一系列特征性演变,并可出现心律失常、休克或心力衰竭,属冠心病的严重类型。缺血坏死的心肌可使心包发生纤维蛋白的沉着而产生心包摩擦音。

67. A 自发性气胸是由于各种原因使肺和脏层胸膜破裂,气体由肺经裂孔进入胸膜腔所致。自发性气胸分为原发性和继发性2种,前者发生于无基础肺疾病的健康人,如青年特发性气胸,后者发生在有基础肺疾病的患者,如慢性阻塞性肺疾病(COPD)、肺结核、肺癌等。患者年轻人,既往体健,考虑自发性气胸。

68. C 大叶性肺炎急骤发病,全身中毒症状严重,有寒战、高热、咳嗽、脓痰、脓血痰、呼吸困难、发绀等。早期局部呼吸音减低,有可闻及干、湿啰音,并发脓胸则叩诊浊音,呼吸音减低或消失;有气胸则叩诊鼓音,呼吸音减低或消失。

69. A 患者突发呼吸困难、发绀,考虑缺氧,结合右胸呈鼓音,呼吸音消失,诊断为右侧气胸。

70. B 吗啡有镇静和减轻心脏负荷的作用,缓解恐惧情绪;心源性哮喘:暂时缓解肺水肿症状。

71. B 维拉帕米为钙通道阻滞剂。由于抑制钙内流可降低心脏舒张期自动去极化速率,而使窦房结的发放冲动减慢,也可减慢传导,因而可以消除房室结折返。口服适用于治疗:①各种类型心绞痛,包括稳定型或不稳定型心绞痛,以及冠状动脉痉挛所致的心绞痛,如变异型心绞痛;②房性期前收缩,预防心绞痛或阵发性室上性心动过速;③肥厚型心肌病;④高血压病。

72. B　强心苷无正性传导作用。

73. D　多西环素抗菌谱与四环素、土霉素基本相同,体内、外抗菌力均较四环素为强。微生物对该品与四环素、土霉素等有密切的交叉耐药性,口服吸收良好。主要用于敏感的革兰氏阳性菌和革兰氏阴性杆菌所致的上呼吸道感染、扁桃体炎、胆道感染、淋巴结炎、蜂窝织炎、老年慢性支气管炎等,也用于治疗斑疹伤寒、恙虫病、支原体肺炎等。

74. A　糖皮质激素(glucocorticoid, GCS)是由肾上腺皮质中束状带分泌的一类类固醇激素,主要为皮质醇(cortisol),具有调节糖、脂肪和蛋白质的生物合成和代谢的作用,还具有抑制免疫应答、抗炎、抗病毒和抗休克作用。无治疗水痘和带状疱疹的作用。

75. C　属于利尿药,用于治疗水肿性疾病和原发性醛固酮增多症,作为治疗高血压的辅助药物及低钾血症的预防。

76. E　硝普钠为一种速效和短时作用的血管扩张药,对动脉和静脉平滑肌均有直接扩张作用,但不影响子宫、十二指肠或心肌的收缩,改变局部血流分布不多。血管扩张使周围血管阻力减低,因而有降血压作用。血管扩张使心脏前、后负荷均减低,心输出量改善,故对心力衰竭有益。后负荷减低可减少瓣膜关闭不全时主动脉和左心室的阻抗而减轻反流。

77. D　卡托普利为人工合成的非肽类血管紧张素转化酶抑制剂(ACEI),主要作用于肾素-血管紧张素-醛固酮系统,抑制 RAAS 的血管紧张素转换酶,阻止血管紧张素 I 转换为血管紧张素 II,并能抑制醛固酮分泌,减少水钠潴留。

78. D　青霉素适用于溶血性链球菌、肺炎链球菌、对青霉素敏感(不产青霉素酶)金葡菌等革兰氏阳性球菌所致的感染。

79. B　**80.** D

81. C　感觉异常是指在无外界刺激的情况下,自觉身体某部位有不舒适或者难以忍受的异样感觉。这种异样感觉如果发生在躯体内部且不能确切指明不适的具体部位,则称为内感性不适。感觉异常常见于疑病观念、抑郁状态、精神分裂症以及颅脑外伤后精神障碍等,也可偶见于血栓闭塞性脉管炎等。

82. B　壳核出血:主要是豆纹动脉外侧支破裂,通常引起对侧肢体运动功能缺损,持续性同向性偏盲,可出现双眼向病灶对侧凝视不能,主侧半球可有失语。

83. C　下丘脑综合征:①病史:有颅内炎症、肿瘤、创伤、手术、放射治疗或某些先天性疾病。②内分泌功能障碍:肥胖、性早熟、闭经、溢乳、性欲减退、阳痿、怕冷、少汗、脱发、黏液性水肿、无力、多饮、多尿。上述改变不能用单一垂体或靶器官损害来解释。③摄食障碍:贪食致肥胖,厌食致消瘦或贪食-厌食交替发作。④睡眠障碍:嗜睡、失眠或两者交替出现。⑤体温调节异常:可出现高温、低温或变异性体温。⑥精神障碍:过度兴奋或抑制、哭笑无常、定向力障碍、幻觉等。⑦导致下丘脑受累的原发病的表现。⑧颅内肿瘤等引起的高颅压表现(头痛、呕吐):视力减退、视野缺损、昏迷等。

84. B　中脑介于间脑与脑桥之间。它从胚胎早期的中脑泡发展而来。在高等动物,许多重要功能都逐渐向大脑皮质集中(这现象叫作功能的皮层化),中脑就只成了发生视、听反射和运动、姿势等反射的皮质下的中枢。

85. C　脑血栓形成多在安静或睡眠中发病,部分病例有短暂性脑缺血发作前驱症状如肢体麻木无力等,突然出现偏侧上下肢麻木无力、口眼歪斜、言语不清等症状。

86. E　患者血压高,血糖低,结合影像,诊断高血压和动脉硬化。

87. B

88. D　腰穿适用于中枢神经系统炎症性疾病的诊断与鉴别诊断,包括化脓性脑膜炎、结核性脑膜炎、病毒性脑膜炎、霉菌性脑膜炎、乙型脑炎等。该患者考虑脑炎可能,应行腰穿进一步检查。

89. C　左心衰临床表现:(1)呼吸困难。①劳力性呼吸困难是左心衰最早出现的症状;②端坐呼吸,不能平卧;③夜间阵发性呼吸困难,熟睡后突然憋醒,可伴呼吸急促,阵咳,咯泡沫样痰,又称"心源性哮喘"。(2)咳嗽、咳痰和咯血。痰常呈白色泡沫状,重者呈粉红色泡沫痰。(3)其他。如乏力、疲倦、头昏、心慌、少尿等症状。体征:(1)肺部湿啰音,多见于两肺底部。(2)除原有心脏病体征外,慢性左心衰一般均有心脏扩大、心率加快、肺动脉瓣区第二心音亢进、心尖区可闻及舒张期奔马律和(或)收缩期杂音,可出现交替脉等。

90. D　左心衰临床表现:①呼吸困难:可表现为劳力性呼吸困难、夜间阵发性呼吸困难或端坐呼吸。②咳嗽、咳痰和咯血:咳嗽常发生在夜间,坐位或立位时症状可减轻或消失。痰呈白色泡沫样,有时为粉红色泡沫痰,偶可见痰中带血丝。③疲倦、乏力、头晕、心悸:主要由于心输血量降低,器官、组织血液灌注不足及代偿心率加快所致的一些临床症状。④少尿及肾损害症状。

91. D　糖尿病酸中毒表现为呼吸频率增快,呼吸深大,由酸中毒所致,当血 pH<7.2 时可能出现,以利排酸;当血 pH<7.0 时则可使呼吸中枢受抑制而致呼吸麻痹。重度 DKA 部分患者呼吸中可有类似烂苹果味的酮臭味。

92. C

93. C　一度房室传导阻滞是指房室传导时间延长,超过正常范围,但每个心房激动仍能传入心室,亦称房室传导延迟。在心电图上,PR 间期达到或超过 0.21 s(14 岁以下儿童达到或超过 0.18 s),每个 P 波后均有 QRS 波。一度房室传导阻滞不引起明显的症状和体征。在心肌炎或其他心脏病患者听诊时,可发现响亮的第一心音在发生阻滞时突然减轻。临床表现多为原发疾病的症状或体征。

94. A　患者为青年男性,发病前有上呼吸道感染史,主要症状为活动后心悸、气促,心音减弱,心电图发现室性期前收缩,心肌型肌酸激酶(CK-MB)升高,应考虑急性心肌炎的可能性最大。患者无心绞痛症状,患者心脏不大,不支持炎症性心肌病的诊断。

95. A　胸部 CT 只能看到肺部有感染,但细菌感染和病毒感染并不能从 CT 上区分开。

96. D　上呼吸道感染本身就加重了呼吸的负荷,剧烈运动会导致病情加重。

97. C　急性上呼吸道感染可并发急性鼻窦炎、中耳炎、气管-支气管炎。部分患者可继发风湿病、肾小球肾炎、心肌炎等疾病。肺结核是结核杆菌感染。

98. B　代谢性碱中毒:①呼吸浅而慢,是呼吸系统对代谢性碱中毒的代偿现象。②恶心、呕吐、头痛、精神抑郁,严重者可发生昏迷致死。③可能有缺钾的症状,晚期可能因游离钙减少,发生手足搐搦症。④尿少,呈碱性;如已发生钾缺乏,可能出现酸性尿的矛盾现象,应特别注意。

99. C　慢性呼吸衰竭时由于肺泡通气不足、通气/血流比例失调、弥散功能障碍等导致缺氧及二氧化碳潴留。由于氧的弥散力仅为二氧化碳的 1/20,在病理情况下,弥散障碍主要影响的是氧的交换,出现低氧血症。慢性阻塞性肺气肿出现呼吸衰竭首先表现为低氧血症,病情进一步加重则可合并二氧化碳潴留。血气分析结果在非吸氧情况下应为动脉血氧分压降低,二氧化碳分压增高,而不应出现氧分压正常或增高结果。

100. D　慢性支气管炎典型症状:缓慢起病,病程长,反复急性发作而病情加重。主要症状为咳嗽、咳痰,或伴有喘息。急性加重系指咳嗽、咳痰、喘息等症状突然加重。①咳嗽:一般晨间咳嗽为主,睡眠时有阵咳或排痰。②咳痰:一般为白色黏液和浆液泡沫性,偶可带血。清晨排痰较多,起床后或体位变动可刺激排痰。③喘息或气急:喘息明显者常称为喘息性支气管炎,部分可能合并支气管哮喘。若伴肺气肿时可表现为劳动或活动后气急。其他症状本病早期多无异常体征。急性发作期可在背部或双肺底听到干、湿啰音,咳嗽后可减少或消失。如合并哮喘可闻及广泛哮鸣音并伴呼气期延长。

101. D

102. E　肺心病患者出现 Ⅱ 型呼吸衰竭、肺性脑病,应立即行呼吸机辅助通气。不应吸入高浓度氧。二氧化碳分压 80 mmHg 时,呼吸中枢反受抑制,呼吸运动主要靠低氧的刺激,若高浓度吸氧,会降低低氧血症对呼吸的刺激,使通气量减少。临床上对 Ⅱ 型呼衰的氧疗吸入氧浓度小于 33%。

103. B　肺型 P 波,V$_1$、V$_2$ 导联 QRS 波呈 QS 型,电轴右偏均是心电图诊断肺心病的主要条件,只要有一条主要条件就可诊断。

104. D

105. C　pH<7.35 说明是失代偿性酸中毒。PaCO$_2$

>50 mmHg,PaO_2<60 mmHg,说明患者为Ⅱ型呼吸衰竭,故为呼吸性酸中毒。慢性呼吸衰竭代偿公式 $HCO_3^- = 24 + \Delta PaCO_2 \times 0.35 = 36$ mmol/L,而 27.6 mmol/L 低于代偿结果,且 BE 为-5 mmol/L,说明合并有代谢性酸中毒,因此 C 为正确答案。

106. B 肺气肿患者因呼气肌收缩,胸腔压增加,可出现颈静脉充盈,横膈压低,肝下界下移。CO_2潴留伴 HCO_3增加,继发水钠潴留。通常作为右心衰竭的体征,在肺气肿患者如果程度不重,不足以证明右心衰竭。

107. E 急性呼吸道感染是导致呼吸衰竭急性加重和失代偿的最常见诱因。呼吸衰竭的临床表现除原发病的发现外,主要由缺氧和二氧化碳潴留所引起。

108. C 肺气肿的治疗首先应该是对慢性支气管炎及支气管哮喘等原发病的治疗,只有这些原发病得到控制,才能阻止肺气肿的发展。

109. C 应用呼吸兴奋剂的目的是兴奋呼吸、增加通气、改善低氧血症及二氧化碳潴留等。否则不必应用。应用中达不到上述目的则应停用,改为其他措施。

110. C 慢性缺氧患者应低流量、低浓度持续给氧。比如Ⅱ型呼衰患者由于长期二氧化碳分压高,主要通过缺氧刺激颈动脉体和主动脉弓化学感受器,沿神经上传至呼吸中枢,使之兴奋,反射性地引起呼吸运动。若高流量高浓度给氧,则缺氧反射性刺激呼吸的作用消失,导致二氧化碳滞留更严重,可发生二氧化碳麻醉,甚至呼吸停止。

111. B 肺气压伤指肺泡内压力过高使肺泡损伤,气体泄入肺泡外组织,肺通过气管、喉、鼻咽腔与外界相通。在这个通道上只有声带可以开关。加压时若声带关闭,会造成外界压力大于气管和肺内压力。

112. B 患者呼吸衰竭,不能将二氧化碳分压降得过低,需要适量的二氧化碳来刺激呼吸中枢维持呼吸。

113. A 患者氧分压低,没有二氧化碳潴留,必须以高浓度氧以纠正缺氧状态。

114. E 根据临床资料和血气分析,可以判断患者为慢性呼吸衰竭,由于患者有神志障碍,而且$PaCO_2$>70 mmHg,说明有人工通气的指征。慢性阻塞性肺疾病引起的呼吸衰竭,主要是肺泡通气不足,因此最有效的方法是改善通气。

115. C 慢性呼吸衰竭(Ⅱ型)有明显二氧化碳潴留时,呼吸中枢对二氧化碳的刺激已不敏感,主要依靠缺氧刺激颈动脉体和颈动脉窦的化学感受器,通过反射维持呼吸,因此慢性Ⅱ型呼吸衰竭患者,氧疗原则为低浓度持续给氧。若高浓度给氧,血氧分压迅速上升,使感受器失去低氧刺激,患者呼吸变浅慢,使肺泡通气量下降,从而加重二氧化碳潴留。

116. C 两肺叩诊过清音,这可以诊断肺气肿。

117. C

118. C 支气管扩张最常见的症状为慢性咳嗽、咳痰、咯血和反复肺部感染,临床症状的轻重与支气管病变的轻重和感染程度有关。一般患者在支扩局部有持久存在的湿啰音,咳嗽排痰后仅暂消失。如双侧叩诊呈浊音,有广泛的干啰音,则说明支扩合并支气管炎。杵状指多见。偶可见到慢性鼻窦炎所致的鼻息肉,在肺基底部可闻及捻发音、喘鸣音和粗糙的呼气期干啰音。

119. C 支气管扩张 90%患者常有咯血,程度不等。

120. E

121. A 支气管扩张症最常见的症状为慢性咳嗽、咳痰、咯血和反复肺部感染。

122. D 葡萄球菌肺炎:①急骤发病,全身中毒症状严重,寒战、高热、咳嗽、脓痰、脓血痰、呼吸困难、发绀等。②病情发展迅速,神志改变、谵妄、昏迷甚至休克,这些情况常见于由肺外感染致血行播散者。③院内感染出现在手术后监护病房及长期住院患者,起病潜隐,症状被原基础疾病掩盖,故不典型,常被忽视,呼吸道症状较轻,低热,咳少量脓痰。但病情变化快。④血源性葡萄球菌肺炎继发于肺外感染的血行播散,全身中毒症状严重,可找到原发病灶或其他部位感染的症状和体征。另外,累及胸膜则发生脓胸。⑤体征:早期局部呼吸音减低,有干湿啰音,并发脓胸则叩诊浊音,呼吸音减低或消失;有气胸则叩诊鼓音,呼吸音减低或消失。

123. C 流感嗜血杆菌是慢性阻塞性肺病肺部感染最常见的病原体之一,该菌形态为多形性(球)杆菌,革兰氏染色阴性。

124. E　对铜绿假单胞菌作用较强的抗菌药物有半合成青霉素如阿洛西林和哌拉西林,第三代头孢菌素如头孢他啶、头孢哌酮,其他β-内酰胺类药物如亚胺培南及氨曲南,氨基糖苷类如庆大霉素、妥布霉素、阿米卡星和异帕米星,氟喹诺酮类如氧氟沙星、环丙沙星及氟罗沙星等。

125. C

126. A　夜间胰岛素应使用长效胰岛素。

127. D　患者口服降糖药效果差,但血糖不算太高,用中效胰岛素。

128. E　胰岛素与酸碱平衡关系不大。

129. E　肾小球硬化症及视网膜病变与电解质紊乱无关。

130. A　两次的空腹血糖正常,可排除糖尿病。

131. B　糖尿病性神经病变是糖尿病常见的并发症,其病理机制非常复杂,高血糖和微血管病变是其主要的发病机制。以远侧对称性神经病为主要表现,麻木、疼痛、痛觉过敏、肌无力等严重地影响患者的生活质量。

132. D　甲状腺危象是甲状腺功能亢进最严重的并发症,多发生在甲亢未治疗或控制不良患者,在感染、手术、创伤或突然停药后,以高热、大汗、心动过速、心律失常、严重呕泻、意识障碍等为特征的临床综合征。

133. C　平扫CT可准确识别绝大多数颅内出血,并帮助鉴别非血管性病变(如脑肿瘤),是疑似脑卒中患者首选的影像学检查方法。

134. B　发绀、剑突下触及心脏搏动可诊断早期肺心病;右肺呼吸音减低,右肺叩诊鼓音可诊断右侧气胸。

135. A　慢性支气管炎急性发作期指在1周内出现脓性或黏液脓性痰,痰量明显增加,或伴有发热等炎症表现,或咳、痰、喘任何一项症状明显加剧。

二、A3/A4 型题

136. E

137. A　该患者考虑为糖尿病酮症酸中毒,补液加小剂量胰岛素静滴为最佳治疗选择。

138. D

139. E　饮食情况不是主要诊断依据。

140. A　1周前有鼻塞、打喷嚏、咽痛等症状,提示上呼吸道感染病史。

141. A　应行胸片检查以排除肺部的其他疾病,如结核、肿瘤、肺炎等。

142. E　结合胸片和血象,可诊断为急性气管-支气管炎。

143. C　支气管哮喘是由多种细胞(如嗜酸性粒细胞、肥大细胞、T淋巴细胞等)和细胞组分参与的气道慢性炎症性疾病。这种慢性炎症与气道高反应性相关,通常出现可逆性气流受限,并引起反复发作性的喘息、气急、胸闷或咳嗽等症状,常在夜间和(或)清晨发作、加剧,多数患者可自行缓解或经治疗缓解。心源性哮喘,又称心源性喘息,即左心衰引起的喘息样呼吸困难。左心衰时,舒张末压增高,随着左心室舒张末压升高,左心房及肺静脉压也增高,使肺毛细血管压升高,导致肺淤血、肺水肿,从而引起呼吸困难,呼吸增快可达每分钟30~40次,重者可有哮鸣音,称之为心源性哮喘。

144. D　吗啡可抑制呼吸,禁用于支气管哮喘。

145. B　氨茶碱用于:①支气管哮喘和喘息性支气管炎,与β受体激动剂合用可提高疗效。在喘息持续状态,常选用本品与肾上腺皮质激素配伍进行治疗。②治疗急性心功能不全和心源性哮喘。③胆绞痛。

146. A　147. D　148. B

149. B　哮喘患者的常见症状是发作性的喘息、气急、胸闷或咳嗽等症状,少数患者还可能以胸痛为主要表现,这些症状经常在患者接触烟雾、香水、油漆、灰尘、宠物、花粉等刺激性气体或变应原之后发作,夜间和(或)清晨症状也容易发生或加剧。很多患者在哮喘发作时自己可闻及喘鸣音。症状通常是发作性的,多数患者可自行缓解或经治疗缓解。

150. E　β受体激动剂与气道靶细胞膜上的β2受体结合,激活兴奋性G蛋白,活化腺苷酸环化酶,催化细胞内ATP转化为cAMP,细胞内的cAMP水平增加,进而激活cAMP依赖蛋白激酶(PKA),通过细胞内游离钙浓度的下降,肌球蛋白轻链激酶(MCLK)失活和钾通道开放等途径,最终松弛平滑肌。此外,激动β受体还可抑制肥大细胞与中性粒细胞释放炎症介质,增强气道纤毛运动、促进气道分泌、降低血管通透性、减轻气道黏膜下水肿等,这些效应均有利于缓解或消除哮喘。本类药物没有抑制气道内炎症的作用。

151. A　患者突起胸痛,显著呼吸困难、发绀、烦躁不安,此为缺氧的表现;一侧胸部饱满膨隆,呼吸运动消失,语颤消失,叩诊呈鼓音,听诊呼吸音明显减弱或消失为气胸的表现。

152. C　胸部 X 线检查,快捷简单,对肺部疾病的诊断具有重要意义。

153. B　排气疗法适用于呼吸困难明显、肺压缩程度较重的患者,尤其是张力型气胸需要紧急排气者。

154. B　患者咳嗽时间长,应考虑麻疹、百日咳史。

155. B　胸片是肺部疾病基本的检查手段。

156. D　反复咳嗽、咳脓痰,最可能是支气管扩张。

157. C　老年人,轻微头部外伤,伤后 6 周出现症状,首先考虑慢性硬膜下血肿。慢性硬膜下血肿临床表现以颅内压增高为主,头痛较为突出,部分有痴呆、淡漠和智力迟钝等精神症状,少数可有偏瘫、失语和局源性癫痫等局源性脑症状。

158. D　颅脑外伤首选 CT 检查。患者有头部外伤史加头痛,应行头颅 CT 检查。

159. E　患者已有脑受压症状,需手术治疗。

三、X 型题

160. AB　大脑半球胶质瘤和小脑髓母细胞瘤生长比较大,容易造成大范围占位,导致脑疝。

161. AB　**162.** BCDE

163. BD　颅内动脉瘤系指脑动脉壁的异常膨出部分,是引起自发性蛛网膜下腔出血的最常见原因。家族性颅内动脉瘤为先天遗传因素所致的脑动脉管壁的厚度异常。

164. ACDE　患者有手术要求不是适应证。

165. ABCD

166. ABCD　糖尿病的微血管病变是比较特异的,其主要特征是基底膜增厚并有透明样物质沉积。糖尿病患者的微循环有不同程度的异常,基底膜病变常与微循环异常相互影响,促使微血管病变的加重和发展。微血管病变主要表现

在视网膜、肾、心肌、神经组织及足趾。临床上常见的有糖尿病性视网膜病变、糖尿病性肾病和糖尿病性神经系统病变等。缺血性脑卒中为糖尿病大血管病变的结果。

167. ABC　酮体是肝脏中脂肪分解成脂肪酸的中间代谢产物,包括乙酰乙酸、β-羟丁酸和丙酮三种成分。正常情况下,机体产生少量酮体,随着血液运送到心脏、肾脏和骨骼肌等组织,作为能量来源被利用,血中酮体浓度很低,一般不超过 $1.0\,mg/dl$,尿中也测不到酮体。当体内胰岛素不足或者体内缺乏糖分,如饥饿、禁食、严重的妊娠反应情况下,脂肪分解过多时,酮体浓度增高,一部分酮体可通过尿液排出体外,形成酮尿。当肝内酮体生成的量超过肝外组织的利用能力,血酮体浓度就会过高,导致酮血症和酮尿症。酮体中的乙酰乙酸和 β-羟丁酸都是酸性物质,在血液中积蓄过多时,可使血液变酸而引起酸中毒,称为酮症酸中毒。

168. BCDE　快速补碱,pH 骤升,而脑脊液尚为酸性,可导致脑细胞酸中毒、昏迷,并非使脑脊液 pH 反常性升高。

169. ABCE　酸中毒使钾向细胞外转移。

170. ABCE　DKA 补液的目的是扩容,纠正失水,降低血浆渗透压,恢复有效血容量。一般先输等渗氯化钠液,开始时补液速度应较快,在 2 h 内输入 $1\,000\sim2\,000\,ml$ 以补充血容量,改善周围循环和肾功能,以后根据血压、心率、每小时尿量,必要时根据中心静脉压决定输液量和速度。第 $2\sim6\,h$ 输入 $1\,000\sim2\,000\,ml$。第 1 天补液量应达 $4\,000\sim5\,000\,ml$,甚至达 $8\,000\,ml$。低血压或休克者可输胶体溶液。当血糖降至 $13.9\,mmol/L$ 左右时,可开始输入 5%GS,防止低血糖发生。

171. ACDE　运动时间要适度,不能越长越好。

172. ABC　目前对糖尿病酮症酸中毒的治疗提倡小剂量胰岛素持续静脉滴注。在治疗过程中葡萄糖在胰岛素的作用下进入细胞内,同时钾离子也进入细胞内,容易引起低钾血症。

173. ABD　2 型糖尿病患者体内产生胰岛素的能力并非完全丧失,有的患者体内胰岛素甚至产生过多,但胰岛素的作用效果较差,因此患者体内的胰岛素是一种相对缺乏,可以通过某些口服

药物刺激体内胰岛素的分泌。但到后期仍有一些患者需要使用胰岛素治疗。

174. BCD

175. ABE 胰岛素可使外周血糖过快下降则血渗透压相应下降,而脑内渗透压不能相应降低,则形成渗透压差,加重脑水肿发生;晶体渗透压的迅速改变可造成眼晶体屈光度的改变,引起短期视物不清。

176. BCD 糖尿病高渗性昏迷(HNDC)是糖尿病一种较少见的严重急性并发症,多见于老年无糖尿病史或2型糖尿病轻症患者,但也可见于1型糖尿病患者。患者原有胰岛素分泌不足,在诱因作用下血糖急骤上升,促进糖代谢紊乱加重,致细胞外液呈高渗状态,发生低血容量高渗性脱水,常出现神经系统异常(包括25%~50%的患者出现昏迷)。

177. ACD 糖尿病血糖升高的机制是:组织对葡萄糖的利用减少,糖异生增多,糖原分解增多,糖原合成减少。

178. ABCDE 以上都是糖尿病会损害的器官。

179. ABCE 糖尿病的典型的症状是"三多一少",即多饮、多尿、多食及消瘦。然而,由于病情轻重或发病方式的不同,并不是每个患者都具有这些症状。

180. ABCDE

181. ABDE 常见并发症:①糖尿病酮症酸中毒,常见诱因为急性感染,其他诱因有胰岛素不当减量或突然中断等;主要表现有食欲减退、恶心、呕吐、呼吸深大、呼气有烂苹果味、尿量减少、皮肤干燥、眼球下陷、头痛、烦躁、意识障碍等。②高渗性非酮症糖尿病昏迷。慢性并发症:①糖尿病大血管病变(心血管病变、脑血管病变,为糖尿病最严重而突出的病变,是2型糖尿病的主要死亡原因)。②糖尿病微血管病变(糖尿病肾病,是1型糖尿病的主要死亡原因;糖尿病神经病变,以周围神经病变最常见;糖尿病视网膜病变,为最常见的微血管并发症;糖尿病皮肤病变)。③感染及糖尿病足等。

182. ABCDE 糖尿病神经病变包括:①远端对称性感觉运动性多发神经病变。②自主神经病变:与自主神经病变相关的膀胱症状包括排尿不畅、尿流量减少、残余尿多、尿不尽、尿潴留,有时有尿失禁,容易并发尿路感染。生殖系统表现为男性性欲减退、阳痿。所报道的发病率为30%~75%。阳痿可能是糖尿病自主神经病变的最早症状。③急性疼痛性神经病变。④脑神经病变:在糖尿病单一脑神经病变中,最常见的是动眼神经麻痹。起初表现为复视,几天内会进展为完全的眼肌麻痹,还会出现上睑下垂和瞳孔散大。糖尿病性动眼神经麻痹一般在6~12周内自发恢复,但可以有复发或发生双侧的病变。

183. ABCD 糖尿病的慢性并发症包括大血管并发症(心、脑及下肢血管)、微血管并发症(眼睛与肾脏)和神经并发症(感觉、运动和自主神经)。

184. AB 糖尿病性视网膜病变需用胰岛素治疗的阶段是Ⅴ期和Ⅳ期。

185. ABCDE 以上都是诊断糖尿病时应该考虑的因素。

186. ABCDE 糖尿病的鉴别诊断有:①肝脏疾病。肝硬化患者常有糖代谢异常,典型者空腹血糖正常或偏低,餐后血糖迅速上升。病程长者空腹血糖也可升高。②慢性肾功能不全可出现轻度糖代谢异常。③应激状态。许多应激状态如心、脑血管意外,急性感染、创伤,外科手术都可能导致血糖一过性升高,应激因素消除后1~2周可恢复。④多种内分泌疾病。如肢端肥大症、Cushing综合征、甲亢、嗜铬细胞瘤、胰升糖素瘤可引起继发性糖尿病,除血糖升高外,尚有其他特征性表现,不难鉴别。

187. ACE 糖尿病的新诊断标准包括:①糖尿病的症状 + 任意时间血浆葡萄糖水平 $\geqslant$ 11.1 mmol/L;②糖尿病的症状 + 任意时间血浆葡萄糖水平 $\geqslant$ 7.0 mmol/L;③空腹血浆葡萄糖水平 $\geqslant$ 7.0 mmol/L。

第十五章　基本技能

A1/A2 型题

1. A　口插管留置时间一般不超过 72 h,鼻插管不超过 1 周。

2. E　根据《国际复苏指南》(2008)心室颤动电除颤首次应 360 J 非同步除颤。这一观点与本科 7 版教材内科学有差异。

3. B　终止室颤最有效的方法是电除颤。

4. E　室颤时电除颤是非同步的,这是因为在发生室颤、室扑时除颤器无法进行 R 波同步(心电图上无 R 波出现),所以只能进行非同步的电击。对于无法识别 R 波的快速室性心动过速也应实施非同步电除颤。所以说室颤并非非同步电除颤的唯一适应证。

5. C　锥体束是下行运动传导束,包括皮质脊髓束和皮质核束。因其神经纤维主要起源于大脑皮质的锥体细胞,故称为锥体束。当锥体束病损时,大脑失去了对脑干和脊髓的抑制作用而出现锥体束征阳性(深反射亢进)、浅反射减弱或消失。

6. C　肱二头肌反射为上肢深反射的一种,系肱二头肌受突然牵引后所发生的急速收缩反应。其反射中心为 C₅～C₆节,传导神经为肌皮神经。

7. C　膝跳反射是指在膝半屈和小腿自由下垂时,轻快地叩击膝腱(膝盖下韧带),引起股四头肌收缩,使小腿作急速前踢的反应。此反射属于腱反射。其感受器是能感受机械牵拉刺激的肌梭。肌梭一般的肌纤维并行排列,形如梭,两端附着在肌腱上(或梭外肌纤维上)、外有结缔组织囊。囊内含 2～12 根特化的肌纤维,其中部充满细胞核,无横纹,能感受牵拉刺激。两端有横纹,有收缩力。当叩击膝关节下肌腱时,由于快速牵拉肌肉,梭内肌纤维收缩时,使肌梭感受部分受到刺激而发放神经冲动,由位于股神经内的传入神经纤维传向脊髓(L₂～L₄节)。

8. D　Chaddock 征:患者平卧位,双下肢伸直,用一钝尖物由后向前轻划足背外侧部皮肤出现足趾背屈,即为阳性。

9. A　浅昏迷:意识大部分丧失,对周围事物及声光刺激均无反应(对呼叫无反应),但对强烈的刺激有反应,患者各种反射存在,有大小便失禁。

10. E　深昏迷:意识全部丧失,对外界各种刺激均无反应,各种反射消失,全身肌肉松弛。

11. E　眼压测定不是常规体格检查的内容。

12. C　检查眼底不需散瞳。

13. A　周围性面瘫又称 Bell 麻痹或面神经炎,为面神经管内面神经的非特异性炎症引起的周围性面肌瘫痪。主要症状为一侧面部表情肌瘫痪,额纹消失,不能皱眉,眼裂闭合不全,试闭眼时,瘫痪侧眼球向上方转动,露出白色巩膜,称贝耳现象。病侧鼻唇沟变浅、口角下垂,露齿时歪向健侧,因口轮匝肌瘫痪而鼓气或吹口哨时漏气,因颊肌瘫痪而食物易滞留于病侧齿颊之间。病变在鼓索参与面神经处以上时,可有同侧味觉丧失。

14. C　舌咽神经负责舌后 1/3 的味觉和一般感觉。

15. D　面神经的鼓索负责舌前 2/3 的味觉。

16. E　表情肌运动主要由面神经支配。

17. B　真性球麻痹是位于延髓的颅神经运动核(疑核、舌下神经核)或由它们发出的舌咽、迷走、舌下神经等下运动神经元损害所致。

18. B　Rossolimo 征为上肢屈指反射亢进的表现,不是病理反射。

19. A　复合感觉检查有以下几种:①皮肤定位觉检查。正常人能用手准确指出被触的位置。②两点辨别觉检查。正常人的辨别的阈值较小。③图形觉检查。正常人能正确辨别皮肤上所画出的图形。④实体觉检查。正常人能正确辨别手上实体物的大小、形状、性质。

20. D　"深感觉"是指肌肉及关节位置觉、运动觉和震动觉等。

21. D　腱反射检查必须在肢体放松的情况下,否则引不出。

22. A　腹壁反射是浅反射。

23. C　Babinski 征阳性反应为足踇趾背伸,余趾呈扇形展开。无须患者意识清楚。

24. D　颅后窝存在占位性病变,可能导致颅内压升高。颅内压升高是腰椎穿刺的禁忌证。

25. D　病毒性感染,如某些病毒性脑炎、脑膜炎、流行性乙型脑炎等,CSF 中糖含量增高。

26. C　脑膜、大脑或脊髓有炎症时可使脑脊液中蛋白含量增加,增加的多为球蛋白。双侧基底节钙化对脑脊液无影响。

27. A　插入电位的延长或增多提示肌肉易激惹或肌膜不稳定,见于失神经支配的肌肉或炎性肌病。

28. E

29. D　大脑、脑干和颈髓的双侧锥体束,脊髓的灰质神经根,周围神经病变(如脑血管病、肿瘤、炎症等)、神经肌肉传导障碍及肌肉疾病都可引起四肢瘫痪。引起四肢瘫的病变可同时发生。大脑、脑干及颈髓损害呈上运动神经元瘫痪,其余病变呈下运动神经元瘫痪。

30. B　神经系统的定位诊断应使用神经解剖生理等基础理论知识来分析、解释有关临床资料,确定病变发生的解剖部位。故 B 选项错误。

31. B　神经系统定性诊断应联系起病形式、疾病的发展和演变过程、个人史、家族史、临床检查资料,综合分析,筛选出初步的病因性质。故 B 项错误。

32. A　坐骨神经痛是指沿坐骨神经分布区域,以臀部、大腿后侧、小腿后外侧,足背外侧为主的放射性疼痛。故最易影响踝反射。

33. C　Chaddock 征为病理反射的一种,操作方法为竹签在外踝下方由后向前划至跖趾关节处为止,阳性表现同 Babinski 征。

34. D　正常脑脊液中糖的含量为 2.5～4.4 mmol/L。

35. A　目前,头皮 EEG 监测的种类主要有视频脑电图、动态脑电图及常规脑电图 3 种类型。故视频脑电图是脑电图检查的一种方法,而非脑电图激发方法。

36. A　脑膜刺激征的检查方法包括 Kernig 征检查,Brudzinski 征检查。

37. D　病理反射有 Babinski 征、Chaddock 征、Oppenheim 征、Gordon 征等。

38. A

39. B　脑脊液为无色透明的液体,充满在各脑室、蛛网膜下腔和脊髓中央管内。脑脊液由脑室中的脉络丛产生,与血浆和淋巴液的性质相似,略带黏性。正常成年人的脑脊液 100～150 ml,脑脊液不断产生又不断被吸收回流至静脉,在中枢神经系统起着淋巴液的作用。

40. A

第十六章　模拟试卷一

一、A1/A2 型题

1. C　医学伦理学是运用一般伦理学原则解决医疗卫生实践和医学发展过程中的医学道德问题和医学道德现象的学科。

2. C　**3.** E

4. C　医学伦理学的研究内容不包括伦理学的产生、发展及其规律。

5. A　**6.** A　**7.** B

8. A　在心理治疗中,医务人员应遵循以下道德要求:①要掌握和运用心理治疗的知识、技巧去开导患者;②要有同情、帮助患者的诚意;③要以健康、稳定的心理状态去影响和感染患者;④要保守患者的秘密、隐私。

9. B

10. D　《执业医师法》第三十三条规定医师有下列情形之一的,县级以上人民政府卫生行政部门应当给予表彰或者奖励:①在执业活动中,医德高尚,事迹突出的;②对医学专业技术有重大突破,做出显著贡献的;③遇有自然灾害、传染病流行、突发重大伤亡事故及其他严重威胁人民生命健康的紧急情况时,救死扶伤、抢救诊疗表现突出的;④长期在边远贫困地区、少数民族地区条件艰苦的基层单位努力工作的;⑤国务院卫生行政部门规定应当予以表彰或者奖励的其他情形的。

11. C 执业医师法规定医师除正当治疗外,不得使用麻醉药品、医疗用毒性药品、精神药品和放射性药品。

12. C 《执业医师法》第二十二条规定,医师在执业活动中履行下列义务:①遵守法律、法规,遵守技术操作规范;②树立敬业精神,遵守职业道德,履行医师职责,尽职尽责为患者服务;③关心、爱护、尊重患者,保护患者的隐私;④努力钻研业务,更新知识,提高专业技术水平;⑤宣传卫生保健知识,对患者进行健康教育。

13. C

14. C 脊髓半切综合征系脊髓病损等原因引起病损平面以下同侧肢体上运动神经元瘫痪、深感觉消失、精细触觉障碍、血管舒缩功能障碍、对侧肢体痛温觉消失、双侧触觉保留的临床综合征,主要发生于颈椎。

15. B 化脓性脑膜炎最常见的致病菌是脑膜炎双球菌、肺炎双球菌和流感嗜血杆菌,其次为金黄色葡萄球菌、链球菌、大肠埃希杆菌、变形杆菌、厌氧杆菌、沙门菌、铜绿假单胞菌等。

16. C 内囊损害时对侧颜面、颊黏膜、舌、躯干及上、下肢等部位痛温觉和触觉减退或缺失,与运动障碍,视野障碍形成三偏征(对侧偏瘫、偏身感觉障碍、同侧同向偏盲)。上肢位置觉障碍突出,上、下肢远端较近端感觉障碍突出,痛温觉障碍较深感觉障碍严重,躯干正中线或距正中线23 cm的范围内感觉障碍较轻。

17. A 脑干出血是一种非常危险的脑出血,其预后差,病死率高。脑干虽然体积小,但几乎囊括了所有的重要神经功能,包括意识觉醒、循环、呼吸、体温调节、内环境稳定、视听运动、感觉等。

18. B 壳核和基底节区出血是最常见的高血压脑出血的部位,多损及内囊,患者常有头和眼转向出血病灶侧,呈"凝视病灶"状和"三偏"症状,即偏瘫、偏身感觉障碍和偏盲。

19. C 脑炎、中毒、脑血管性、脑外伤、服用抗精神病药物可引起相关的震颤麻痹综合征,临床需要与帕金森病引起的震颤麻痹相鉴别,但其病史不是诊断帕金森病需要排除的要点。

20. C 多发性硬化(multiple sclerosis, MS)是以中枢神经系统(CNS)白质脱髓鞘病变为特点,遗传易感个体与环境因素作用发生的自身免疫性疾病。其临床特征为发作性视神经、脊髓和脑部的局灶性障碍。这些神经障碍可有不同程度的缓解、复发。

21. A

22. C 尾状核出血较少见,表现为头痛、呕吐及轻度脑膜刺激征,无明显瘫痪,颇似蛛网膜下腔出血,有时可见对侧中枢性面舌瘫,临床常易忽略,偶因头痛在CT检查时发现。

23. D 多灶性的低密度主要分布于脑室周围的白质内,急性期病灶周围可有增强是有助于多发性硬化诊断的特征性CT表现。

24. C 正常脑脊液免疫球蛋白含量极少,有IgG、IgA,IgM含量极微。

25. C

26. A 短暂性脑缺血发作是局灶性脑缺血导致突发短暂性、可逆性神经功能障碍。发作持续数分钟,通常在30 min内完全恢复,超过2 h常遗留轻微神经功能缺损表现,或CT及MRI显示脑组织缺血征象。传统的TIA定义时限为24 h内恢复。该患者症状出现已经超过24 h,故排除。

27. B 引起脑栓塞的栓子来源于各种心脏病,风湿性心脏病伴心房颤动位居首位,约占半数以上。故首先考虑B选项。

28. A 三叉神经痛疼痛发作常由说话、咀嚼、刷牙和洗脸等面部随意运动或触摸面部某一区域(如上唇、鼻旁、眶上孔、眶下孔和口腔牙龈等处)而被诱发。这些敏感区称为"扳机点"或触发点。

29. B

30. C 脑脊液中蛋白-细胞分离是急性吉兰-巴雷综合征(GBS)的特征性表现。根据病前1~4周的感染史,急性或亚急性起病,四肢对称性下运动神经元瘫痪,末梢型感觉障碍及脑神经受累,CSF蛋白细胞分离,早期F波或H反射延迟等可诊断。

31. A

32. B 阿尔茨海默病是一组独立的中枢神经系统变性疾病,其病理特征为神经元数目减少、老年斑(SP)、神经元纤维缠结(NFT)、海马锥体细胞颗粒空泡变性、血管淀粉样变等。

33. C 癫痫应坚持单药治疗的原则,若一种药物出现不良反应或不能控制发作,则需换用第2种药物或加用另一种药物。

34. C 患者每次癫痫发作均由左侧肢体不自主抽搐开始,故多考虑继发性癫痫。

35. E 晕厥、癔症样发作、短暂性脑缺血发作、低血糖症均有可能被误诊为癫痫。

36. D 癫痫强直性发作多见于弥漫性脑损害儿童,睡眠中发作较多。表现全身或部分肌肉持续的强直性收缩,不伴阵挛期。使头、眼和肢体固定某一位置,躯干呈角弓反张,伴短暂意识丧失,以及面部青紫、呼吸暂停和瞳孔散大等,如发作时处于站立位可剧烈摔倒。发作持续数秒至数十秒,典型发作期 EEG 为暴发性多棘波。

37. D 低颅压性头痛是指脑脊液压力低于0.69 kPa(70 mmH$_2$O)所致的头痛。当立位时颅内压降低,头痛加重,卧位时颅压内降低不明显,头痛减轻或消失。

38. B

39. D 单纯疱疹病毒性脑炎脑脊液改变为脑脊液压力增高,白细胞数及蛋白质增加,以淋巴细胞或淋巴与多形核细胞为主,可见大量红细胞,糖,氯化物正常。

40. A 急性坏死性脑炎是由单纯疱疹病毒(HSV)感染引起。HSV 是一种嗜神经 DNA 病毒,分为Ⅰ型和Ⅱ型,约90%的人类 HSE 由 HSV-Ⅰ型引起。HSV-Ⅰ型脑炎是急性坏死性非对称性出血性病变,常累及颞叶内侧和额叶下部,伴淋巴细胞及浆细胞反应,神经元和胶质细胞中可见核内 Cowdry A 型包涵体,软脑膜充血及淋巴细胞、浆细胞浸润。恢复期患者可见受累区域囊性坏死。

41. B Creutzfeldt-Jacob 病,简称为 CJD;于1920年首先由 Creutzfeldt 报道。1921—1923 年 Jacob 报道了5例类似病例。1923 年被 Spielmayer 命名为 Creutzfeldt-Jacob 病。1940 年又根据其病理特点命名为皮质-纹状体-脊髓变性,亦称为亚急性海绵状脑病。

42. B 胆碱能危象是由于胆碱酯酶抑制剂过量,使 Ach 免于水解,在突触积聚过多,表现胆碱能毒性反应;肌无力加重、肌束颤动(烟碱样反应)、终板膜过度除极化);瞳孔缩小(于自然光线下直径小于2 mm)、出汗、唾液增多(毒蕈碱样反应),头痛、精神紧张(中枢神经反应)。注射腾喜龙肌无力症状不见好转,反而加重。

43. C 进行性肌营养不良症是一组由遗传因素所致的原发性骨骼肌疾病,其临床主要表现为缓慢进行的肌肉萎缩、肌无力及不同程度的运动障碍。本病可由多种遗传方式引起,其临床表现各具有不同的特点,因而形成许多类型。与自身免疫无关。

44. A 低血钾型周期性瘫痪的严重病例可用静脉补钾,但一般急性发作时以口服补钾较为安全。

45. D 特发性帕金森病是中老年人常见的神经系统变性疾病,尚无有效预防办法。早期诊断治疗,加强对患者的护理,可有效提高患者生活质量。

46. E 小舞蹈病29%～85%的患者 MRI 显示尾状核、壳核、苍白球 T2W 信号增强,临床好转时可消退。

47. E 司来吉兰及三环类抗抑郁药同用时要小心,曾报道有严重中枢神经症状。个别出现高热、震颤及激越的死亡。其他报告的不良反应有高/低血压、眩晕、出汗增加、震颤、抽搐、行为及精神改变。

48. C

49. E 多发性硬化很少累及周围神经。

50. C 从病程上,患者病情出现反复,具有时间多发性;两次发病受累部位不同(前者为视神经,后者为脑干),具有空间多发性。所以最可能的诊断应是多发性硬化。

51. D 患者主要临床表现为左胸疼痛、呼吸困难伴低氧血症。超声心动图提示右心室、右心房扩大,应首先考虑急性肺源性心脏病、肺栓塞可能。64 排 CT、肺血管成像或肺通气灌注扫描可确诊,应列为首选检查。

52. B 葡萄球菌肺炎起病多急骤,寒战,高热,体温多高达 39～40℃,胸痛,痰脓性,量多、带血丝或呈脓血状。早期可无体征,其后可出现两肺散在湿啰音。外周血白细胞计数明显升高,中性粒细胞比例增加。胸部 X 线显示肺段或肺叶实变,可形成空洞,或呈小叶状浸润,其中有单个或多发的液气囊腔。本例患者有外感诱因、典型症状、体征及实验室检查,X 线胸片显示双肺中下斑片状实变阴影,并有多个脓肿和肺气囊肿,故可诊为葡萄球菌肺炎。

53. B 肺炎链球菌感染主要表现为:起病急、寒战、高热、咳铁锈色痰、胸痛,有肺实变体征。X 线检查可见肺叶或肺段实变,可有大片炎症浸润阴影。

54. C 脑桥出血常突然起病,在数分钟内进入深度昏迷,病情危重。脑桥出血往往先自一侧脑桥开始,迅即波及两侧,出现双侧肢体瘫痪。大多数呈弛缓性,少数为痉挛性或呈去皮质强直,双侧病理反射阳性。两侧瞳孔极度缩小呈"针尖样",为其特征性体征。部分患者可出现中枢性高热、不规则呼吸、呼吸困难,常在1～2天内死亡。

55. E 视神经胶质瘤可发生于同一家族和刚出生的新生儿,进展缓慢,常伴有先天性小眼球和神经纤维瘤病。神经纤维瘤病是一种显性遗传病,视神经胶质瘤伴发此症者高达15%～50%。

56. B 脑梗死在发病早期CT检查可呈现阴性。

57. A 室上嵴位于右房室口和肺动脉口之间,此肌束收缩时参与使心尖作顺钟向旋转,故右心室肥大的患者出现更明显的心脏顺钟向转位,多系室上嵴肥厚所致(可能与右心室肥厚时心电图 V_1 导联出现q波有关)。室上嵴肥厚还可引起右心室流出道狭窄,称为漏斗部狭窄。

58. C 左束支分3组纤维从不同路径进入心室肌,完全性左束支阻滞往往说明左前分支、左后分支和间隔支均有病变或病变在左束支主干部位。

59. C

60. E 心房肌复极的顺序是先除极的部分最先复极,后除极的部分较晚复极,因此,心房肌复极的方向与除极的方向一致。心电图上表现为 Ta 波的方向与 P 波的方向相反。Ta 波振幅较小,常埋没在 QRS 波群或 ST 段之中。

61. D QT 间期为心室除极和复极的总时间。

62. E 某一瞬间各处心肌的除极向量大小和方向明显不同,同一处心肌在除极的不同时间,其除极向量大小和方向也存在差异。

63. C 心电图显示窦性心律,86 次/分,PR 间期 0.13 s。肢体导联 QRS 波群振幅<0.5 mV,为低电压的心电图表现。V_2～V_5 导联 ST 段明显抬高,其中 V_4～V_5 导联 ST 段抬高达 0.6～1.0 mV,呈单向曲线;V_2、V_3 导联 T 波较高。此外,Ⅰ、aVL 导联 ST 段亦抬高,伴Ⅱ、Ⅲ、aVF 导联 ST 段对应性下移。此类心电图表现结合病史特点,应考虑为变异型心绞痛。变异型心绞痛通常指冠状动脉痉挛而导致的急性透壁性心肌缺血。如患者 ST 段持续抬高,应考虑可能发生心肌梗死。

64. A 图 B 显示患者有胸痛症状时心电图 ST 段出现动态改变,Ⅰ、V_3～V_6、Ⅱ、Ⅲ、aVF 导联 ST 段水

型下移 0.1～0.3 mV,为典型的心肌缺血表现。

65. C 图 A 为患者胸痛发作时的心电图,可见Ⅱ、Ⅲ导联 ST 段显著抬高呈巨 R 型,Ⅰ导联 ST 段呈对应性下移,PR 间期明显延长,提示发生房室传导阻滞。图 B 为患者胸痛减轻时的心电图,Ⅱ、Ⅲ导联 ST 段抬高开始回落,伴随 P-R 间期开始缩短。图 C 为数分钟后患者胸痛消失的心电图记录,Ⅰ、Ⅱ、Ⅲ导联 ST 段偏移恢复至正常,PR 间期也恢复正常。根据此心电图动态变化可诊断为变异型心绞痛。该患者 ST 段抬高发生在下壁导联,伴随出现房室传导阻滞,提示冠状动脉痉挛的部位为右冠状动脉。

66. D 下壁心肌梗死如合并右心室梗死,一般为右冠状动脉近端闭塞。

67. C 图中见窦性 P 波规律出现,频率大于 100 次/分。QRS 波群增宽,时间≥0.12 s。V_1～V_3 导联 QRS 波群呈 QR 型,ST 段弓背向上抬高,V_5、V_6 导联 S 波顿钝。诊断为:窦性心动过速,完全性右束支阻滞合并急性前间壁心肌梗死。

68. B 肺沟端螺旋体病为肺出血性疾病,临床表现特点为畏寒发热,全身酸痛,以腓肠肌为著。两肺出现广泛片状模糊影,吸收快。

69. E 气胸可合并皮下气肿和纵隔气肿。

70. D

71. D 胸内甲状腺多为颈部甲状腺向胸骨后的延伸,一般无临床症状,X 线示突出软组织影与颈部肿物相连,并可随吞咽而上下移动;胸腺瘤多为前纵隔肿瘤,若病变为囊性,X 线上可见病变为上窄下宽;中心性肺癌重要的临床表现为间断性痰中带血,X 线上常显示肺门肿块阴影,并有支气管阻塞征象,阻塞型肺不张与肿块影形成特征性的反"S"征;淋巴瘤为全身性恶性肿瘤,有恶性肿瘤临床表现;畸胎瘤较小时无临床症状,发生支气管瘘时可出现咳嗽、咯血,典型者可咳出毛发和钙化物。

72. E

73. C 肺泡性肺水肿病变阴影分布于肺的中心部或基底部,蝶翼征是中心分布的典型表现,为肺门周围大片状阴影,结合去高原旅游史应考虑高原性肺水肿可能。

74. B 室间隔缺损是最常见的先天性心脏病之一,易累及男性,按解剖部位的不同,可分为室间隔

膜部缺损、漏斗部缺损和肌部缺损。

75. B 神经纤维瘤病为神经外胚层和中胚层的常染色体显性遗传性疾病,男性多见。符合以下任何一条病变即可诊断神经纤维瘤病Ⅱ型:①双侧听神经瘤;②家族史伴单侧听神经瘤;③任何下列两个病变:神经鞘瘤、神经纤维瘤、脑膜瘤、胶质瘤、青少年晶状体包膜下浑浊。

76. D 囊内点状增强影为囊虫头节影,是脑囊虫病的特点之一。

77. B 胶质瘤是最常见的原发性脑肿瘤,其中的星形细胞瘤 CT 可示左额叶有一圆形低密度区,病灶呈不规则环形增强。

78. D 颅内压增高主要临床表现为"三主征":头痛,恶心、呕吐,眼底视盘水肿。其他常见表现为意识障碍、视力减退、复视、抽搐及去皮质强直。有些可表现为情绪不稳、易于激怒或哭泣,或情绪淡漠、反应迟钝、动作和思维缓慢等精神症状。

79. B 诊断结核性脑膜炎最可靠依据是脑脊液中结核菌培养阳性。

80. B 格列齐特对成年型糖尿病患者有降血糖作用,能降低血小板黏附力,降低血黏度,降低 ADP 诱导的血小板聚集,改善微循环。此外,实验证明,本品可降低胆固醇蓄积,减少主动脉甘油三酯和脂肪酸的血浆浓度。因此两者结合,既可治疗糖尿病代谢紊乱,又可防止血管病变,改善视网膜病变和肾功能。用于成年型糖尿病、糖尿病伴有肥胖症者或伴有血管病变者。

81. C 肝性脑病Ⅱ期(昏迷前期)以意识错乱、睡眠障碍、行为失常为主,表现为定向力障碍,定时障碍,计算力下降,书写潦乱,语言断续不清,人物概念模糊,扑翼样震颤,正常反射存在,病理反射,常见膝腱反射亢进,踝阵挛,肌张力可增强。可出现不随意运动及运动失调,脑电图出现对称性 θ 波(每秒 4~7 次)。

82. D 血氨通过血脑脊液屏障,影响中枢神经系统功能,干扰大脑能量代谢,严重抑制脑组织的正常生理活动,而发生脑病征象。

83. C 该患者为糖尿病引起的周围神经病变。

84. B 颈膨大($C_5 \sim T_2$)受损可出现偏瘫。表现为上肢下运动元瘫痪,下肢上运动元瘫痪。各种感觉丧失、尿失禁和有向上肢放散的神经痛。常有 Horner 征。

85. E

86. C 糖尿病周围神经病的疼痛症状可口服苯妥英钠 0.1 g,2~3 次/天,也可用卡马西平 0.1 g,2~3 次/天。

87. C 患者左侧中枢性面瘫、舌瘫,上、下肢痉挛性瘫痪;左侧深浅感觉障碍;左侧同向性偏盲,为右侧三偏征,故定位在左侧内囊。

88. B 最常见的脑瘤为胶质细胞瘤。

89. D 脑挫裂伤临床表现差异很大,轻者可没有原发性意识障碍,多数伤后立即昏迷,时间常大于 30 min。

90. A 本例符合偏头痛诊断,典型患者多有家族史,好发中青年女性,有时与月经有关,临床上常表现为反复发作性头痛,症状严重时可伴有眼花、恶心、呕吐等自主神经功能障碍,不发作时如同常人,临床上在发作早期应即刻给予麦角胺咖啡因治疗,预防发作可用苯噻啶。

91. B 典型偏头痛的特点:①前驱症状:在先兆发生数小时至一日前,患者感到头部不适、嗜睡、烦躁、抑郁或小便减少。②先兆:以视觉先兆最为常见。头痛:先兆消退后,很快发生头痛。多在先兆症状对侧的眶后部或额颞部开始,逐渐加剧,扩展至半侧头部或整个头部。头痛常为搏动性,伴恶心、呕吐。患者面色苍白,精神萎靡,畏光、畏声(伴随症状)。持续数小时至十余小时,进入睡眠后次日恢复正常。

92. A 偏头痛并不是指单侧头痛,而是一种临床常见的特发性头痛。典型偏头痛为有先兆的偏头痛,最常视觉为视觉先兆,头痛发生在先兆后,间隔小于 60 min,头颈部活动可使头痛加重,睡眠后减轻。常伴有恶心、呕吐、畏光或畏声,大多数头痛发作时间为 2 h~1 天。

93. B 共济失调是小脑、本体感觉及前庭功能障碍。患者无眩晕、无听力障碍和肌力完好,说明脊髓、前庭和脑干正常,病损部位为同侧小脑半球,小脑蚓部病变出现平衡障碍。

94. C 本例为中枢性高热的表现,常见于脑干或下丘脑病变。其他 4 项均能引起体温均低。

95. B 患者因脑出血送院急诊,CT 检查证实为左基底节出血,现患者出现瞳孔不等大,左大于右,左侧瞳孔光反应迟钝,说明有脑疝形成可能,急需采取的治疗应该是降低颅内压、防止脑疝形成,以免进一步压迫脑干生命中枢,导致呼吸、心搏骤停,临床上常用的降颅内压药物为20%甘露醇液,也可选用人血白蛋白、呋塞米等药物。

96. C 脑出血手术适应证为:①颅内压增高伴脑干受压体征,如脉缓、血压升高、呼吸节律变慢、意识水平下降等;②小脑半球血肿量>10 ml或蚓部>6 ml,血肿破入第四脑室或脑池受压消失,出现脑干受压症状或急性阻塞性脑积水征象者;③重症脑室出血导致梗阻性脑积水;④脑叶出血,特别是AVM所致和占位效应明显者。此患者没有手术适应证。

97. D 病理反射是由于锥体束受损,对脊髓失去抑制而产生。脊髓反射弧损害引起深反射减弱或消失。神经系统兴奋性增高表现为腱反射增强。基底节受损产生肌张力改变和不自主运动。脑干网状结构损害主要引起意识和呼吸障碍。

98. E 运动中的头颅碰撞在静止的外物上,为减速伤,常造成冲击点伤和对冲伤同时出现。

99. C 依据四肢麻木、无力,弛缓性瘫痪,吞咽、发音困难,定位于多发性周围神经,包括颅神经和脊神经。青年患者,急性起病,肌酶正常,考虑吉兰-巴雷综合征。

100. C 传导深感觉的纤维由后根进入脊髓。在同侧后束上行,于延髓下部的薄束核和楔束核换神经元后,交叉至对侧。传导痛、温觉的纤维从后根进入脊髓,于后角换神经元后。经脊髓前连合交叉至对侧的楔束和薄束,上行至丘脑。

101. C 患者为青年男性,病程已2年,表现为两手的运动和浅感觉受损,尤其是两手多次反复烫伤史。应首先考虑脊髓空洞症的可能,因为临床上脊髓空洞症多数为先天性因素引起,发病年龄偏小,有些空洞随着年龄增大而逐渐扩大,除影响脊髓中央浅感觉交叉纤维外,尚可引起脊髓内其他神经通路等结构的损害,造成相应的功能障碍,而空洞的部位最好发于颈髓,其次在延髓,也可见于其他脊髓节段。磁共振成像对空洞的检出率很高,应首选颈髓磁共振检查。

102. C 患者为中年女性,有多年胃病史,无反酸,有中度贫血表现,伴四肢运动感觉障碍,特别是下肢深感觉受损引起行走如踩棉花状,提示可能为长期胃病后内因子缺乏,引起维生素B吸收不足,造成巨幼细胞性贫血,神经系统多发性

损害引起亚急性脊髓联合变性。应该首先检查血中维生素B浓度,有利于针对病因治疗。

103. C 根据患者典型的三叉神经分布区的发作性剧痛,查体无阳性神经系统定位体征,考虑为左三叉神经痛。

104. D 本例患者为典型的亨特(Hunt)综合征,系带状疱疹病毒感染所致,主要损害膝状神经节,引起同侧的面神经麻痹、听觉过敏,舌前2/3味觉障碍,还有耳廓及外耳道感觉迟钝、外耳道及鼓膜上出现疱疹。

105. B 一侧面部短暂的反复发作性剧痛、扳机点、查体无阳性体征,可确诊为三叉神经痛。

106. D 丙戊酸钠是广谱的抗癫痫药,用于全面性发作和部分性发作。

107. E 丙戊酸钠是广谱的抗癫痫药,是全面性发作,尤其是全面性强直-阵挛发作合并失神发作的首选药物。

108. C

109. B 苯妥英钠对各种组织的可兴奋膜,包括神经元和心肌细胞膜,有稳定作用,降低其兴奋性。临床用于:①抗癫痫。苯妥英钠是治疗大发作和部分性发作的首选药,但对小发作(失神发作)无效,有时甚至使病情恶化。②治疗中枢疼痛综合征。中枢性疼痛综合征包括三叉神经痛和舌咽神经痛等。③抗心律失常。地西泮、苯巴比妥和扑米酮均具有中枢抑制作用,可镇静催眠,而苯妥英钠无镇静催眠作用。

110. C 卡马西平作用机制与苯妥英钠相似,治疗浓度时可阻滞Na^+通道,抑制癫痫灶神经元放电。本品可作为大发作和部分性发作的首选药,对复杂部分发作(精神运动性发作)也有良好疗效。对癫痫并发的精神症状及锂盐无效的躁狂症也有一定疗效。对三叉神经痛和舌咽神经痛的疗效优于苯妥英钠。

111. A 癫痫为脑实质受损后异常电活动的表现。

112. E 乙琥胺或苯琥胺对失神小发作最有效,可作为首选药物。丙戊酸钠是一种广谱抗癫痫药,对各种癫痫均有一定疗效,可作为次选药物。三甲双酮虽有效,但因毒性大,目前已少用。地西泮和硝西泮用于治疗肌阵挛性小发作及非典型小发作。

113. C 苯妥英钠和苯巴比妥不仅是控制大发作较好

的药,而又毒性低,价格低,从而比同样能控制癫痫大发作的丙戊酸钠和扑米酮优越。口服地西泮在癫痫大发作的常规治疗中,只起辅助抗痫药的作用。氯硝西泮宜用于肌阵挛性小发作。

114. D　抗癫痫药一般在发作完全控制后如无不良反应再继续服用2~5年后方可考虑停药,复杂部分性发作的停药更应慎重。

115. C　D是对的,但不是最佳选项,因为按痫性发作的类型选择药物是抗癫痫治疗的重要内容,抗癫痫主张足量用药,而非大量,且除癫痫持续状态外,以口服给药为主,而不是静脉用药。

116. E　原发性癫痫,又称特发性癫痫,是指目前的诊断技术尚找不到明确病因的癫痫。

117. D　面神经核上行通路任何部位受损都可以引起中枢性面瘫,最常见的受损处是内囊。中枢性面瘫时位于颜面上部的肌肉并不出现瘫痪,因此闭眼、扬眉、皱眉均正常。面额纹与对侧深度相等,眉毛高度与睑裂大小均与对侧无异。病变对侧睑裂以下的颜面表情肌瘫痪,于静止位时该侧鼻唇沟变浅,口角下垂,示齿动作时口角歪向健侧。周围面瘫是指特发性面神经麻痹,又称 Bell 麻痹,是指原因不明、急性发病的单侧周围性面神经麻痹。主要症状为一侧面部表情肌瘫痪。额纹消失,不能皱眉,眼裂闭合不全,试闭眼时,瘫痪侧眼球向上外方转动,露出白色巩膜,称 Bell 现象。病侧鼻唇沟变浅、口角下垂,露齿时歪向健侧,因口轮匝肌瘫痪而鼓气或吹口哨时漏气,因颊肌瘫痪而食物易滞留于病侧齿颊之间。病变在鼓索参与面神经处以上时,可有同侧味觉丧失。

118. D　下运动神经元性瘫痪,亦称周围性瘫痪。是脊髓前角细胞(或脑神经运动核细胞)、脊神经前根、脊周围神经和脑周围神经的运动纤维受损的结果。临床特点为肌张力减低(故又称弛缓性瘫痪),腱反射减弱或消失,肌肉萎缩及电测验有变性反应。

119. C　C选项辅助检查手段只能为临床提供诊断,不能替代详细的病史和体格检查。

120. C　　**121.** B

122. C　CT 在显示急性颅脑损伤、颅骨骨折、急性出血病变和钙化灶等方面优于 MRI。

123. E　神经系统疾病的诊断过程不应包括试验治疗。详细询问病史、体格检查、辅助检查、定位诊断和定性诊断是神经系统疾病的诊断内容。

124. A　许多神经系统症状可以由其他系统疾病引起是正确的,昏迷不一定都是中枢神经系统引起的。抽搐也有可能是缺钙引起的。

125. D　亚临床肝性脑病是指各种原因引起的肝硬化患者,这些患者临床上没有肝性脑病的症状表现,且大多数患者代偿良好,甚至可以照常工作,常规的临床检查难下诊断,但经定量的神经心理操作测试,或进行视觉诱发电位检查,发现许多患者结果异常,从而提示存在亚临床肝性脑病。

二、A3/A4 型题

126. B　2 年前有心肌炎病史,心脏叩诊浊音界扩大,心尖冲动及第一心音减弱,心尖部有 3/6 级收缩期杂音均提示心脏扩大,故首先考虑扩张型心肌病。

127. A　心包积液时也可以有心脏叩诊浊音界扩大,心尖冲动及第一心音减弱。

128. C　超声心动图对心脏结构性改变具有诊断性意义。

129. A　钙通道阻滞剂抑制心肌去极化过程中第二时相钙离子内流,降低细胞内钙,减弱心肌收缩力,扩心病不宜应用。

130. D　三叉神经疼痛呈发作性电击样、刀割样和撕裂样剧痛,突发突止。疼痛由颌面或牙槽开始,沿神经支配区放射,每次疼痛持续数秒至数十秒,亦可长达数分钟。发作常随病程的延长而变频、间歇期缩短和疼痛加剧。发作频繁者可影响进食和休息。疼痛发作常由说话、咀嚼、刷牙和洗脸等面部随意运动或触摸面部某一区域(如上唇、鼻旁、眶上孔、眶下孔和口腔牙龈等处)而被诱发。这些敏感区称为"扳机点"或触发点。

131. E　特发性面神经麻痹不会导致三叉神经痛。

132. B　卡马西平对三叉神经痛有较好疗效。一般自小剂量开始,100 mg 每次,口服 2 次/天,后逐渐增加至 200 mg 每次,口服 3~4 次/天。可有嗜睡、恶心、呕吐、眩晕和药疹等毒不良反应,一般不严重,减量或停药后可自行消失。

133. D　医师首诊负责制是指第一位接诊医师(首

诊医师)对其所接诊患者,特别是对危、急、重患者的检查、诊断、治疗、会诊、转诊、转科、转院、病情告知等医疗工作负责到底的制度。该医师违反首诊负责制要求,给患者造成严重伤害。

134. C

135. D　习惯做法必须符合首诊负责制的各项要求。

136. A　癫痫持续状态首选地西泮 10～20 mg静注。

137. A　癫痫持续状态(status epilepticus)或称癫痫状态,是癫痫连续发作之间意识未完全恢复又频繁再发,或发作持续 30 min 以上不自行停止。该患者处于癫痫持续状态。

138. B　对癫痫患者要及时诊断,及早治疗。治疗越早,脑损伤越小,复发越少,预后越好。要正确合理用药,及时调整剂量,注意个体治疗,疗程要长,停药过程要慢,且应坚持规律服药,必要时对所用药物进行疗效评估和血药浓度监测。患者发作得到控制,首先询问近期服药情况嘱正规服药。

139. B　患者为老年男性,有高血压病史,于活动中突然起病,右侧肢体完全偏瘫,伴讲话不清和呕吐,血压 220/120 mmHg,综合发病年龄,发病情况,临床表现首先考虑诊断脑出血(基底节区)。脑栓塞多见于青壮年,症状瞬间达到高峰,多呈完全性瘫痪,起病时癫痫发作较常见,多有基础心脏病史。短暂性脑缺血发作通常在 30 min 内完全恢复。上矢状窦血栓形成通常表现为颅内压增高的症状,少见偏侧体征。活动中突然起病不符合脑血栓形成。

140. C　临床疑诊脑出血时首选 CT 检查,可显示圆形或卵圆形均匀高密度血肿,边界清楚,并可了解血肿情况。MRI 和 DSA 可选用,但不如 CT 快捷、经济。

141. C　之后患者出现昏迷,一侧瞳孔散大,对光反射消失,考虑为继发小脑扁桃体疝形成。对光反射消失和瞳孔散大,是动眼神经麻痹的表现,原因为脑疝。

142. B　该患者为听神经瘤的典型临床表现:颅内压增高、第Ⅴ及Ⅷ对脑神经受损、小脑及脑干受压,结合头颅 MRI 即可诊断。

143. A　听神经瘤手术通常采用枕下乙状窦后

入路。

144. D　术中应注意保护桥小脑角区第Ⅴ、Ⅶ、Ⅷ、Ⅸ、Ⅹ 及Ⅺ对脑神经。

145. C　术中脑神经受损后可出现吞咽呛咳。

146. C

147. E　慢性肺源性心脏病是由肺组织、肺动脉血管或胸廓的慢性病变引起肺组织结构和功能异常,产生肺血管阻力增加,肺动脉压力增高,使右心扩张、肥大,伴或不伴右心衰竭的心脏病。它可以发生于老年人,但多数是从中年迁延发展而来。老年肺心病大多是从慢性阻塞性肺疾病发展而来。该患者咳嗽、咳痰 20 余年,发绀,桶状胸,肝颈静脉回流征阳性、双下肢水肿等症状及体征明确诊断为慢性肺心病,心肺功能失代偿期。

148. B　**149.** E

150. B　控制感染、保持呼吸道通畅是最恰当的处理。

三、X 型题

151. ABCDE

152. BCDE　根据大脑中动脉的分布及患者的症状、体征,患者结构受损的部位为中央前回、额中回后部、额叶前部、左侧额下回后部Broca区。

153. ABE　**154.** BCDE　**155.** ABCDE

156. AC　额颞痴呆是指中老年患者缓慢出现人格改变、言语障碍及行为异常,神经影像学显示额颞叶萎缩,而病理检查未发现 Pick 小体及 Pick 细胞的痴呆综合征。本病的临床表现与 Pick 病相同,多于 50～60 岁发病,起病隐袭,进展缓慢,早期出现人格改变、言语障碍及行为异常。

157. BD

158. ABCE　结核性脑膜炎早期低热、全身无力、头痛伴喷射性呕吐。查体可有脑膜刺激征。

159. ACDE　感冒、腹泻、激动、过劳及月经、分娩或手术等常使重症肌无力症状加重,甚至出现危象危及生命。

160. ACDE　一氧化碳、尿毒症、肝性脑病、甲醇等均可能引起继发性帕金森综合征。

161. ABCDE　可引起锥体外系反应不良反应的药

物有异丙嗪、喷托维林、阿托品、甲氧氯普胺、甲硝唑、西咪替丁、硝苯地平、桂利嗪、氟桂利嗪、左旋多巴、利血平(大剂量)等。

162. ABCDE

163. ABCE 颅脑后循环缺血常见临床症状包括头晕、眩晕、肢体或头面部的麻木、肢体瘫痪、感觉异常、步态或肢体共济失调、构音或吞咽障碍、跌倒发作、偏盲、声嘶、Horner综合征等。

164. ABCE 三叉神经的检查项目包括:①感觉检查:主要是检查三叉神经支配皮肤的感觉,是由三叉神经感觉支分布。三叉神经感觉根粗大,胞体集中在三叉神经半月节内,从半月神经节发出3个大而粗的干,包括上颌支、眼支、下颌支。②运动检查:检查三叉神经支配的咬肌、颞肌、翼外肌、翼内肌的运动情况。由于咀嚼肌群止于下颌骨,在三叉神经运动支的支配下,运动颞颌关节,参与咀嚼运动、言语,并且在一定程度上参与表情的表达,如果是咀嚼肌发生病变,可以发生下颌变形偏斜、面部偏侧肥大等颜面症状表现。③反射检查:因为三叉神经系统的功能非常复杂,但是最基本的活动方式为反射,而人体内具有很多的反射,如三叉神经感觉核发出许多二级纤维。

165. ADE **166.** AC

167. ABCD 腰穿可能出现的并发症有:①低颅压综合征;②脑疝形成;③原有脊髓、脊神经根症状的突然加重;④因穿刺不当发生颅内感染和马尾部的神经根损伤等,较少见。

168. ADE

169. ABCDE 丘脑综合征(Dejerine-Roussy)包括:①病变对侧肢体轻瘫。②病变对侧半身感觉障碍(以深感觉为主)。③病变对侧半身自发性疼痛。④对侧肢体共济运动失调。⑤病变对侧不自主运动、意向性震颤如手足徐动、舞蹈样运动

等。但丘脑肿瘤患者发生以上典型表现者甚少,临床症状表现有很大变异,当肿瘤向前内侧发展时精神障碍较明显;向丘脑下部发展时内分泌障碍较为突出;向丘脑枕发展除出现病变对侧同向偏盲外,还可影响四叠体,出现瞳孔不等大、眼球上视障碍、听力障碍等症状。

170. ABCE 运动障碍性疾病有运动迟缓笨拙、不自主运动、肌张力异常、姿势步态障碍。

171. ACD 锥体外系结构较复杂,涉及脑内许多结构,包括大脑皮质、纹状体、背侧丘脑、底丘脑、中脑顶盖、红核、黑质、脑桥核、前庭核、小脑和脑干网状结构等,通过复杂的环路对躯体运动进行调节,确保锥体系进行精细的随意运动。锥体外系主要功能是调节肌张力和协调肌的活动等,在保持肌的协调和适宜的肌张力的情况下,锥体系得以进行精细的随意运动。

172. CE

173. CE 延髓背外侧综合征病变位于延髓上段的背外侧区。常见的原因为小脑后下动脉或椎动脉血栓形成。表现为:①眩晕、恶心、呕吐及眼震(前庭神经核损害);②病灶侧软腭、咽喉肌瘫痪,表现为吞咽困难、构音障碍、同侧软腭低垂及咽反射消失(疑核及舌咽、迷走神经损害);③病灶侧共济失调(绳状体损害);④霍纳综合征(交感神经下行纤维损害);⑤交叉性偏身感觉障碍,即同侧面部痛、温觉缺失(三叉神经脊束及脊束核损害),对侧偏身痛、温觉减退或丧失(脊髓丘脑侧束损害)。

174. ABC Fisher综合征是一种多发性神经炎疾病,为吉兰-巴雷综合征的一种变异型,主要表现为共济失调、腱反射减退、眼外肌麻痹,有时可出现瞳孔改变、吞咽困难。该病预后良好。

175. BD 卡那霉素、庆大霉素为重症肌无力患者禁用药物。

第十七章 模拟试卷二

1. E 一旦确定为医疗事故,将来的赔偿应包括医

疗费、患者的陪护费、患者在医院的就餐费、造成患者残疾以后残疾的赔偿,以及造成残疾以后患者的残疾用具、患者的误工费,还有陪护人的交

通费、患者从外地来的交通费,还包括将来患者一旦死亡,或者残疾丧失劳动能力,他的 16 岁以下的孩子的抚养费、丧葬费、精神抚慰费。不包括营养费。

2. E　3. C

4. A　医德的根本宗旨是全心全意为人民身心健康服务,不能改变。

5. D　6. B　7. E

8. B　有能力做的必须符合医德要求的就应该做。B项割裂了医术和医德之间的关系。

9. B

10. E　依赖心理不是绝症患者常见的心理反应。

11. E

12. E　医师开具院内制剂处方时应当使用经省级卫生行政部门审核、药品监督管理部门批准的名称。

13. B　《献血法》第二十二条规定,将不符合国家规定标准的血液用于患者的,由县级以上地方人民政府卫生行政部门责令改正;给患者健康造成损害的,应当依法赔偿,对直接负责的主管人员和其他直接责任人员,依法给予行政处分;构成犯罪的,依法追究刑事责任。

14. E　只在《医疗机构管理条例》中有规定的是对传染病、精神病、职业病等特殊患者,应按国家有关法律、法规的规定办理。

15. E　16. C

17. E　丙戊酸钠是广谱的抗癫痫药,用于全面性发作,尤其是全面性强直-阵挛发作合并失神发作的首选药物。

18. A

19. D　脊髓灰质炎的临床特点为出现不规则、不对称、无感觉障碍及无大小便失禁的弛缓性瘫痪,此时腱反射减弱或消失。与急性脊髓炎的临床症状完全不同。

20. B　21. C　22. B

23. E　脑干自下而上由延髓、脑桥、中脑 3 部分组成。手术禁忌证:脑干出血、大脑深部出血、淀粉样血管病导致脑叶出血不宜手术治疗。多数脑深部出血病例可破入脑室而自发性减压,且手术会造成正常脑组织破坏。

24. C　脑血栓形成常有引起栓子来源的原发病的症状和体征,急骤起病是主要特点,是发病最急

的疾病之一,大多数患者病前无任何前驱症状,活动中突然起病,绝大多数症状在数秒或数分钟内病情发展到最高峰。高血压不是脑血栓形成的诱发因素。

25. A　非高血压性脑出血多位于皮质下。

26. A　椎基底动脉梗死常见症状为眩晕、眼球震颤、复视、交叉性瘫痪或交叉性感觉障碍、肢体共济失调。若基底动脉主干闭塞则出现四肢瘫痪、眼肌麻痹、瞳孔缩小,常伴有面神经、展神经、三叉神经、迷走神经及舌下神经的麻痹及小脑症状等,严重者可迅速出现昏迷、中枢性高热、去脑强直、消化道出血,甚至死亡。

27. A　椎-基底动脉系统短暂性脑缺血发作主要症状有:①最常见的症状是一过性眩晕、眼震、站立或行走不稳;②一过性视物成双或斜视、视力模糊、视物变形、视野缺损等;③一过性吞咽困难、饮水呛咳、语言不清或声音嘶哑;④一过性单肢或双侧肢体无力、感觉异常;⑤一过性听力下降、延髓性麻痹、交叉性瘫痪、轻偏瘫和双侧轻度瘫痪等;⑥短暂性完全健忘,表现为记忆力全部丧失,但神志清楚,说话书写及计算能力保持良好;⑦少数可有意识障碍或猝倒发作。

28. D　跌倒发作(drop attack):表现患者转头或仰头时,下肢突然失去张力而跌倒,无意识丧失,系下部脑干网状结构缺血所致。

29. C　蛛网膜下腔出血多在情绪激动、体力劳动、咳嗽、用力排便、饮酒、性交等情况下发病,主要表现是突发剧烈头痛、呕吐、意识障碍,检查有脑膜刺激征阳性,脑 CT 扫描有出血表现,腰穿有均匀一致血性脑脊液。

30. E　对于严重瘫痪的患者,EMG 检查有助于评估神经损伤的程度,预测预后。在发病的前 10天复合肌肉动作电位(CMAP)降低 90%(相比于健侧)提示不能完全恢复以及可能需手术干预。

31. D　周围神经病的症状分类:感觉性、运动性、混合性、自主神经性周围神经病。

32. E

33. B　目前认为运动神经元病不属于自身免疫性疾病。多考虑为遗传、中毒、病毒、恶性肿瘤相关性疾病。

34. C

35. B 单纯疱疹病毒性脑炎颅脑 CT 可发现脑内低密度病灶,常见于一侧或双侧颞叶、海马及边缘系统局灶性低密度区,可扩展至额叶或顶叶。低密度病灶中散布点状高密度提示颞叶出血性坏死。MRI 可发现额颞叶病灶为主,T1WI 低信号,T2WI 高信号病灶。

36. A 新型隐球菌脑膜炎与结核性脑膜炎最相似,临床常误诊。

37. B

38. C 重症肌无力危象是指肌无力突然加重,特别是呼吸肌(包括膈肌、肋间肌)以及咽喉肌的严重无力,导致呼吸困难,喉头与气管分泌物增多而无法排出,需排痰或人工呼吸。多在重型肌无力基础上诱发,伴有胸腺瘤者更易发生危象。

39. C 眼肌型重症肌无力:肌无力通常晨轻暮重,亦可多变,后期处于不全瘫痪状态;全身肌肉并非平均受累,眼外肌最常累及,为早期症状,亦可长期局限于眼肌。轻者睁眼无力,眼睑下垂,呈不对称性分布,额肌代偿性地收缩上提。眼球运动受限,出现斜视和复视,重者眼球固定不动。眼内肌一般不受影响,瞳孔反射多正常。

40. C 重症肌无力临床特征是骨骼肌活动时容易疲劳,休息或用胆碱酯酶抑制药可以缓解。

41. C 周期性瘫痪发作时出现骨骼肌对称性弛缓性瘫痪,且易反复发作,但发作间歇期的肌力多正常。

42. D 帕金森病的震颤特点是静止性震颤。

43. D 小舞蹈病又称风湿性舞蹈病、Sydenham 舞蹈病或感染性舞蹈病。由 Thomas Sydenham(1684)首先描述,是风湿热在神经系统常见表现。多见于儿童和青少年,临床特征是不自主舞蹈样动作,肌张力降低,肌力减弱,自主运动障碍和情绪改变等。本病可自愈,但复发者不少见。

44. D MAO-B 抑制剂与诸多药物合用会产生严重的不良反应,如眩晕、失眠、肌无力视力模糊、反射亢进、呼吸困难、食欲缺乏、口干、体位性低血压以及血象改变等。最严重的不良反应为肝坏死。

45. B 亨丁顿舞蹈病是一种染色体显性遗传所导致的脑部退化疾病,是一种致命性脑部退化疾病,亦为最常见的遗传疾病之一。病发时会无法控制四肢,就像手舞足蹈一样。此病通常好发于中年,通常会造成严重智力、情绪控制能力、平衡及语言能力受损。

46. D 右侧中枢性面瘫,定位于左侧皮质脑干束。

47. E 有临床研究报告在 DKA 治疗的第一个 24 h 内,脑电图和 CT 常显示有亚临床性脑水肿的发生。多由血糖、血钠下降过快,使血渗透压快速下降,水分进入脑细胞和脑间质所致。此外,如酸中毒纠正过快,氧离曲线左移,中枢神经缺氧,可加重脑水肿发生。反常性脑脊液酸中毒亦与脑水肿有关,其临床表现常为在经过治疗,患者神志一度转清后,再度昏迷,并常伴喷射性呕吐,需予以警惕,一旦明确诊断应积极抢救,予以降颅压治疗。

48. C 突发抽搐跌倒,口吐白沫,数分钟后缓解,核素脑灌注显像提示右颞叶局部放射性摄取增加均是癫痫发作期的表现。

49. C 颅脑 MRI 具有特征性改变,MRI 的表现可以领先或与 ALD 症状同时出现,并随着病情的发展而发展。表现为对称性位于双侧顶枕区白质长 T1、长 T2 信号,周边呈指状,胼胝体压部早期受累,呈"蝶翼状",是 ALD 所特有的,其他脑白质病少见;ALD 的一个显著特点是病变由后向前进展,逐一累及枕、顶、颞、额叶;可累及脑干皮质脊髓束,皮质下 U 形纤维免于受累;增强扫描病灶周边强化,提示处于活动期;晚期增强后无强化,多伴有脑萎缩。ALD 的不同阶段在头部 MRI 上表现不同,可借此作为治疗转归和判断预后的指标。C 项不符合。

50. B　51. A

52. D 神经鞘瘤(neurilemmoma)又称神经膜纤维瘤(Schwann cell tumor)或施万瘤(Schwannoma),通常为单发性神经鞘瘤,是由周围神经施万鞘(神经鞘)所形成的一种良性肿瘤。

53. C R 峰时间(过去称类本位曲折时间或室壁激动时间)指 QRS 起点至 R 波顶端垂直线的间距。测量方法是:如有 R′波,则应测量至 R′峰;如 R 峰呈切迹,应测量至切迹第 2 峰。正常成人 R 峰时间在 V_1、V_2 导联一般不超过 0.04 s,在 V_5、V_6 导联一般不超过 0.05 s。R 峰时间可用于诊断束支阻滞。若 V_5、V_6 导联 R 峰时间 > 0.06 s,可见于完全性左束支阻滞。

54. C 早期复极的心电图特点是,运动时或心率增快时 ST 段抬高程度可减轻或恢复正常。

55. **D**　心电图的正常变异包括：①体位性 Q 波、一过性肺性 P 波、胸导联 QRS 波群高电压、V_1 导联呈 rSr′图形；②迷走神经张力过高引起的一过性房室传导延迟；③P 波时间正常，但出现切迹；④ST 段偏移，如早期复极、J 点型 ST 段下降；⑤功能型 T 波变化等。二度Ⅱ型窦房传导阻滞常为病理性改变。

56. **E**　左心房肥大表现为 P 波电压增高、时间增宽、峰间距＞0.04 s、电轴偏移和复极改变，这种改变不仅见于左心房肥大，也可见于心房负荷增加、房内阻滞等情况。近年，"国际心电图指南"建议使用术语"左心房异常"来代替"左心房肥大"更为合理。

57. **D**　右心房负荷增加、肺栓塞、房内阻滞、心房梗死、低钾血症、甲状腺功能亢进、交感神经兴奋等，均可引起"肺型 P 波"样心电图改变，应注意鉴别。

58. **B**　房间阻滞、左心房负荷增加、心房梗死、慢性缩窄性心包炎等，均可引起"二尖瓣型 P 波"样心电图改变。右心功能不全可出现"肺型 P波"。

59. **A**　心电图显示窦性心律，心率约 90 次/分。Ⅱ、aVF 导联 P 波高尖，振幅＞0.25 mV；V_1 导联 P 波振幅的算术和＞0.2 mV，均提示右心房肥大。另外，Ⅰ、aVL、V_5 导联 P 波增宽伴切迹，提示左心房肥大。心电轴右偏＞+90°，V_1 导联呈 Rs 型，V_5 导联 S 波加深，$RV_1 + SV_5 >$ 1.2 mV，V_1 导联 ST 段压低及 T 波倒置，均为严重右心室肥大的心电图表现。本图 V_5 导联 R 波振幅≥2.5 mV(注意：图中 V_5 导联记录电压减半)，结合患者有二尖瓣关闭不全病史，提示还可能存在左心室肥大。

60. **D**　图中见窦性 P 波规律出现，额面 QRS 心电轴右偏，V_1 导联 QRS 波群呈 R 型，$RV_1 >$ 1.0 mV，T 波倒置，V_5 导联 S 波变深，符合右心室肥大的心电图改变。

61. **C**　心电图显示窦性心律，PR 间期 0.12 s。额面 QRS 心电轴右偏。Ⅱ、Ⅲ、aVF 导联 P 波增高。V_1 导联 r 波极小，$V_5 \sim V_6$ 导联 S 波明显加深，胸导联显著顺钟向转位，另外，肢导联低电压。该图符合 rS 型右心室肥大的心电图改变，常见

于肺心病患者。该患者胸导联 T 波深倒置，结合胸痛病史，还应考虑合并心肌缺血。

62. **C**　心电图示Ⅱ、Ⅲ、aVF、$V_3 \sim V_5$ 导联 ST 段水平型下移 0.1～0.3 mV，aVR 导联 ST 段抬高，提示心肌缺血。下壁及心前导联 ST 段水平型显著压低，aVR 导联 ST 段抬高，常提示可能为左主干病变或多支冠状动脉病变。

63. **B**　根据病史，可以诊断为主动脉夹层，其影像表现为主动脉弓部和降主动脉上部影增宽。

64. **C**　主动脉瓣关闭不全会引起左心室增大，心尖向下，向外移位。

65. **A**　患者高热、咳嗽，胸片示右下肺大片状均匀的致密阴影，形态与肺下叶轮廓相符合，故考虑右下肺炎。

66. **A**　患者有典型的结核中毒症状和胸腔积液体征，且胸片提示有胸腔积液，故选 A。

67. **A**　患者有创伤史，胸片示左下胸腔有积液，左肺外上部有弧条状低密度影，为气体影，可诊断患者有血气胸。

68. **A**　支气管囊肿是一种胚胎发育障碍引起的先天性疾病，囊肿位于肺内或纵隔，可单发或多发，囊肿壁较薄，厚度通常在 1 mm 左右。

69. **E**　支原性肺炎病变多位于下叶，早期主要是肺间质性炎症改变，表现为肺纹理增强及网织状阴影。慢性纤维空洞型肺结核以广泛的纤维性增生和慢性空洞形成为特点；肺脓肿多见气液平面为特点，自发性气胸表现为胸壁下透亮影；大叶性肺炎病变多局限在肺叶的一部分或某一肺段。

70. **A**　胸片示左肺门处肿块影，癌肿侵犯喉返神经可使声带麻痹、声音嘶哑。患者有长期吸烟史，故肺癌可能性大。

71. **E**　X 线心血管造影为诊断该病的"金标准"，彩色多普勒超声为首选检查方法，X 线胸片可以观察肺血改变。

72. **A**　左肺上叶不张于正位胸片时，表现为淡薄状致密影，故称薄饼征。

73. **C**　双侧脑室间距增大，呈"八"字形，侧脑室后角扩张，前角显示不清，结合病史，考虑为胼胝体发育不全。

74. **D**　中枢性眩晕多无耳鸣、耳聋。

75. **E**　癫痫持续状态是指癫痫连续发作之间意识尚未完全恢复又频繁再发，或癫痫发作持续

30 min 以上不自行停止。癫痫持续状态是内科常见急症,若不及时治疗可因高热、循环衰竭或神经元兴奋毒性损伤导致永久性脑损害,致死率和致残率很高。任何类型的癫痫均可发生癫痫持续状态。

76. C 小脑幕裂孔疝(又称颞叶钩回疝)表现为意识障碍,逐渐发展至深昏迷,病侧瞳孔散大,上眼睑下垂,对侧肢体瘫痪和锥体束征阳性。

77. E 蛛网膜下腔出血急性期主要的临床表现是在情绪激动、体力劳动、咳嗽、用力排便、饮酒、性交等情况下发病,主要表现是突发剧烈头痛、呕吐、意识障碍,检查有脑膜刺激征阳性,脑 CT 扫描有出血表现,腰穿有均匀一致血性脑脊液。

78. E 患者患风湿性心内膜炎,且有突发的神经系统病变的临床表现,故首先考虑脑栓塞。

79. B

80. A 甲亢时,体内过多的甲状腺激素,能增加心肌细胞膜上 β 受体的数量和与儿茶酚胺的亲和力,β 受体阻滞剂能在其受体处竞争,对抗儿茶酚胺的作用,迅速减轻心动过速、心悸、眼睑震颤、烦躁多汗、焦虑等交感神经兴奋症状。临床上常将普萘洛尔作为首选,原因在于:普萘洛尔抑制 T_4 外周组织转换为具有活性作用的 T_3,同时通过独立的非肾上腺受体途径阻断甲状腺素对心肌的损伤,保护心脏。

81. B 肝性脑病Ⅱ期(昏迷前期)以意识错乱、睡眠障碍、行为失常为主。前一期的症状加重,定向力和理解力均减退,对时、地、人的概念混乱,不能完成简单的计算和智力构图(如搭积木、用火柴杆摆五角星等)。言语不清、书写障碍、举止反常也很常见。多有睡眠时间倒错,昼睡夜醒,甚至有幻觉、恐惧、狂躁,而被看成一般精神病。此期患者有明显神经体征,如腱反射亢进、肌张力增高、踝痉挛及 Babinski 征阳性等。此期扑翼样震颤存在,脑电图有特征性异常。患者可出现不随意运动及运动失调。

82. D

83. D 肺的淋巴引流有一定的规律:右肺上叶流向右肺门及右上纵隔淋巴结;右肺中叶流向中、下叶汇总区淋巴结,隆突下及右上纵隔淋巴结;右肺下叶引至中、下叶汇总区,隆突下,下肺韧带以及右上纵隔淋巴结;左肺上叶引至主动脉弓下

(Bottallo)淋巴结、左前上纵隔淋巴结;左肺下叶淋巴流向上下叶汇总区,隆突下以及跨越纵隔到右上纵隔淋巴结。故最可能出现的表浅淋巴结肿大的是右锁骨上淋巴结。

84. A 颈动脉系统的 TIA 较椎-基底动脉系统 TIA 发作少,但持续时间较久,且易引起完全性卒中。最常见的症状为单瘫、偏瘫、偏身感觉障碍、失语、单眼视力障碍等,亦可出现同向性偏盲及昏厥等。主要表现为:①单眼突然出现一过性黑矇,或视力丧失,或白色闪烁,或视野缺损,或复视,持续数分钟可恢复;②对侧肢体轻度偏瘫或偏身感觉异常;③优势半球受损出现一过性的失语或失用或失读或失写,同时面肌、舌肌无力;④偶有同侧偏盲。其中单眼突然出现一过性黑矇是颈内动脉系统短暂性脑缺血发作的特征性症状。

85. C 展神经核位于脑桥中下部,其纤维向腹侧行走。面神经核在脑桥深部下外侧,锥体束位于它的腹侧。当右侧脑桥腹侧受损,便出现右眼外展不能,右侧周围性面瘫和左侧偏瘫。内囊等病变不引起展神经及面神经瘫痪。

86. A 急性感染性多发性神经炎又称急性炎症性脱髓鞘多发性神经病、吉兰-巴雷综合征,其主要病理学特征为周围神经系统广泛的炎症性髓鞘脱失。以青壮年和儿童多见。多数患者病前 1~4 周可追溯到胃肠道或呼吸道感染症状以及疫苗接种史。急性或亚急性起病,出现肢体对称性弛缓性瘫痪,近端常较远端明显,感觉主诉通常不如运动症状明显,但较常见,肢体感觉异常如烧灼、麻木、刺痛和不适感等,可先于瘫痪或同时出现。感觉缺失较少见,呈手套袜子形分布,振动觉和关节运动觉不受累。

87. E 淋巴细胞、多核细胞增多以及蛋白、细胞同时增高,见于脑脊髓膜或脑脊膜的炎症。糖、氯化物降低发生于细菌性或真菌性脑膜炎,以结核性脑膜炎最为明显。

88. C 依据急性起病,出现头痛脑膜刺激征,结合颅脑 CT 检查结果,考虑蛛网膜下腔出血。

89. D 患儿最大可能是脑内出血,脑水肿所致枕骨大孔疝形成而压迫生命中枢。

90. E 症状性癫痫是明确或可能的中枢神经系统病变所致,如脑结构异常或影响脑功能的各种

因素。

91. D　突然起病的颅内出血,无外伤史,患者年轻,最可能是脑血管畸形。

92. E　癫痫连续发作,且发作间期意识不缓解,为癫痫持续状态,首选安定静脉缓推,肌内注射苯妥英钠不妥。

93. A　本例为年轻女性,可诊断癫痫大发作,应该给予抗癫痫药物治疗,首选卡马西平,该药为广谱抗痫药物,对大发作效果良好,能做血浓度监测,患者较易耐受,不良反应相对较轻,可长期口服。地西泮宜在发作时使用,一般需静脉给药;扑米酮可用于大发作的备选药,余药不考虑。

94. E　本例病情为右侧肢体阵发性抽搐,提示继发性局限性运动性癫痫发作,病变位于左侧大脑半球,结合有持续头痛视乳头水肿,说明左侧颅内病变较明显,已引起颅内压增高,需进一步查找病因及治疗,在颅内压增高情况下,作腰穿有引起脑疝的危险。

95. C　惊厥性全身性癫痫持续状态最常见,出现于强直阵挛性发作中表现为全身性抽搐一次接一次发生,意识始终不清,必须从速控制发作,并保持不再复发的时间至少为24 h。

96. D　大多数癫痫发作发生在医院外,必须回顾性地确立诊断,通常根据患者的发作史,特别是可靠目击者提供的发作过程和表现的详细描述,结合发作间期脑电图出现痫性放电即可确诊。

97. C　癔症的临床特点:①发病者多为16～40岁的青壮年,多见于年轻女性。②起病急,常有强烈的精神因素或痛苦情感体验等诱因。③可有精神症状、运动障碍、感觉障碍及自主神经功能障碍等临床症状多、体征少的特征。④发病者大多受精神因素或暗示起病或使症状消失。⑤体格检查和化验检查常无异常发现。

98. C　惊厥性全身性癫痫持续状态应用苯妥英钠为0.3～0.6 g加入生理盐水500 ml中静脉滴注,速度不超过50 mg/min。

99. B

100. E　患者的临床表现符合重症肌无力眼肌型诊断。疲劳试验、新斯的明试验有助于临床诊断;胸部CT扫描主要检查有无胸腺肿瘤,了解病因;乙酰胆碱受体抗体测定了解自身免疫机制,有助临床分型及指导治疗等作用。而椎管造影主要了解脊髓及椎管内病变,对重症肌无力诊断无助。

101. B　由于在生长发育过程中,脊髓长度的增长比脊柱慢,因此成人的脊髓比脊柱短,每个脊髓节段的位置比相应的脊椎为高:下部颈髓节段较颈椎高1个椎骨,上部胸髓节段($T_1 \sim T_6$)较胸椎高2个椎骨,下部胸髓节段($T_7 \sim T_{12}$)较胸椎高3个椎骨。

102. D　由于网状脊髓束及锥体束对脊髓反射弧的抑制被解除,故出现深反射亢进。后根、后角和肌肉病变,因损害深反射弧,故产生深反射减弱或消失。后根受损引起病变水平以下的深感觉障碍和深反射减弱。

103. C　浅感觉第二级神经元的纤维在脊髓侧索组成脊髓丘脑束的排列是以骶、腰、胸、颈的次序由外向内。

104. C　颅内脑脊液约占颅腔容积的8%,颅内压增高时,脑脊液分泌减少,吸收增加,并转移至脊髓蛛网膜下腔,是对颅内压增高进行缓冲的主要因素;脑血流占颅内容积的2%～11%,仅在小范围内变化,否则将造成脑缺血;脑组织体积及颅腔容积在成人均无法改变,颅骨密度改变与颅腔容积无直接关系。

105. D　浅感觉为皮肤、黏膜感觉,如痛温觉和触觉;深感觉是来自肌肉、肌腱、骨膜和关节的本体感觉,如运动觉、位置觉和振动觉。脊髓半切综合征主要特点是:病变节段以下同侧上运动神经元性瘫痪、深感觉障碍,对侧痛温觉障碍。

106. C　睁眼站立稳,闭眼时不稳提示病变部位在脊髓后索。

107. A　脊髓后根的浅感觉纤维在脊髓灰质前联合处交叉到对侧形成脊髓丘脑侧束,该部位损害可引起分离性感觉障碍。

108. B　脊髓髓外肿瘤常从一侧开始,脊髓受压症状常一侧较明显,可出现脊髓半侧损害综合征。

109. D　本例为进行性加重的根性神经痛,有下肢的运动、感觉障碍,查体有明显感觉障碍平面,双侧皮质脊髓束损害体征,提示脊髓压迫症可能累及第10胸髓,需尽快检查病因,明确有无占位病变。

110. C　癫痫持续状态常引起脑水肿,因此,降颅压是必要的。

111. B 本例为癫痫大发作,苯妥英钠治疗控制良好,血药浓度正常,近1周发作次数增加,可能为疲劳等其他因素诱发,不应首先考虑苯妥英钠治疗无效。即使更换抗痫药物,也应逐渐过渡,突然停用苯妥英钠容易加重病情。

112. C 重症肌无力的首发症状多为一侧或双侧的眼外肌麻痹,如眼睑下垂、斜视和复视,且双侧眼症状多不对称。

113. E 中枢性瘫痪又称上运动神经元性瘫痪,或称痉挛性瘫痪、硬瘫,是由于大脑皮质运动区锥体细胞及其发生的下行纤维——锥体束受损所产生。由于上运动神经元受损,失去了对下运动神经元的抑制调控作用,使脊髓的反射功能"释放",产生随意运动减弱或消失,临床上主要表现肌张力增高,腱反射亢进,出现病理反射,但无肌肉萎缩,呈痉挛性瘫痪。周围性瘫痪又称下运动神经元性瘫痪,或称弛缓性瘫痪、软瘫。是因脊髓前角细胞及脑干运动神经核及其发出的纤维——脊髓前根、脊神经、脑神经受损害产生的瘫痪。由于下运动神经元受损,使其所支配的肌肉得不到应有的冲动兴奋,所以,在临床上表现出肌张力降低,腱反射减弱或消失,伴肌肉萎缩,但无病理反射。

114. C 患者头痛考虑与颅内压有关,故行腰椎穿刺。

115. B 下运动神经元瘫痪特点:瘫痪肌肉的肌张力降低,腱反射减弱或消失(下运动神经元损伤使单突触牵张反射中断),肌萎缩早期(约数周)出现(前角细胞的肌营养作用障碍),可见肌束震颤,无病理反射。肌电图显示神经传导速度减低和失神经电位。

116. D

117. B 依据视物旋转伴步态不稳,一侧肢体共济失调,眼球震颤,构音障碍,定位于小脑半球。依据老年男性,伴头痛、呕吐,定性为出血性脑血管病。诊断为小脑出血。

118. D 脑血管疾病通常起病急,症状重。变性疾病起病通常缓慢,症状呈进行性加重表现。脱髓鞘疾病常缓慢起病,有复发倾向。代谢和营养障碍性疾病通常发病缓慢,但也可以发展迅速,病程较短。

119. D

120. C 低钾型周期性瘫痪以青壮年发病居多,男性多于女性,为双侧对称性的四肢弛缓性瘫痪,近端重,肌张力低,腱反射减弱或消失。

121. D 动眼神经支配眼内肌(瞳孔括约肌司瞳孔收缩)和眼外肌(除外直肌和上斜肌以外的所有眼外肌),故小脑幕切迹疝发生后,压迫同侧大脑脚(锥体束)和动眼神经,造成同侧瞳孔散大、对侧肢体上运动神经元瘫痪症状和体征。同侧瞳孔散大是由动眼神经受损导致,早期受刺激瞳孔可以缩小。

122. E 中脑的脑神经核有动眼神经核、滑车神经核,缩瞳核;脑桥的脑神经核有展神经核、面神经核、三叉神经运动核、上泌涎核、三叉神经感觉主核、耳蜗神经核、前庭神经核;延髓的脑神经核有三叉神经脊束核、孤束核、下泌涎核、疑核、迷走神经背核、副神经核、舌下神经核。

123. C   124. B   125. A

二、A3/A4型题

126. D 患者病变在大脑,故首选颅脑CT。

127. C 脑血管病即中风,也叫脑卒中。中风是中医学对急性脑血管疾病的统称。它是以猝然昏倒,不省人事,伴发口角歪斜、语言不利而出现半身不遂为主要症状的一类脑血液循环障碍性疾病。

128. B 布罗卡失语症是指表达性失语症,病变在布罗卡氏区(Broca's area),又称布罗卡氏中枢、布罗卡氏回,即运动性言语中枢(说话中枢)。位于主侧大脑半球额下后部靠近岛盖处,即布鲁德曼第44、45区。

129. C

130. D 特发性面神经麻痹,又称贝耳麻痹,是指原因不明、急性发病的单侧周围性面神经麻痹。主要症状为一侧面部表情肌瘫痪。额纹消失,不能皱眉,眼裂闭合不全,试闭眼时,瘫痪侧眼球向上外方转动,露出白色巩膜,称贝耳现象。病侧鼻唇沟变浅、口角下垂,露齿时歪向健侧,因口轮匝肌瘫痪而鼓气或吹口哨时漏气,因颊肌瘫痪而食物易滞留于病侧齿颊之间。病变在鼓索参与面神经处以上时,可有同侧味觉丧失。该患者症状、体征符合特发性面神经麻痹。

131. B　(1)急性期:以改善局部循环,消除炎症、水肿为主。①激素治疗;②改善微循环、减轻水肿;③神经营养代谢药;④理疗;⑤防止暴露性角、结膜炎,可戴眼罩、点眼药水等。(2)恢复期:以促进神经功能恢复为主。①神经功能促进剂;②体疗与理疗;③针灸治疗;④手术治疗。通常不采用抗生素治疗。

132. D　面神经传导速度检查可以判断面神经恢复程度。

133. B　单纯疱疹病毒性脑膜炎个别患者早期脑脊液(CSF)检查可正常。一般均为无色透明,外观清亮、压力升高,细胞数为$(20\sim200)\times10^6/L$左右,多在$0.4\times10^9/L$以下,多为淋巴及单核细胞,但早期也可多为中性粒细胞;由于脑组织病变的出血坏死性质,部分病例脑脊液含有较多的红细胞,可达$(50\sim500)\times10^6/L$甚至更多;蛋白质轻至中度增高,蛋白定量$0.5\sim2.0\,g/L$;糖含量正常或偏低。根据患者脑脊液检查及症状、体征,首先考虑单纯疱疹病毒性脑膜炎。

134. D　由于Ⅰ型HSV在儿童及成人多表现为脑炎,且以累及颞叶内侧、额叶下部、邻近的岛叶及扣带回为主,并可累及嗅球及嗅束,而枕叶及小脑不受累,提示脑部炎症可能和嗅黏膜感染HSV,经由嗅系统扩散而引起上述典型的损害分布。故该病病原体进入中枢神经系统的途径是神经干逆行感染。

135. D　由于单纯疱疹病毒性脑膜炎病损发生在中枢神经系统,故抗病毒治疗越早越好;阿昔洛韦是针对单纯疱疹病毒有效的抗病毒药物。

136. A　该值班医师出现过错的根源在于没有正确处理好市场经济带来的负效应问题。

137. B　医师在接诊此类患者时的最佳伦理选择应该是先积极抢救,然后再恰当解决收费问题。

138. B　患者进食少,常规剂量注射胰岛素导致低血糖。

139. C　应静注葡萄糖纠正低血糖。

140. C

141. A　小脑功能障碍表现为走路不稳及患侧肢体共济失调,粗大的水平眼球震颤。

142. B　经由脊髓传至脑的神经冲动,呈交叉方式进入,即左传右再入脑,右同理。故如出现交叉性麻痹,病变可能位于脑干。

143. D　癫痫局限性发作的运动性发作表现为身体某一部分有节律的抽动,持续数秒,意识清楚。如一侧的口角、眼睑、手指或脚趾的抽动,一侧肢体的痉挛抽搐等。如果从一侧拇指开始,可经手指、腕部、肘部向肩部扩展。

144. E　癫痫发作时的临床表现和脑电图检查是诊断局限性癫痫的重要依据。发作期脑电图变化常显示局灶性痫样放电,可以确定大脑异常放电的起源。

145. C　吸烟史对肺部疾病的诊断很重要。

146. E　通过肺功能检查,可以明确肺部的各项功能指标,从而辅助临床诊断。阻塞性通气功能障碍就是属于肺功能诊断,其发生的基础主要是气道管径在呼吸运动中同肺组织失去协调,出现开放不足或提前关闭,导致气流进出流动受限。

147. C　呼吸性酸中毒是指肺通气、弥散或肺循环功能障碍导致肺泡换气减少,CO_2潴留,血$PaCO_2$升高,H_2CO_3浓度增加,血pH下降。

148. C　癫痫小发作之肌阵挛发作:头部和上肢肌肉为主的双侧节律性肌阵挛抽动,可单一或重复多次抽动,发作不伴有意识障碍,可发生在任何时间。癫痫肌阵挛发作持续状态:肌阵挛多为局灶或多灶性,表现节律性反复肌阵挛发作,肌肉呈跳动样抽动,连续数小时或数天,多无意识障碍。

149. C　卡马西平对肌阵挛或失张力发作无效。故选用丙戊酸钠。

150. C　良性少年肌阵挛癫痫:少年期发病,有遗传倾向,发作表现为肢体肌阵挛性抽动,常在晨醒或午睡醒来时发作,自发频发,尤以疲劳时显著,睡眠时消失,无意识障碍,光、声、睡眠剥夺可诱发,预后良好。丙戊酸钠为原发性大发作和失神小发作的首选药,对部分性发作(简单部分性和复杂部分性及部分性发作继发大发作)疗效不佳,对婴儿良性肌阵挛癫痫、婴儿痉挛有一定疗效。

三、X 型题

151. ABCDE　以上论述均正确。

152. ABCD 脑血管造影的分期包括:动脉期,静脉期,毛细血管期,窦期。

153. ABCD

154. ACDE 肌电图、脑干诱发电位、神经传导速度、H反射均可用于周围神经病诊断。脑电图对脑部病变诊断价值大。

155. ABDE　156. ABCDE　157. ABCDE

158. ABCDE　159. ACE　160. ABCDE

161. BD 蛛网膜下腔出血急性期主要的临床表现是突发剧烈头痛、呕吐、意识障碍。与尾状核出血、脑室出血相似。

162. ABC

163. ACDE 高血压是脑卒中最重要的危险因素,不论收缩压还是舒张压,其增高会增加脑卒中的发病率,且血压与脑梗死和脑出血的发病均呈正相关。

164. ABCDE

165. ABCDE 以上均是烟雾病可出现的临床症状。

166. ABD　167. ACE

168. ABDE 血管性痴呆(VD)是一种由于缺血性卒中、出血性卒中和造成记忆、认知和行为等脑区低灌注的脑血管疾病所致的严重认知功能障碍综合征,通常在脑血管病后1~3个月内出现症状。根据病因、累及的血管、病变脑组织的部位、神经影像学和病理学特征可将VD分为多种类型,以下根据起病的形式简述几种主要的类型:①多梗死性痴呆(MID),由多发性脑梗死累及大脑皮质或皮质下区域所引起的痴呆综合征,是VD的最常见类型。表现为反复多次突然发病的脑卒中,阶梯式加重、波动病程的认知功能障碍,以及病变血管累及皮质和皮质下区域的相应症状体征。②关键部位梗死性痴呆(SID),由单个脑梗死灶累及与认知功能密切相关的皮质、皮质下功能部位所导致的痴呆综合征。大脑后动脉梗死累及颞叶的下内侧、枕叶、丘脑,表现为遗忘、视觉障碍;左侧病变有经皮质感觉性失语,右侧病变有空间失向。大脑前动脉影响了额叶内侧部,表现为淡漠和执行功能障碍;大脑前、中、后动脉深穿支病变可累及丘脑和基底节而出现痴呆。表现为注意力、始动性、执行功能和记忆受损,垂直凝

视麻痹、内直肌麻痹,会聚不能,构音障碍和轻偏瘫。内囊膝部受累,表现为认知功能突然改变,注意力波动,精神错乱、意志力丧失、执行功能障碍等。③分水岭梗死性痴呆,属于低灌注性血管性痴呆。④出血性痴呆,为脑实质内出血、蛛网膜下腔出血后引起的痴呆。丘脑出血导致认知功能障碍和痴呆常见。硬膜下血肿也可以导致痴呆,常见于老年人,部分患者认知障碍可以缓慢出现。

169. ABCD

170. ABCD 早期诊断并及时治疗是改善本病预后的关键,如能在起病3个月内积极治疗,多数可完全恢复。

171. ABCDE 本病与维生素B_{12}缺乏有关。这一过程还与唾液中R蛋白、转运维生素蛋白有关。先天性内因子分泌缺陷、萎缩性胃炎、胃大部分切除术等因素导致内因子缺乏或不足,回肠切除术、局限性肠炎影响维生素B_{12}的吸收,血液中运钴胺蛋白缺乏等均可导致维生素B_{12}代谢障碍。维生素B_{12}缺乏偶见于乳品素食者,也可由罕见的甲基丙二酰辅酶A变位脱辅基酶遗传缺陷所致。

172. ABCD 脑囊虫病是人类严重的脑疾病,导致颅内压增高、癫痫发作及智能衰退等,严重者致死。囊虫病在拉丁美洲、非洲和亚洲一些地区。包括印度次大陆、中国、韩国及印度尼西亚等国家。我国本病主要流行于我国东北、华北、西北和山东一带,是最常见的中枢神经系统寄生虫感染,也是东北地区癫痫常见的病因之一。

173. ABCE 艾滋病通过性接触、血液和母婴3种途径在世界范围内传播,血液、体液(精液、乳汁、眼泪)都具有传染性。

174. BC 美国FDA批准四大类药物用于RRMS稳定期:干扰素、醋酸格拉替雷、那他珠单抗、芬戈莫德。

175. CE Luxol Fast Blue染色能发现神经纤维受损时,髓鞘出现膨胀、曲折成球形、断裂或完全消失等改变;Weil髓鞘染色可以显示病理情况下髓鞘是否完整、变性、坏死程度及修复情况,对神经组织的病理诊断和研究均有意义。

第十八章　模拟试卷三

一、A1/A2 型题

1. C　高技术手段集中于"三级医院"中不属于高科技应用在医学中所产生的伦理负效应。

2. C　高科技时代强调医学伦理教育的必要性,最主要的原因在于医学高新技术应用中的双重效应提出了新的医德要求,比如说克隆人所带来的伦理学问题。

3. C　医学伦理学是以医学领域中的道德现象和道德关系为自己的研究对象。具体地说,医学伦理学的研究对象包括:①医务人员与患者(包括患者的家属)之间的关系来源;②医务人员相互之间的关系、医务人员与社会之间的关系;③医务人员与医学科学发展之间的关系。

4. E　帕茨瓦尔作为医学伦理学的创始人,于1803年出版了世界上第一部《医学伦理学》。

5. E　**6.** C　**7.** C　**8.** A　**9.** E　**10.** E

11. B　医疗事故,是指医疗机构及其医务人员在医疗活动中,违反医疗卫生管理法律、行政法规、部门规章和诊疗护理规范、常规,过失造成患者人身损害的事故。医疗事故的主观过错表现行为为人在诊疗护理中的过失。过失是医疗单位承担医疗事故赔偿责任的主观要件。它是医疗单位对病员的生命健康权应尽到的注意义务为前提的。在传统民法中,过失分成疏忽大意的过失和过于自信的过失。医疗过失只包括过失,不包括故意。

12. B　医疗事故是医疗机构及其医务人员在医疗活动中,违反医疗卫生管理法律、行政法规、部门规章和诊疗护理规范、常规,过失造成患者人身损害的事故。

13. B　《母婴保健法》规定,经婚前医学检查,医疗保健机构应当出具婚前医学检查证明,并提出医学意见:①患指定传染病在传染期内或有关精神病在发病期内,准备结婚的男女双方应当暂缓结婚;②对患有医学上认为不宜生育的严重遗传性疾病的,医师应当说明情况,提出医学意见,经男女双方同意,采取长期避孕措施或施行结扎手术后可以结婚。婚姻法规定禁止结婚的除外。

14. E　《传染病防治法》第三十条规定:"疾病预防控制机构、医疗机构和采供血机构及其执行职务的人员,发现本法规定的传染病疫情或者发现其他传染病暴发、流行以及突发原因不明的传染病时,应当遵循疫情报告属地管理原则,按照国务院规定的或者国务院卫生行政部门规定的内容、程序、方式和时限报告。"不含社会福利机构,故选 E。

15. B　**16.** C

17. E　中央前回中、上部和中央旁小叶前部以及其他一些皮质区域锥体细胞的轴突集合组成皮质脊髓束,经内囊后肢下行,至中脑的大脑脚底,占其间 3/5 的外侧部;然后至脑桥基底部,分散成大小不等的纤维束下行;至延髓锥体,纤维又集拢形成一束。在锥体下端,绝大部分纤维（70%～90%）左右相互交叉,形成锥体交叉。交叉后的纤维至对侧脊髓外侧索的后外侧部下行,形成皮质脊髓侧束。皮质脊髓侧束的纤维在下行过程中陆续止于同侧脊髓各节的前角运动细胞,主要是前角外侧核,发出纤维经脊神经根至脊神经,支配四肢带肌和四肢肌。

18. C　正压性脑积水的主要症状是步态不稳、记忆力下降及尿失禁,头痛较少见。

19. C　对疼痛敏感的颅内结构:①静脉窦以及引流到静脉窦的大静脉近端;②颅底部的硬脑膜;③支配硬脑膜的动脉;④组成颅底动脉环的大动脉;⑤三叉、舌咽和迷走神经;⑥颈段 1～3 脊神经。

20. E　心理生理性失眠是由于患者过分全神贯注于睡眠问题而引起的一种原发性失眠类型,亦称失眠症。患者表现为持续相当长时间地对睡眠的质和量不满意,因此产生忧虑或恐惧,并在心理上形成恶性循环,而使本症持续存在。

21. D　已知多发性硬化具有家族倾向性。约有15% 的多发性硬化患者至少有一位亲属患病,在患者同胞中的复发率最高（5%）。约 20% 的先证者有至少一位患病亲属,其中患者同胞的危险性最高。但不符合孟德尔遗传定律。

22. B 多发性硬化暂无证据表明发病率与性别有显著的差异性。

23. D 失神发作多发于儿童,意识短暂中断,无先兆和局部症状,发作和终止均突然,是典型的失神发作。

24. D 脊髓亚急性联合变性是由于维生素 B_{12} 缺乏引起的神经系统变性疾病。

25. D 迄今为止,帕金森病的病因仍不清楚。目前的研究倾向于与年龄老化、遗传易感性和环境毒素的接触等综合因素有关。

26. D 脊髓亚急性联合变性临床表现以脊髓后索和侧索损害出现深感觉缺失、感觉性共济失调及痉挛性瘫痪为主,常伴周围神经损害而出现的周围性感觉障碍。早期症状为双下肢无力发硬,手动作笨拙,行走不稳、踩棉花感,步态蹒跚和基底增宽;随后足趾,手指末端持续对称性刺痛,麻木和烧灼感等,检查双下肢振动,位置觉障碍,远端明显,Romberg 征(+);少数有手套、袜子样感觉减退,极少数患者脊髓后、侧索损害典型。出现双下肢不完全痉挛性瘫,表现肌张力增高,腱反射亢进和病理征;如周围神经病变较重可见肌张力减低,腱反射减弱,但病理征常为阳性,有些患者屈颈时出现 Lhermitte 征(由脊背向下放射的针刺感);晚期可出现括约肌功能障碍。

27. D 急性脊髓炎急性期治疗包括:①皮质类固醇疗法;②静脉大剂量免疫球蛋白(IVIG);③血液疗法;④其他:可给予复方丹参、烟酸等改善脊髓血液循环;神经营养药物如 B 族维生素、三磷酸腺苷(ATP)、辅酶 A、胞磷胆碱等促进肢体功能恢复;抗生素防止呼吸道及泌尿系感染等。本病应加强护理,定时翻身、拍背,对导尿患者每天 2 次膀胱冲洗,防止压疮及泌尿系感染。

28. A 脑血栓的早期症状有:①突然口眼歪斜,口角流涎,说话不清,吐字困难,失语或语不达意,吞咽困难,一侧肢体乏力或活动不灵活,走路不稳或突然跌倒。这是由于脑血管供血不足,运动神经功能障碍所引起的。②面、舌、唇或肢体麻木,也有的表现眼前黑蒙或一时看不清东西,耳鸣或听力改变。这是由于脑血管供血不足而影响到脑的感觉功能的缘故。

29. A 30. E 31. B 32. B

33. D 椎-基底动脉栓塞最常见症状为眩晕、眼球震颤、复视、交叉性瘫痪或交叉性感觉障碍、肢体共济失调。若基底动脉主干栓塞可出现四肢瘫痪、眼肌麻痹、瞳孔缩小,常伴有面神经、展神经、三叉神经、迷走神经及舌下神经的麻痹及小脑症状等,严重者可迅速出现昏迷、四肢瘫痪、中枢性高热、消化道出血甚至死亡。

34. A 腔隙性脑梗死是常见的脑血管疾病之一。是持续性高血压、小动脉硬化引起的一种特殊类型的脑血管病。是以病理诊断而命名的,系新鲜或陈旧性脑深部小梗死的总称。腔隙直径多为 2~15 mm,一般认为 15~20 mm 是腔隙的最大限度。

35. B 脑出血急性起病,半数患者出现头痛并很剧烈,常见呕吐,出血后血压明显升高,临床症状常在数分钟至数小时达到高峰,临床症状体征因出血部位及出血量不同而异,基底核,丘脑与内囊出血引起轻偏瘫是常见的早期症状;少数病例出现痫性发作,常为局灶性;重症者迅速转入意识模糊或昏迷。

36. D 脑卒中是以猝然昏倒,不省人事,伴发口角歪斜、语言不利而出现半身不遂为主要症状的一类急性脑血液循环障碍性疾病。

37. A 特发性面神经麻痹常急性发病,病侧上、下组面肌同时瘫痪为其主要临床表现,常伴有病侧外耳道和(或)耳后乳突区疼痛和(或)压痛。上组面肌瘫痪导致病侧额纹消失,不能抬额、蹙眉,眼睑不能闭合或闭合不全,闭眼时眼球向上方转动而露出白色巩膜(称 Bell 现象)。因眼轮匝肌瘫痪,下眼睑外翻,泪液不易流入鼻泪管而渗出睑外。下组面肌瘫痪表现为病侧鼻唇沟变浅,口角下垂,嘴被牵向病灶对侧,不能噘嘴和吹口哨,鼓腮时病侧嘴角漏气。由于颊肌瘫痪,咀嚼时易咬伤颊黏膜,食物常滞留于齿颊之间。

38. E 阿尔茨海默病的诊断主要依靠排除诊断。

39. D 肌电图是通过描述神经肌肉单位活动的生物电流,来判断神经肌肉所处的功能状态,以结合临床对疾病做出诊断,利用肌电图检查可帮助区别病变系肌源性或是神经源性。诊断运动神经元病最重要的辅助检查手段为肌电图。

40. B 运动神经元疾病(MND)为一组原因不明,选择性地损害脊髓前角、脑干运动神经核,以缓慢进展行的神经系统变性性疾病,临床表现为肢体的上、下运动神经元瘫痪共存,而不累及感觉系统,自主神经、小脑功能为特征。对脊髓交感神经节细胞不侵犯。

41. C 口唇或生殖道疱疹史,或本次发病有皮肤、黏膜疱疹不属于单纯疱疹病毒性脑炎确诊依据。

42. E 单纯疱疹病毒性脑炎常急性起病,但亦有亚急性、慢性和复发病例。神经精神症状期可有人格改变和智能减退,但不作为临床诊断依据。

43. B 在广泛使用抗原虫药物前,弓形虫曾是AIDS最常见的机会性感染病原体,在AIDS的尸检病理报告中,大约13%的病例发现有弓形虫引起的炎性坏死病灶。脑弓形虫病是最常见的局灶性并发症,呈亚急性起病,慢性进行性发展,可出现偏瘫、失语癫痫发作、脑干、小脑或基底核的症状和体征等。脑脊液通常有蛋白含量增高,可达 $50\sim200$ mg/dl,1/3 的病例有细胞增多改变。PCR 可检测到弓形虫 DNA。强化颅脑 CT 和 MRI 可见单个或多发性块状病灶,并有环形强化。确诊有赖于脑活检。

44. A 麻痹性痴呆又称梅毒性脑膜脑炎,是由梅毒螺旋体侵犯大脑实质而引起的慢性脑膜脑炎,是神经梅毒最严重的一种。本病以进行性精神衰退终至痴呆及震颤为主要表现的脑部感染性疾病。

45. D 重症肌无力是一种由神经-肌肉接头处传递功能障碍所引起的自身免疫性疾病,临床主要表现为部分或全身骨骼肌无力和易疲劳,活动后症状加重,经休息后症状减轻。重症肌无力发病初期患者往往感到眼或肢体酸胀不适,或视物模糊,容易疲劳,天气炎热或月经来潮时疲乏加重。随着病情发展,骨骼肌明显疲乏无力,显著特点是肌无力于下午或傍晚劳累后加重,晨起或休息后减轻,此种现象称之为"晨轻暮重"。

46. C 重症肌无力一旦发生危象,患者最突出的症状为呼吸困难、缺氧发绀。应尽早行气管插管或气管切开、人工辅助呼吸,然后根据不同类型的危象采取相应的对症治疗。胆碱能危象停用抗胆碱酯酶药物,同时注射适量的阿托品。

47. B 反复发作的周期性瘫痪应检查甲状腺功能,排除甲亢性周期性瘫痪。

48. B 帕金森病的主要临床特点:静止性震颤、动作迟缓及减少、肌张力增高、姿势不稳等。

49. A 小舞蹈病三联征是舞蹈样动作、肌张力减低、共济失调。

50. D 抑郁发作的诊断标准为:在同一个2周时间内,出现与以往功能不同的明显改变,表现下列5项以上,其中至少是心境抑郁,或丧失兴趣或乐趣;几乎每天大部分时间都心境抑郁;几乎每天的大部分时间,对于所有的活动兴趣都明显减低;显著的体重减轻(未节食)或体重增加,或几乎每天食欲减退或增加;几乎每天失眠或嗜睡;几乎每天都感到疲乏或缺乏精力;几乎每天都感到生活没有价值,或过分的不适自责自罪;几乎每天都感到思考或集中思想的能力减退,或犹豫不决,反复想到死亡。就可诊断为抑郁发作。

51. A 原发综合征的 X 线表现由肺内原发灶、淋巴管炎和胸内肿大淋巴结组成"双极像"或称"哑铃像"。在急性进展期常见原发病灶、淋巴管炎、淋巴结炎及其病灶周围炎融合成大片状阴影,易误诊为肺炎。

52. A

53. B 肺门影是肺动、静脉,支气管及淋巴组织的总投影。多种肺部疾病可引起肺门大小、位置和密度上的改变。肺门增大见于肺门血管的扩张、肺门淋巴结的增大和支气管腔内或腔外的肿瘤等。慢性肺源性心脏病常伴有肺动脉高压,肺动脉增宽,故可有胸片上双侧肺门影增大。

54. B 侧位胸片上,右叶中央型肺癌伴有右肺中、下叶发生肺不张时,右中叶上界和右下叶上界后部呈双翼状,呈双翼征。

55. E 支气管扩张典型的 X 线表现为粗乱肺纹中有多个不规则的环状透亮阴影或沿支气管的卷发状阴影,感染时阴影内出现液平。

56. D 双侧听神经瘤是 NF-2 最常见和最典型的征象。NF-2 的患者有患脑膜瘤、神经鞘瘤、脊髓室管膜瘤的倾向,而不是视神经胶质瘤、星形细胞瘤或错构瘤。

57. D 多发性神经纤维瘤病,本病为神经外胚层的病变,皮肤上有黄棕色的色素斑为典型的特殊体征,呈卵圆形或环状不一,直径为1~5 cm;还常伴有皮肤神经纤维瘤,呈多发性,较小,质柔软,稀疏分布,大的神经纤维瘤常在外周神经或神经根上,可导致脊柱畸形。

58. B　U波倒置几乎都是病理性情况。高血压和心肌缺血是导致U波倒置的常见原因。

59. E　婴幼儿常呈右心室占优势的心电图特征,额面QRS心轴常呈现右偏,如心电轴<+10°,常提示为异常。

60. C　左心室肥大的心电图表现为:①面向左心室的导联QRS波群电压增高;②QRS波群时限延长,但一般不超过0.11 s;③QRS波群电轴轻度左偏,一般不超过-30°;④面向左心室的导联可出现继发性ST-T改变;⑤胸导联R波递增不良(V₁、V₂导联呈QS型),左胸前导联Q波可缩小或消失;⑥U波倒置。如果同时有QRS波群电压增高和ST-T改变,则左心室肥大的诊断很少有假阳性。

61. B　rS型右心室肥大的心电图特征常表现为:V₁~V₆导联表现为rS型,但偶可呈QS型。

62. C　心电图显示窦性心律,PR间期0.20 s。电轴左偏,QRS波群电压显著增高。RV₅及RV₆>2.5 mV,SV₁+RV₅>4.0 mV,RaVL>1.2 mV,RⅠ+SⅢ>2.5 mV,Cornell指数(RaVL+SV₃)>2.8 mV。另外,在R波为主的导联出现ST段压低及T波倒置,为左心室肥大伴继发性改变。严重左心室肥大时,V₁~V₂导联可呈QS波,酷似前间壁心肌梗死。

63. B　心电图显示窦性心律,PR间期0.14 s。电轴右偏,V₂、V₃导联P波高尖,提示右心房肥大。V₁导联呈qR型;aVR导联R/Q>1;V₅~V₆导联S波明显加深;V₁~V₂导联ST段压低伴T波倒置。另外,RV₁+SV₅>1.2 mV。本图符合严重右心室肥大的心电图表现。严重右心室肥大时,V₁及V₂导联可出现小q波,并非前间壁心肌梗死。

64. E　心电图显示窦性心律,Ⅱ、Ⅲ、aVF导联P波高大,其振幅达0.5 mV,时限>0.12 s。Ⅰ导联P波振幅超过QRS波群振幅。另外,PtfV₁绝对值>0.04 mm·s,V₂、V₃、V₄导联P波呈双峰切迹。超声心动图证实:患者左心房大(39 mm)、右心房大及右心室大。此例心电图上

右心室肥大的特征不明显,提示心电图检测右心室肥大不敏感。

65. B　慢性肺源性心脏病的心电图特点为:V₁~V₆导联QRS波群呈rS型,即所谓极度顺钟向转位;肢体导联QRS波群低电压,额面QRS心轴右偏;常伴有P波电压增高。本图具有以上心电图特征,结合病史,应考虑为慢性肺源性心脏病。

66. A　心电图(注意:胸前导联电压定标为5 mm/mV)示窦性心律,PR间期0.16 s。PtfV₁绝对值>0.04 mm·s;QRS波群电压增高,RV₅>2.5 mV,RV₅+SV₁>4.0 mV,且在R波为主的导联出现ST段压低及T波倒置,为左心房肥大及左心室肥大的心电图改变。另外,可见多个提前出现的宽大畸形QRS波群,其前无相关P波,为室性期前收缩。

67. D　心电图显示窦性心律,PR间期0.18 s。Ⅱ导联P波时限0.12 s,QRS波群电压显著增高:RV₅>2.5 mV,RV₅+SV₁>4.0 mV(该患者达6.0 mV)。在R波为主的导联出现ST段压低及T波倒置,为左心室肥大改变。严重左心室肥大时,心电图V₁~V₃导联可呈QS型,需注意与前间壁心肌梗死鉴别。

68. C　"支气管充气征"是指当实变扩展至肺门附近,较大的含气支气管与实变的肺组织形成对比,在实变区中可见到含气的支气管分支影,称为支气管气像或支气管充气征。阻塞性肺炎时,支气管已被堵塞,支气管内已没有气体影,因而不能在胸片上看到"支气管充气征"。

69. A　肺静脉高压在胸片上最早表现为上肺静脉扩张,因为左上肺静脉收集左上叶的动脉血,右上肺静脉收集右肺上、中叶的动脉血,血量较多,肺静脉高压时扩张明显,甚至超过下肺静脉。

70. A　CT示右侧胸腔大块状混杂密度影。结合临床消瘦、咳嗽、胸痛,可诊断为恶性疾病。

71. B　胸片所示考虑支气管肺炎可能性大,结合患儿病史、体征及实验室检查考虑为金黄色葡萄球菌肺炎可能。

72. E

73. C　图见前纵隔囊实性肿块,临床发现颈部肿块,支持淋巴瘤诊断。淋巴瘤多可触及颈部肿大淋巴结,多有发热,有其他淋巴结肿大。

74. C 结节性硬化症状体征：(1)皮肤有 4 种特征性损害：①面部血管纤维瘤，曾称 Pringle 皮脂腺瘤，皮损多布于鼻唇沟，鼻部两侧，常为 1～10 mm 大小坚韧，散在的淡黄或淡红色毛细血管扩张性丘疹；②甲周纤维瘤，自甲皱上长出鲜红色光滑而坚韧的瘢痕疙瘩样赘生物，约 5～10 mm 或更大；③鲛鱼皮样斑块，常于腰骶部发生一种不规则增厚并稍高起的表面起皱的软斑块；④叶状脱色斑，为卵圆形，条形叶状的色素减退斑。(2)智力减退。(3)癫痫。

75. C 梅尼埃综合征是以膜迷路积水的一种内耳疾病，本病以突发性眩晕、耳鸣、耳聋或眼球震颤为主要临床表现，眩晕有明显的发作期和间歇期。

76. D 第Ⅷ对脑神经损伤：听神经自内耳孔入颅，终止于桥脑延脑沟外侧部的耳蜗神经核，传导听觉。而且其中还有司职位置感觉的神经纤维。因此当颅底岩部骨折时可被累及，且常与上述面神经同时受伤，而出现听力丧失，平衡失调并周围性面瘫。无眼球震颤。

77. C 小脑出血轻型患者起病时神志清楚，常诉一侧后枕部剧烈头痛和眩晕，呕吐频繁，发音含糊，眼球震颤。肢体常无瘫痪，但病变侧肢体出现共济失调。当血肿逐渐增大破入第四脑室，可引起急性脑积水。严重时出现枕骨大孔疝，患者突然昏迷，呼吸不规则甚至停止，最终因呼吸循环衰竭而死亡。

78. C TIA 是局灶性脑缺血导致突发短暂性、可逆性神经功能障碍。发作持续数分钟，通常在 30 min 内完全恢复，超过 2 h 常遗留轻微神经功能缺损表现，或 CT 及 MRI 检查显示脑组织缺血征象。传统的 TIA 定义时限为 24 h 内恢复。患者两天后加重，故可排除 TIA。

79. B 基底动脉尖端分出两对动脉，大脑后动脉和小脑上动脉，供血区域包括中脑、丘脑、小脑上部、颞叶内侧和枕叶。基底动脉尖综合征临床表现为眼球运动障碍，瞳孔异常，觉醒和行为障碍，伴有记忆力丧失，及对侧偏盲或皮质盲，少数患者出现大脑脚幻觉。

80. E 脑出血的最常见病因是高血压并有动脉硬化，少数是由脑内小动脉畸形或动脉瘤、脑肿瘤、血液病、抗凝或溶血栓等引起。脑实质的出血，一般会引起神经系统实质性的损伤，因此多有偏瘫。蛛网膜下腔出血常见的原因是颅内动脉瘤和脑(脊髓)血管畸形，可出现脑膜刺激征，一般不出现偏瘫。

81. E 艾滋病一般无顽固休克，只有在并发感染或其他因素导致多脏器功能衰竭等才会出现休克。

82. B 常见引起肝性脑病的诱因有进食过量的蛋白质、上消化道出血、氮质血症、过多的利尿及大量放腹水、麻醉、手术、过量的镇静剂及合并感染等。

83. B 氨中毒学说在肝性脑病的发病机制中仍占主导地位。肝性脑病患者往往有血氨(特别是动脉血氨)增高，并与肝性脑病的程度有一定的相关性，是诊断肝性脑病最有价值的检查。

84. A 患者脑膜刺激征明显，高度怀疑脑膜炎，故应首先行神经系统检查。

85. B 判定脊髓横贯性损害平面主要依据感觉障碍平面。

86. D 高血糖是导致周围神经病变的主要原因。DPN 确切发病机制尚不完全清楚，是多因素共同作用的结果，包括代谢紊乱，血管损伤，神经营养因子缺乏，细胞因子异常，氧化应激和免疫因素等均发挥作用。还有葡萄糖自动氧化使反应性氧化产物形成，导致细胞氧化应激和线粒体功能障碍。无分子模拟因素。

87. B 脊髓横贯型感觉障碍：病变平面以下所有的感觉，包括痛温觉、触觉、深感觉均减弱或者缺失，平面上部可能有过敏带。

88. B 多数酮症酸中毒患者在发生意识障碍前数天有多尿、烦渴多饮和乏力，随后出现食欲缺乏、恶心、呕吐，常伴头痛、嗜睡、烦躁、呼吸深快(Kussmaul 大呼吸)，呼气中有烂苹果味(丙酮)是其典型发作时候的特点。随着病情进一步发展，出现严重失水，尿量减少，皮肤弹性差，眼球下陷，脉细速，血压下降。至晚期时各种反射迟钝甚至消失，嗜睡以至昏迷。

89. A 传导束性感觉障碍指白质传导束病变时发生的感觉障碍，表现为病灶水平 1～2 个阶段以下分布区域内的感觉障碍，是中枢神经疾病的特征。

90. A 重症肌无力患者给予溴吡斯的明治疗期间发生危象，作新斯的明试验(—)，阿托品试验

(十),说明患者发生胆碱能危象可能性大,提示抗胆碱酯酶药物应用过量,应该暂停溴吡斯的明药物治疗。

91. C 男性儿童,有眼睑下垂,表现为晨轻暮重,即病态疲劳现象,提示重症肌无力眼肌型可能,新斯的明试验有助于诊断。

92. C 确诊为重症肌无力,应首选溴吡斯的明对症治疗;泼尼松主要控制自身免疫反应,有一定的不良反应,有时需住院观察;胸腺切除术或放射治疗,主要是去除病因,多数效果良好,如对症治疗失效,应尽早作胸腺切除。环磷酰胺为免疫抑制剂,不是首选药物。

93. E 疲劳试验、神经重复电刺激检查、抗胆碱酯酶药物试验(新斯的明试验、腾喜龙试验)可协助重症肌无力的诊断。脑脊液检查无意义。

94. C 病理检查发现15%的重症肌无力病例伴发胸腺肿瘤,其余病例的80%也显示胸腺髓质中淋巴细胞、浆细胞和巨噬细胞增多。仅少数病例伴有系统性红斑狼疮或甲状腺功能亢进。

95. B 甲亢患者可同时合并周期性瘫痪或重症肌无力等,而据血钾低可知该患者为低钾性麻痹。周期性瘫痪临床表现为反复发作的弛缓性骨骼肌瘫痪或无力,好发于青壮年,以双下肢无力最常见。持续数小时至数周,发作间歇期完全正常。重症肌无力临床主要特征是局部或全身横纹肌于活动时易于疲劳无力,经休息或用抗胆碱酯酶药物后可以缓解,因而表现为晨轻暮重的特点。以年轻女性和老年男性易患,眼肌是重症肌无力最易受累的肌群,部分患者最终因呼吸肌受累而死亡。

96. B 帕金森病为锥体外系疾病,锥体外系的功能是调节随意运动,随意运动由锥体系完成。因此,治疗帕金森病的药物不能改善随意运动功能。

97. E 痉挛性斜颈是锥体外系疾病,此系统疾病两大表现是:肌张力增高、运动减少综合征,如帕金森病;肌张力减低、运动过多综合征,如舞蹈症、手足徐动症、肌张力障碍。痉挛性斜颈属于肌张力障碍。

98. B 头痛、呕吐和视乳头水肿是颅内压增高的典型表现,称之为颅内压增高"三主征"。

99. C 嗜睡者被唤醒后,表现正常;浅昏迷者则唤不醒;意识模糊者并不以睡眠过多为特征;只有昏睡者符合题中所述情况。

100. A 本题所问的"主要区别"是指这两种患者不能说话的原因有何不同。瘫痪分布和表达思想的方式不同虽然也是他们之间的区别。但不是主要的。两种患者都无意识障碍。

101. D 脑脊液正常日分泌量为400~500 ml,每小时约20 ml。颞叶钩回疝早期的临床表现是意识丧失,一侧瞳孔散大,对侧肢体瘫痪。

102. B 谵妄状态是特殊的意识障碍,患者的觉醒水平、注意力、定向力、知觉、智能和情感等发生极大紊乱,伴焦虑、恐怖、视幻觉和片断妄想等。

103. C 枕骨大孔疝临床表现为剧烈头痛,频繁呕吐,颈项强直,强迫头位。生命体征紊乱出现较早而且明显,出现呼吸、脉搏减慢,血压升高。呼吸障碍出现较早,意识障碍出现较晚。因脑干缺氧,瞳孔可忽大忽小,可突然出现双侧瞳孔散大。四肢肌张力减低,肌力减退。早期出现一侧瞳孔散大则是小脑幕切迹疝的表现。

104. B 根据患者的既往史、现病史和血气分析结果,患者的诊断是 COPD、肺源性心脏病、呼吸衰竭、肺性脑病。血气分析:呼吸性酸中毒是原发的,HCO_3^- 应代偿至 42 mmol/L,而实际 HCO_3^- 30 mmol/L,说明合并代谢性酸中毒。因 pH<7.35,诊断为原发性呼吸性酸中毒,合并代谢性酸中毒,失代偿。

105. D 头颅CT扫描显示厚度均匀的环形增强多见于脑脓肿。

106. C 脑出血是指非外伤性脑实质内血管破裂引起的出血,最常见的病因是高血压、脑动脉硬化、颅内血管畸形等,常因用力、情绪激动等因素诱发,故大多在活动中突然发病,以内囊出血最多见。临床上脑出血发病十分迅速,主要表现为意识障碍、肢体偏瘫、失语等神经系统的损害,由于出血常损伤内囊而出现三偏症状(对侧偏瘫、偏身感觉障碍、对侧同向偏盲)。引起蛛网膜下腔出血的最常见原因是先天性颅内动脉瘤和血管畸形,临床表现为剧烈头疼、喷射性呕吐、脑膜刺激征阳性(最具特征性,是与其他出血性脑血管疾病的重要区别点),一般无肢体偏瘫。

107. D 脑出血后脑水肿约在48 h达到高峰,维持

3～5天后逐渐消退,可持续 2～3 周或更长。脑水肿可使颅内压增高,并致脑疝形成,是影响脑出血死亡率及功能恢复的主要因素。应用脱水剂,积极控制脑水肿,降低颅内压是脑出血急性期治疗的重要环节。

108. C　临床疑诊脑出血时首选 CT 检查,可显示圆形或卵圆形均匀高密度血肿,发病后即可显示边界清楚的新鲜血肿,并可确定血肿部位、大小、形态以及是否破入脑室,血肿周围水肿带和占位效应等。如脑室大量积血可见高密度铸型,脑室扩张,1 周后血肿周围可见环形增强,血肿吸收后变为低密度或囊性变,CT 动态观察可发现脑出血的病理演变过程,并在疾病治疗过程中的病情变化时第一时间指导临床治疗。

109. D

110. B　胼胝体是哺乳类真兽亚纲的特有结构,位于大脑半球纵裂的底部,连接左右两侧大脑半球的横行神经纤维束,是大脑半球中最大的联合纤维。

111. E　内囊在脑皮层的水平切面上,可分前支、膝部和后支 3 部分。位于丘脑、尾状核和豆状核之间的白质区,是由上、下行的传导束密集而成,可分 3 部:前脚(豆状核与尾状核之间)、后脚(豆状核与丘脑之间),前后脚汇合处为膝。内囊膝有皮质脑干束,后脚有皮质脊髓束、丘脑皮质束、听辐射和视辐射。当内囊损伤广泛时,患者会出现对侧偏身感觉丧失(丘脑中央辐射受损)、对侧偏瘫(皮质脊髓束、皮质核束受损)和对侧偏盲(视辐射受损)的"三偏"症状。

112. C

113. E　年轻患者有颅高压症状,神经系统检查有视乳头水肿、视网膜出血,考虑为蛛网膜下腔出血,需做头颅 CT 检查及腰穿脑脊液检查。

114. D　年轻女性,有右动眼神经麻痹,需做脑血管造影以排除颅内动脉瘤。

115. C　患者考虑为颅内病变,故行头颅 CT 和 MRI 检查。

116. B　大脑中动脉是颈内动脉延续,呈水平位向前外横越前穿质,进入外侧裂。主要分支有豆纹动脉、眼眶动脉、中央沟前动脉、中央沟后动脉、顶后动脉、角回动脉和颞后动脉等。大脑中动脉皮层支主要供应大脑半球背侧外侧面的前 2/3,包括额叶、顶叶、颞叶和岛叶,深穿支供应内囊膝部和后肢前 2/3,壳核、苍白球及尾状核的血液。

117. E　血管性痴呆在时间及地点定向、短篇故事即刻和延迟回忆、命名和复述等方面损害较轻,在执行功能如自我整理、计划、精神运动的协同作业等方面损害较重。

118. E　阿尔茨海默病和血管性痴呆主要从基本病因、遗传性病因、病理特征、危险因素、发病年龄、痴呆、精神症状及神经症状、神经心理检查、神经电生理检查、磁共振这些方面进行鉴别。而神经心理检查方面,阿尔茨海默病主要有MMSE、WAIS - RC、CDR、BBS;血管性痴呆主要从 MMSE 及 HIS 量表鉴别。

119. B　化脓性脑膜炎是内科急症。治疗首先应在维持血压、纠正休克基础上,根据年龄、季节特点,有针对性地选择易透过血脑脊液屏障的有效抗生素,然后根据细菌培养和药敏实验结果调整抗菌药物

120. D　上矢状窦血栓形成急性或亚急性起病,常见全身衰弱状态,颅内压增高为首发症状,可见前额水肿,无局灶性神经体征。婴幼儿可见颅缝分离、额浅静脉怒张迂曲,老年患者症状轻微,仅有头痛、头晕等;部分患者早期出现局灶性或全身性癫痫发作。可出现偏瘫、偏身感觉障碍、黑矇(枕叶皮质)、膀胱功能障碍及双下肢瘫(旁中央小叶受累)等。脑压增高,CSF 白细胞、蛋白增高。

121. C　乙状窦血栓形成全身症状:典型者先有畏寒、寒战,继之高热,体温可达 40℃ 以上,数小时后大量出汗,体温骤降至正常。体温下降后症状缓解。由于大量抗生素的应用,此种体温变化可变得不典型,表现为低热。病期较长可出现严重贫血、精神萎靡。局部症状及体征:感染波及乳突导血管、颈内静脉及其周围淋巴结时,出现患侧耳后、枕后及颈部疼痛,乳突后方可有轻度水肿,同侧颈部可触及索状肿块,压痛明显。

122. B　蛛网膜下腔出血(SAH)典型临床表现为突然发生的剧烈头痛、恶心、呕吐和脑膜刺激征,伴或不伴局灶体征。剧烈活动中或活动后出现

爆裂性局限性或全头部剧痛,难以忍受,呈持续性或持续进行性加重,有时上颈段也可出现疼痛。其始发部位常与动脉瘤破裂部位有关。常见伴随症状有呕吐、短暂意识障碍、项背部疼痛、畏光等。绝大多数病例发病后数小时内出现脑膜刺激征,以颈强直最明显,Kernig 征、Brudzinski 征可阳性。眼底检查可见视网膜出血、视乳头水肿,约 25% 的患者可出现精神症状,如欣快、谵妄、幻觉等。还可有癫痫发作、局灶神经功能缺损体征如动眼神经麻痹、失语、单瘫或轻偏瘫、感觉障碍等。部分患者,尤其是老年患者头痛、脑膜刺激征等临床表现常不典型,而精神症状较明显。原发性中脑出血的患者症状较轻,CT 表现为中脑或脑桥周围脑池积血,血管造影未发现动脉瘤或其他异常,一般不发生再出血或迟发型血管痉挛等情况,临床预后良好。

123. B 动眼神经核位于中脑被盖部,大脑导水管腹面灰质内,相当于四叠体上丘的部分,沿中线两侧排列成两行,全长约 10 mm,前端为第三脑室底的后部,后端与滑车神经核相连。从神经核发出的纤维自外侧核离开核区,行至大脑导水管的腹面,由大脑脚间的动眼神经沟穿出中脑,进入脚间池。神经干由后颅凹向前外走行,位于大脑后动脉和小脑上动脉之间,居后交通动脉的下外方,穿出硬脑膜到颅中凹,进入海绵静脉窦,经眶上裂进入眼眶。动眼神经在眼眶内分为上支和下支。上支较小,支配提上睑肌和上直肌,下支较大,支配内直肌、下直肌和下斜肌。

124. A 高血压性脑出血常发生于 50～70 岁,男性略多,冬春季易发,通常在活动和情绪激动时发病,出血前多无预兆,半数患者出现头痛并很剧烈,常见呕吐,出血后血压明显升高,临床症状常在数分钟至数小时达到高峰,临床症状体征因出血部位及出血量不同而异。基底核、丘脑与内囊出血引起轻偏瘫是常见的早期症状;少数病例出现痫性发作,常为局灶性;重症者迅速转入意识模糊或昏迷。

125. A 慢性硬脑膜下血肿,指头部受伤后 3 周以上才出现颅内血肿症状者。有的甚至在头部外伤后数月、数年才出现颅内血肿症状,以至于伤者都不能回忆其头部外伤史。发生率约 15%,死亡率也较低。好发于 50 岁以上的老年人。颅脑挫伤程度大多不重。其出血来源和发生机制尚不完全清楚,目前一般认为血肿一侧或双侧多覆盖于额顶部大脑表面,有完整包膜。早期包膜较薄,久后可增厚,甚至钙化、骨化。年老人如发生老年性脑萎缩,颅内相对空间变大,头部受到外力作用后,脑依惯性作用,可致进入上矢状窦的桥静脉撕裂出血,血液聚积于硬脑膜下腔。硬脑膜内层受刺激而发生反应性炎症,纤维素渗出,结缔组织增多而形成包膜。新生包膜产生组织活化剂进入血肿腔,使纤维蛋白溶解产物增多,后者的抗凝作用使血肿内血不凝固,包膜内新生的毛细血管不断破裂出血及血浆渗出,使血肿缓慢增大,最后出现颅内高压和脑疝症状。其临床表现为逐渐加重的头痛、恶心、呕吐、视力下降等颅内高压症状。有的还可见癫痫、精神障碍的表现。视乳头常有水肿。

二、A3/A4 型题

126. B 刺痛可以睁眼 2 分,语言含糊不清 3 分,刺痛可以定位 5 分。

127. E 硬膜外血肿的症状及体征:(1)意识障碍。患者受伤后的意识改变有以下 5 种类型。①伤后一直清醒;②伤后一直昏迷;③伤后清醒随即昏迷;④伤后昏迷随即清醒;⑤伤后昏迷,有一中间清醒期,随即又昏迷。(2)神经系统症状。单纯的硬膜外血肿,早期较少出现神经系统体征,仅在血肿压迫脑功能区时,才表现出相应症状。但如血肿持续增大,引起脑疝时,则可表现出患侧瞳孔散大、对侧肢体瘫痪等典型征象。(3)颅内压增高。随着血肿的体积增大,患者常有头痛、呕吐加剧,出现库欣反应。左侧肢体力弱,左侧病理征(＋),定位在右侧。

128. A

129. D 颅内血肿颅内高压时,腰穿不可取。腰椎穿刺禁忌证:颅内占位性病变,特别是有严重颅内压增高或已出现脑疝迹象者,以及高颈段脊髓肿物或脊髓外伤的急性期,也属禁忌,因前者可引起脑疝,后者可加重脊髓的受压,均可引起呼吸甚至心跳停止而死亡。

130. D　病情进行性加重,诊断颅内血肿,应手术治疗。硬膜下血肿手术指征:①意识障碍程度逐渐加深;②颅内压的监测压力在 2.7 kPa 以上,并呈进行性升高表现;③有局灶性脑损害体征;④在非手术治疗过程中病情恶化者等。

131. E　原发性蛛网膜下腔出血是由于脑表面和脑底的血管破裂出血,血液直接流入蛛网膜下腔所致。临床上以起病急骤,剧烈头痛,多为撕裂样或剧烈胀痛,频繁呕吐,脑膜刺激征阳性为主要临床特征。

132. A　原发性蛛网膜下腔出血最常见的病因是先天性颅内动脉瘤和血管畸形。

133. B　蛛网膜下腔出血后可有在视盘周围、视网膜前的玻璃体下出血。可发生在一侧或两侧,从靠近中央静脉的视网膜和视网膜前间隙向他处扩散,外形可呈片状、条纹状、斑点状或火焰状。视网膜前出血后,紧接着可以发生玻璃体局限性或普遍性出血,引起视力模糊或黑矇。这些体征是诊断蛛网膜下腔出血的重要依据之一。

134. B　临床考虑最可能的原因为脑血管痉挛。蛛网膜下腔出血后血管痉挛发生率高达 30%～90%。有意识障碍的患者脑血管痉挛发生率更高。

135. A　患者考虑诊断为周围性面瘫,病变部位在面神经。

136. C　周围型面瘫:为面神经核或面神经受损时引起,出现病灶同侧全部面肌瘫痪,从上到下表现为不能皱额、皱眉、闭目、角膜反射消失,鼻唇沟变浅,不能露齿、鼓腮、吹口哨,口角下垂(或称口角歪向病灶对侧,即瘫痪面肌对侧)。多见于受寒、耳部或脑膜感染、神经纤维瘤引起的周围型面神经麻痹。此外,还可出现舌前 2/3 味觉障碍。特发性面神经瘫痪,即面神经炎(facial neuritis),又称 Bell 麻痹(Bell's palsy),系指面神经管内段面神经的一种急性非特异性炎症导致的周围性面瘫。

137. E　其他原因引起的周围性面瘫:①急性感染性多发性神经根神经炎(脑神经型):可出现周围性面瘫,但病变常为双侧,多数伴有其他脑神经损害。脑脊液可有蛋白(增高)细胞(正常或

轻度高)分离现象。②脑桥病变:因面神经运动核位于脑桥,其纤维绕过展神经核。故脑桥病损除周围性面瘫外,常伴有脑桥内部邻近结构的损害,如同侧外直肌麻痹、面部感觉障碍和对侧肢体瘫痪等。③小脑脑桥角损害:多同时损害同侧第 V 和 Ⅷ 对脑神经以及小脑和延髓。故除周围性面瘫外,还可有同侧面部感觉障碍、耳鸣、耳聋、眩晕、眼球震颤、肢体共济失调及对侧肢体瘫痪等表现。④面神经管邻近部位的病变:如中耳炎、乳突炎、中耳乳突部手术及颅骨骨折等,除周围性面瘫外,可有其他相应的体征和病史。⑤茎乳孔以外的病变:因面神经出茎乳孔后穿过腮腺支配面部表情肌,故腮腺炎症、肿瘤、颌颈部及腮腺区手术均可引起周围性面瘫。但除面瘫外,常有相应疾病的病史及特征性临床表现,无听觉过敏及味觉障碍等。

138. C

139. D　患者有明显的脑膜刺激征,考虑脑膜炎,腰椎穿刺抽取脑脊液化验可确诊。

140. B　结核性脑膜炎:脑脊液压力升高,外观可呈毛玻璃状,放置数小时可见白色纤维薄膜形成,该膜抗酸染色直接涂片较易发现结核杆菌。白细胞数十个至数百个、多呈混合型,以单核细胞占优势者约占 85%,蛋白含量轻、中度升高,氯化钠及葡萄糖多降低。

141. C　结核性脑膜炎应积极抗结核治疗。

142. B

143. D　均匀一致血性、无凝块的脑脊液是诊断蛛网膜下腔出血的主要指标。

144. B　蛛网膜下腔出血导致的脑神经障碍最常见的是动眼神经麻痹,颈内动脉与后交通动脉连接处的动脉瘤常伴有眼球运动障碍、视野缺损,头痛部位多限于眼球、眼眶或同侧前额。较大的动脉瘤更易引起头痛和动眼神经麻痹。

145. B　前两家医院的医师出现误诊误治的原因是过分依赖技术手段,而忽视了对患者病史的追问。

146. E　正确看待诊疗仪器的作用,准确把握患者的病史、症状、体征。

147. A　仪器的盲目购进与能不能充分利用不涉及伦理问题。

148. E　肺性脑病是慢性支气管炎并发肺气肿、肺

源性心脏病及肺功能衰竭引起的脑组织损害及脑循环障碍。患者有长期慢性肺部疾病病史,伴有肺功能衰竭的症状和体征。故首先考虑肺性脑病。

149. E 血气分析可确定是否存在呼吸衰竭以及呼吸衰竭的类型。

150. E 肺病脑病患者是因为体内二氧化碳蓄积产生胡言乱语,甚至昏迷症状,合并低氧血症,不建议使用呼吸兴奋剂。

三、X型题

151. ACD 静脉窦闭塞后 CT 扫描显示脑实质密度减低,MRI 扫描显示静脉窦流空影消失,后期可见脑室增大和室旁水肿,脑静脉窦闭塞的初期,脑内液体总量增加(主要是血容量),脑静脉系统扩张而静脉内压力无明显上升。

152. ABE 一般来说脑梗死后 72 h～10 天内为亚急性期,此期坏死脑组织开始吸收,有时可见"迷雾效应"。

153. BCD 伴中央颞区棘波儿童良性癫痫的脑电图特点是:脑电图表现为背景波异常,在脑中央区或中央颞区有典型的高幅棘波或尖慢波,睡眠期发作频繁明显多于清醒期。自然睡眠脑电图容易记录到这种异常,过度换气和闪光刺激可诱发。

154. AC

155. ABCDE 上述检查均有助于明确痴呆类型。

156. ABC 临床表现为受累的脊髓节段神经损害症状,以痛、温觉减退与消失、而深感觉保存的分离性感觉障碍为特点,兼有脊髓长束损害的运动障碍与神经营养障碍。早期症状多为相应支配区自发性疼痛(空洞始于中央管背侧灰质后角底部),出现节段性分离性感觉障碍,逐渐扩大至双上肢和胸背部,呈短上衣样分布的痛温觉减退或缺失,触觉和深感觉保存,患者常发现损伤后无痛觉而就诊。晚期空洞扩展至脊髓丘脑束,出现空洞水平以下传导束性感觉障碍。前角细胞受累出现相应节段肌萎缩、肌束颤动、肌张力减低和腱反射减弱,空洞位于颈膨大时双手肌萎缩明显。空洞水平以下出现锥体束征,病变侵及第 8 颈神经～第 1 胸神经侧角交

感神经中枢则出现 Horner 征。

157. AD 腰椎穿刺时脑脊液压力多低于正常或正常,Queckenstedt 试验有部分梗阻者占 1/2,完全梗阻者占 1/4,脑脊液的颜色呈无色透明或黄色,蛋白含量均有不同程度增高,少数病例可见白细胞数增高,以淋巴细胞为主。

158. ABD **159.** ACD

160. ABCDE 上述检查对重症肌无力均有诊断价值。10%～15% 的重症肌无力患者合并胸腺瘤,胸部 CT 检查有辅助诊断价值。

161. ABCDE 早期脑 CT 扫描,可见蛛网膜下腔或脑室内有高密度影,腰穿检查为均匀一致血性脑脊液,压力增高。颅脑 MRI、经颅多普勒、心电图都有辅助诊断的价值。

162. ABCE

163. ACDE 出血性脑梗死常发生在大面积脑梗死之后,风湿性心脏病伴发的梗死易发生该病,接近皮质的梗死易发生该病,在 CT 上可见混杂密度改变。

164. ACDE 均匀一致血性的脑脊液是诊断蛛网膜下腔出血的主要指标,脑脊液表现为均匀一致血性、无凝块,绝大多数蛛网膜下腔出血脑脊液压力升高,多为 200～300 mmH$_2$O,个别患者脑脊液压力低,可能是血块阻塞了蛛网膜下腔之故。脑脊液中蛋白质含量增加,可高至 1.0 g/dl。出血后 8～10 天蛋白质增加最多,以后逐渐减少。脑脊液中糖及氯化物含量大多在正常范围内。蛛网膜下腔出血后脑脊液中的白细胞在不同时期有 3 个特征性演变过程。6～72 h 脑脊液中以中性粒细胞为主的血细胞反应,72 h 后明显减少,1 周后逐渐消失。

165. ABCD 脑桥出血临床表现为突然头痛、呕吐、眩晕、复视、眼球不同轴、侧视麻痹、交叉性瘫痪或偏瘫、四肢瘫等。出血量少时,患者意识清楚可表现为一些典型的综合征,如 Foville 综合征、Millard-Gubler 综合征、闭锁综合征等,可伴有高热、大汗、应激性溃疡、急性肺水肿、急性心肌缺血甚至心肌梗死。

166. ABCDE 以上均是脑出血常见的并发症。

167. ABCE **168.** ABCE **169.** ABCD **170.** ABC

171. ABCDE **172.** ABDE

173. ABCDE 颅内压增高的原因:①颅内占位性

病变：颅内肿瘤、血肿、脓肿、囊肿、肉芽肿等，既可占据颅腔内一定的容积，又可阻塞脑脊液的循环通路，影响其循环及吸收，导致颅内压增高。②颅内感染性疾病：各种脑炎、脑寄生虫病，既可以刺激脉络丛分泌过多的脑脊液，又可以造成脑脊液循环受阻（梗阻性及交通性脑积水）及吸收不良。各种细菌、真菌、病毒、寄生虫的毒素可以损伤脑细胞及脑血管，造成细胞毒性及血管源性脑水肿。炎症、寄生虫性肉芽肿还可起到占位作用，占据颅腔内的一定空间。③颅脑损伤：可造成颅内血肿及水肿。④脑缺氧：如窒息、麻醉意外、CO 中毒，以及某些全身性疾病，如肺性脑病、癫痫、持续状态重度贫血等，均可造成脑缺氧，进一步引起血管源性及细胞毒性脑水肿。⑤中毒：铅、锡、砷等中毒；某些药物中毒，如四环素、维生素 A 过量等；自身

中毒，如尿毒症、肝性脑病等，均可引起脑水肿，促进脉络丛分泌脑脊液，并可损伤脑血管的自动调节作用，而形成高颅压。⑥内分泌功能紊乱：年轻女性、肥胖者，尤其是月经紊乱及妊娠时易于发生良性颅内压增高，可能与雌激素过多、肾上腺皮质激素分泌过少而产生的脑水肿有关。肥胖者可能与部分类固醇溶于脂肪组织中不能发挥作用而造成相对性肾上腺皮质激素过少有关。

174. ABDE　短暂性脑缺血发作是由颅内血管病变引起的一过性或短暂性、局灶性脑或视网膜功能障碍。以反复发作的短暂性失语、瘫痪或感觉障碍为特点，每次发作持续数分钟，通常在 60 min 内完全恢复。

175. ABE　癫痫分遗传和非遗传，不是所有癫痫都有家族遗传病史，也不是多数有脑外伤的病史。

住院医师规范化培训内容与标准
——神经内科培训细则

神经内科学是针对中枢神经系统、周围神经系统和骨骼肌疾病的发病机制、临床表现、诊断与鉴别诊断、治疗及预防为主要内容的临床二级学科。神经内科的疾病具有临床表现多样、病情复杂和预后不佳等特点，且特殊辅助检查的专业性极强。因此，神经内科医师必须具备扎实的理论基础和较强的临床实践能力。

一、培训目标

能够掌握正确的临床工作方法，准确采集病史、规范体格检查、正确书写病历，了解各轮转科室诊疗常规（包括诊疗技术）和临床路径，基本掌握神经内科门、急诊常见疾病的诊断和处理，正确诊治神经内科常见病和急症。培训结束时，住院医师能够具有良好的职业道德和人际沟通能力，能独立从事神经内科临床工作。

二、培训方法

采取在神经内科及其相关临床科室轮转的方式进行。轮转的临床科室及时间安排见下表。

轮 转 科 室	时间（月）	轮 转 科 室	时间（月）
神经内科	17	神经外科	2
神经内科 ICU 或急诊室	4	神经病理科	1
呼吸内科	2	神经电生理室	2
心血管内科	3	医学影像科	1
内分泌科	1	精神科（有条件者可轮转）	1

注：如轮转精神科 1 个月，则神经外科仅轮转 1 个月。

通过管理患者，参加门急诊工作，疑难病例、教学病例讨论和各种教学活动，完成规定的病种和基本技能操作数量，学习神经内科的专业理论知识。住院医师要认真填写《住院医师规范化培训登记手册》；规范书写病历；低年资住院医师参与见习/实习医师的神经内科临床教学工作，高年资医师指导低年资医师。

三、培训内容与要求

（一）理论培训内容和学时

培 训 内 容	最低学时要求
神经病学	120
内科学	60
医学影像学（包括 CT、MRI、DSA、PET、TCD、血管彩超等）	40
神经电生理学（包括肌电图、脑电图、诱发电位）	20
神经病理学	20
病例讨论	40

注：理论培训内容应为自学与授课两种形式相结合。

（二）临床科室轮转

1. 神经内科(17 个月)

（1）轮转目的。

掌握：神经内科常见疾病的发病机制、临床表现、诊断(定位、定性)与鉴别诊断以及治疗原则；能进行正规、系统的神经系统检查；腰穿适应证、禁忌证及正确操作步骤；能识别正常头部 CT、MRI 神经影像学定位，辨别脑血管病影像学改变。

（2）基本要求。

① 学习病种及例数：

病　种	最低例数	病　种	最低例数
脑梗死	30	脑出血	15
蛛网膜下腔出血	5	病毒性脑炎	10
脑膜炎	10	癫痫	10
偏头痛	3	帕金森病	6
多发性硬化	3	吉兰-巴雷综合征	5
单发或多发性神经病	5	重症肌无力	3
痴呆	3	脊髓疾病	5
周期性麻痹	2	静脉窦血栓形成	5

② 基本技能及例数：

操作技术名称	最低例次	操作技术名称	最低例次
规范完整神经系统体格检查与定位	60	腰穿	15
肌电图阅读	20	脑电图阅读	20
头颅和脊柱 CT 阅片	80	头颅和脊柱 MRI 阅片	80
脑血管造影阅片	10	经颅多普勒超声	20

(3) 较高要求:掌握神经系统炎性疾患、神经退行性疾患的发病机制、临床表现、诊断与鉴别诊断、治疗原则以及影像学表现;掌握经颅多普勒超声检查的临床意义,熟悉脑炎、癫痫等常见神经系统疾病脑电图表现。

① 学习病种及例数:

病　　种	最低例数	病　　种	最低例数
阿尔茨海默病	3	运动神经元病	3
多系统萎缩	3	脑寄生虫病	3
多发性肌炎	3	视神经脊髓炎	3
代谢性脑病	3	线粒体脑肌病	3
可逆性后部白质脑病	2	进行性肌营养不良	2

② 外语、教学、科研等能力:能阅读专业英文文献和进行简单的医学英语对话;能对实习和见习医师进行专业理论指导;在上级医师指导下可从事一定的教学、科研工作。

2. 神经内科 ICU 或急诊室(4 个月)

(1) 轮转目的。

掌握:神经内科 ICU 或急诊室常见疾病的诊疗规程;着重多脏器功能衰竭、癫痫持续状态、颅内高压及脑疝、重症肌无力危象的诊断与急救。

了解:抗感染药物的合理应用。

(2) 基本要求。

① 学习病种及例数:

病　　种	最低例数	病　　种	最低例数
颅内高压及脑疝	5	癫痫持续状态	5
多脏器功能障碍综合征	5	呼吸衰竭	5
重症肌无力危象	1	重症感染	5

② 基本技能:熟练进行心肺复苏和气管插管的操作,并掌握呼吸机正确使用方法。

3. 心血管内科(3 个月)

(1) 轮转目的。

掌握:心血管系统常见疾病诊断与鉴别诊断及处理;急性心肌梗死诊断和处理;高血压病及抗心律失常的用药原则;心力衰竭的诊断和治疗。

熟悉:心血管系统疾病的异常体征及心电图结果分析。

(2) 基本要求。

① 学习病种及例数:

病　　种	最低例数	病　　种	最低例数
心肌梗死	10	心力衰竭	10
心律失常	10	高血压病	15
风湿性心脏病	1		

② 基本技能及例数：

操作技术名称	最低例次	操作技术名称	最低例数
心电图操作	30	24 h 动态心电图监测	10
心脏电复律	2	24 h 动态血压监测	10

4. 呼吸内科(2个月)

(1) 轮转目的。

掌握：呼吸系统常见疾病诊断与鉴别诊断及治疗；正确解读血气分析、痰培养等检查结果。

熟悉：常见呼吸系统疾病的影像学改变；抗生素的应用。

(2) 基本要求。

① 学习病种及例数：

病　种	最低例数	病　种	最低例数
上呼吸道感染	10	肺炎	10
急性或慢性支气管炎	5	慢性阻塞性肺疾病	5
呼吸衰竭	5		

② 基本技能及例数：

操作技术名称	最低例次	操作技术名称	最低例数
吸痰术	10	胸腔穿刺术	2
胸部 X 线中阅片	20	胸部 CT 阅片	20
呼吸机操作	5		

5. 内分泌科(1个月)

(1) 轮转目的。

掌握：糖尿病治疗用药原则和胰岛素使用方法；重点掌握糖尿病酮症酸中毒诊断及处理原则。

了解：糖尿病饮食疗法,熟悉食物热量计算及快速血糖测定方法。

(2) 基本要求。

① 学习病种及例数：

病　种	最低例数	病　种	最低例数
糖尿病	10	糖尿病酮症酸中毒或高渗性	2
甲状腺功能亢进症	2	非酮症糖尿病昏迷	

② 基本技能及例数：

操作技术名称	最低例次	操作技术名称	最低例次
快速血糖测定	10	糖耐量试验	5

6. 神经外科(2个月)

(1) 轮转目的。

了解：神经外科常见疾病临床表现、诊断与鉴别诊断及治疗原则。

(2) 基本要求。

病　种	最低例数	病　种	最低例数
颅脑外伤	5	动脉瘤	2
胶质瘤	3	脑膜瘤	2
脑脓肿	1	垂体瘤	1
脊髓肿瘤	1	脑血管畸形	1

7. 医学影像科(1个月)

(1) 轮转目的。

掌握：系统、正规的 CT、MRI 读片方法和神经系统常见疾病的神经影像学表现。

(2) 基本要求。

病　种	最低例数	病　种	最低例数
脑梗死	20	脑出血	20
蛛网膜下腔出血	10	颅内及椎管内肿瘤	15
脑炎	10	脑血管畸形	10
多发性硬化	5	脑膜炎	5
其他中枢系统脱髓鞘病	5	椎间盘突出	5
脑寄生虫病	3	颅脑、脊柱外伤	3
脊髓空洞症	3	寰椎枕化	2

8. 神经电生理室(2个月)

(1) 轮转目的。

掌握：神经电生理检查方法的适应证及注意事项。

熟悉：神经电生理检查结果的临床意义。

(2) 基本要求。

名　称	最低例数	名　称	最低例数
脑电图阅读	30	肌电图阅读	30
诱发电位	20		

9. 神经病理科(1个月)

(1) 轮转目的。

掌握：周围神经、肌肉活检的适应证。

了解：常见周围神经系统和肌肉病的主要病理学表现。

（2）基本要求。

名　称	最低例次	名　称	最低例次
神经活检	3	肌肉活检	3

（三）教学、科研能力培训

3年内应参加一定的临床教学、科研工作：参与临床病例讨论不少于40次，参加市级以上专业学术会议2次以上，写出具有一定水平的文献综述或读书报告1篇。

附录二

神经内科住院医师规范化培训结业理论考核大纲

大纲一级	大纲二级	大纲三级	大纲四级	掌握程度
公共理论	1. 政策法规	1. 卫生法基本理论		了解
		2. 医疗机构管理法律制度		了解
		3. 执业医师法律制度		了解
		4. 医疗事故与损害法律制度		了解
		5. 母婴保健法律制度		了解
		6. 传染病防治法律制度		了解
		7. 药品及处方管理法律制度		了解
		8. 血液管理法律制度		了解
		9. 突发公共卫生事件的应急处理条例		了解
	2. 循证医学与临床科研设计			了解
	3. 医学伦理学	1. 医学伦理学的理论基础和规范体系		了解
		2. 医患关系伦理		了解
		3. 临床诊疗中的伦理问题		了解
		4. 死亡医学伦理		了解
		5. 生命科学发展中的伦理问题		了解
		6. 健康伦理		了解
		7. 医学道德的评价、监督和修养		了解

（续表）

大纲一级	大纲二级	大纲三级	大纲四级	掌握程度
专业理论	1. 与本专业相关的基础理论知识	1. 神经解剖学	神经系统的区分及基本构成	掌握
			皮质、白质、神经核、神经节、纤维束、神经网状结构、传导路的概念	掌握
			大脑半球的分叶和各面的主要沟回；大脑皮质躯体运动区、躯体感觉区、语言中枢、视觉区、听觉区的位置及功能定位；皮质下重要核团的结构和功能；脑干的分部和各部的主要结构及相连的脑神经根；小脑核团及三对小脑脚的组成；小脑的纤维联系和功能及损伤后表现	掌握
			边缘系统的概念、组成、纤维联系和功能	了解
			脊髓灰、白质的结构；脊髓灰质的主要核团及功能；脊髓主要上、下行纤维束的位置、功能及损伤后的表现	掌握
			锥体系的概念、组成及传导通路；各感觉传导束的组成、通路及功能	掌握
			锥体外系的组成、联系纤维及功能；各主要神经递质的传导通路及功能	了解
			脑血管组成及其主要分支的支配情况；大脑动脉环的组成、位置及功能；脑静脉系统的主要属支的收集、回流概况；脊髓的血液供应来源；脑脊液循环路径	掌握
			12对脑神经、31对脊神经的组成功能和走行；常见的周围神经损伤的临床表现；肌肉、神经-肌肉接头的解剖，以及各部分损伤后的表现	掌握
		2. 神经病理学	周围神经、肌肉和脑活检的适应证	掌握
			周围神经病和肌肉病的主要病理特点；缺血缺氧和脑血管病（缺血性脑血管病、出血性脑血管病、静脉系统血栓形成）的主要病理特点；中枢神经系统感染性疾病（脑膜炎、脑炎）的主要病理特点；脱髓鞘病（视神经脊髓炎，多发性硬化等）的主要病理特点；神经变性病和运动障碍性疾病（帕金森病、阿尔茨海默病等）的主要病理特点；脊髓疾病的主要病理特点	了解

(续表)

大纲一级	大纲二级	大纲三级	大纲四级	掌握程度
专业理论	1. 与本专业相关的基础理论知识	3. 医学影像学	CT、MRI、X线、DSA、脑血流图、血管彩超等的读片方法;神经系统常见疾病(包括脑梗死,脑出血和蛛网膜下腔出血,脑炎和脑膜炎,中枢神经系统脱髓鞘病,颅内及椎管内肿瘤,脑血管狭窄或畸形,脊髓空洞症,脑寄生虫病,椎间盘突出,外伤,脑发育异常、寰椎枕化等)的影像学表现	掌握
		4. 神经电生理学	神经电生理检查(脑电图、肌电图、诱发电位)的适应证和注意事项;神经电生理检查结果的判读和临床意义	掌握
		5. 神经药理学	神经系统常用药物的药效原理、适应证、用法用量、药理作用,毒副作用	掌握
		6. 神经免疫学	神经系统常见自身免疫性疾病的概念;自身免疫性疾病的致病相关因素;自身免疫性脑炎的临床表现、检测手段和治疗方案	了解
		7. 神经遗传学	神经系统常用分子遗传学、临床遗传学检测方法与原理	了解
			神经系统常见遗传代谢病的遗传特点	了解
		8. 微生物学	神经系统常见病毒、衣原体支原体、细菌、真菌、寄生虫的致病特征、实验室诊断方法	掌握
		9. 心理学和精神卫生学	心身疾病的概念;抑郁状态、焦虑状态、躯体形式障碍等的诊断标准和治疗原则;常用智力量表(认知和非认知量表)和精神健康评定量表及其在疾病诊断中的价值	掌握
		10. 流行病学和统计学	神经系统疾病流行病学与统计学的基本概念、常用方法与原理	了解
		11. 与神经系统相关的其他系统疾病	心血管系统常见疾病(高血压病、急性心肌梗死、心力衰竭、心律失常等)的诊断和鉴别诊断及处理原则;心血管系统的异常体征和心电图结果分析	掌握
			呼吸系统常见疾病(肺炎、呼吸衰竭、上呼吸道感染、急慢性支气管炎、慢性阻塞性肺病等)的诊断、鉴别诊断和治疗;正确解读血气分析、痰培养等检查结果;其影像学改变和抗生素使用	掌握
			糖尿病诊断标准和治疗原则,以及胰岛素使用方法;糖尿病酮症酸中毒的诊断和处理原则;甲状腺功能亢进症的诊断和治疗原则	掌握

（续表）

大纲一级	大纲二级	大纲三级	大纲四级	掌握程度
专业理论	1. 与本专业相关的基础理论知识	11. 与神经系统相关的其他系统疾病	糖尿病饮食疗法	了解
			食物热量计算和快速血糖测定和糖耐量试验方法	掌握
			神经外科常见疾病（脑外伤、胶质瘤、脑血管畸形和动脉瘤、脑膜瘤、脑脓肿等）的临床表现、诊断和鉴别诊断及治疗原则	了解
			常见免疫系统疾病的诊断标准和治疗原则（系统性红斑狼疮、干燥综合征、系统性血管炎）	了解
	2. 本专业基本理论知识及神经病学常见病种的诊疗规范	1. 脑血管疾病	脑血管的解剖特点和脑的血液循环；脑血管疾病的流行病学及预防	掌握
			脑梗死（TOAST 分型和 CISS 分型）、短暂性脑缺血发作、脑出血、蛛网膜下腔出血、颅内静脉系统血栓形成、其他脑血管病（动脉夹层、Moyamoya 病、小血管病、血管炎等）的发病机制、临床表现、诊断（定位、定性）与鉴别诊断以及治疗原则	掌握
			脑梗死超急性期溶栓的适应证、禁忌证和处理方法	掌握
			血管性痴呆的诊断、鉴别诊断和治疗原则	了解
		2. 中枢神经系统感染性疾病	病毒性脑膜炎、单纯疱疹病毒性脑炎、化脓性脑膜炎、结核性脑膜炎、隐球菌性脑膜炎、脑囊虫病的发病机制、临床表现、重要辅助检查（脑脊液和影像学）、诊断（定位、定性）与鉴别诊断以及治疗原则	掌握
			神经梅毒、朊蛋白病、艾滋病的发病机制、临床表现、重要辅助检查（脑脊液和影像学）、诊断（定位、定性）与鉴别诊断以及治疗原则	了解
		3. 脱髓鞘病	视神经脊髓炎、多发性硬化的发病机制、临床表现、诊断（定位、定性）与鉴别诊断以及治疗原则；急性播散性脑脊髓炎的临床表现、诊断及治疗原则	掌握
			渗透性脱髓鞘综合征的发病机制及预防；脑白质营养不良的发病机制	了解

(续表)

大纲 一级	大纲二级	大纲三级	大纲四级	掌握 程度
专业 理论	2. 本专业基 本理论知 识及神经 病学常见 病种的诊 疗规范	4. 神经系统变性疾病	痴呆的诊断及鉴别诊断;阿尔茨海默病和 运动神经元病的发病机制、临床表现、诊断 与鉴别诊断以及治疗原则;运动神经元病 的分型和诊断以及肌电图表现	掌握
			AD的病理改变;额颞叶痴呆、路易体痴 呆;多系统萎缩的分型、临床表现和影像学 表现	了解
		5. 周围神经病	三叉神经痛、自身免疫性疾病继发周围神 经损伤的临床表现、诊断和治疗原则	掌握
			吉兰-巴雷综合征、慢性炎性脱髓鞘性周围 神经病、Bell麻痹、常见的卡压性周围神经 病(腕管综合征等)、多发性神经病(如糖尿 病周围神经病等)的发病机制、临床表现、 诊断(定位、定性)与鉴别诊断,以及治疗 原则	掌握
		6. 脊髓疾病	脊髓不同部位病变的临床特点,掌握急性 脊髓炎、脊髓亚急性联合变性发病机制、临 床表现、诊断(定位、定性)与鉴别诊断,以 及治疗原则	掌握
			脊髓空洞症、压迫性脊髓病、脊髓血管病的 临床表现	了解
		7. 癫痫	特发性和继发性癫痫的定义和发病机制, 掌握重要类型癫痫和癫痫综合征(全身强 直阵挛发作,失神发作等)的临床表现、诊 断和鉴别诊断及治疗原则	掌握
			癫痫持续状态的处理原则	掌握
			有代表性的癫痫脑电图表现	掌握
		8. 神经-肌肉接头和肌肉疾病	掌握重症肌无力(重症肌无力危象)、周期 性麻痹、多发性肌炎、进行性肌营养不良的 发病机制、临床表现、辅助检查诊断(定位、 定性)与鉴别诊断以及治疗原则;Lambert- Eaton综合征、线粒体脑肌病、肌强直的临 床表现	掌握
		9. 运动障碍性疾病	帕金森病的发病机制、临床表现、诊断(定 位、定性)与鉴别诊断,以及治疗原则	掌握
			肝豆状核变性、小舞蹈病、亨廷顿病、肌张 力障碍以及原发性震颤的发病机制、临床 表现、诊断(定位、定性)与鉴别诊断、治疗 原则	了解

（续表）

大纲一级	大纲二级	大纲三级	大纲四级	掌握程度
专业理论	2. 本专业基本理论知识及神经病学常见病种的诊疗规范	10. 头痛	头痛的诊断思路；偏头痛的发病机制、临床表现和分类、诊断（定位、定性）与鉴别诊断以及治疗原则；丛集性头痛、紧张性头痛、低颅压头痛的临床表现、诊断和治疗原则	掌握
		11. 眩晕	眩晕的诊断流程；眩晕的诊断（定位、定性）；周围性眩晕与中枢性眩晕的诊断及鉴别诊断	掌握
		12. 睡眠障碍	失眠的定义、诊断和治疗原则	掌握
		13. 神经重症	意识状态的判定标准；颅内高压及脑疝、癫痫持续状态、重症肌无力危象、呼吸衰竭、多脏器功能障碍综合征、重症感染的发病机制、临床表现、诊断与鉴别诊断以及治疗原则	掌握
		14. 内科系统疾病的神经系统表现	代谢性脑病（肝性脑病、肺性脑病肾性脑病）、可逆性大脑后部白质脑病等的发病机制、临床表现、诊断和鉴别诊断以及治疗原则；自身免疫性疾病（系统性红斑狼疮、干燥综合征、系统性血管炎等）的神经系统表现	掌握
		15. 其他	神经系统主要遗传性疾病的遗传特点和诊断要点；小脑扁桃体下疝畸形的影像学诊断要点	了解
基本技能	1. 基本急救技能	心肺复苏	心肺复苏的正确操作步骤；心脏电除颤的适应证和正确操作步骤；呼吸机的正确使用方法	掌握
	2. 本专业基本技能	1. 神经系统体格检查	神经系统的体格检查与定位	掌握
		2. 腰椎穿刺	腰椎穿刺的适应证、禁忌证及正确操作步骤；常见疾病的脑脊液改变	掌握
		3. 神经电生理检查	常见疾病的脑电图、肌电图、诱发电位表现及其临床意义	掌握
		4. 神经影像结果阅读	头部和脊柱的 CT、MRI 阅片；CTA、DSA、TCD 和彩色超声阅片；神经系统常见疾病的 CT、MRI 等表现	掌握

神经内科住院医师规范化培训结业实践技能考核指导标准

考站设计	考核内容	考核形式与方法	时间（分钟）	分值（分）	备注
第一站：辅助检查及影像学判读	包括以下检查的正常表现和常见疾病的表现：①影像学检查：包括脊柱 X 光片、CT、MRI；脑和脊髓的 CT、MRI、CTAMRA、DSA、脑灌注成像等；脑血流图；胸部 X 光片、腹部 B 超等；②神经电生理检查：脑电图、肌电图、神经传导速度、诱发电位等；③其他辅助检查脑脊液结果判读，常用化验结果判读（包括血、尿、便常规、血生化、血气等），颈部血管 B 超结果解读，常见病理图片描述等；④心电图	读片或人-机对话	30	20	
第二站：接诊病人（须体现人文沟通）	病史采集＋全面查体	SP 或临床实际患者	20	20	建议选用病种：神经科常见病种，包括脑梗死，脑出血，蛛网膜下腔出血静脉窦血栓形成，脑炎，脑膜炎，癫痫，帕金森病，吉兰-巴雷综合征，重症肌无力，周期性瘫痪，痴呆，头痛眩晕，单发或多发性神经病，脊髓疾病，视神经脊髓炎，多发性硬化，运动神经元病，多系统萎缩，脑寄生虫病，多发性肌炎，线粒体脑肌病，可逆性后部白质脑病，进行性肌营养不良，代谢性脑病等
第三站：临床思维	病例分析和病历书写	笔试＋口试	30	30	考核的病种病例同第二站

（续表）

考站设计	考核内容	考核形式与方法	时间（分钟）	分值（分）	备注
第四站：基本技能操作	腰椎穿刺术	模拟器械	20	20	16分及格，单项否决
第五站：人文沟通能力	病例分析	口试	10	10	
合计	——	——	110	100	——

1. 考站设计，考核内容等可根据基地实际情况进行调整。

2. 合格要求：须同时满足以下条件：总分≥80分，其中第四站基本技能操作≥16分。